高职高专"十二五"规划教材

天然药物学

李建民 主 编

张志义 副主编

化学工业出版社

·北京·

本书是高职高专药学类专业"十二五"规划教材。天然药物学是药用植物学和生药学两门课程内容优化整合而成。全书内容共分总论、各论、实践指导、附录四部分。

　　总论分 5 章，主要介绍天然药物与药用植物学的基础知识。各论分 11 章，介绍各类常用天然药物 269 种（含附药），其中重点天然药物 39 种。实践指导包括 19 个实验。书后附有被子植物门分科检索表、天然药物名索引和重点天然药物彩图。

　　本书可作为高等职业院校、高等专科院校、成人高校药学、药品经营与管理、药物制剂技术和中药制剂技术等相关专业的教学用书，也适用于中职相关专业，并可作为社会从业人员的业务参考书及培训教材。

图书在版编目（CIP）数据

天然药物学/李建民主编. —北京：化学工业出版社，2014.2（2023.7 重印）

高职高专"十二五"规划教材

ISBN 978-7-122-19387-2

Ⅰ.①天…　Ⅱ.①李…　Ⅲ.①生药学-高等职业教育-教材　Ⅳ.①R93

中国版本图书馆 CIP 数据核字（2013）第 321501 号

责任编辑：旷英姿　　　　　　　　　　　文字编辑：王新辉
责任校对：王素芹　　　　　　　　　　　装帧设计：史利平

出版发行：化学工业出版社（北京市东城区青年湖南街 13 号　邮政编码 100011）
印　　装：涿州市般润文化传播有限公司
787mm×1092mm　1/16　印张 24½　彩插 4　字数 631 千字　　2023 年 7 月北京第 1 版第 5 次印刷

购书咨询：010-64518888　　　　　　　　　　售后服务：010-64518899
网　　址：http://www.cip.com.cn

凡购买本书，如有缺损质量问题，本社销售中心负责调换。

定　　价：49.00 元　　　　　　　　　　　　　　　　　　版权所有　违者必究

编　委　会

主　编　李建民

副主编　张志义

编　者　（以姓氏笔画为序）
　　　　　　马　春（北京卫生职业学院）
　　　　　　申海进（常州卫生高等职业技术学校）
　　　　　　李建民（北京卫生职业学院）
　　　　　　张志义（江苏省南通卫生高等职业技术学校）
　　　　　　余卫强（南昌市卫生学校）
　　　　　　崔庆利（北京同仁堂中医医院有限责任公司）

前言

Preface

本教材是以新的天然药物学教学大纲为依据,遵循以学生为中心,以就业为导向、以能力为本位、以岗位需求为标准的原则,按照高端技能型人才的培养目标编写而成。主要供药学专业教学使用,也可供药品经营与管理、药物制剂技术和中药制药技术专业使用。

天然药物学是将药用植物学和生药学两门课程内容进行优化整合,形成的一门符合当前高等职业教育教学改革要求的综合化课程。

全书分总论、各论、实践指导、附录四部分。

总论分5章,主要介绍天然药物和药用植物学的基础知识。各论分11章,介绍了各类天然药物共269种,其中重点掌握品种(加注*号)39种,熟悉品种81种,列表介绍的了解天然药物98种,另有51种列在有关天然药物的附注项下。实践指导内包括19个实验。附录中列有被子植物分科检索表、天然药物名索引和重点天然药物彩图。

本教材具有以下特点。

(1) 每章前设有"知识要点",章后有"同步训练",正文中根据需要插有"知识链接"栏目,使教材重点内容明确,内容丰富,增强学生的学习兴趣、拓宽视野。

(2) 天然药物按药用部位分类,便于天然药物鉴定的教学,突出了职业教育特色,并将药用植物重点科的特征以"知识链接"形式插在该科首个重点药物的【来源】项下,弥补了按药用部位分类不便于介绍药用植物重点科特征的不足。

(3) 天然药物的来源、性状、鉴别、炮制、功效与应用等内容与2010年版《中华人民共和国药典》相统一,提高了教材的科学性、准确性和适用性。

(4) 天然药物品种介绍中【炮制】项有炮制方法和饮片性状描述,【功效与应用】项中有用法用量、应用注意事项等内容,使学生能更全面地学习中药知识,以适应相关技能大赛、就业岗位和职业生涯发展的需要。

(5) 所列天然药物的产地均为该药当前的主产区。

(6) 书中内容涵盖了执业药师、中药调剂员考试相关基本内容,体现了职业教育特点和高职教育的改革成果。

(7) 书后配有重点天然药物彩色照片图,增强了鉴定的直观性。

(8) 将同步训练参考答案制成二维码附在训练题(名词解释及问答题除外)后,方便学生查阅,也减少了篇幅。

(9) 有配套的 PPT 教学课件，方便教学。

本教材的编写分工是：李建民编写第一、第二、第三、第四、第五、第十三、第十四、第十五、第十六章及相应实践指导，并负责全书统稿、定稿、总校；崔庆利参与第三、第四、第五章编写和各药物产地、性状、炮制及功效与应用相关内容的审定；张志义编写第六章第一节、第二节狗脊至苍术及相应实践指导；申海进编写第六章第二节天南星至天麻、其他根及根茎类天然药物简表、实践十二；余卫强编写第七、第八、第九、第十章及相应实践指导，并负责同步训练参考答案二维码制作；马春编写第十一、第十二章。彩色照片由马春、李建民提供。

在本教材编写过程中，得到了各编者所在单位，特别是北京卫生职业学院和南昌市卫生学校的大力支持与帮助，谨此一并致谢。

由于编者水平有限，加之时间较仓促，书中难免存在不妥之处，敬请广大师生在使用过程中提出宝贵意见，以便修订改进。

《天然药物学》编委会
2014 年 1 月

目录

Contents

上篇 总 论

下篇　各　论

◎ 第六章　根及根茎类天然药物 ⑪

实 践 指 导

注：标有 * 的是重点天然药物

上 篇

总 论

第一章 绪 论

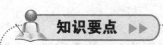

知识要点 ▶▶

　　天然药物学的含义、任务；天然药物、生药、中药、草药、民族药、药材等基本概念；《神农本草经》、《本草经集注》、《新修本草》、《证类本草》、《本草纲目》等重要本草的成书年代、作者、载药数、贡献。

第一节　天然药物学的含义、任务和学习方法

一、天然药物学的含义

　　凡用于预防、治疗、诊断人的疾病，有目的地调节人的生理机能并规定有适应证或者功能主治、用法和用量的物质，统称为药物。药物的来源可分为天然药物、人工合成药物与生物制品药物三大类。

　　"天然药物"也称"生药"，是指来源于天然的、未经加工或只经简单加工的植物类、动物类或矿物类药材。广义地说，天然药物（生药）包括一切来源于天然的中药、草药（民间药）、民族药以及提制化学药物的原料药材。

　　"中药"是指在中医药理论指导下，按中医治疗原则使用的药物。包括中药材、饮片和中成药。中药材是饮片和中成药的原材料药物。

　　"草药"一般是指局部地区民间医生用于治病或地区性口碑相传的民间药。中药和草药也统称为"中草药"。

　　"民族药"是指少数民族聚居的地方习惯使用的天然药物，它们是以当地民族的医药理论为应用指导，或当地民族医生按照传统经验加以使用。

　　"药材"是指经过简单加工而未精制的天然药物。天然药物（生药）就是药材，大多数都是中药材，少数是西医所用的原料药材（如颠茄草、洋地黄叶、麦角等）。

综上所述，天然药物（生药）、中药、草药、中草药、民族药、药材等概念，虽然有一定的区别和范畴，但是，随着天然药物的不断被发掘、研究、应用和推广，有时很难把它们明确地加以划分。在天然药物学教材中，上述名词都将随习惯适当应用。

天然药物学是研究天然药物的科学。它是应用本草学、植物学、动物学、矿物学、化学、药理学及中医学等学科知识和现代技术来研究天然药物的名称、来源、生产加工、鉴定、化学成分、品质评价及医疗用途等方面内容的一门综合性学科。

二、天然药物学的任务

学习天然药物学的主要目的和任务是：①继承和发掘祖国药学遗产，整理中药材复杂品种；②准确识别、鉴定天然药物；③评价天然药物的品质，制定其质量标准；④调查天然药物资源，发展天然药物生产；⑤为中药材生产规范化服务。

根据高职高专药学专业培养目标，本课程主要讲授药用植物学基础知识，天然药物鉴定的基本知识和基本技能，常用天然药物的来源、鉴别特征、主要化学成分、炮制和功效应用等内容。

三、天然药物学的学习方法

天然药物学是一门实践性很强的学科，学习时必须密切联系实际，注重实践，手脑并用。尤其是天然药物的性状鉴定技术（认药技术），不亲自实践，仅靠看书、背书是不可能真正掌握的。学习中对每一种天然药物必须亲自看、摸、闻、尝，反复实践，才能在有众多外形类似品和混淆品的情况下准确鉴别。天然药物的显微和理化鉴定，也只能通过实践操作，才能牢固掌握。学习时要注意比较，有比较才有鉴别，对性状特征、组织结构、功效应用相似的天然药物，要比较它们的相同点和区别点，以便加深理解，牢固掌握。学习时要抓住重点，如各类天然药物鉴别特征，首先要抓住它们的突出特征，才容易掌握。对于天然药物的功效，首先应明确它们的功效类别，然后在理解的基础上强化记忆。

总之，多观察（包括宏观观察和微观观察）、多实践、多比较、抓重点，才能将本课程学得活、记得牢，为今后工作和继续学习打下坚实的基础。

第二节　天然药物学的发展简史

一、我国古代重要本草著作简介

药物知识的起源，可以追溯到远古时代，人们在寻找食物的同时，通过反复尝试，发现了许多有生理作用的物质，可以用来防治疾病，因此有"医食同源"之说。汉代刘安所撰的《淮南子·修务训》有"神农尝百草之滋味……一日而遇七十毒"的记载，生动地反映了我国古代劳动人民在实践中发现药物的艰苦情景。通过长期而广泛的医疗实践，药物知识逐渐丰富起来，这些知识开始只能依靠师承口授，后来有了文字，便逐渐记录下来，出现了医药书籍。由于药物中草类占大多数，所以我国古代记载药物的书籍便称为"本草"。我国现知最早的本草著作为《神农本草经》，著者不详，假托神农所作，约成书于汉代。

知识链接

神 农 氏

神农氏，又称炎帝，姓姜，5500～6000 年前生于姜水之岸（今陕西省宝鸡市境内）。传说中的中华民族祖先之一，与燧人、伏羲合称"三皇"（三皇另一说法是伏羲、神农、黄帝），是传说中的中华民族农业和医药的发明者。

《神农本草经》全书三卷，收载药物共 365 种，按上、中、下三品分类。每药项下载有性味、功能与主治，另有序录简要记述了用药的基本理论，如有毒无毒、四气五味、配伍法度、服药方法及丸、散、膏、酒等剂型，可以说《神农本草经》是汉以前我国药物知识的总结，并为以后的药学发展奠定了基础。

到了南北朝，梁代陶弘景（公元 456—536 年）将《神农本草经》整理补充，著成《本草经集注》，增加了汉魏以后名医所用药物 365 种，共收载药物 730 种。全书分为七卷，首创按药物自然属性分类的方法，将所载药物分为玉石、草木、虫兽、果、菜、米食及有名未用七类（每类中又依《神农本草经》分为上、中、下三品），还增加了药物产地、采制、鉴别等内容，此书为我国古代药物学的又一次总结。

到了唐代，由于生产力的发展以及对外交流日益频繁，医药知识也进一步丰富起来，外来药物也不断增加。为了适应形势需要，政府指派苏敬（苏恭）等人在《本草经集注》的基础上详加修注，编写了《新修本草》，又称《唐本草》，于显庆 4 年（公元 659 年）完成，并由政府颁行，是我国也是世界上最早的一部药典。全书收载药物 850 种，并附有药图，开创了药学著作图文对照的先例，对我国的药学发展作出了重要贡献，而且流传国外，对世界医药的发展产生了很大影响。

到了宋代，由于经济、文化、科学技术和商业、交通的进步，使我国本草学的发展达到了新的高度。开宝年间，在唐代《新修本草》的基础上，先后两次官修本草，刊行了《开宝新详定本草》和《开宝重定本草》（简称《开宝本草》）。嘉祐年间，刊行了《嘉祐补注神农本草》（简称《嘉祐本草》）和《本草图经》（亦称《图经本草》）。北宋后期唐慎微编著了《经史证类备急本草》（简称《证类本草》），它是现存最早的内容完整的古代本草。该书是将《嘉祐本草》与《图经本草》合并，还收集了医家和民间的许多单方验方，补充了经史文献得来的大量药物资料，使记载的药物品种增达 1746 种，体例也更趋完善，堪称集宋以前本草学之大成。

明代的伟大医药学家李时珍（公元 1518—1593 年），在《证类本草》的基础上，进行全面修订，"岁历三十稔，书考八百余家，稿凡三易"，终于编著成划时代的本草巨著——《本草纲目》。此书于李时珍去世后三年（1596 年）在金陵（今南京）首次刊行。全书载药 1892种，附图 1109 幅，附方 11000 余首。该书全面系统地总结了我国 16 世纪以前的药物学成就，彻底打破了自《神农本草经》以来的"上、中、下三品"分类的旧框框，完全按自然属性，分为十六部、六十类，是当时世界上最先进的分类方法。李时珍治学态度严谨，长期亲自上山采药，遍询土俗，足迹踏遍了大江南北，对药物进行实地考察和整理研究，纠正了古代本草中一些药物品种和效用方面的错误，使《本草纲目》一书达到前所未有的水平。这部书在 17 世纪初就传到国外，先后有多种文字的译本，对世界科学文化，特别是医药学的发展作出了杰出贡献。

清代乾隆年间赵学敏著的《本草纲目拾遗》一书，于 1765 年完成，对《本草纲目》作了拾遗补正，共载药物 921 种（包括附药 205 种），其中新增药 716 种。道光年间，吴其濬写成《植物名实图考》及《植物名实图考长编》，前者收载植物 1714 种，后者描述植物 838 种，是很有科学价值的植物学名著，也是今日考证药用植物的重要典籍。

我国古代本草著作自汉到清不下 300 种，各个时期都有它的成就和发展，历代相承，日益丰富，记录了我国人民在医药学方面的创造和成就。受时代的限制，本草著作中难免有一些不确切的内容，但仍然是我们应该继续努力发掘的宝库。

二、近现代我国天然药物学的发展

1840 年鸦片战争以后，中国沦为半封建半殖民地国家，我国传统医药学的发展受到抑制，大量西药倾销于我国市场。但中医药事业在此间也有一些发展。例如，曹炳章著《增订伪药条辨》（1927 年），对 110 种中药的产地、形态、气味、主治等作了真伪对比；丁福保著《中药浅说》（1933 年），从化学角度分析和解释中药，引进了化学鉴定方法。1934 年，赵燏黄、徐伯鋆合著了《现代本草——生药学》上编，1937 年叶三多写出《生药学》下编，引进了现代科学鉴定药材的理论和方法，对后来应用生药学的现代鉴定知识和方法，整理研究中药，起了先导作用。

新中国成立后，在党的中医药政策指引下，中医药事业有了迅速发展和提高。各医（药）科大学药学专业普遍开设了《生药学》课程。各省市先后设立了中医学院中药系和中医药研究机构，并在药检所内设立中药室，加强了教学、研究和质量检验工作。从 1954 年起，各地教学、科研、生产和检验机构进行了中草药资源和经验鉴别的调查整理和研究，陆续编写出版了《中药鉴定参考资料》第一集（1958 年）、《中药材手册》（1959 年）、《中药志》（1959—1961 年）、《药材学》（1960 年）等书籍。其后于 1970—1975 年间掀起了群众性的中草药运动，各地医药卫生人员上山下乡，调查采集中草药，为人民群众防病治病。在此过程中，编写了数以百计的地方性中草药手册，经整理研究，编写出版了《全国中草药汇编》及彩色图谱（1975—1977 年）、《中药大辞典》（1977 年）、《中草药学》（1976 年，1980 年，1986 年），《中药志》第二版也从 1979 年起开始修订并陆续出版。1983—1987 年间，国家又组织开展了全国中药资源普查工作，取得了丰硕成果，1994 年编写出版了《中国中药资源丛书》，它包括《中国中药资源》、《中国中药资源志要》、《中国中药区划》、《中国常用中药材》、《中国药材地图集》和《中国民间单验方》，是一套系统的中药资源专著，有很高的参考价值。

在调查研究工作中，各地相继发现了许多丰富的新药源。如新疆的紫草、甘草、阿魏、蛔蒿，西藏的胡黄连、大黄，云南的诃子、马钱子、儿茶、芦荟，广西的安息香，广东和广西的降香、苏木、土沉香、萝芙木、羊角拗，东北地区的缬草属植物、野生麦角等，其中不少品种过去是依赖进口的。此外，对作为甾体激素类药物合成原料的薯蓣属植物，也进行了广泛的调查研究，为制药工业提供了可靠的资料。

随着研究工作的开展，《中华人民共和国药典》（以下简称《中国药典》）收载药材的数量陆续增加。《中国药典》1953 年版收载药材及植物油脂 78 种，1963 年版增至 446 种，2000 年版增加到 534 种，2005 年版增加到 582 种（药材及饮片 551 种，植物油脂和提取物 31 种），2010 年版一部收载药材和饮片 1055 种（含 439 个饮片标准）。

国家在“七五”、“八五”期间（1986—1995 年）组织专家已对 223 种（类）常用中药进行了品种整理和质量研究，对每种中药进行了系统的本草考证和文献查考、药源调查、分类学鉴定、性状鉴定、显微鉴定、商品鉴定、理化分析、化学成分、采收加工、药理和毒理等项研究，为中药品种正本清源、拨乱反正提供了翔实的文献依据，对我国中医药事业的发展和中医药走向世界有极大促进作用，获得了我国中医药领域第一个"国家科技进步一等奖"。

1999 年，由国家中医药管理局主持、南京中医药大学总编审、全国 60 多个单位协作编写的《中华本草》出版，全书共 34 卷，其中前 30 卷为中药，后 4 卷为民族药，中药部分共收载药物 8980 味。该书全面总结了中华民族两千多年来传统药学成就，集中反映了 20 世纪中药学科发展水平，对中医药教学、科研、临床医疗、资源开发、新药研制均具有很大的指导作用和实用价值，并且对促进中医药走向世界具有十分重大的历史意义。

在"九五"期间（1996—2000 年），开展了"中药材质量标准的规范化研究"，最终建立了 80 种常用中药材国际参照执行的标准，2001 年 1 月又开始启动后期 70 种。

2002 年国家食品药品监督管理局颁布了《中药材生产质量管理规范（试行）》（GAP），促进了中药种植与加工的规范化。近年来，开展中药材无公害栽培技术的研究，生产"绿色中药材"并已在金银花、山楂等中药材种植方面取得了成功的经验。在中药制剂和质量控制方面推行化学指纹图谱等先进技术，使中药化学研究系统化与标准化，从而为保证中药质量的稳定、推进中药产业的现代化和标准化进程作出了重要的贡献。

第三节　天然药物的命名和分类

一、天然药物的命名

（一）中文名

天然药物名称的由来，概括起来有以下几个方面。

1. 根据产地命名

如川芎、川乌、川贝母、川牛膝等主产四川，广藿香主产广东，浙贝母产于浙江。其他如秦艽、阿胶、化橘红等均因主产地而得名。

2. 根据功能命名

如防风能防避风邪为患；益母草能治产后瘀阻而对产妇有益；泽泻能渗湿利水；番泻叶能泻热通便。

3. 根据性状命名

如乌头、人参、钩藤因形状而得名；丹参、紫草、红花、黄连、玄参、白芷等因颜色而得名；木香、鱼腥草、麝香等因气而得名；甘草、苦参、细辛、五味子等因味而得名。

4. 根据原植物形态命名

如牛膝原植物的茎节膨大如牛的膝部；七叶一枝花（重楼）、升麻均具原植物形态特征的含义。

5. 根据生长特性命名

如夏枯草夏季枯萎；忍冬藤经冬不凋；冬虫夏草冬时为虫蛰居地下，夏季则因感染的虫草菌子座出土状如草。

6. 根据药用部位命名

如葛根、桑枝、枇杷叶、槐花、莱菔子、豹骨、羚羊角、龟甲等均因药用部位而得名。

7. 根据典故传说命名

如何首乌、杜仲、刘寄奴、使君子、徐长卿等药名均与典故传说有关。

知识链接

何首乌的传说

南宋《历代名医蒙求》记载，顺州南河县人何能嗣（田儿）自幼身体衰弱，58 岁尚无子女，一夜在山野忽见藤蔓两株互相交缠，交久方解、解了又交，他觉奇怪，于是挖出其根，研成末，每日空腹时酒服，结果"旧疾皆痊，发乌容少，十年之内，即生数男"，由于这何氏服用后，老年仍是头发乌黑，人们便把这种药称为"何首乌"，把它的藤称为"夜交藤"。

（二）拉丁名

天然药物的拉丁名是国际上通用的名称，有利于国际间的交流与合作研究。

天然药物的拉丁名一般由两部分组成，包括前面的药名（用第二格）和后面的药用部位名（用第一格）。药名为原植（动）物的属名、或种名、或属名和种名。天然药物拉丁名中的名词和形容词的第一个字母均需大写，连词和前置词一般小写。如黄连 Coptidis Rhizoma、人参 Ginseng Radix、五味子 Schisandrae Chinensis Fructus、大黄 Rhei Radix et Rhizoma 等。少数天然药物的拉丁名不加药用部位，直接以属名或种名，或俗名命名，这是遵循习惯用法，有些是国际通用名称，如茯苓 Poria、麝香 Moschus、芦荟 Aloe、蛤蚧 Gecko、蜂蜜 Mel、全蝎 Scorpio 等。

矿物类天然药物的拉丁名，一般采用原矿物拉丁名，如雄黄 Realgar、朱砂 Cinnabaris 等。

对于天然药物拉丁名的命名，国际上还没有统一规定，以往我国药典和有关教科书中，天然药物的拉丁名均是药用部位的词排在最前面，根据目前国际通用的表示方法，《中国药典》（2010 年版）将药用部位排在药名的后面。

二、天然药物的分类

天然药物的种类繁多，为了便于学习、研究和应用，必须按一定的规律进行分类。《神农本草经》将药物按功能和毒性大小分为上、中、下三品。《本草纲目》将药物按自然属性分类。现代天然药物分类，根据不同的需要，分类方法很多，主要有以下几种。

1. 按功能分类

如解表药、清热药、理气药、补益药、泻下药等。

2. 按药用部位分类

先按天然属性分为植物药、动物药和矿物药。植物药再依不同的药用部位分为根及根茎类、茎木类、皮类、叶类、花类、果实种子类和全草类等。

3. 按化学成分分类

根据天然药物所含的有效成分或主要成分的类别分类，如含黄酮类成分的天然药物、含生物碱类成分的天然药物、含挥发油类成分的天然药物等。

4. 按自然分类系统分类

根据天然药物的原植（动）物在分类学上的位置和亲缘关系，按门、纲、目、科、属和种分类排列。

以上各种分类方法各有优缺点。从教学的要求出发，本教材采用按药用部位分类的方法，便于学习和研究天然药物的外形和内部构造、掌握各类天然药物的外形和显微特征及其鉴定方法，也便于比较同类的不同药物之间在性状和显微特征上的异同，有利于掌握传统的药材性状鉴别方法。

同步训练

一、选择题

（一）A 型题（单项选择题）

1. 下列哪项不属于天然药物范围。（　　）
  A. 中药 　　　　　　　　　　B. 草药 　　　　　　　　　C. 生药
  D. 生物制品 　　　　　　　　E. 民族药

2. 在中医药理论指导下，按中医治疗原则使用的药物是（　　）。
  A. 天然药物 　　　　　　　　B. 生药 　　　　　　　　　C. 中药
  D. 草药 　　　　　　　　　　E. 民族药

3. 我国古代记载药物的书籍称为（　　）。
  A. 本草 　　　　　　　　　　B. 草本 　　　　　　　　　C. 纸草本
  D. 本草全书 　　　　　　　　E. 本草经

4. 现知的最早本草著作为（　　）。
  A.《新修本草》 　　　　　　 B.《本草经集注》 　　　　 C.《神农本草经》
  D.《证类本草》 　　　　　　 E.《本草纲目》

5. 世界上最早的一部药典是（　　）。
  A.《本草纲目》 　　　　　　 B.《证类本草》 　　　　　 C.《新修本草》
  D.《本草经集注》 　　　　　 E.《神农本草经》

6.《神农本草经》共收载药物（　　）。
  A. 356 种 　　　　　　　　　B. 365 种 　　　　　　　　C. 720 种
  D. 730 种 　　　　　　　　　E. 765 种

7.《本草经集注》共收载药物（　　）。
  A. 730 　　　　　　　　　　 B. 735 种 　　　　　　　　C. 765 种
  D. 850 种 　　　　　　　　　E. 921 种

8.《本草纲目》共收载药物（　　）。
  A. 1714 种 　　　　　　　　 B. 1746 种 　　　　　　　 C. 1892 种
  D. 1896 种 　　　　　　　　 E. 1982 种

9.《新修本草》成书于（　　）。
  A. 汉代 　　　　　　　　　　B. 唐代 　　　　　　　　　C. 宋代
  D. 元代 　　　　　　　　　　E. 明代

10.《证类本草》成书于（　　）。
  A. 南北朝 　　　　　　　　　B. 唐代 　　　　　　　　　C. 宋代
  D. 明代 　　　　　　　　　　E. 清代

11.《本草经集注》的作者是（　　）。
  A. 陶弘景 　　　　　　　　　B. 苏敬等人 　　　　　　　C. 唐慎微
  D. 李时珍 　　　　　　　　　E. 赵学敏

12.《新修本草》的作者是（　　）。
  A. 李时珍 　　　　　　　　　B. 唐慎微 　　　　　　　　C. 苏颂

    D. 吴其濬   E. 苏敬等人

13. 全面总结中华民族两千多年来传统药学成就，集中反映 20 世纪中药学科发展水平的著作是（　　）。

    A.《本草纲目》   B.《全国中草药汇编》   C.《中药大辞典》

    D.《中药志》   E.《中华本草》

14. 川芎的命名是根据（　　）。

    A. 产地   B. 功能   C. 药用部位

    D. 性状   E. 原植物形态

15. 益母草的命名是根据（　　）。

    A. 生长特性   B. 原植物形态   C. 典故传说

    D. 性状   E. 功能

（二）X 型题（多项选择题）

1. 属于天然药物的是（　　）。

    A. 中药   B. 草药   C. 生物制品药物

    D. 民族药   E. 生药

2.《天然药物学》的主要任务有（　　）。

    A. 整理中药材复杂品种   B. 评价天然药物的品质，制定其质量标准

    C. 调查天然药物资源   D. 准确识别、鉴定天然药物   E. 制剂质量研究

3. 有药图的本草著作是（　　）。

    A. 本草纲目   B. 本草经集注   C. 新修本草

    D. 神农本草经   E. 证类本草

4. 关于《本草纲目》的叙述正确的是（　　）。

    A. 成书于明代   B. 载药 1892 种   C. 分 16 部，60 类

    D. 世界上第一部药典   E. 作者李时珍

5. 根据性状命名的天然药物有（　　）。

    A. 甘草   B. 人参   C. 牛膝

    D. 丹参   E. 木香

6. 现代天然药物分类方法主要有（　　）。

    A. 按功能分类   B. 按药用部位分类   C. 按化学成分分类

    D. 按自然属性分类   E. 按自然分类系统分类

二、填空题

1. 我国现知的最早本草著作是约成书于＿＿＿＿＿＿＿＿＿的＿＿＿＿＿＿＿＿＿＿＿＿＿，收载药物＿＿＿＿＿＿＿种。

2. 开创了药学著作图文对照的先例的本草著作是成书于＿＿＿＿＿＿＿＿的＿＿＿＿＿＿，收载药物＿＿＿＿＿种。

3. 现存最早的内容完整的本草是成书于＿＿＿＿＿＿的＿＿＿＿＿＿，收载药物＿＿＿＿＿＿。

4. 完全按自然属性分类的本草著作是＿＿＿＿＿＿＿，全书收载药物＿＿＿＿＿种。

5. 现代天然药物分类方法，主要有按＿＿＿＿＿＿＿＿分类、按＿＿＿＿＿＿＿＿＿＿分类、按＿＿＿＿＿分类、按＿＿＿＿＿＿＿＿分类。

三、名词解释

1. 中药   2. 草药   3. 民族药   4. 天然药物   5. 本草

四、问答题

1. 何谓天然药物学？它的研究内容有哪些？
2. 天然药物学的主要任务有哪些？
3.《本草纲目》有哪些意义和特点？

（李建民）

同步训练参考答案

一、选择题

二、填空题

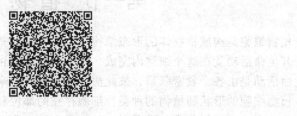

第二章 药用植物学基础知识

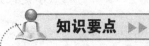

知识要点 ▶▶

淀粉粒、菊糖及草酸钙晶体等植物细胞后含物的形态特征；植物组织的类型，腺毛、非腺毛、气孔、纤维、石细胞、导管、分泌细胞、分泌腔和分泌道等的形态特征；维管束的组成和类型；各器官的组成、形态特征、类型及相关变态；根、双子叶植物茎的初生和次生结构，双子叶植物叶片的结构；植物分类的主要等级和分类的基本单位；植物学名的组成。

第一节 植 物 细 胞

植物细胞是构成植物体的形态结构和生命活动的基本单位。单细胞植物体由一个细胞组成，其生命活动就在这个细胞内完成。多细胞植物体由许多形态和功能不同的细胞所组成，其生命活动是由各个紧密联系、彼此协作的细胞共同来完成。

植物细胞的形状随植物的种类、细胞存在的部位和细胞所执行的功能的不同而异。单独存在或排列疏松的细胞多呈类圆形；排列紧密的细胞一般呈多边形或不规则状；执行支持功能的细胞多呈长纺锤形；执行输导功能的细胞一般呈长管状等。

植物细胞一般较小，直径多在 $10\sim100\mu m$，要借助显微镜才能看见。极少数植物细胞特别大，人的肉眼可见。例如，番茄果肉细胞和西瓜瓤细胞，直径可达 1mm；棉花种子上的表皮毛，长可达 75mm；苎麻茎的纤维细胞，最长可达 550mm。最长的细胞是无节乳汁管，长达数米至数十米不等。

一、细胞的基本结构

植物体的各种细胞在形状、结构和功能上均有各自的特点，但它们的基本结构却是相同的，都是由原生质体和细胞壁两大部分所构成。

（一）原生质体

原生质体是由原生质组成的，它是细胞内有生命物质的总称。原生质体分为细胞核和细胞质，细胞核和细胞质界限明显，两者还有更精细的结构。人们把在光学显微镜下能观察到的结构称为显微结构，在电子显微镜下能观察到的结构称为亚显微结构或超微结构。下面主要介绍植物细胞的显微结构（图 2-1）。

1. 细胞核

细胞核是一个折光性较强、黏滞性较大的球状体。一个细胞通常只有一个核，但也有 2 个或多个核的。细胞核的形状、大小和位置随细胞的生长发育而变化。幼小细胞的细胞核呈球形，位于细胞的中央，占有较大比例；成熟细胞的细胞核多呈扁球形，位于细胞的一侧，占有较小比例。

细胞核由核膜、核仁、染色质和核液组成。核膜是细胞核与细胞质的界膜，膜上有许多小孔称为核孔，核孔是细胞核与细胞质进行物质交换的通道。核仁是细胞核中一个或数个折光性较强的小体，主要由蛋白质和核糖核酸（RNA）组成，代谢旺盛的细胞其核仁较大。染色质主要由脱氧核糖核酸（DNA）和蛋白质组成，DNA是遗传物质，染色质是遗传物质的载体。在光镜下染色质是看不见的，当细胞分裂时，染色质螺旋、折叠、缩短、增粗成为棒状的染色体时就清晰可见了。核液是细胞核内无明显结构的液胶体，核仁和染色质就分散在核液内。

细胞核的主要功能是储存和传递遗传信息、调节和控制细胞内的物质代谢途径。细胞失去细胞核就不能正常地分裂和生长，生命活动就会停止。同样，细胞核也不能脱离细胞质孤立存在，细胞质中合成的物质不断进入细胞核以满足其需要。因此，细胞核和细胞质两者相互依存，缺一不可。

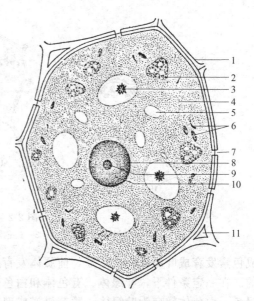

图 2-1 典型的植物细胞显微结构
1—细胞壁；2—具同化淀粉的叶绿体；3—晶体；4—细胞质；5—液泡；6—线粒体；7—纹孔；8—细胞核；9—核仁；10—核质；11—细胞间隙

2. 细胞质

细胞质是原生质体去掉细胞核后所剩下的部分。细胞质由细胞质膜（简称质膜）、细胞器和胞基质三部分组成。

（1）质膜 质膜是包围在细胞质表面的一层薄膜，紧贴细胞壁，在光镜下较难识别，如用高渗溶液处理，原生质体失水收缩与细胞壁分离（质壁分离），就可看见质膜是一光滑薄膜。

质膜有选择透性，即选择性地通透某些物质。选择透性使细胞不断地从周围环境取得水分和营养物质，而又把细胞代谢废物排泄出去。细胞一旦死亡，膜的选择透性随之消失。

（2）细胞器 细胞器是悬浮于细胞质内有一定形态结构和特定功能的微小"器官"。由质体、线粒体和液泡等组成。

① 质体 质体是植物细胞所特有的细胞器。根据色素的不同和有无，质体分为叶绿体、有色体和白色体三种（图2-2）。

a. 叶绿体 呈颗粒状，多为球形、卵圆形或扁圆形，存在于绿色植物的叶、幼茎、未成熟果实和花萼等部分。叶绿体含叶绿素、叶黄素和胡萝卜素，其中叶绿素含量最多，是重要的光合色素。叶绿体是植物细胞进行光合作用的场所。在太阳光的作用下，把无机物合成有机物，并放出氧气，同时把太阳的光能转变成化学能储藏在有机物中。

b. 有色体 呈杆状、颗粒状或不规则形，常存在于花瓣、成熟的果实以及某些植物的根部。有色体主要含胡萝卜素和叶黄素。由于两者比例不同，而呈现黄色、橙色或橙红色。

c. 白色体 不含色素，通常呈球形、纺锤形或其他形状的小颗粒。普遍存在于植物体各部的储藏细胞中。白色体与积累储藏物质有关，它包括合成淀粉的造粉体，合成脂肪、脂肪油的造油体和合成蛋白质的蛋白质体。

叶绿体、有色体和白色体均由幼小细胞中的前质体发育衍化而来。在光照下，前质体形

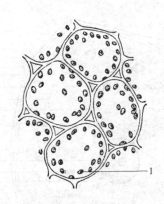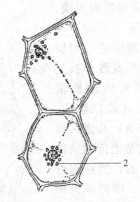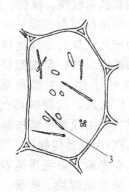

图 2-2　质体的类型
1—叶绿体（天竺葵叶）；2—白色体（紫鸭跖草）；3—有色体（胡萝卜根）

成色素发育成叶绿体；在暗处，前质体发育成白色体；有色体是由白色体或叶绿体衍化而来的。在一定条件下，叶绿体、有色体和白色体可以相互转化。如马铃薯块茎经日光照射变成绿色，白色体转变为叶绿体；番茄果实成熟时由绿变红，叶绿体转变为有色体；胡萝卜根头露出地面变成绿色，有色体转变为叶绿体。

② 线粒体　线粒体多呈球状、杆状或丝状，比质体小，在光镜下观察需用特殊的染色才能辨别。线粒体是细胞进行呼吸作用的场所，专门对碳水化合物、蛋白质和脂肪进行氧化分解，氧化过程中释放的能量，能满足细胞生命活动的需要。因此，线粒体被喻为细胞中的"动力工厂"。

③ 液泡　是植物细胞所特有的结构，也是植物细胞和动物细胞在结构上的明显区别之一，具有一个中央大液泡或几个较大液泡是植物细胞发育成熟的显著标志。在光镜下幼小的植物细胞有许多看不见的小液泡。在发育成熟的过程中，小液泡相互融合逐渐增大，最后形成一个中央大液泡。中央大液泡可占细胞体积的 90% 以上。有些细胞发育成熟后，可同时保留几个较大的液泡，细胞核被液泡所分割成的细胞质索悬挂于细胞的中央。

液泡由一层膜包被，这层膜被称为液泡膜。液泡膜同质膜一样具有选择透性。液泡内的液体称为细胞液。细胞液是多种物质的混合液。

由于电子显微镜的使用，人们对细胞内部有了更深入的认识，不但发现叶绿体、线粒体和液泡有更精细的结构，而且在细胞质中还发现了高尔基复合体、核糖核蛋白体、内质网、溶酶体、圆球体、微粒体、微管和微丝等细胞器。

(3) 胞基质　胞基质是细胞质中除掉质膜和细胞器而无特殊结构的液胶体。胞基质的成分复杂，有水、无机盐、氨基酸、核苷酸、蛋白质等，这些物质使胞基质具有一定的弹性和黏滞性。生活细胞的胞基质能流动，可带动细胞器（除液泡外）在细胞内有规律地流动，有利于细胞内外物质的交换和转运。生命活动旺盛的细胞，胞基质流动快；生命活动微弱的细胞，胞基质流动慢；细胞一旦死亡，胞基质流动也随之停止。

（二）细胞壁

细胞壁是包围在原生质体外的具有一定硬度和弹性的薄层，是由原生质体分泌的非生命物质所构成，对原生质体起保护作用。细胞壁是植物细胞特有的结构，与质体、液泡一起构成了植物细胞与动物细胞相区别的三大结构特征。

1. 细胞壁的结构

细胞壁分为胞间层、初生壁和次生壁三层。胞间层又称中层，是细胞分裂结束时形成的细胞壁层。它的主要成分为果胶质，果胶质能使两相邻细胞彼此粘连在一起。果胶质易溶于酸和碱，又能被果胶酶分解，沤麻的过程就是利用微生物产生的果胶酶分解果胶质，使粘连的细胞彼此分离。初生壁是细胞生长时形成的细胞壁层。存在于胞间层内侧，主要成分为纤维素、半纤维素和果胶质。初生壁质地柔软，有较大的可塑性，能随细胞的生长而延伸。次生壁是细胞停止生长后形成的细胞壁层。存在于初生壁内侧，主要成分是纤维素、半纤维素和少量木质素。有的细胞次生壁较厚，质地坚硬，在光镜下可显出折光不同的外、中、内三层。当次生壁增得很厚时，原生质体一般死亡，留下细胞壁围成的空腔，称为细胞腔（图2-3）。

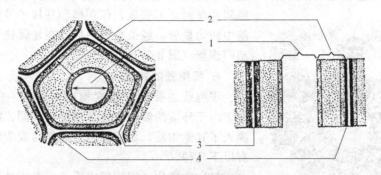

图 2-3 细胞壁的结构
1—细胞腔；2—三层次生壁；3—胞间层；4—初生壁

2. 纹孔

细胞壁次生增厚时，并不完全覆盖初生壁，在很多地方留有一些没有增厚的凹陷，这些凹陷称为纹孔。纹孔处只有胞间层和初生壁，没有次生壁，因此为比较薄的区域。相邻两细胞的纹孔成对存在，称为纹孔对。纹孔对中间隔着胞间层和初生壁，合称为纹孔膜。纹孔膜两侧无次生壁的空腔称为纹孔腔，纹孔腔通往细胞壁的开口称为纹孔口。

纹孔对有单纹孔、具缘纹孔和半缘纹孔三种（图2-4）。

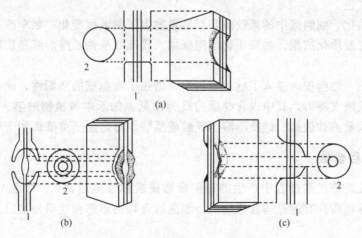

图 2-4 纹孔的类型（图解）
（a）单纹孔；（b）具缘纹孔；（c）半缘纹孔
1—切面观；2—表面观

（1）单纹孔 纹孔腔呈圆形或扁圆形孔道，纹孔口在光镜下正面观察呈一个圆。常见于韧皮纤维、石细胞和部分薄壁细胞的细胞壁上。

（2）具缘纹孔　纹孔腔周围的次生壁向细胞腔呈拱架状隆起，纹孔口的直径明显较小。在光镜下正面观察，纹孔口和纹孔腔呈两个同心圆。松、柏科植物的管胞，纹孔膜中央极度增厚形成纹孔塞，在光镜下正面观察，纹孔口、纹孔腔和纹孔塞呈三个同心圆。

（3）半缘纹孔　由具缘纹孔和单纹孔组成的纹孔对，是导管或管胞与薄壁细胞相邻而形成的。

3. 胞间连丝

许多原生质细丝从纹孔处穿过纹孔膜，使相邻细胞连接在一起，这种原生质细丝称为胞间连丝。胞间连丝使植物体的各个细胞彼此联系，这有利于细胞间的物质运输和信息传递。

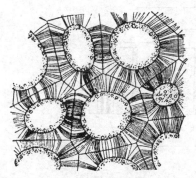

图 2-5　柿核的胞间连丝

胞间连丝通常不明显，仅在柿和马钱子等种子的胚乳细胞中较为显著，经染色处理后，在显微镜下可清楚看到胞间连丝（图 2-5）。

4. 细胞壁的特化

细胞壁主要由纤维素构成，具有一定的韧性和弹性。由于环境的影响和生理功能的不同，细胞壁中往往渗入了其他物质，而使细胞壁的性质发生特化。常见的有以下几种。

（1）木质化　细胞壁内渗入了亲水性的木质素，增强了细胞壁的硬度。当细胞壁增加得很厚时，细胞趋于衰老和死亡，如导管、管胞、木纤维和石细胞等。木质化细胞壁加间苯三酚溶液和浓盐酸呈樱桃红色或红紫色。

（2）木栓化　细胞壁内渗入亲脂性的木栓质，细胞壁不透水和气，细胞内的原生质体与外界隔绝而死亡。木栓化细胞壁加苏丹Ⅲ溶液呈红色。

（3）角质化　表皮细胞与外界接触的细胞壁覆盖了一层亲脂性的角质，形成无色透明的角质层（角质膜）。它既能减少水分蒸腾，又能防止雨水的浸渍和微生物的侵袭。角质层加苏丹Ⅲ溶液呈红色。

（4）黏液质化　细胞壁中的果胶质和纤维素发生了黏液性变化，如车前、亚麻的种子表皮细胞中具有黏液质化细胞。黏液质化细胞壁加入玫瑰红酸钠乙醇溶液显玫瑰红色；加钌红试液显红色。

（5）矿质化　细胞壁内渗入了硅质和钙质，增强了细胞壁的坚固性，使茎叶的表面变硬变粗，增强了机械支持力，其中以含硅质的最为常见。如禾本科植物的茎、叶及木贼的茎，细胞壁中含有大量的硅酸盐。硅质不溶于硫酸或醋酸，可区别于草酸钙和碳酸钙。

二、细胞后含物

原生质体在新陈代谢过程中产生的非生命物质统称细胞后含物。细胞后含物的种类很多，有的是营养物质，有的是非营养物质。细胞后含物的形态和性质是鉴定天然药物的依据之一。

（一）贮藏的营养物

贮藏的营养物主要有淀粉、菊糖、蛋白质、脂肪和脂肪油等。

1. 淀粉

淀粉以淀粉粒的形式存在，多贮藏于植物的根、地下茎和种子的薄壁细胞中。一般呈圆球形、卵圆形和多面体形。淀粉粒在白色体内积聚时，先形成淀粉粒的核心——脐点，再围绕脐点层层积聚淀粉而形成淀粉粒。脐点位于淀粉粒的中央或偏于一端，有点状、裂隙状、分叉状和星状等。有的植物的淀粉粒，在光镜下可看见围绕脐点有明暗相间的层纹，这是由于直链淀粉和支链淀粉相互交替聚积的结果。直链淀粉比支链淀粉有更强的亲水性，两者遇水膨胀性不一样，从而显出折光上的差异。淀粉粒在形态上有单粒淀粉、复粒淀粉和半复粒淀粉三种类型（图2-6）。

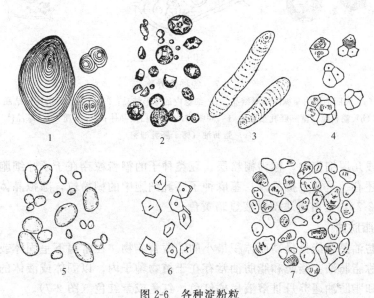

图 2-6 各种淀粉粒
1—马铃薯；2—葛；3—藕；4—半夏；5—蕨；6—玉米；7—平贝母（示脐点）

（1）单粒淀粉 每个淀粉粒只有 1 个脐点，无数的层纹围绕这个脐点，如马铃薯、姜等。

（2）复粒淀粉 每个淀粉粒有 2 个以上脐点，各脐点分别有各自的层纹围绕，如马铃薯、半夏等。

（3）半复粒淀粉 每个淀粉粒有 2 个以上脐点，各自脐点除有本身的层纹环绕外，外面还有共同的层纹，如马铃薯等。

直链淀粉遇碘试液显蓝色；支链淀粉遇碘试液显紫红色。一般植物同时含有这两种淀粉，加入碘试液显蓝色或紫色。用甘油醋酸试液装片，置偏光显微镜下观察，淀粉粒常显偏光现象，已糊化的淀粉粒无偏光现象。

2. 菊糖

菊糖由果糖分子聚合而成，多存在于桔梗科和菊科植物根的细胞中，易溶于水，不溶于乙醇。把含有菊糖的材料浸入乙醇中 1 周后做成切片，置光镜下观察，在细胞内可见呈球形、半球形的菊糖结晶（图2-7）。

3. 蛋白质

贮藏蛋白质与组成原生质体的蛋白质不同，无生命活性。贮藏蛋白质有结晶和无定形颗粒两种。结晶蛋白质有晶体和胶体的二重性，因而称为拟晶体。拟晶体蛋白质常呈方形。无定形蛋白质常有一层膜包裹呈圆球形，特称为糊粉粒。有的糊粉粒既有无定形颗粒又有拟晶体，成为一种复杂的形式。

糊粉粒较多地分布于植物种子的胚乳或子叶细胞中。谷类种子的糊粉粒集中分布在胚乳

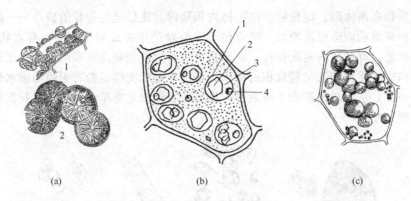

图 2-7　各种营养物质

（a）大丽菊根内菊糖的球形结晶：1—细胞内的球形结晶；2—单独放大的球形结晶

（b）糊粉粒（蓖麻胚乳细胞）：1—糊粉粒；2—蛋白质晶体；3—基质；4—球晶体

（c）脂肪油（椰子胚乳细胞）

最外面的一层或几层细胞中，称为糊粉层；豆类种子的糊粉粒存在于子叶细胞中，以无定形颗粒为基础，还有一至几个拟晶体；蓖麻种子胚乳细胞中的糊粉粒，除拟晶体外还含有磷酸盐球形体（图 2-7）。蛋白质遇碘试液显暗黄色。

4. 脂肪和脂肪油

脂肪和脂肪油是含能量最高而体积最小的贮藏营养物。在常温下呈固体或半固体的称脂肪，呈液体的称脂肪油。脂肪和脂肪油常存在于植物种子内，以固体或液体的形式分散于细胞质中。脂肪和脂肪油遇苏丹Ⅲ溶液呈橘红色、红色或紫红色（图 2-7）。

（二）非营养物

非营养物是细胞在新陈代谢过程中产生的，主要存在于细胞液内，有的呈溶解状，有的呈结晶状，如无机盐、有机酸、苷、生物碱、挥发油、鞣质、色素、树脂和晶体等。在细胞中形成晶体，可避免代谢产生的废物对细胞的危害。植物细胞晶体的存在与否，晶体的种类、形态和大小等是鉴别天然药物的依据之一。晶体主要为草酸钙晶体，其次为碳酸钙晶体。

1. 草酸钙晶体

草酸钙晶体是植物体在代谢过程中产生的草酸与钙结合而成的晶体。草酸钙晶体无色透明或暗灰色，常见有以下几种（图 2-8）。

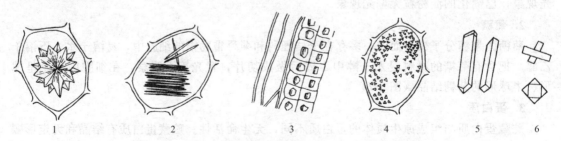

图 2-8　各种草酸钙晶体

1—簇晶（大黄根状茎）；2—针晶（半夏块茎）；3—方晶（甘草根）；

4—砂晶（牛膝根）；5—柱晶（射干根状茎）；6—双晶（莨菪叶）

（1）簇晶 晶体由许多菱状晶体聚集而成，一般呈多角星形或球形，如大黄、人参等。

（2）针晶 晶体呈针状，多成束存在于黏液细胞中，如半夏、黄精等。

（3）方晶 晶体呈正方形、斜方形、长方形或菱形，通常单独存在于细胞中，也称单晶，如甘草等。有的单晶交叉而形成双晶，如莨菪叶。

（4）砂晶 晶体呈细小三角形、箭头形或不规则形，一般散布于细胞内，如颠茄、牛膝等。

（5）柱晶 晶体呈长柱形，长度为直径的 4 倍以上，如射干等。

2. 碳酸钙晶体

碳酸钙晶体多存在于桑科、荨麻科、爵床科等植物中，晶体的一端与细胞壁相连，另一端悬于细胞腔内，状如一串悬垂的葡萄，称钟乳体（图 2-9）。碳酸钙晶体遇醋酸溶解，并放出二氧化碳，而草酸钙晶体则不溶解，由此可加以鉴别。

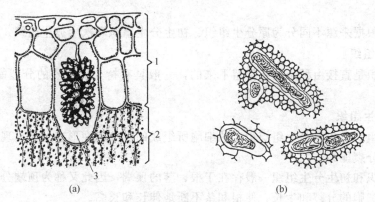

图 2-9 碳酸钙晶体

（a）切面观；（b）表面观

1—表皮和皮下层；2—栅栏组织（栅状组织）；3—钟乳体和细胞腔

此外，在细胞中还有酶、维生素、植物激素、抗生素、植物杀菌素等，这些物质统称为生理活性物质。虽然它们含量甚微，但对植物体的生长、发育、代谢活动都具有非常重要的作用。

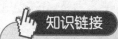知识链接

植物杀菌素

植物杀菌素是高等植物原来含有的，或在受外来刺激后产生的，对细菌及真菌或其他微生物有杀灭作用的物质，主要代表是大蒜素。许多树木也能分泌植物杀菌素，如松树分泌的植物杀菌素就能杀死白喉、痢疾、结核病的病原微生物。闹市区空气里的细菌含量，要比绿化地区多 85%。

第二节 植物组织

植物组织是由许多来源和生理功能相同，形态和结构相似，而又紧密联系的植物细胞组成的细胞群。植物体的每一种器官都是由多种组织构成的。组织不同，生理功能不同，细胞

的形态结构也不同，如起支持作用的组织，细胞具有厚而坚硬的细胞壁；具有输导功能的组织，细胞呈长管状等。

一、植物组织的类型

植物组织因生理功能和形态结构的不同分为分生组织、薄壁组织、保护组织、分泌组织、机械组织和输导组织六类。后五类组织是由分生组织的细胞分裂、分化、生长发育成熟的，因此，称为成熟组织。

（一）分生组织

分生组织是具有分裂能力的细胞组成的细胞群，位于植物体的生长部位。分生组织的特点：细胞小，略呈等边形；细胞排列紧密，无细胞间隙；细胞核大，细胞壁薄，细胞质浓，液泡不明显。

分生组织根据来源不同分为原分生组织、初生分生组织和次生分生组织。

1. 原分生组织

原分生组织是直接由种子的胚保留下来的，一般具有持久而强烈的分裂能力，位于根、茎的顶端。

2. 初生分生组织

初生分生组织是由原分生组织衍生的细胞所组成的，细胞在形态上已出现初步分化，但仍具有较强的分裂能力。

原分生组织和初生分生组织一般存在于根、茎的顶端，因此又称为顶端分生组织。由于顶端分生组织细胞的分裂和生长，使根和茎不断地伸长和长高。

禾本科植物节间基部和某些植物叶的基部存在着由初生分生组织保留下来的分生组织，称居间分生组织。由于居间分生组织的活动，小麦、水稻能拔节生长；竹笋出土后节间能迅速伸长；葱、韭菜叶片大部分被割后，基部仍能继续生长等。

3. 次生分生组织

次生分生组织是由成熟组织的某些薄壁细胞重新恢复分裂能力而形成的。由于次生分生组织存在于根、茎的四周并与轴向平行，因此又称为侧生分生组织。侧生分生组织如形成层的活动，使根、茎不断地增粗。

（二）薄壁组织

薄壁组织也称为基本组织，是起代谢活动和营养作用，并在植物体内占有较大比例的细胞群。薄壁组织的特点：细胞有多种形状，排列疏松；细胞壁薄，细胞质稀，液泡较大；是生活细胞。按生理功能和所处的位置不同，主要分为下列几类。

1. 基本薄壁组织

基本薄壁组织通常存在于根、茎的髓和皮层，主要起填充和联系作用。在一定条件下可转化为次生分生组织。在切枝、嫁接和愈伤组织的形成等方面都起到重要作用。

2. 同化薄壁组织

同化薄壁组织多存在于植物的叶肉和幼嫩茎的皮层中，细胞内含大量叶绿体，主要进行光合作用。

3. 贮藏薄壁组织

贮藏薄壁组织多存在于植物种子、果实、根和地下茎中，细胞内贮藏有大量的营养物质，主要是淀粉、蛋白质、脂肪和糖类等。

4. 吸收薄壁组织

吸收薄壁组织主要存在于植物根尖的根毛区，根毛能从土壤中吸收水分和无机盐，满足植物生长发育的需要。

（三）保护组织

保护组织是覆盖植物体表起保护作用的细胞群。保护组织可减少体内水分的蒸腾、防止病虫害侵袭和机械损伤等。保护组织可分为表皮和周皮。

1. 表皮

表皮存在于植物幼嫩器官的表面，是由初生分生组织分化而成，所以又称为初生保护组织。表皮的特点：通常由一层细胞组成；细胞常为扁平长方形、多边形或波状不规则形等，排列紧密；细胞质较稀薄，液泡大，一般不含叶绿体；细胞壁与外界接触的一面稍厚并覆盖有角质层（图 2-10），有的在角质层外还有蜡被；表皮的有些细胞还分化形成气孔或毛茸。角质层和蜡被能增强细胞壁的保护作用；气孔和毛茸常用作天然药物种类鉴别的依据之一。

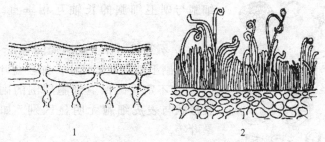

图 2-10　角质层和蜡被
1—表皮及其角质层；2—表皮上的蜡被（甘蔗茎）

（1）气孔　气孔主要分布于叶的下表皮，是一些星散分布或成行排列的并由两个保卫细胞对合而成的小孔。气孔连同两个保卫细胞合称为气孔器。保卫细胞呈肾形或哑铃形，细胞质丰富，细胞核明显，并含有叶绿体（图 2-11）。紧邻保卫细胞的表皮细胞称为副卫细胞。保卫细胞与副卫细胞相连的壁较薄，其他地方的壁较厚。当保卫细胞充水膨胀时，较薄的细

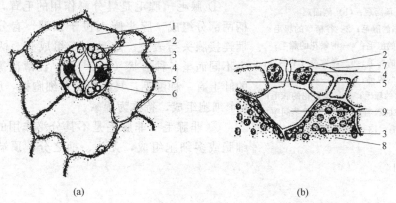

(a)　　　　　　　　　　　(b)

图 2-11　气孔
（a）表面观；（b）切面观
1—副卫细胞；2—保卫细胞；3—叶绿体；4—气孔；5—细胞核；
6—细胞质；7—角质层；8—栅栏组织细胞；9—气室

胞壁被拉长向副卫细胞弯曲呈弓形，使气孔口开大。当保卫细胞失水细胞壁恢复原状时，气孔口关小或闭合。因此，气孔是调节植物体气体进出和水分蒸腾的通道。

保卫细胞与其周围副卫细胞的排列方式，称为气孔轴式（图 2-12）。常见的有下列几种。

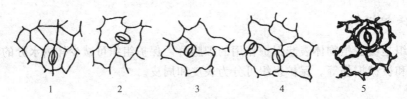

图 2-12 气孔轴式

1—平轴式；2—直轴式；3—不等式；4—不定式；5—环式

① 平轴式　保卫细胞周围有 2 个副卫细胞，保卫细胞与副卫细胞的长轴互相平行。如常山叶、番泻叶等。

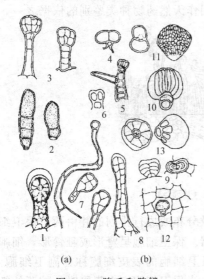

图 2-13 腺毛和腺鳞

(a) 顶面观；(b) 侧面观

1—生活状态的腺毛；2—谷精草的腺毛；

3—金银花的腺毛；4—密蒙花的腺毛；

5—白泡桐花的腺毛；6—洋地黄叶的腺毛；

7—洋金花的腺毛；8—款冬花的腺毛；

9—石胡荽叶的腺毛；10—凌霄花的腺毛；

11—啤酒花的腺毛；12—广藿香茎间隙

腺毛；13—薄荷叶腺鳞

② 直轴式　保卫细胞周围有 2 个副卫细胞，保卫细胞与副卫细胞的长轴互相垂直。如薄荷叶、紫苏叶等。

③ 不等式　保卫细胞周围有 3～4 个副卫细胞，其中一个副卫细胞显著较小。如菘蓝叶、颠茄叶等。

④ 不定式　保卫细胞周围的副卫细胞数目不定，且形状与表皮细胞无明显区别。如艾叶、洋地黄叶、桑叶等。

⑤ 环式　保卫细胞周围的副卫细胞数目不定，且形状比其他表皮细胞狭窄，围绕气孔器排列呈环状。如茶叶、桉叶等。

（2）毛茸　毛茸是表皮细胞向外突出形成的。毛茸具有降低植物体温、减少水分蒸腾和抵御昆虫侵袭的作用。可分为腺毛和非腺毛两种类型。

① 腺毛　腺毛是具分泌作用的毛茸，由腺头和腺柄两部分组成。腺头膨大位于顶端，有分泌作用；腺柄连接腺头与表皮。腺毛由于组成头、柄部细胞的多少不同而呈各种形状（图 2-13）。在薄荷等唇形科植物的叶上有一种腺毛，具极短的单细胞柄，腺头常由 6～8 个细胞组成，特称为腺鳞。

② 非腺毛　非腺毛是不具分泌作用的毛茸，由单细胞或多细胞组成，无头、柄之分，顶端狭尖，种类较多（图 2-14）。

2. 周皮

周皮存在于有增粗生长的根、茎的表面，是由表皮下的某些薄壁细胞恢复分裂能力，产生木栓形成层（次生分生组织）后形成的。木栓形成层向外分生木栓化的扁平细胞，形成木栓层；向内分生薄壁细胞形成栓内层。木栓层、木栓形成层、栓内层三者合称周皮（图2-15），周皮是次生保护组织，也是一种复合组织。随着植物根、茎的增粗，表皮受到破坏，

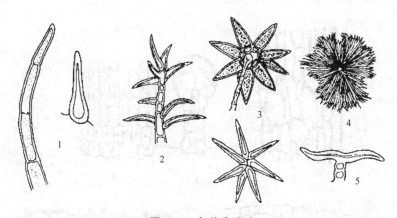

图 2-14　各种非腺毛

1—线状毛（左：洋地黄叶，右：益母草叶）；2—分枝毛（裸花紫珠叶）；3—星状毛

（上：石韦叶，下：芙蓉叶）；4—鳞毛（胡颓子叶）；5—丁字毛（艾叶）

周皮便代替表皮行使保护作用。

　　周皮形成时，位于气孔下面的木栓形成层向外分生许多排列疏松的类圆形薄壁细胞，称填充细胞。由于填充细胞的增多和长大，将表皮突破形成皮孔（图 2-16）。在木本植物的茎枝上，皮孔多呈直条状、横条状或点状突起。植物不同皮孔的形状不同，皮孔是植物进行气体交换和水分蒸腾的通道。

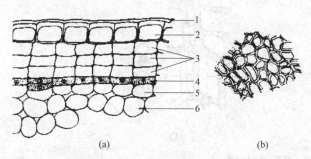

(a)　　　　　　　　　(b)

图 2-15　木栓形成层与木栓细胞

（a）木栓形成层；（b）肉桂（树皮）粉末的木栓细胞

1—角质层；2—表皮；3—木栓层；4—木栓形

成层；5—栓内层；6—皮层

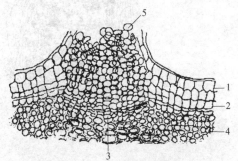

图 2-16　皮孔横切面（接骨木）

1—表皮；2—木栓层；3—木栓形成层；

4—栓内层；5—填充细胞

（四）分泌组织

　　分泌组织是植物体内具有分泌和贮藏分泌物功能的细胞群。细胞多呈圆形、椭圆形或长管状，一般为生活细胞，能分泌或贮藏挥发油、树脂、乳汁、黏液或蜜汁等物质。分泌物能防止动物的侵害，或促进伤口愈合，或引诱昆虫采蜜传粉等。

　　分泌组织可分为分泌腺、分泌细胞、分泌隙和乳汁管等（图 2-17）。

1. 分泌腺

　　分泌腺存在于植物体表，能将分泌物排出体外。分为腺毛（见保护组织）和蜜腺。蜜腺常存在于虫媒花植物花瓣的基部或花托上，细胞呈乳突状，能分泌蜜汁引诱昆虫传粉。

2. 分泌细胞

　　分泌细胞是分布在植物体内部的具有分泌能力的细胞，通常单个分散在薄壁组织中，比周围的细胞大，分泌物贮藏于自身细胞内，当分泌物充满时，细胞壁多木栓化而死亡。如肉

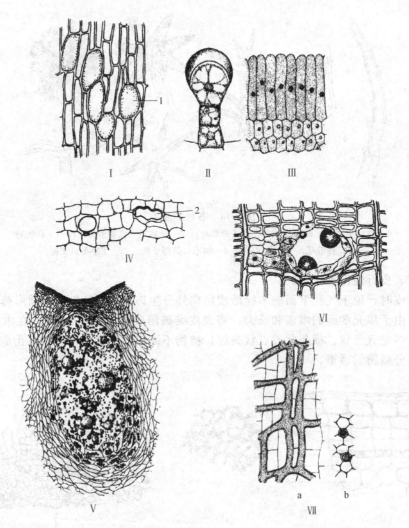

图 2-17　各种分泌组织

Ⅰ. 油细胞（图中 1 所指）；Ⅱ. 腺毛（天竺葵叶上的腺毛）；Ⅲ. 蜜腺（大戟属植物的蜜腺）；
Ⅳ. 间隙腺毛（广藿香茎，图中 2 所指）；Ⅴ. 分泌囊（橘果皮内的分泌囊）；
Ⅵ. 树脂道（松属木材的横切面）；Ⅶ. 乳汁管［蒲公英根：（a）纵切面；（b）横切面］

桂、姜的分泌细胞贮藏有挥发油，称油细胞；半夏、山药的分泌细胞贮藏有黏液，称黏液
细胞。

3. 分泌隙

分泌隙是分泌组织细胞在植物体内形成的能贮藏分泌物的腔隙。分泌隙的形成方式有两
种：一种为溶生式，由许多分泌细胞破裂溶解而成，如橘皮、桉叶的分泌隙；另一种为裂生
式，由许多分泌细胞沿胞间层裂开而成，如松茎、小茴香果实的分泌隙。根据分泌隙的形状
可分为分泌腔（分泌囊）和分泌道。

（1）分泌腔　分泌腔呈球形或卵形。如桉叶、橘皮的分泌腔贮藏有挥发油，称油室，一
般肉眼可见，习称油点。

（2）分泌道　分泌道呈管状，常沿器官长轴分布，根据所贮藏分泌物的不同而有不同的
名称。如松茎贮藏有树脂称为树脂道；小茴香果实贮藏有挥发油称为油管；美人蕉贮藏有黏
液称为黏液道。

4. 乳汁管

乳汁管是分泌乳汁的分枝管状细胞，单个或多个纵向连接而成。单个细胞构成的乳汁管称无节乳汁管，如大戟、夹竹桃等；多个细胞连接的乳汁管，成为多核的管道系统，连接处细胞壁消失，称有节乳汁管，如桔梗、罂粟、蒲公英等。

乳汁管是生活细胞，具有强烈的分泌作用，其分泌物（乳汁）贮藏于细胞的大液泡内，多呈白色或黄色，成分极为复杂，有的可药用。

（五）机械组织

机械组织是细胞壁明显增厚，并对植物体起支持作用的细胞群。根据细胞壁增厚的部位和程度不同，可分为厚角组织和厚壁组织。

1. 厚角组织

厚角组织常存在于茎、叶柄、主脉、花梗等处，位于表皮下，成环成束分布。在有棱脊的茎中，棱脊处特别发达，能增强茎的支持力，如芹菜、薄荷茎等。

厚角组织的细胞呈多角柱形，最明显的特征是相邻细胞的细胞壁一般在角隅处增厚，不木质化，是生活细胞（图 2-18）。

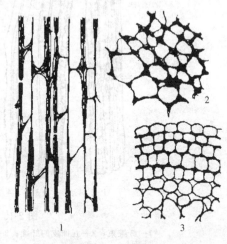

图 2-18　厚角组织

1—马铃薯厚角组织纵切面；2—马铃薯厚角组织横切面；3—细辛属叶柄的厚角组织横切面，示板状增厚

2. 厚壁组织

厚壁组织的细胞壁全面增厚，常具层纹和纹孔，胞腔小，成熟时细胞死亡。由于细胞形态不同，可分为纤维和石细胞。

（1）纤维　纤维细胞呈细长梭形，细胞壁厚，细胞腔狭窄，纹孔常呈缝隙状。细胞末端彼此嵌插并沿器官长轴成束分布，有效地增强了支持作用，为植物体主要的机械组织（图 2-19）。纤维又可分为两种。

① 木纤维　纤维细胞分布于木质部，一般较短，细胞壁增厚且木质化，因此比较坚硬，支持力强。如槐树、椴树木质部的纤维。

② 木质部外纤维　这类纤维多分布在韧皮部，也常称为韧皮纤维，在一些植物的基本组织或皮层等组织中也常存在。纤维细胞一般较长，细胞壁增厚，一般不木质化，因此韧性大，拉力强。如苎麻、大麻和亚麻韧皮部的纤维。

此外，有的纤维细胞腔中有菲薄的横隔膜，称为分隔纤维，如姜；有的纤维次生壁外层嵌有细小的草酸钙方晶或砂晶，称为嵌晶纤维，如冷饭团根、草麻黄茎；有的纤维在其纤维束的外侧包围着含草酸钙结晶的薄壁细胞，组成复合体，称为晶鞘纤维或晶纤维，如甘草、黄柏。

（2）石细胞　石细胞有多种形状，细胞壁一般显著增厚且木质化，纹孔道呈管状或分枝状。常成群或单个分布于植物的根、茎、叶、果实和种子中，如梨、五味子、厚朴和黄芩等（图 2-20）。

（六）输导组织

输导组织是植物体内输送物质的细胞群。输导组织可分为两类：一类是导管和管胞，另

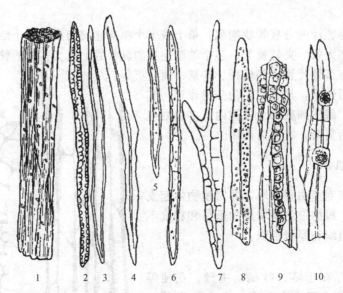

图 2-19 纤维束及各种纤维

1—纤维束；2—五加皮的纤维；3—苦木的纤维；4—肉桂的纤维；5—丹参的纤维；

6—姜的分隔纤维；7—东北铁线莲的分枝纤维；8—冷饭团的嵌晶纤维；

9—黄柏的晶鞘纤维（含方晶）；10—石竹的晶鞘纤维（含簇晶）

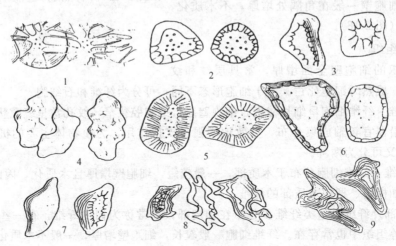

图 2-20 石细胞类型

1—梨（果肉）；2—苦杏仁；3—土茯苓；4—川楝；

5—五味子；6—川乌；7—梅（果实）；8—厚朴；9—黄柏

一类是筛管、伴胞和筛胞。

1. 导管和管胞

导管和管胞存在于植物体的木质部，能自下而上地输送水分和无机盐。

（1）导管 导管为被子植物最主要的输水组织，它由许多导管分子纵向连接而成，每个导管分子为一个管状细胞，相邻导管分子上下横壁溶解形成穿孔，使导管成为上下连通的管道，因而具有较强的输导能力。导管分子次生壁不均匀的木质化增厚，成熟时死亡。导管分子也可通过侧壁未增厚的部分与相邻细胞进行横向输送。根据发育顺序和次生壁增厚的纹理不同，导管可分为五种（图 2-21）。

① 环纹导管 次生壁呈一环一环地增厚。

② 螺纹导管 次生壁呈一条或数条螺旋带状增厚。

③ 梯纹导管 次生壁增厚部分与未增厚部分相间呈梯状。

④ 网纹导管 次生壁增厚呈网状，网孔是未增厚部分。

⑤ 孔纹导管 次生壁绝大部分增厚，未增厚部分为纹孔，主要为具缘纹孔导管。

环纹导管和螺纹导管常存在于植物器官的幼嫩部分，能随器官生长而伸长，管壁薄，管径小，输导能力相对较弱；网纹导管和孔纹导管多存在于植物器官的成熟部分，管壁厚，管径大，输导能力强；梯纹导管居于两者之间，多存在于停止生长的器官中。

（2）管胞 管胞是蕨类植物和绝大多数裸子植物的输水组织，被子植物的原始类型中也有管胞。管胞为长梭形死细胞，次生壁木质化增厚，常形成梯纹和孔纹。管胞口径小，其连接横壁不形成穿孔，靠纹孔沟通，输导能力弱，所以，管胞是较原始的输导组织。管胞在蕨类植物和裸子植物中还具有支持作用（图 2-22）。

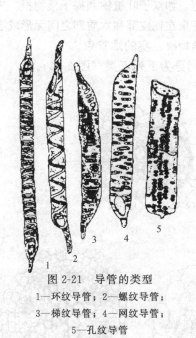

图 2-21 导管的类型

1—环纹导管；2—螺纹导管；

3—梯纹导管；4—网纹导管；

5—孔纹导管

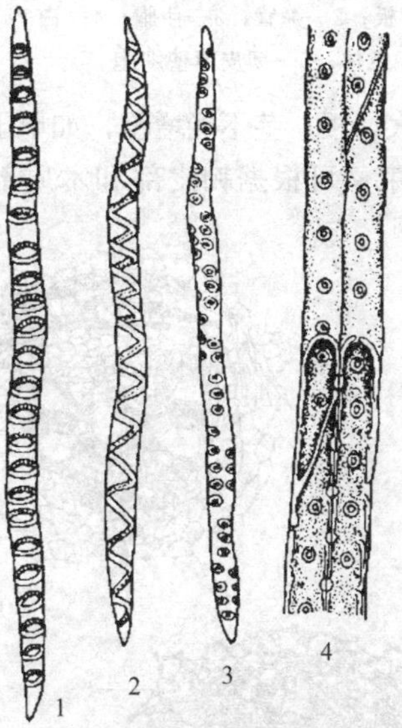

图 2-22 管胞类型

1—环纹管胞；2—螺纹管胞；

3—梯纹管胞；4—孔纹管胞

2. 筛管、伴胞和筛胞

筛管、伴胞和筛胞存在于植物体的韧皮部，能自上而下地输送有机物质。

（1）筛管和伴胞 筛管是被子植物主要输送有机物的组织。它由许多筛管分子纵向连接而成，每个筛管分子为一个管状无核的生活细胞。上下相邻的筛管分子间的横壁特化为筛板，筛板上有许多比纹孔大的小孔，称为筛孔。筛管分子间的原生质细丝通过筛孔连接，形成输送有机物的通道（图 2-23）。筛管分子一般只活 1～2 年，在树木的增粗过程中，老的筛管被挤压成颓废组织失去输导能力，被产生的新筛管所代替。但在多年生单子叶植物中，筛管则可长期保持输导能力。

伴胞是被子植物中与筛管分子近等长的梭形薄壁细胞，一至数个紧贴于筛管分子旁，伴胞有细胞核，常与筛板一起成为识别筛管分子的特征。

（2）筛胞 筛胞是裸子植物输送有机物的组织。筛胞为细长梭形生活细胞，上下相邻细胞的横壁不特化为筛板，但仍有筛域。原生质细丝穿过的孔较小，输导能力较弱。筛胞不具

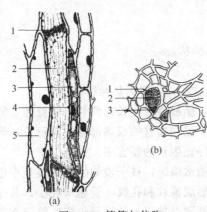

图 2-23 筛管与伴胞

(a) 纵切面；(b) 横切面

1—筛板；2—筛管；3—伴胞；4—白
色体；5—韧皮薄壁细胞

有伴胞。

二、维管束的类型

维管束是高等植物（除苔藓植物外）所具有的，是有输导和支持功能的复合组织，由韧皮部和木质部组成。韧皮部主要由筛管、伴胞、韧皮纤维和韧皮薄壁细胞组成，这部分质地柔韧，故称为韧皮部。木质部主要由导管、管胞、木纤维和木薄壁细胞组成，这部分质地坚硬，故称为木质部。

维管束可根据有无形成层分为无限维管束（开放维管束）和有限维管束（闭合维管束）。无限维管束在韧皮部和木质部之间有形成层，维管束能不断增大，根、茎可不断增粗，如双子叶植物和裸子植物根、茎的维管束。有限维管束在韧皮部和木质部之间无形成层，维管束不能增大，根、茎不能增粗，如单子叶植物和蕨类植物根、茎的维管束。

维管束又可根据韧皮部和木质部的排列位置不同分为下列五类（图 2-24）。

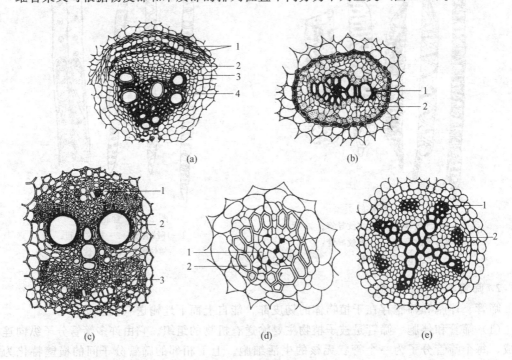

图 2-24 维管束的类型

(a) 外韧维管束（马兜铃）：1—压扁的韧皮部；2—韧皮部；3—形成层；4—木质部

(b) 周韧维管束（真蕨的根茎）：1—木质部；2—韧皮部

(c) 双韧维管束（南瓜茎）：1,3—韧皮部；2—木质部

(d) 周木维管束（菖蒲根茎）：1—韧皮部；2—木质部

(e) 辐射维管束（毛茛根）：1—原生木质部；2—韧皮部

1. 外韧维管束

维管束中韧皮部位于外侧，木质部位于内侧，两者平行排列，中间有形成层为无限外韧

型维管束，如双子叶植物和裸子植物茎的维管束。中间无形成层为有限外韧型维管束，如单子叶植物茎的维管束。

2. 双韧维管束

维管束中木质部内外两侧均为韧皮部，常见于茄科、葫芦科植物，如颠茄和南瓜茎的维管束。

3. 周韧维管束

维管束中木质部居中，韧皮部包围在木质部四周，常见于蕨类的某些植物，如绵马贯众的根状茎及叶的维管束。

4. 周木维管束

维管束中韧皮部居中，木质部包围在韧皮部的四周，存在于少数单子叶植物，如菖蒲根状茎的维管束。

5. 辐射维管束

韧皮部和木质部相间排列呈辐射状，仅存在于被子植物根的初生结构中，如毛茛幼根的维管束。

第三节　种子植物器官

在自然界里，有许多能开花，产生种子，并以种子进行繁殖的植物称为种子植物。种子植物由根、茎、叶、花、果实、种子六种器官组成。每种器官都由多种组织构成，具有一定的生理功能，并有特殊的形态和结构。其中根、茎、叶三种器官能吸收、制造、输送和贮藏植物体所需的营养物质，供植物体生长发育，称营养器官；花、果实和种子能繁衍后代，延续种族，称繁殖器官。在生命活动过程中，植物的各种器官是相互联系、相互依存的统一整体。

一、根

根通常生长在土壤中，具有向地性、向湿性和背光性。根的主要功能是把植物体固定在土壤里，并吸收水分和无机盐。根还具有贮藏和繁殖的作用。

许多植物的根可供药用，如黄芪、麦冬、党参、当归、牛膝等。

（一）根的形态和类型

1. 根的形态

根通常呈圆柱形，越向下越细，无节和节间，不生叶和花，一般也不生芽。

2. 根的类型

（1）定根和不定根　种子萌发时，胚根突破种皮，向下生长形成的根，称为主根或初生根。主根发达，常呈圆柱形或圆锥形。由主根生出的分支，称为侧根。主根或侧根又生出的许多细小分支，称为纤维根。侧根和纤维根又称为次生根。主根、侧根和纤维根都是直接或间接由胚根发育形成的，有固定生长部位，称为定根。有些植物的茎、叶也可长出根来，这种根无固定生长部位，称为不定根。玉米在近地面的茎节上长出的根是不定根；柳、桑的枝条插入土中生出的根，以及秋海棠、落地生根的叶掉在地上长出的根都是不定根。栽培上常利用植物产生不定根的特性来繁殖苗木，如扦插、压条等。

（2）直根系和须根系　主根、侧根、纤维根或不定根，合称植物的根系（图 2-25）。根系有以下两种类型。

① 直根系　主根发达,粗且长,一般垂直向下生长;而侧根较细短,与主根形成一定角度向四周伸展,主根与侧根有明显区别。一般双子叶植物的根系多为直根系,如党参、桔梗、蒲公英、棉花等。

② 须根系　主根不发达或早期枯萎,在茎基部的节上长出许多粗细相仿的不定根,密集呈胡须状,没有主根与侧根的区别。一般单子叶植物的根系多为须根系,如葱、蒜、麦、稻等。但也有少数双子叶植物的根系是须根系,如龙胆、徐长卿、白薇等。

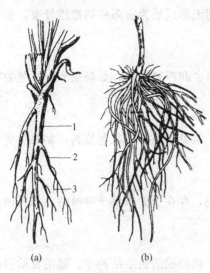

图 2-25　直根系和须根系

(a) 直根系;(b) 须根系

1—主根;2—侧根;3—纤维根

（二）根的变态

有些植物的根,由于长期适应生活环境的变化,其形态结构和生理功能发生特异变化,称为根的变态。常见的变态根有下列几种。

1. 贮藏根

由于贮藏营养物质,使根变得肥大肉质,这种根称为贮藏根（图 2-26）。由主根膨大而成的贮藏根,根据其形状不同,可分为圆锥状根,如胡萝卜、白芷等;圆柱状根,如党参、黄芪等;圆球状根,如芜菁等。另一类贮藏根由侧根或不定根肥大而成,形状不一,常呈块状或纺锤状,称为块根,如百部、何首乌、甘薯等。

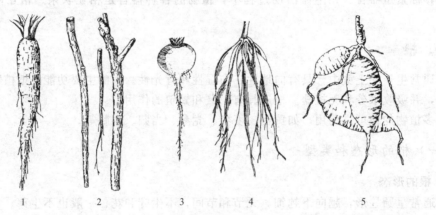

图 2-26　贮藏根

1—圆锥状根;2—圆柱状根;3—圆球状根;4—块根（纺锤状）;5—块根（块状）

2. 支持根

茎基部节上产生的不定根,伸入土中,以增强茎干的支撑力量使植物体向上生长,如玉蜀黍、薏苡、甘蔗等。

3. 攀缘根

茎上产生的不定根,能攀缘树干、墙壁或他物而使植物体向上生长,如常春藤、络石藤等。

4. 气生根

茎上产生的不定根，悬垂于空中，能吸收和贮藏空气中的水分，如吊兰、石斛、榕树等。

5. 寄生根

寄生植物的不定根，伸入寄主植物体内吸收水分和营养物质，如菟丝子、桑寄生、槲寄生等（图2-27）。

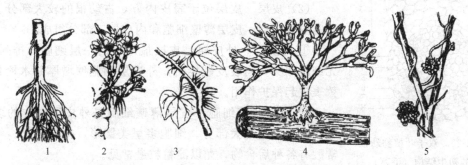

图 2-27　根的变态（地上部分）

1—支持根（玉蜀黍）；2—气生根（石斛）；3—攀缘根（常春藤）；

4—寄生根（槲寄生）；5—寄生根（菟丝子）

（三）根的显微结构

1. 根尖的结构

根尖是指从根的顶端到有根毛的这一部分。根尖分为根冠、分生区、伸长区和成熟区（根毛区）四部分（图2-28）。

（1）根冠　位于根尖顶端，像帽子一样罩在分生区的前端，起保护作用。根冠由数层排列疏松的薄壁细胞组成。其外部细胞常分泌黏液，可减少根尖在土壤中延伸时的摩擦损伤。同时，位于根冠内侧的分生区细胞不断分裂产生新细胞，补充脱落的根冠细胞，而使根冠始终保持一定的形状和厚度。

（2）分生区（生长锥）　位于根冠上方，呈圆锥状，又称生长锥。本区的特点：细胞小，排列紧密；细胞核大，原生质浓；细胞具强烈的分裂能力。

（3）伸长区　位于分生区上方。本区的特点：细胞沿根长轴迅速伸长，并出现组织分化。

（4）成熟区（根毛区）　位于伸长区上方，细胞停止伸长，形成各种成熟的初生组织。本区的特点：表皮细胞向外突出形成细长的根毛。根毛生活期短，生长速度快，在伸长区上部陆续产生新根毛代替死亡的老根毛。根毛虽细小，但数量众多，可增大根在土壤中的吸收面积。

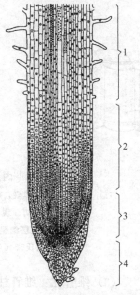

图 2-28　根尖的结构（大麦）

1—根毛区；2—伸长区；

3—分生区；4—根冠

2. 根的初生结构

由根的初生分生组织分裂、分化形成的结构，称根的初生结构。通过成熟区做横切面，可看到根的初生结构由外向内分为表皮、皮层和维管柱三部分（图 2-29）。

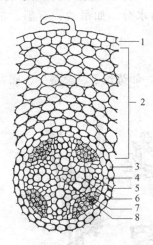

图 2-29 双子叶植物幼根
的初生结构（毛茛）

1—表皮；2—皮层；3—内皮层；
4—中柱鞘；5—原生木质部；
6—后生木质部；7—初生韧
皮部；8—尚未成熟
的后生木质部

（1）表皮 表皮是位于幼根最外面的一层扁平的薄壁细胞。细胞排列整齐而紧密，无细胞间隙，外壁不角质化。有的表皮细胞向外突出形成根毛，根毛有吸收功能。

有的单子叶植物的根，在表皮形成时常进行切向分裂，形成多列木栓化细胞称为根被，如百部、麦冬等。

（2）皮层 皮层位于表皮内方，占幼根的较大部分。皮层通常由外皮层、皮层薄壁细胞和内皮层三部分组成。

① 外皮层 外皮层是皮层最外面的一层细胞，排列紧密，无细胞间隙。当表皮破坏后，外皮层细胞壁增厚并木栓化，代替表皮起保护作用。

② 皮层薄壁细胞 皮层薄壁细胞是外皮层内方的多层细胞，占皮层的绝大部分。细胞多呈类圆形，排列疏松。细胞内常贮有各种后含物，尤以淀粉粒最常见。

③ 内皮层 为皮层最内方的一层细胞，排列整齐而紧密，包围在维管柱的外面。内皮层细胞的径向壁和横向壁环绕一条木质素和木栓质的带状增厚，称为凯氏带（图 2-30）。从横切面观察，径向壁增厚呈点状，称为凯氏点。多数单子叶植物和少数双子叶植物的根，内皮层细胞不仅径向壁和横向壁增厚，而且内切向壁也显著增厚，一般称为五面增厚。横切面观察，细胞壁呈 U 字形增厚。只有位于木质部束顶端的内皮层细胞未增厚，称为通道细胞。根毛从土壤中吸收的水分和无机盐，可通过内皮层细胞或通道细胞的原生质体输送到木质部的导管中去（图 2-31）。

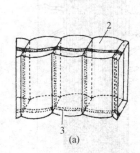

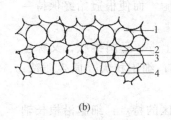

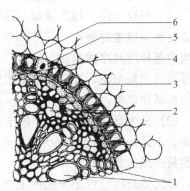

图 2-30 内皮层及凯氏带

（a）内皮层细胞立体观，示凯氏带；（b）内皮层细胞
横切面观，示凯氏点

1—皮层细胞；2—内皮层；
3—凯氏带（点）；4—中柱鞘

图 2-31 鸢尾属植物幼根
横切面的一部分

1—木质部；2—韧皮部；3—皮
层薄壁组织；4—中柱鞘；
5—通道细胞；6—内皮层

（3）维管柱 维管柱是内皮层以内的所有组织，它由维管柱鞘和维管束两部分组成。

① 维管柱鞘（中柱鞘） 维管柱鞘紧靠内皮层，多由一层排列整齐的薄壁细胞组成，细胞有潜在的分裂能力，在一定条件下，可产生侧根、不定根、不定芽、木栓形成层和部分形成层等。

② **维管束** 位于维管柱鞘内方的辐射维管束由初生木质部和初生韧皮部组成。初生木质部位于维管柱的中央，具几个辐射棱角（一个棱角为一个木质部束），横断面呈星芒状，初生韧皮部位于两个木质部束之间。根的初生木质部的束数常因植物种类而异，如十字花科、伞形科的一些植物有两束，称为二原型；毛茛科唐松草属有三束，称为三原型；葫芦科、杨柳科的一些植物有四束，称为四原型；束数很多的称为多原型。一般双子叶植物束数较少，为二至六原型，而单子叶植物束数较多，多在六束以上，棕榈科有的植物其束数可达上百个之多。初生木质部的导管由外向内逐渐发育成熟，这种成熟方式，称为外始式。较早成熟的为原生木质部，较晚成熟的为后生木质部。多数双子叶植物根的初生木质部分化成熟到维管柱的中央，因而没有髓。多数单子叶植物根的初生木质部未分化成熟到维管柱的中央，因而具有发达的髓。初生木质部主要由导管和管胞组成，初生韧皮部主要由筛管和伴胞组成。

3. 根的次生结构

一般双子叶植物和裸子植物的根生长时，能产生次生分生组织，即形成层和木栓形成层。由于次生分生组织的分裂、生长和分化，形成根的次生结构，从而使根逐渐长粗。

（1）形成层的产生和活动 根进行次生生长时，位于初生韧皮部和初生木质部之间的薄壁细胞首先恢复分裂能力，形成呈弧形段落的形成层。这些形成层与由初生木质部束顶端正对的维管柱鞘细胞产生的部分形成层互相连接，形成凹凸相间的形成层环（图2-32）。

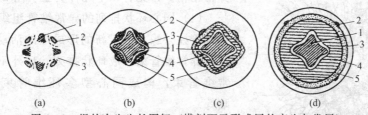

(a)   (b)   (c)   (d)

图 2-32 根的次生生长图解（横剖面示形成层的产生与发展）
1—初生木质部；2—初生韧皮部；3—形成层；4—次生木质部；5—次生韧皮部

形成层进行切向分裂时，向内形成次生木质部，向外形成次生韧皮部。由于形成层环的细胞凹形部分比凸形部分分裂快，凹凸相间的形成层环逐渐演变成了圆环。至此，根的维管束实现了由辐射型（初生维管束）向外韧型（次生维管束）的转变。又由于形成层向内分裂的细胞多，向外分裂的细胞少，次生木质部的增加远远大于次生韧皮部；同时形成层进行切向分裂扩大自身周径，使形成层的位置逐渐向外推移，根逐渐增粗。随着根的加粗生长，初生韧皮部常被挤破于次生韧皮部的外面成为颓废组织，而初生木质部仍留在根的中央，次生维管束中有一些径向延长的薄壁细胞呈放射状排列，称为维管射线（次生射线）。其中位于韧皮部的称为韧皮射线，位于木质部的称为木射线。在有些植物根中，可看见起源于维管柱鞘的形成层所产生的射线比维管射线宽，将次生维管组织分隔成若干束。这些射线都具有横向运输水分和营养物质的作用（图2-33）。

次生韧皮部中有筛管、伴胞、韧皮薄壁细胞、韧皮纤维和韧皮射线；次生木质部中有导管、管胞、木纤维、木薄壁细胞和木射线。此外，在次生韧皮部中通常有分泌组织存在，如乳汁管、油室、树脂道等；薄壁细胞内常贮有各种后含物，如淀粉、晶体等。

（2）木栓形成层的产生与周皮的形成 形成层的活动使根不断增粗，表皮和皮层因不

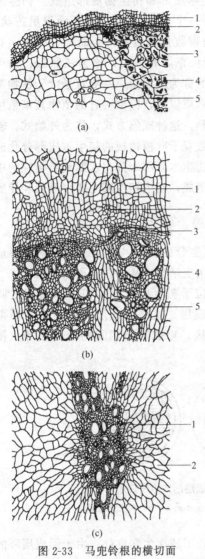

图 2-33　马兜铃根的横切面

（a）1—木栓层；2—木栓形成层；3—皮层；
　　　4—淀粉粒；5—分泌细胞；

（b）1—韧皮部；2—筛管群；3—形成层；
　　　4—射线；5—木质部

（c）1—木质部；2—射线

能随之扩大周径而被破坏。于是维管柱鞘细胞恢复分裂能力，形成木栓形成层。木栓形成层向外分生木栓层，向内分生栓内层，三者从而构成周皮。周皮形成后，木栓层外方的表皮和皮层得不到水分和营养物质而逐渐枯死脱落，故根的次生结构由周皮代替表皮起保护作用。有的植物的根栓内层较发达，有类似皮层的作用，成为"次生皮层"，但通常仍称为皮层。

药材中的根皮是指形成层以外的部分，主要包括韧皮部和周皮，如牡丹皮、地骨皮等。

蕨类植物和绝大多数单子叶植物的根，无形成层和木栓形成层，因而无次生结构。

4. 根的异常结构

某些双子叶植物的根，除正常的次生结构外，主要在次生韧皮部外缘或皮层等处，部分薄壁细胞恢复分生能力，不断产生新的形成层，从而形成许多新的无限外韧型维管束，称为异常维管束，由此形成根的异常结构。常见有以下几种类型（图 2-34）。

（1）同心环状排列的异常维管组织　在正常的次生维管柱外缘，由于新的形成层的活动，产生许多小型的异常维管束，成环状排列，环外不断产生新的异常维管束，构成同心型多环维管束，如牛膝、商陆等。

（2）附加维管柱　在正常的次生维管柱周围的薄壁组织中，产生许多单独的或复合的异常维管束，在药材的横切面上看，呈云锦样花纹，称"云锦花纹"，如何首乌。

（3）木间木栓　有些双子叶植物的根在次生木质部内也形成木栓带，称为木间木栓或内涵周皮。木间木栓通常由次生木质部薄壁组织细胞分化形成，如黄芩的老根中央可见木栓环，甘松根中的木间木栓环包围一部分韧皮部和木质部而把维管柱分割成 2～5 个束。

二、茎

茎是植物的营养器官，是植物体地上部分的轴，上承叶、花、果实和种子，下与根相连。茎上有节和节间，顶端有顶芽，叶腋有腋芽，顶芽和腋芽的发育，可以使茎不断延长和长出新枝。

茎的主要功能是将根吸收的水分和无机盐输送至植物体的地上各部，同时将叶光合作用制造的有机物运输到植物体的各个部分。茎能将叶、花、果实支撑在适宜的空间，从而有利

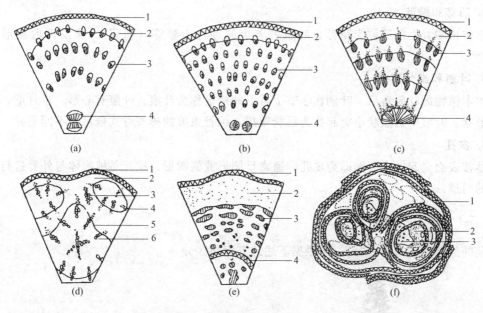

图 2-34 根的异常结构

（a）牛膝；（b）川牛膝；（c）商陆：1—木栓层；2—皮层；3—异型维管束；4—正常维管束

（d）何首乌：1—木栓层；2—皮层；3—单独维管束；4—复合维管束；5—形成层；6—木质部

（e）黄芩：1—木栓层；2—皮层；3—木质部；4—木栓细胞环

（f）甘松：1—木栓层；2—韧皮部；3—木质部

于叶的光合作用、花的传粉以及果实和种子的散布。此外，有的茎能贮藏水分和有机物，特别是地下茎贮藏的有机物更多。有的茎具有繁殖作用。

许多植物的茎或茎皮可供药用，如桂枝、木通、苏木、厚朴、杜仲等。

（一）茎的形态

茎一般呈圆柱形；也有方柱形，如益母草、薄荷等；或三角柱形，如香附、荆三棱等；或扁平形，如仙人掌、竹节蓼等。茎一般是实心的，也有空心的，如芹菜、南瓜等。禾本科植物的茎，节明显，节间常中空，特称秆。

生长有叶和芽的茎，称为枝条（图 2-35）。茎和枝条上一般具有节、节间、顶芽、腋芽、叶痕、维管束痕和皮孔等特征，可用于识别植物。

1. 节和节间

茎上着生叶的部位称为节，相邻两节之间的部分称为节间。节和节间是识别茎枝的主要依据。有些植物的节特别明显，如玉米、甘蔗的节呈环状，牛膝的节膨大如膝状，莲藕的节则呈环状缢缩。但多数植物的节并不明显，仅在着生叶的部位稍有膨大。各种植物节间的长短也不一致，如竹的节间长达 60cm，而蒲公英的节间长不到 1mm。有些木本植物有两种枝条：一种节间较长，称为长枝；另一种节间很短，称为短枝。往往短枝开花结果，短枝又称为果枝，如银杏、梨、苹果等。

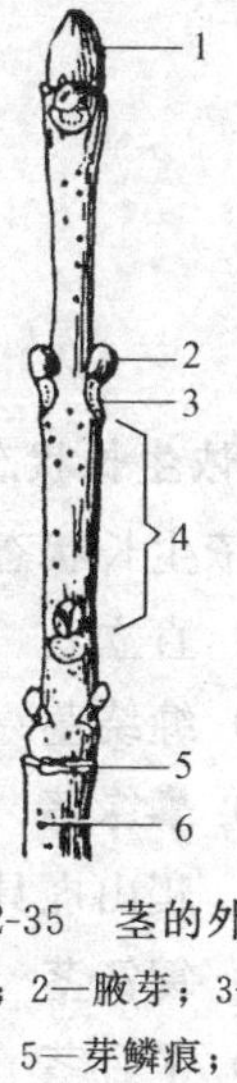

图 2-35 茎的外形

1—顶芽；2—腋芽；3—叶痕；4—节间；5—芽鳞痕；6—皮孔

2. 顶芽和腋芽

茎枝顶端着生的芽称为顶芽，叶腋处着生的芽称为腋芽（侧芽）。芽发育后常形成枝或花。

3. 叶痕和维管束痕

木本植物的叶脱落后，叶柄在茎节上留下的疤痕称为叶痕。叶痕有心形、半月形、三角形等形状。叶痕中的点状小突起称为维管束痕，维管束痕的排布方式依植物不同而异。

4. 皮孔

茎枝表面突起的小裂隙即为皮孔，通常呈圆形或椭圆形。皮孔是植物体与外界进行气体交换的通道。

（二）茎的类型

茎的类型较多（图 2-36），可根据下述几方面来区分。

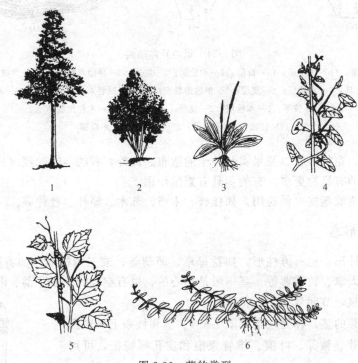

图 2-36　茎的类型

1—乔木；2—灌木；3—草本；4—缠绕藤本；5—攀缘藤本；6—匍匐茎

1. 依生长状态分类

茎依生长状态可分为直立茎、缠绕茎、攀缘茎、匍匐茎和平卧茎。

（1）直立茎　茎直立于地面向上生长，如松、杉、杜仲、向日葵等。

（2）缠绕茎　茎缠绕他物呈螺旋状向上生长，如忍冬、何首乌、牵牛等。

（3）攀缘茎　茎以卷须、吸盘、不定根等攀附他物向上生长，如葡萄具茎卷须、豌豆具叶卷须、爬山虎具有吸盘、常春藤具有不定根等。

（4）匍匐茎　茎平卧于地面，节上生有不定根，如甘薯、草莓、积雪草等。

（5）平卧茎　茎平卧于地面，节上没有不定根，如马齿苋、地锦、蒺藜等。

2. 依质地分类

茎依质地可分为木质茎、草质茎和肉质茎。

（1）木质茎 茎显著木质化而质地坚硬。具有木质茎的植物，称为木本植物。木本植物为多年生，因其性状不同，可分为以下几种。

① 乔木 植株高大，主干明显，如杜仲、厚朴等。

② 灌木 植株矮小，主干不明显，常在近基部处发生出数个丛生枝干，如夹竹桃、连翘、木槿等。植物外形似灌木，但茎基部木质而多年生，上部多少草质，入冬枯死，称为亚灌木或半灌木，如草麻黄、陆英等。

③ 木质藤本 植物为木质的缠绕茎或攀缘茎，如葡萄、忍冬、鸡血藤等。

如木本植物的叶在冬季或旱季全部脱落，则分别称为落叶乔木、落叶灌木、落叶藤本；如叶不全部脱落，则分别称为常绿乔木、常绿灌木、常绿藤本。

（2）草质茎 茎木质化程度低而质地比较柔软。具草质茎的植物，称为草本植物。草本植物因其生长年限和性状不同，可分为以下几种。

① 一年生草本 植物在一个年度内完成其生命周期，如穿心莲、紫苏等。

② 二年生草本 植物在两个年度内完成其生命周期，即种子萌发的当年长出基生叶，翌年抽薹开花结果后枯死，如菘蓝、萝卜等。

③ 多年生草本 植物生命周期在2年以上，其中可分为两种类型：一种为宿根草本，地上部分每年枯死一段时间，而地下部分不死，当年或翌年又长出新苗，如人参、桔梗、薄荷等；另一种为多年生常绿草本，全株终年不枯，保持常绿，如麦冬、万年青等。

④ 草质藤本 植物为草质的攀缘茎或缠绕茎，如栝楼、薯蓣、何首乌等。

（3）肉质茎 茎肥厚柔软多汁，如马齿苋、景天、仙人掌等。

（三）茎 的 变 态

茎的变态很多，可分为地下茎的变态（图2-37）和地上茎的变态（图2-38）。

1. 地下茎的变态

生长在地面下的茎，称为地下茎。通常地下茎贮藏有丰富的营养物质，并具有繁殖作用。常见的地下茎有以下几种。

（1）根状茎（根茎） 地下茎外形似根，但有明显的节和节间，节上常有退化鳞叶，先端有顶芽，节上有腋芽，如芦苇、玉竹、姜等。

（2）球茎 地下茎肉质肥厚呈球形或扁球形，具有明显的节和缩短的节间，节上有膜质鳞叶，顶芽发达，腋芽常生于上半部的节上，下部生有多数须根，如慈菇、荸荠等。

（3）块茎 地下茎肉质肥厚呈不规则的块状，节间很短或不明显，鳞叶细小或枯萎脱落，如马铃薯、延胡索、半夏等。

（4）鳞茎 地下茎缩短呈盘状，称鳞茎盘，其上着生密集的肉质或膜质鳞叶，全体呈球形或扁球形，下部生有许多须根。鳞茎可分为无被鳞茎和有被鳞茎，前者鳞叶狭，呈覆瓦状排列，外面无被覆盖，如百合、贝母等；后者鳞片阔，内层被外层完全覆盖，如蒜、洋葱等。

2. 地上茎的变态

地上茎的变态有叶状茎、刺状茎、钩状茎、茎卷须、小块茎和小鳞茎。

（1）叶状茎（或叶状枝） 茎或枝扁化成叶片状，呈绿色，能行使叶的功能，真正的叶则退化为鳞片状、条状或刺状，如竹节蓼、天冬、仙人掌等。

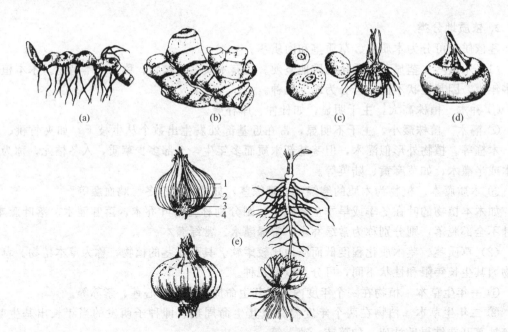

图 2-37　地下茎的变态

（a）根茎（玉竹）；（b）根茎（姜）；（c）块茎（半夏：左为除外皮的药材，右为新鲜品）；

（d）球茎（荸荠）；（e）鳞茎（左：洋葱，右：百合）；1—鳞片叶；2—顶芽；3—鳞茎盘；4—不定根

（2）刺状茎（枝刺或棘刺）　茎变成刺状。有的枝刺不分枝，如酸橙、山楂等；有的枝刺分枝，如皂荚、枸橘等。枝刺由侧枝变成，着生于叶腋，坚硬而不易拔掉，有的刺上生叶，这些是识别枝刺的特征。

（3）钩状茎　通常呈钩状，粗短，坚硬，无分枝，位于叶腋，由茎的侧轴变态而成，如钩藤。

（4）茎卷须　茎变成卷须状，柔软卷曲，分枝或不分枝，有的顶端有吸盘，可缠绕或吸附他物使植物体向上生长，如葡萄、栝楼等。

（5）小块茎和小鳞茎　有些植物的腋芽常形成小块茎，形态与块茎相似，如山药的零余子（珠芽）。也有的植物叶柄上的不定芽也形成小块茎，如半夏。有些植物在叶腋或花序处由腋芽或花芽形成小鳞茎，如卷丹腋芽

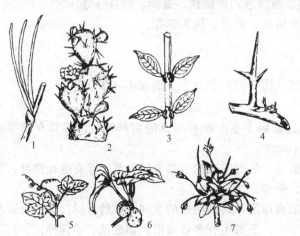

图 2-38　地上茎的变态

1—叶状枝（天冬）；2—叶状茎（仙人掌）；
3—钩状茎（钩藤）；4—刺状茎（皂荚）；
5—茎卷须（葡萄）；6—小块茎［山药的珠芽（零余子）］；7—小鳞茎（洋葱花序）

形成小鳞茎，洋葱、大蒜花序中花芽形成小鳞茎。小块茎和小鳞茎均有繁殖作用。

（四）茎的显微结构

1. 茎尖的结构

茎尖是茎枝的尖端部分，自上而下分为分生区、伸长区和成熟区三部分。分生区在茎尖

的先端，呈圆锥状，具有强烈的分生能力，又称为生长锥（生长点）。茎尖的结构与根尖基本相同，但有以下区别：①茎尖前端无根冠样结构；②生长锥周围形成叶原基或腋芽原基，将分别发育成叶或腋芽（图 2-39），腋芽再发育成枝条；③成熟区的表面常有气孔和毛茸。

2. 双子叶植物茎的初生结构

茎的初生结构由茎的初生分生组织分裂分化而成。通过茎的成熟区做横切面，可以观察到茎的初生结构从外向内分为表皮、皮层和维管柱三部分（图 2-40）。

（1）表皮　茎的表皮位于最外面，由一层排列整齐而紧密的扁平薄壁细胞组成。表皮细胞接触外界的壁稍厚，且覆盖有角质层（角质膜），有的植物角质层外还有蜡被。部分表皮细胞可分化出气孔和毛茸。

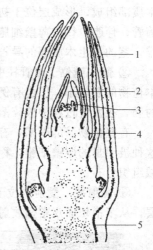

图 2-39　芽的纵切面（忍冬）
1—幼叶；2—生长点；3—叶原基；
4—腋芽原基；5—原形成层

（2）皮层　皮层位于表皮内，占幼茎的较小部分（与根比较），由多层排列疏松的薄壁细胞组成，靠近表皮的皮层细胞常含有叶绿体，一般没有内皮层。草本植物靠近表皮部分常有厚角组织。少数草本植物的皮层最内一层细胞贮有大量淀粉粒，特称为淀粉鞘，如马兜铃、蚕豆、蓖麻等。

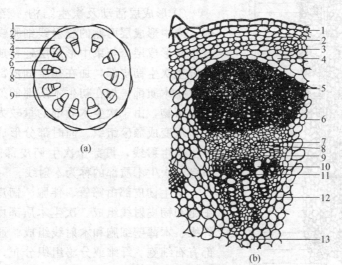

图 2-40　双子叶植物茎的初生结构（向日葵）
（a）向日葵嫩茎横切面简图：1—表皮；2—皮层厚角组织；3—皮层；4—初生韧皮纤维；5—韧皮部；6—木质部；7—形成层；8—髓；9—髓射线
（b）向日葵嫩茎横切面详图：1—表皮；2—厚角组织；3—分泌道；4—皮层；5—初生韧皮纤维；6—髓射线；7—初生韧皮部；8—筛管；9—形成层；10—导管；11—木纤维；12—木薄壁细胞；13—髓

（3）维管柱　维管柱是皮层以内所有组织的总称。它由维管束、髓和髓射线三部分组成。维管柱过去常被称为中柱。

① 维管束　维管束是构成维管柱的主要部分，在皮层内多个排列成环状。

多数植物的维管束为无限外韧型，少数为双韧型。维管束由初生韧皮部、形成层、初生木质部组成。形成层位于初生韧皮部和初生木质部之间，称为束中形成层。初生韧皮部中有筛管、伴胞、韧皮薄壁细胞和韧皮纤维；初生木质部中有导管、管胞、木薄壁细胞和木纤维。茎的初生木质部的导管由内向外逐渐发育成熟，称为内始式。

② 髓　髓位于维管柱中央，由排列疏松的薄壁细胞组成。一般草本植物的髓较大，木本植物的髓较小，但也有例外，如通脱木、旌节花等木本植物的茎，髓极为发达。有的植物的髓，在发育过程中破碎溶解而消失，使茎中空，如南瓜、芹菜等。

有些植物髓的周围，有排列紧密的一圈小的厚壁细胞，与内方的薄壁细胞有明显区别。这种极明显的厚壁细胞，称环髓带或髓鞘，如芫花、椴树等。有的植物的髓有分泌组织和机械组织分布。

③ 髓射线　髓射线位于维管束之间，由径向排列的薄壁细胞组成，内连髓部，外接皮层，从茎横切面观察呈放射状。髓射线宽窄不一，草本植物较宽，木本植物较窄，具有横向运输和贮藏的功能。

3. 双子叶植物茎的次生结构和异常结构

双子叶植物茎初生结构形成后，茎进行次生生长，形成次生结构，使茎不断加粗。

(1) 木质茎的次生结构　木本植物的生活期长，茎中形成层和木栓形成层活动能力强，能产生大量次生组织，其中木质部和周皮很发达（图2-41）。

① 形成层活动及次生结构　当茎进行次生生长时，束中形成层两侧的髓射线细胞恢复分裂能力，形成束间形成层，与束中形成层连接成圆环。形成层向外分生次生韧皮部，加在初生韧皮部的内方，向内分生次生木质部，加在初生木质部的外方。生活多年的木本植物，由于次生木质部的量较大，初生韧皮部受到挤压变成颓废组织。同时部分形成层细胞不断分裂产生次生射线，贯穿于次生韧皮部的称为韧皮射线，贯穿于次生木质部的称为木射线。

次生韧皮部由筛管、伴胞、韧皮纤维、韧皮薄壁细胞和韧皮射线组成。次生木质部由导管、管胞、木纤维、木薄壁细胞和木射线组成。通常在皮层和韧皮部有石细胞、纤维或分泌组织分布，薄壁细胞内常含有淀粉粒或草酸钙晶体等。

形成层活动受季节的影响，在春天或雨季，活动旺盛，次生木质部的细胞径大壁薄，故质地疏松，色泽浅，称为早材或春材；在秋季或旱季，形成层活动减弱，次生木质部的细胞径小壁厚，故质地紧密，色泽深，称为晚材或秋材。第一年的晚材和第二年的早材之间有明显的界限，称为年轮。在木材的横断面上，中心部分质地坚硬，颜色较深，称为心材。心材细胞常积累有代谢产生的有效成分，茎木类药材取心材入药就源于此，如苏木、降香等。靠近形成层的部分称为边材。边材质地疏松，颜色较浅，起输导

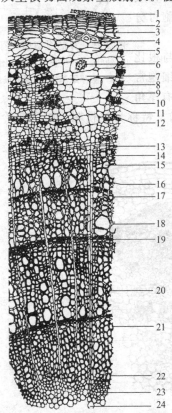

图 2-41　双子叶植物木质茎的次生结构
1—枯萎的表皮；2—木栓层；3—木栓形成层；4—厚角组织；5—皮层薄壁组织；6—草酸钙结晶；7—髓射线；8—韧皮纤维；9—伴胞；10—筛管；11—淀粉细胞；12—结晶细胞；13—形成层；14—薄壁组织；15—导管；16—早材（第四年木材）；17—晚材（第三年木材）；18—早材（第三年木材）；19—晚材（第二年木材）；20—早材（第二年木材）；21,22—次生木质部（第一年木材部）；23—初生木质部；24—髓

作用。

② 木栓形成层活动及次生结构　次生生长使茎不断增粗，表皮逐渐被破坏。在次生生长的初期，通常皮层薄壁细胞恢复分裂能力，形成木栓形成层。木栓形成层向外分生木栓层，向内分生栓内层，从而形成周皮。周皮代替表皮行使保护作用。

多数植物的木栓形成层细胞生活期短，数月后就会失去分裂能力。因此，在周皮内方要不断产生新的木栓形成层，依次形成新的周皮。新周皮及其外方被隔离得不到养料而死亡的组织合称为落皮层。随着茎的增粗，落皮层裂开呈各种纹理脱落，有鳞片状的，如松；有环状的，如桦；有大片状的，如悬铃木；有裂成纵沟的，如柳。但有的植物周皮不脱落，逐渐增厚，富有弹性，如黄檗、栓皮栎等。

狭义的树皮概念是指落皮层；广义的树皮概念是指形成层以外的所有组织。茎皮类药材就是广义的树皮概念，如厚朴、肉桂、杜仲等。树皮的色泽、形状、开裂纹理及皮孔等特征可用于树种的鉴定。

(2) 草质茎的次生结构　草本植物生活期短，次生生长有限，与木本植物相比有以下特点（图 2-42）：①表皮终生起保护作用，一般不产生周皮，有的在表皮内有木栓形成层分化，向外产生 1～2 层木栓细胞，向内产生少量栓内层，但表皮仍保留在外；②组织中次生结构不发达，有的仅有束中形成层，有的束中形成层也不明显；③髓发达，有时破裂呈空洞，髓射线较宽。

(3) 根状茎的结构（图 2-43）

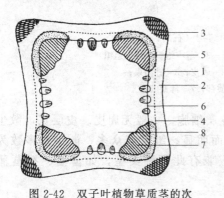

图 2-42　双子叶植物草质茎的次
生结构简图（薄荷）
1—表皮；2—皮层；3—厚角组织；4—内皮层；
5—韧皮部；6—形成层；7—木质部；8—髓

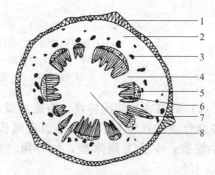

图 2-43　双子叶植物根状茎
结构简图（黄连）
1—木栓层；2—皮层；3—石细胞群；4—射线；
5—韧皮部；6—木质部；7—根迹；8—髓

① 表面常为木栓组织，少数有表皮。
② 皮层常有根迹维管束和叶迹维管束，有的皮层内侧有厚壁组织。
③ 无限外韧型维管束呈环状排列，髓明显。
④ 机械组织不发达，薄壁细胞常含较多后含物。

(4) 茎的异常结构　有些植物的茎或根状茎，除正常次生结构外，在皮层、髓等处的部分薄壁细胞，恢复分裂能力形成形成层，产生许多异常维管束，从而形成异常结构。常见的有：①在维管柱外的皮层中，散生许多细小的异常维管束，如旋花科的光叶丁公藤，也有众多异常维管束排列成数个同心环，如豆科的常春油麻藤；②在髓部有多个异常维管束排列成环状，如胡椒科的石南藤，也有许多细小的异常维管束散生于髓部呈星点状，每个星点状的异常维管束为周木型，如蓼科的大黄（参阅第六章第二节大黄根茎的显微鉴别）。

4. 单子叶植物茎和根状茎的结构

（1）茎的结构特点（图 2-44）　一般无形成层和木栓形成层；表皮内的所有薄壁细胞称基本组织，无皮层与髓之分。禾本科植物的茎靠近表皮有机械组织，能增强茎的支持作用。有限外韧型维管束众多，散生于基本组织之间。靠近外方的多而小，靠近中间的少而大。

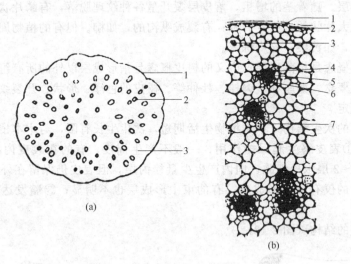

(a)

(b)

图 2-44　单子叶植物茎的结构（石斛）
(a) 石斛茎的简图：1—表皮；2—维管束；3—基本组织（薄壁组织）
(b) 石斛茎的详图：1—角质层；2—表皮；3—针晶束；
4—纤维束；5—韧皮部；6—木质部；7—薄壁细胞

（2）根状茎的结构特点　有表皮或木栓化的皮层细胞，一般无周皮。皮层宽，散生有叶迹维管束或纤维束。内皮层因有凯氏带（点）而明显。维管束众多，散生。多数为有限外韧型；少数为周木型，如香附、鸢尾等；或兼有此两种类型，如菖蒲、石菖蒲等（图 2-45）。

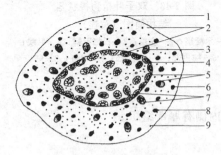

图 2-45　单子叶植物根状茎
结构简图（石菖蒲）
1—表皮；2—薄壁组织；3—叶迹维管束；4—内皮层；5—木质部；6—纤维束；7—韧皮部；8—草酸钙结晶；9—油细胞

三、叶

叶着生在茎节上，常为绿色扁平体，具有向光性，是进行光合作用、蒸腾作用和气体交换的主要器官。有些植物的叶还具有贮藏和繁殖作用。

许多植物的叶可供药用，如桑叶、大青叶、枇杷叶、艾叶等。

（一）叶的组成和形态

植物的叶通常由叶片、叶柄和托叶组成（图 2-46）。具有此三部分的叶，称为完全叶，如桑、桃、梨等；缺少其中任何部分的叶，称为不完全叶。只有叶片和叶柄，而无托叶的，如女贞、山药等；仅有叶片，而无叶柄和托叶的，如柴胡、石竹等均为不完全叶。

1. 叶片

叶片是叶的主要部分，常薄而柔软，各种植物叶片的大小、形状差别很大，但同一种植物的叶片形状基本上是一定的。

（1）叶片全形　叶片的基本形状可根据叶片的长宽之比以及最宽处的位置来确定（图 2-47）。

叶形除上述十来种基本形状外，尚有心形、肾形、匙形、镰形、盾形、菱形、三角形等特殊形状（图 2-48）。

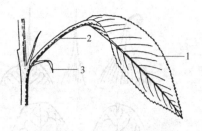

图 2-46　叶的组成部分
1—叶片；2—叶柄；3—托叶

（2）叶端　叶端系指叶片的顶端。常见的叶端形状有尾状、芒尖、渐尖、锐尖、钝形、截形、微凹、倒心形等（图 2-49）。

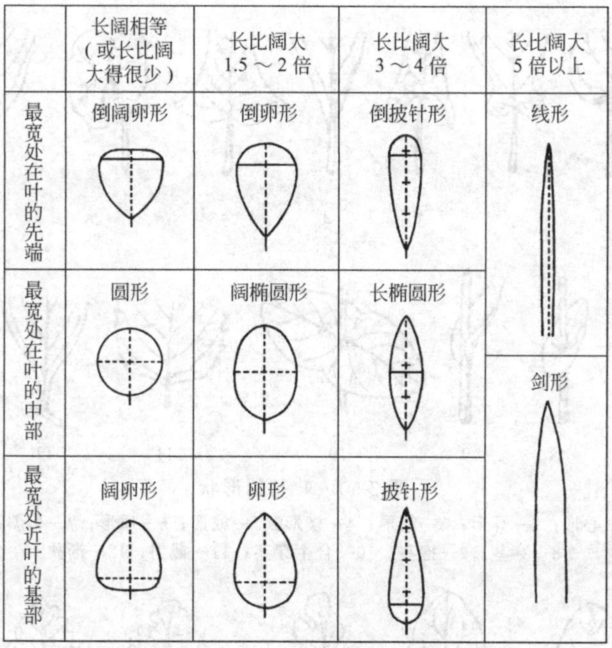

	长阔相等（或长比阔大得很少）	长比阔大1.5～2倍	长比阔大3～4倍	长比阔大5倍以上
最宽处在叶的先端	倒阔卵形	倒卵形	倒披针形	线形
最宽处在叶的中部	圆形	阔椭圆形	长椭圆形	剑形
最宽处近叶的基部	阔卵形	卵形	披针形	

图 2-47　叶片的基本形状图解

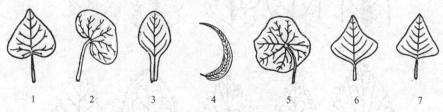

1　　　　2　　　　3　　　　4　　　　5　　　　6　　　　7
图 2-48　叶片的特殊形状
1—心形；2—肾形；3—匙形；4—镰形；5—盾形；6—菱形；7—三角形

（3）叶基　叶基系指叶片的基部。常见的叶基形状有渐狭、楔形、圆形、截形、心形、耳形、箭形、戟形、偏斜形等（图 2-50）。

（4）叶缘　叶缘系指叶片的边缘。常见的叶缘形状有全缘、波状、牙齿状、锯齿状、钝锯齿状等（图 2-51）。

（5）叶脉　叶脉系指叶片上分布的许多粗细不等的脉纹。叶脉是叶片中的维管束，对叶

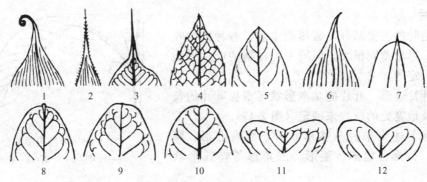

图 2-49 叶端的形状

1—卷须叶；2—芒尖；3—尾尖；4—渐尖；5—急尖；6—骤尖；7—凸尖；
8—微凸；9—钝形；10—微凹；11—微缺；12—倒心形

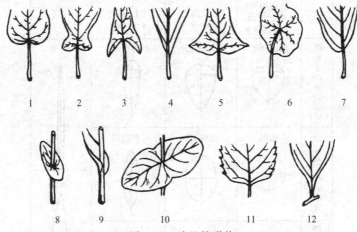

图 2-50 叶基的形状

1—心形；2—耳形；3—箭形；4—楔形；5—戟形；6—盾形；7—偏斜形；
8—穿茎；9—抱茎；10—合生穿茎；11—截斜；12—渐狭

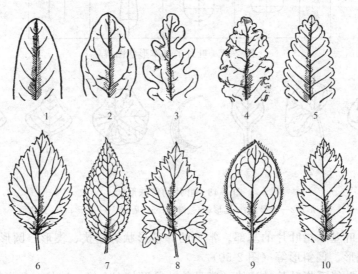

图 2-51 叶缘的形状

1—全缘；2—浅波状；3—深波状；4—皱波状；5—圆齿状；6—锯齿状；
7—细锯齿状；8—牙齿状；9—睫毛状；10—重锯齿状

片起输导和支持的作用。由叶基发出的较粗壮的叶脉称为主脉，只有一条主脉的称为中脉；由主脉向两侧分出许多较细的叶脉称为侧脉；由侧脉分出许多更细的叶脉称为细脉。叶脉在叶片上分布的方式称为脉序。常见的类型有（图2-52）以下几种。

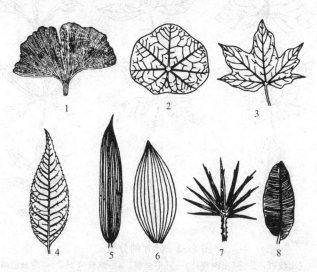

图 2-52　脉序的类型
1—分叉脉序；2,3—掌状网脉；4—羽状网脉；5—直出平行脉；
6—弧形脉；7—射出平行脉；8—横出平行脉

① 分叉脉序　叶脉从叶基发出作数次二叉分枝，是比较原始的脉序，常见于蕨类植物，而在种子植物中少见，如银杏。

② 网状脉序　主脉、侧脉和细脉相互连接成网状。多数双子叶植物是网状脉序。根据主脉数目，又可分为以下几种。

a. 羽状网脉　主脉一条，由主脉分出的许多侧脉呈羽状排列，如枇杷、桃等。

b. 掌状网脉　主脉数条，全部自叶基发出呈掌状排列，各主脉再向两侧分出许多侧脉，如掌叶大黄、蓖麻等。有少数植物主脉三条，离基发出，特称为离基三出脉，如肉桂、樟等。

③ 平行脉序　叶脉互相平行或近于平行分布，各脉间以细脉联系。多数单子叶植物是平行脉序。平行脉序又可分为以下几种。

a. 直出平行脉　叶脉自叶基发出，彼此平行，直达叶端，如淡竹叶、麦冬等。

b. 横出平行脉　侧脉自中脉两侧横出，彼此平行，直达叶缘，如芭蕉、美人蕉等。

c. 弧形脉　叶脉自叶基发出，弯曲成弧线，直达叶端，如车前、百部等。

d. 射出平行脉　叶脉自叶基辐射而出，如棕榈、蒲葵等。

（6）叶片的分裂　系指叶缘裂开的缺口。根据裂口的深度不同，可分为以下几种。

① 浅裂　裂口深度不超过或接近叶缘至中脉或叶缘至叶基的1/2。

② 深裂　裂口深度超过叶缘至中脉或叶缘至叶基的1/2。

③ 全裂　裂口深度达到叶片的中脉或叶基，几乎成复叶。

叶片的分裂有羽状和掌状两种方式，呈羽状的分别称为羽状浅裂、羽状深裂、羽状全裂；呈掌状的分别称为掌状浅裂、掌状深裂、掌状全裂（图2-53）。

（7）叶片的质地

① 膜质　叶片薄而微透明，如半夏。若膜质叶干薄而脆，不呈绿色，称干膜质，如麻

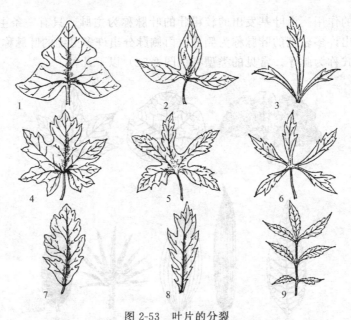

图 2-53 叶片的分裂

1—三出浅裂；2—三出深裂；3—三出全裂；4—掌状浅裂；5—掌状深裂；
6—掌状全裂；7—羽状浅裂；8—羽状深裂；9—羽状全裂

黄的鳞片叶。

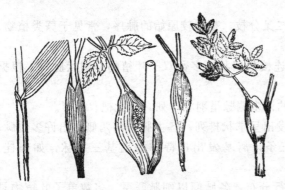

图 2-54 各种形态的叶鞘

② 草质　叶片薄而柔软，如紫苏、薄荷等。

③ 革质　叶片坚韧而稍厚，叶面常具光泽，如枸骨、枇杷等。

④ 肉质　叶片肥厚多汁，如马齿苋、景天等。

2. 叶柄

叶柄为叶片与茎枝相连接的部分，一般呈半圆柱形，上面常有沟槽，有支持叶片的作用。有些植物的叶无柄，称无柄叶，如射干、龙胆等。有些植物的叶柄基部或叶柄全部扩大成鞘状，称叶鞘，如当归、白芷等伞形科植物。而淡竹叶、小麦、芦苇等禾本科植物的叶也有叶鞘，是由相当于叶柄的部位扩大形成的（图 2-54）。

3. 托叶

托叶是着生于叶柄基部左右两侧细小的叶状物或膜状物。其形状、大小因植物种类而异，如梨的托叶呈条状，豌豆的托叶呈叶状，刺槐的托叶呈刺状，蔷薇的托叶与叶柄愈合为翅状，土茯苓的托叶变为卷须，蓼科植物如大黄、茝草等的托叶连合成鞘状包围茎的节间，称为托叶鞘。托叶往往在叶长成后脱落，只有少数植物不脱落而宿存，如豌豆。也有些植物不具有托叶，如芥菜等（图 2-55）。

（二）单叶和复叶

1. 单叶

一个叶柄上只着生一个叶片的，称单叶，如枇杷、桑、薄荷等。单叶的叶腋处有腋芽。

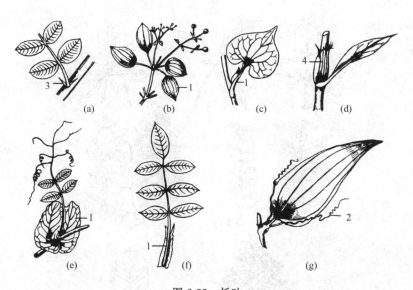

图 2-55 托叶

(a) 刺槐；(b) 茜草；(c) 鱼腥草；(d) 辣蓼；(e) 豌豆；(f) 蔷薇；(g) 菝葜

1—叶片状托叶；2—托叶卷须；3—托叶刺；4—托叶鞘

2. 复叶

一个叶柄上着生两个以上叶片的称复叶，如月季、槐等。复叶的叶柄称总叶柄，总叶柄上着生叶片的轴状部分称叶轴，复叶上的每片叶称小叶，其叶柄称小叶柄。从来源看，复叶是由单叶的叶片分裂成多个独立的小叶而成的。因此，复叶的总叶柄相当于单叶的叶柄，叶腋有腋芽，但小叶腋内无芽。复叶的小叶排列在同一平面上，落叶时小叶先脱落，然后总叶柄脱落，或者两者同时脱落。

根据小叶的数目和排列方式，复叶可分为以下几种（图 2-56）。

（1）三出复叶 叶轴上着生 3 片小叶的复叶。若顶生小叶具有柄的，称羽状三出复叶，如大豆、野葛等。若顶生小叶无柄的，称掌状三出复叶，如半夏、酢浆草等。

（2）掌状复叶 叶轴缩短，在其顶端着生 3 片以上的小叶呈掌状展开，如人参、五加等。

（3）羽状复叶 叶轴长，小叶片在叶轴两侧呈羽状排列。羽状复叶顶端小叶是 1 片的，称奇数羽状复叶，如甘草、槐等。顶端小叶是 2 片的，称偶数羽状复叶，如决明、皂荚等。羽状复叶的叶轴作 1 次羽状分枝，分枝两侧着生小叶的，称二回羽状复叶，如合欢、云实等。叶轴作 2 次羽状分枝，在第二级分枝两侧着生小叶的，称三回羽状复叶，如南天竹、苦楝等。叶轴作 3 次以上羽状分枝的，称多回羽状复叶。

（4）单身复叶 是一种特殊形态的复叶，叶轴顶端有一片发达的小叶，两侧小叶退化成翼叶，其顶生小叶与叶轴连接处有一明显的关节，如橘、柚、香圆等芸香科柑橘属植物。

（三）叶序

叶在茎枝上的排列方式称叶序（图 2-57）。叶序可分为以下几种。

1. 互生叶序

每个茎节上只着生 1 片叶，各叶在茎枝上呈螺旋状排列，如桑、桃等。若各叶交互向左右展开成一平面，则称为二列互生，如姜、玉竹等。

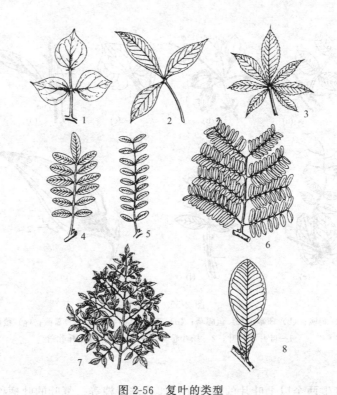

图 2-56 复叶的类型

1—羽状三出复叶；2—掌状三出复叶；3—掌状复叶；4—奇数羽状复叶；
5—偶数羽状复叶；6—二回羽状复叶；7—三回羽状复叶；8—单身复叶

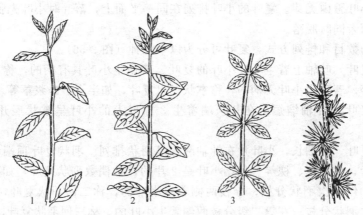

图 2-57 叶序

1—互生叶序；2—对生叶序；3—轮生叶序；4—簇生叶序

2. 对生叶序

每个茎节上着生相对的两片叶，如女贞、石竹等。若对生叶在上一节向左右展开，下一节向前后展开，因而上下呈十字形排列，则称为交互对生，如薄荷、续随子等。

3. 轮生叶序

每个茎节上着生3片或3片以上的叶，呈轮状排列，如夹竹桃、轮叶沙参等。

4. 簇生叶序

2片或2片以上的叶着生在节间极度缩短的短枝上，密集成簇，如枸杞、银杏等。

此外，有些植物的茎极为短缩，节间不明显，其叶如从根上长出的，称基生叶，基生叶常集生而成莲座状，称莲座状叶丛，如蒲公英、车前等。

（四）叶的变态

叶容易受环境条件的影响和生理功能的变化而发生变异。常见的变态叶有下列几种。

1. 叶刺

叶变成刺状，有保护和缩小蒸腾面积的作用。如仙人掌、小檗的刺是由叶片变成的，其叶腋内有芽或短枝；刺槐、酸枣的刺是由托叶变成的，着生在叶柄基部的左右两侧，可与枝相区别。

2. 叶卷须

叶变成卷须，缠绕他物而使植物体向上生长。如豌豆的卷须是由羽状复叶顶端的小叶变成的；土茯苓的卷须是由托叶变成的。

3. 鳞叶（鳞片）

叶特化或退化成鳞片状，称鳞叶。有的鳞叶肥厚肉质，能贮藏营养物质，如洋葱、百合等；有的鳞叶膜质菲薄，如草麻黄、姜、荸荠，以及木本植物的冬芽等。

4. 苞片（苞叶）

生于花或花絮下面的变态叶称苞片。若干枚苞片着生在花序的周围或下面，统称为总苞，其中每一枚苞片称为总苞片。如苞片着生在花序的每朵小花的花萼下或花梗上，这种苞片称为小苞片。

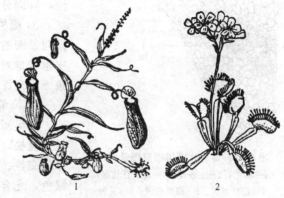

图 2-58　叶的变态（示捕虫叶）
1—猪笼草；2—捕蝇草

5. 捕虫叶

捕虫叶指食虫植物的叶，叶片形成囊状、盘状或瓶状等捕虫结构，当昆虫触及时立即能自动闭合将昆虫捕获，后被腺毛或腺体的消化液所消化。如猪笼草、捕蝇草（图 2-58）等。

> 📖 **知识链接**
>
> **食虫的植物**
>
> 　　猪笼草的叶变态成适于捕捉、消化昆虫的捕虫叶。捕虫叶的捕虫囊内有蜜腺，能分泌蜜汁引诱昆虫，捕虫囊的囊盖在昆虫进入捕虫囊后并不像人们想象的那样关上，而是捕虫囊的囊口内侧囊壁很光滑能防止昆虫爬出。囊盖的主要用途是引诱昆虫。囊中经常有半囊水，水过多时卷须无法承重还会自动倾斜倒去一部分水。捕虫囊下半部的内侧囊壁有很多消化腺，这些腺体分泌出稍带黏性的消化液，具有消化昆虫的能力。

（五）叶的显微结构

叶主要由叶片和叶柄组成，叶柄的结构与茎相似，叶片为绿色扁平体，分上下两面，上面称腹面，下面称背面，其结构与叶柄截然不同。

1. 双子叶植物叶片的结构

叶片分为表皮、叶肉和叶脉三部分（图2-59）。

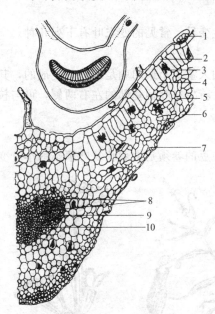

图2-59 薄荷叶横切面简图及详图
1—腺毛；2—上表皮；3—橙皮苷晶晶；
4—栅栏组织；5—海绵组织；6—下表
皮；7—气孔；8—木质部；9—韧皮部；
10—厚角组织

（1）表皮 表皮位于叶的表面，腹面是上表皮，背面是下表皮。表皮通常由一层排列紧密而扁平的薄壁细胞组成，不含叶绿体，靠外方的细胞壁常有角质层（角质膜），部分表皮细胞分化为毛茸或气孔，一般下表皮的气孔比上表皮多。毛茸的种类和气孔轴式因植物种类而异。

（2）叶肉 叶肉位于上下表皮之间，由含大量叶绿体的薄壁细胞组成，是叶片进行光合作用的主要部位，叶肉分为栅栏组织和海绵组织。

① 栅栏组织 位于上表皮之下，由一层或数层排列紧密的长圆柱状薄壁细胞组成，细胞长轴与上表皮垂直排列呈栅栏状。细胞内含大量叶绿体，故叶的腹面呈现深绿色，光合作用的效能较强。

② 海绵组织 位于栅栏组织下方，与下表皮相连，由类圆形或不规则的长圆形薄壁细胞组成。细胞排列疏松，间隙较多，与气孔的气室相通，有利于气体的交换。细胞内含叶绿体较少，故叶的背面呈现浅绿色，光合作用的效能较弱。

叶片的显微结构中，栅栏组织紧接上表皮下方，而海绵组织位于栅栏组织与下表皮之间，这种叶称两面叶或异面叶。有些植物的叶在上下表皮内侧均有栅栏组织，称等面叶，如番泻叶、罗布麻叶；有的植物没有栅栏组织和海绵组织的明显分化，亦为等面叶，如禾本科植物的叶。

（3）叶脉 叶脉是叶片中的维管束，分布于叶肉组织之间。叶的主脉是叶内最发达的维管束，它的结构与茎的维管束大致相同，多为无限外韧型，木质部位于维管束上方，略呈半月形，主要由导管和管胞组成；韧皮部位于下方，由筛管和伴胞组成；木质部和韧皮部之间的形成层分生能力极弱，活动时间很短。维管束的上下方均有机械组织，尤其靠近下表皮的机械组织特别发达，因此主脉显著向下方突出，以增强支撑能力。主脉分枝形成侧脉和细脉，分枝愈分愈细，结构愈趋简单，形成层和机械组织逐渐消失。叶脉末端木质部仅有短的管胞，韧皮部只有狭短的筛管分子和增大的伴胞。

叶肉或叶脉周围的组织中有分泌囊和石细胞，薄壁细胞中通常有草酸钙晶体，这些常作为鉴别叶类天然药物的依据。

2. 单子叶植物叶片的结构

单子叶植物的叶片也分为表皮、叶肉和叶脉三部分，现以禾本科植物为例来说明其结构（图2-60）。

（1）表皮 表皮细胞大小不等成行排列，外壁角质化，并含硅质。在上表皮有一些特殊大型的薄壁细胞，具有大液泡，横切面观察细胞排列略呈扇形，称为泡状细胞。泡状细胞干旱时失水收缩，使叶片卷曲呈筒状；水分多时吸水膨胀，使叶片展开，因此泡状细胞又称为

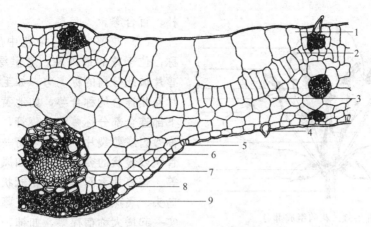

图 2-60 淡竹叶（叶）横切面详图
1—上表皮（运动细胞）；2—栅栏组织；3—海绵组织；4—非腺毛；
5—气孔；6—质部；7—韧皮部；8—下表皮；9—厚角组织

运动细胞。上下表皮均有数目相等的气孔，成行排列。正面观察气孔的保卫细胞呈狭长哑铃形，副卫细胞和保卫细胞完全不同，近似半月形。

（2）叶肉　叶片多呈直立状态，两面受光，无栅栏组织和海绵组织的明显分化，属等面叶。但也有个别植物的叶肉组织分化成栅栏组织和海绵组织，属两面叶，如淡竹叶。

（3）叶脉　主脉粗大，维管束为有限外韧型，周围有 1～2 层细胞组成的维管束鞘，木质部导管呈倒 "V" 字形排列，其下方为韧皮部。叶脉的上下表皮内侧均有厚壁纤维群。

四、花

花是种子植物所特有的繁殖器官，通过传粉、受精作用，产生果实和种子，繁衍后代。种子植物包括裸子植物和被子植物。裸子植物的花较原始、无花被、单性，称雄球花和雌球花，被子植物的花则高度进化，结构较复杂，通常所说的花是指被子植物的花。

花是由花芽发育而成的，是节间极短缩、适应生殖的一种变态枝。花梗和花托是枝的部分，着生在花托上的萼片、花瓣、雄蕊和雌蕊均是变态叶。

花的形态和结构相对稳定，变异较小，植物进化过程中所发生的变化也能得到反映，因此掌握花的特征，对研究植物分类、药材的原植物鉴别及花类天然药物的鉴定等均有重要意义。

许多植物的花可供药用，如槐花、红花、菊花、辛夷、丁香、金银花等。

（一）花的组成和形态

花一般由花梗、花托、花被、雄蕊群和雌蕊群五部分组成（图 2-61）。

1. 花梗（花柄）

花梗是茎与花的连接部分，常呈绿色、圆柱形。花梗的粗细、长短因植物种类而异，有的甚至无花梗。

2. 花托

花托是花梗顶端稍膨大的部分，花各部着生其上。花托的形状有圆柱状、圆锥状、圆头状、平顶状、盘状和杯状等。

3. 花被

花被是花萼和花冠的总称，特别是当花萼和花冠形态相似不易区分时，称为花被，如厚

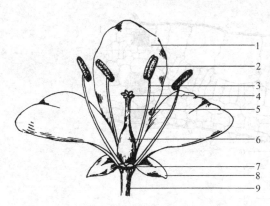

图 2-61 花的组成部分

1—花瓣；2—花药；3—花丝；4—柱头；
5—花柱；6—子房；7—花托；8—花萼；9—花梗

朴、百合等。

（1）花萼 是一朵花中所有萼片的总称，位于花的最外轮，常呈绿色，叶片状。萼片彼此分离的称离萼，如毛茛、菘蓝；萼片互相连合的称合萼，如地黄、桔梗，其中下部连合部分称萼筒或萼管，上部分离部分称萼齿或萼裂片。有的萼筒一侧向外延长成管状或囊状的突起称距，如凤仙花、旱金莲等。若萼片大而鲜艳呈花冠状称瓣状萼，如乌头、飞燕草等；若果期花萼仍存在并随果实一起增大称宿存萼，如柿、酸浆等；若花开放前即掉落的称早落萼，如延胡索、白屈菜等。花萼一般为一轮，若为两轮，则外轮称副萼，如棉花、木槿等，副萼实为苞片。菊科植物花萼可变态呈毛状称冠毛；另外，牛膝等植物的花萼可变成干膜质。

（2）花冠 是一朵花中所有花瓣的总称，位于花萼的内侧，常具各种鲜艳的颜色。与花萼类似，花瓣也有合瓣和离瓣。若花瓣只有一轮称单瓣花，若为二至多轮的花称重瓣花，重瓣花多见于栽培植物，如碧桃等。花瓣基部延长成管状或囊状也称距，如紫花地丁、延胡索等。

花冠常有多种形态，可为某类植物独有的特征。常见的花冠有以下几种类型（图 2-62）。

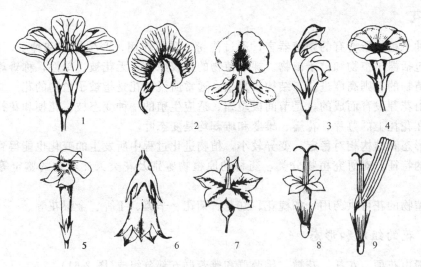

图 2-62 花冠的类型

1—十字形；2—蝶形；3—唇形；4—漏斗状；
5—高脚碟状；6—钟状；7—辐状；8—管状；9—舌状

① 十字形花冠 花瓣 4 枚，分离，上部外展呈十字形，如菘蓝、萝卜等十字花科植物。

② 蝶形花冠 花瓣 5 枚，分离，上面一枚最大称旗瓣，侧面两枚较小称翼瓣，最下面两枚最小，下缘稍连合，状如龙骨，称龙骨瓣，如甘草、槐等豆科植物。

③ 唇形花冠 花冠合生成上下两唇，通常上唇 2 裂，下唇 3 裂，如益母草、丹参等唇形科植物。

④ 管状花冠 花冠合生，花冠管细长，如菊花、红花等菊科植物的管状花。

⑤ 舌状花冠 花冠基部连合成一短筒，上部向一侧延伸呈扁平舌状，如菊花、蒲公英等菊科植物的舌状花。

⑥ 高脚碟状花冠 花冠下部合生成细长管状，上部水平展开呈碟状，整体呈高脚碟状，如长春花、水仙花等。

⑦ 漏斗状花冠 花冠筒长，由下向上逐渐扩大，状如漏斗，如牵牛、曼陀罗等。

⑧ 钟状花冠 花冠筒宽而较短，上部裂片外展似钟状，如党参、桔梗等桔梗科植物。

⑨ 辐（轮）状花冠 花冠筒短而广展，裂片由基部呈水平状展开如车轮，如枸杞、龙葵等茄科植物。

（3）花被排列方式 又称花被卷迭式，是指花被各片之间的排列形式及关系，在花蕾即将开放时最为明显。常见的有镊合状、旋转状、覆瓦状、重覆瓦状等（图 2-63）。

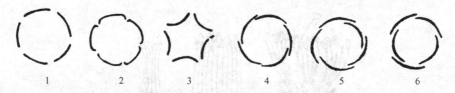

图 2-63 花被排列方式
1—镊合状；2—内向镊合状；3—外向镊合状；4—旋转状；5—覆瓦状；6—重覆瓦状

4. 雄蕊群

雄蕊群是一朵花中所有雄蕊的总称。

（1）雄蕊的组成 典型的雄蕊由花丝和花药两部分组成。位于花被内侧，一般着生于花托或花冠筒上。各类植物雄蕊数目是不同的，多与花瓣同数或为其倍数，数目超过 10 个的称雄蕊多数。

① 花丝 为细长的柄状部分，其粗细、长短因植物种类而异。

② 花药 花丝顶端膨大的囊状体，常由四个或两个花粉囊组成，分为两半，中间为药隔。花粉囊内壁细胞的壁常不均匀增厚，呈网状、螺旋状、环状或点状等，且多木化，可作为鉴别依据。

雄蕊成熟时，药隔裂开，散出花粉，花药开裂的方式有多种，常见的有纵裂、瓣裂和孔裂等（图 2-64）。散出的花粉粒其形态、颜色、大小、表面雕纹、萌发孔或萌发沟等因植物种类不同而异，因此为花类天然药物的重要鉴别特征。花粉粒有圆球形、三角形、多角形等；表面光滑或具各种雕纹，如刺状、颗粒状、棒状、瘤状、穴状、网状等。各类植物花粉粒所具有的萌发孔或萌发沟的数目及排列方式也不同。由于花粉的外壁具抗酸、抗碱和抗分解的特性，在自然界中花粉壁可保持数万年不腐败，可为地质找矿和考古提供科学依据。

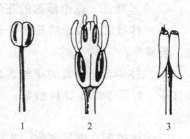

图 2-64 花药开裂的方式
1—纵裂；2—瓣裂；3—孔裂

有些植物的花中部分雄蕊无花药，或仅留痕迹，这种雄蕊称退化雄蕊或不育雄蕊，如鸭跖草。有少数植物的雄蕊变态，没有花丝、花药的区别而成花瓣状，如姜科、美人蕉科的一些植物。

(2) 雄蕊群的类型　根据花中雄蕊花丝或花药连合与否，雄蕊群可分为以下几种类型（图 2-65）。

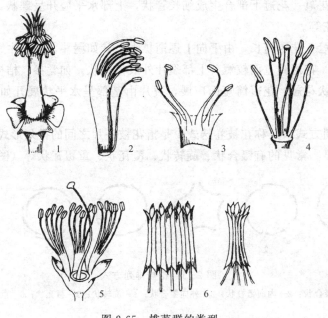

图 2-65　雄蕊群的类型
1—单体雄蕊；2—二体雄蕊；3—二强雄蕊；
4—四强雄蕊；5—多体雄蕊；6—聚药雄蕊

① 离生雄蕊　花中雄蕊彼此分离，多数植物的花丝等长，但也有明显不等长者，不等长者有下列两种情况。

a. 二强雄蕊　雄蕊 4 枚，其中 2 枚较短，2 枚较长，如薄荷、地黄等唇形科和玄参科植物。

b. 四强雄蕊　雄蕊 6 枚，外轮 2 枚较短，内轮 4 枚较长，为十字花科植物雄蕊群的特征，如菘蓝、萝卜等。

② 合丝雄蕊　花中雄蕊的花丝连合，花药分离，又可分为以下几种。

a. 单体雄蕊　雄蕊的花丝连合成一束，花药分离，如木槿、锦葵等锦葵科植物以及远志、苦楝等。

b. 二体雄蕊　雄蕊的花丝连合成两束。若雄蕊 10 枚，其中 9 枚连合成一束，1 枚分离，如甘草、野葛等许多豆科植物；而罂粟科的延胡索等植物，6 枚雄蕊，每 3 枚连合，成为两束。

c. 多体雄蕊　雄蕊多数，花丝分别连合成数束，如酸橙、金丝桃等。

③ 聚药雄蕊　雄蕊的花药连合成筒状，而花丝彼此分离，如蒲公英、红花等菊科植物。

5. 雌蕊群

雌蕊群是一朵花中所有雌蕊的总称，位于花的中心部分。

(1) 雌蕊的组成　雌蕊是由子房、花柱、柱头三部分组成。子房是雌蕊基部膨大的囊状体，内含胚珠。花柱位于子房顶部，与柱头相连，是花粉进入子房的通道，其粗细长短随不同植物而异，少数植物无花柱，如罂粟。有的植物的花柱插生于纵向分裂的子房基部，称花柱基生，如黄芩、丹参等。有少数植物的雄蕊和花柱合生成一柱状体称合蕊柱，如天麻、白及等。柱头位于花柱的顶端，是接受花粉的地方，其形态变化较大，有圆盘状、羽毛状、头状、星状、分枝状等。柱头表面不光滑，具乳头状突起，能分泌黏液，有利于花粉的固着及萌发。

（2）雌蕊群的类型　雌蕊是由心皮构成的，心皮是适应生殖的变态叶。心皮的边缘相当于叶缘部分，当心皮卷合时，其边缘的合缝线称腹缝线，心皮的背部相当于中脉部分称背缝线。根据组成雌蕊的心皮数目可分为以下几种类型（图 2-66）。

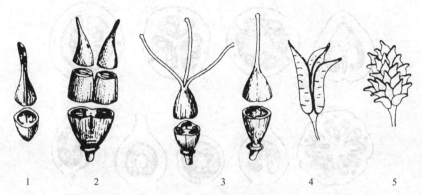

图 2-66　雌蕊群的类型

1—单心皮雌蕊；2—二心皮复雌蕊；3—三心皮复雌蕊；

4—三心皮离生雌蕊；5—多心皮离生雌蕊

① 单心皮雌蕊　由一个心皮构成的雌蕊，如桃、杏等。

② 离生心皮雌蕊　由一朵花内多数离生心皮构成的雌蕊，如八角茴香、毛茛等。

③ 复雌蕊　由两个以上心皮，彼此连合构成雌蕊，又称合生心皮雌蕊，如龙胆、百合、柑橘等。组成雌蕊的心皮数往往可由柱头或花柱分裂的数目、子房上主脉的数目以及子房室数来判断。

（3）子房的位置　子房着生在花托上，由于花托的形状不同，子房在花托上着生的位置及其与花被、雄蕊之间的相对位置关系也不同，常见的类型有子房上位、子房半下位和子房下位三种（图 2-67）。

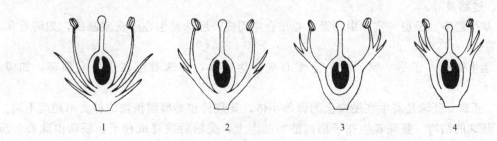

图 2-67　子房的位置

1—子房上位（下位花）；2—子房上位（周位花）；

3—子房半下位（周位花）；4—子房下位（上位花）

① 子房上位　子房仅底部与花托相连。若花托凸起或扁平，花被和雄蕊群均着生在子

房下方的花托上，这种花称下位花，如油菜、百合等。若花托凹陷不与子房愈合，花被和雄蕊群着生在花托上缘的子房周围，亦为子房上位，这种花称周位花，如桃、杏等。

② 子房半下位　子房下半部与凹陷花托愈合，上半部外露，花被和雄蕊群均着生在子房的四周，这种花也称周位花，如马齿苋、党参等。

③ 子房下位　子房全部生于凹陷的花托内，并与花托完全愈合，花被和雄蕊群生于子房上部的花托边缘，这种花称上位花，如贴梗海棠、丝瓜等。

（4）胎座的类型　胚珠在子房内着生的部位称胎座。子房中胎座的位置与心皮连接的数目、方式有关，常见的胎座有下列几种类型（图 2-68）。

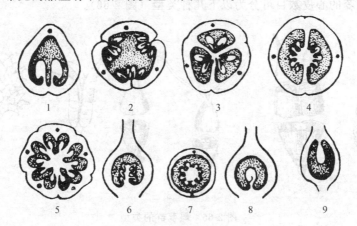

图 2-68　胎座的类型

1—边缘胎座；2—侧膜胎座；3～5—中轴胎座；
6,7—特立中央胎座；8—基生胎座；9—顶生胎座

① 边缘胎座　子房一室，由单心皮雌蕊构成的，胚珠沿腹缝线的边缘着生，如甘草、大豆等。

② 侧膜胎座　子房一室，由合生心皮雌蕊形成，胚珠着生在子房内壁的各条腹缝线上，如栝楼、南瓜、罂粟等。

③ 中轴胎座　子房二至多室，由合生心皮雌蕊形成，胚珠着生在心皮愈合的中轴上，其子房数常与心皮数相等，如桔梗、百合等。

④ 特立中央胎座　子房一室，由合生心皮雌蕊形成，胚珠着生在游离的柱状突起上，如石竹、过路黄等。

⑤ 基生胎座　子房一室，由一至多心皮合生而成，胚珠着生在子房室基部，如何首乌、向日葵等。

⑥ 顶生胎座　子房一室，由一至多心皮合生而成，胚珠着生在子房室顶部，如樟、桑等。

（5）胚珠　胚珠是着生在胎座上的卵形小体，其数目和类型因植物的种类不同而不同。

① 胚珠的结构　胚珠着生在子房内壁的胎座上，受精后发育成种子。胚珠由珠心、珠被、珠孔、珠柄组成。珠心是胚珠的重要部分，其中央发育成胚囊，成熟胚囊有 8 个细胞，靠近珠孔有 1 个卵细胞和 2 个助细胞；另一端有 3 个反足细胞，中央有 2 个极核细胞，或此 2 个极核细胞融合而成中央细胞。珠心外面由珠被包围，珠被在胚珠的顶端未完全连合而留下一小孔称珠孔，连接胚珠和胎座的部分，称珠柄。珠被、珠心基部和珠柄汇合处称合点，是维管束进入胚囊的通道。

知识链接

双受精现象

花的主要功能是进行生殖，通过开花、传粉、受精等过程来完成。被子植物的受精全过程包括受精前花粉在柱头上萌发，花粉管生长并达胚珠，进入胚囊，精子与卵细胞及中央细胞结合。当花粉通过柱头和花柱进入胚囊后，一个精细胞与卵细胞结合，发育成种子的胚；另一个精细胞与极核结合，发育成种子的胚乳，这种现象即称双受精。

双受精现象为被子植物所特有，具有极大的遗传意义。因为双受精过程中所形成的胚乳，具有双亲的遗传性，将来作为幼胚发育的养料，不仅增强了后代的生活力和适应性，也为后代提供了可能变异的基础。

② 胚珠的类型　由于珠柄、珠被和珠心各部分生长速度不同，常形成下列几种类型（图 2-69）。

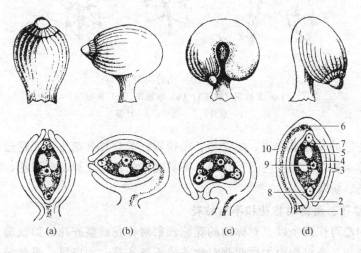

图 2-69　胚珠的类型和结构

（a）直生胚珠；（b）横生胚珠；（c）弯生胚珠；（d）倒生胚珠

1—珠柄；2—珠孔；3—珠被；4—珠心；5—胚囊；6—合点；

7—反足细胞；8—卵细胞和助细胞；9—极核细胞；10—珠脊

a. 直生胚珠　胚珠直立，各部分均匀生长，珠孔在上，合点、珠柄在下，三者长在一直线上，如大黄、胡椒等。

b. 弯生胚珠　胚珠弯曲呈肾状，珠被、珠心生长不均匀，珠柄、合点、珠孔不在一条直线上，如大豆、石竹、曼陀罗等。

c. 倒生胚珠　胚珠一侧生长快，另一侧生长慢，使胚珠倒置，合点在上，珠孔在下靠近珠柄，珠柄长并与珠被愈合，形成一条明显的纵脊称珠脊。是多数被子植物的胚珠类型，如杏、百合、蓖麻等。

d. 横生胚珠　胚珠一侧生长较另一侧生长快，使胚珠横列，珠孔、珠心、合点三者之间的直线与珠柄垂直，如锦葵等。

（二）花的类型

1. 完全花和不完全花

花萼、花冠、雄蕊群和雌蕊群均有的花，称完全花，如月季、牡丹等。缺少其中一部分或几部分的花，称不完全花，如栝楼、桑等。

2. 两性花、单性花和无性花

在一朵花中既有雄蕊群又有雌蕊群的称两性花，如桃、益母草等。仅有雄蕊群或雌蕊群的称单性花，若只有雄蕊群的称雄花；只有雌蕊群的称雌花。若雄花和雌花在同一株植物上，称雌雄同株，如南瓜、玉米等；雄花和雌花分别生在不同植株上，称雌雄异株，如栝楼、银杏等。若雄蕊群和雌蕊群均退化或发育不全称无性花，如小麦小穗顶端的花、八仙花花序周围的花等。

3. 重被花、单被花和无被花（图 2-70）

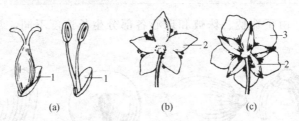

图 2-70　花的类型
(a) 无被花（裸花）；(b) 单被花；(c) 重被花
1—苞片；2—花萼；3—花瓣

具花萼和花冠的花称重被花，如党参、山楂等；若只具有花萼而无花冠，或花萼与花冠不易区分的，称单被花，如玉兰、百合等；不具花被的花称无被花或裸花，这种花常具有苞片，如杜仲、杨、柳等。

4. 辐射对称花、两侧对称花和不对称花

通过花的中心可作两个以上对称面的花称辐射对称花或整齐花，如玫瑰、菘蓝等；若通过花的中心只能作一个对称面的称两侧对称花或不整齐花，如扁豆、丹参等；无对称面的花称不对称花，如美人蕉、缬草等。

（三）花程式

用字母、数字和符号来表示花各部分的组成、排列、位置和彼此之间关系等所写成的式子，称花程式。书写时，应依照花各部分由外至内的次序排列。

1. 以字母表示花的各部

一般用花各部拉丁词的第一个字母大写表示，P 表示花被（perianthium），K 表示花萼（kelch，德文），C 表示花冠（corolla），A 表示雄蕊群（androecium），G 表示雌蕊群（gynoecium）。

2. 以数字表示花各部的数目

数字写在字母的右下方，若超过 10 个以上或数目不定用"∞"表示，如某部分缺少或退化以"0"表示，雌蕊群右下角有三个数字，按次序分别表示心皮数、子房室数、每室胚珠数，数字间用"："相连。

3. 以符号表示花的情况

辐射对称花、两侧对称花分别用"＊"、"↑"表示；两性花、雄花、雌花分别用"☿"、"♂"和"♀"表示；（　）表示合生；"＋"表示花部排列的轮数关系；短横线"－"表示子房的位置，$\underline{G}$、$\overline{G}$ 和 $\overline{\underline{G}}$ 分别表示子房上位、子房下位和子房半下位。举例说明如下：

桑花　$♂ P_4 A_4 ；♀ P_4 \underline{G}_{(2:1:1)}$

百合花　$☿ ＊ P_{3+3} A_{3+3} \underline{G}_{(3:3:\infty)}$

扁豆花　$☿ ↑ K_{(5)} C_5 A_{(9)+1} \underline{G}_{(1:1:\infty)}$

萝卜花　$☿ ＊ K_4 C_4 A_{2+4} \underline{G}_{(2:2:\infty)}$

👆 **知识链接**

花 图 式

　　除了花程式外，也可以用花图式来记载和表示花的构造和特征。花图式是以花的横切面为依据，采用特定的图形来表示花各部分的排列方式、数目、相互位置及形状等情况的图解式。

　　与花程式相比，花图式不能表达子房与花被的相关位置等特征。而花程式则不能表明花各轮的相互关系及花被的排列情况等特征。因此，两者应配合使用。

（四）花序

花单生于枝的顶端或叶腋，称单生花，如玉兰、牡丹等。但大多数植物的花是按一定顺序排列在花枝上。花在花枝上的排列方式称花序。花序中着生花的部分称花序轴或花轴，不着生花的部分称总花梗。无叶的总花梗称花葶。花序上的花称小花。

根据花在花序轴上排列的方式及开放的顺序，常见的花序类型有以下几种。

1. 无限花序

花序轴在开花期内可继续伸长，花由花序轴下部依次向上开放，或花序轴缩短，花由边缘向中心开放。无限花序可分为以下几种类型（图 2-71）。

（1）总状花序　花序轴细长，其上着生许多花柄近等长的小花，如萝卜荠菜、洋地黄等。

（2）穗状花序　似总状花序，但小花具极短的柄或无柄，如车前、知母等。

（3）柔荑花序　花序轴柔软下垂，其上着生许多无柄的单性小花，花开放后整个花序脱落，如杨、柳等。

（4）肉穗花序　似穗状花序，但花序轴肉质粗大呈棒状，上面着生许多无花梗的单性花，如玉米的雌花序；有的花序外面常具一大型苞片，称佛焰苞，又称佛焰花序，是天南星科植物的主要特征，如半夏、天南星等。

（5）伞房花序　似总状花序，但小花梗不等长，下部的长，向上逐渐缩短，整个花序的小花几乎排在同一平面上，如梨、山楂、苹果等。

（6）伞形花序　花序轴缩短，在总花梗顶端着生许多花柄近等长的小花，排列成张开的伞状，如人参、三七、五加等。

（7）头状花序　花轴短缩膨大成头状或盘状，其上聚生许多无花梗的小花，下面具许多

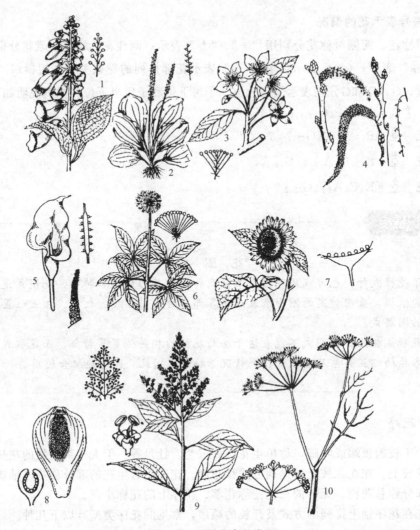

图 2-71 无限花序的类型

1—总状花序（洋地黄）；2—穗状花序（车前）；3—伞房花序（梨）；4—柔荑花序（杨）；

5—肉穗花序（天南星）；6—伞形花序（人参）；7—头状花序（向日葵）；

8—隐头花序（无花果）；9—复总状花序（女贞）；10—复伞形花序（小茴香）

总苞片，如向日葵、菊花、蒲公英等菊科植物。

（8）隐头花序　花序轴肉质膨大而下凹，凹陷的内壁上着生许多无柄的单性小花，如无花果、薜荔等桑科植物。

（9）复伞形花序　花序轴作伞状分枝，每一分枝又为伞形花序，如小茴香、柴胡、防风等伞形科植物。

（10）复总状花序（圆锥花序）　花序轴作总状分枝，每分枝为一总状花序，整个花序呈圆锥状，又称圆锥花序，如槐、女贞等。

（11）复穗状花序　花序轴每一分枝为一穗状花序，如小麦、香附等。

（12）复伞房花序　花序轴作伞房状分枝，每一分枝又为伞房花序，如花楸等。

（13）复头状花序　由很多小头状花序组成的头状花序，如蓝刺头等。

2. 有限花序

在开花期，花由花序轴顶端向下部或花序中央向边缘依次开放，因而花序轴受到限制不能继续增长，这种花序又称聚伞花序。有限花序可分为以下几种类型（图 2-72）。

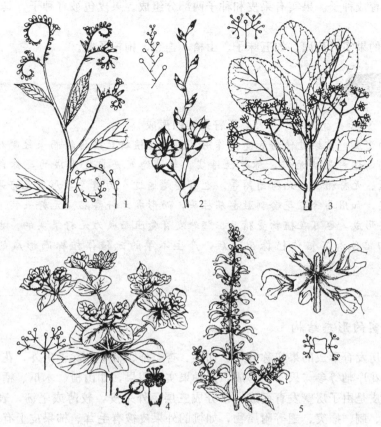

图 2-72 有限花序的类型
1—螺旋状聚伞花序（琉璃草）；2—蝎尾状聚伞花序（唐菖蒲）；
3—二歧聚伞花序（大叶黄杨）；4—多歧聚伞花序（泽漆）；5—轮伞花序（薄荷）

（1）单歧聚伞花序 花序轴顶花先开，后在其下或一侧继续分枝，其长度超过主轴，顶端又生一花，侧轴再产生一轴一花，如此连续分枝则为单歧聚伞花序。若花轴下分枝均向同一侧生出而呈螺旋状弯曲，称螺旋状聚伞花序，如紫草、附地菜等。若分枝成左、右交替生出，且分枝与花不在同一平面，称蝎尾状聚伞花序，如唐菖蒲、射干、姜等。

（2）二歧聚伞花序 花序轴顶花先开，后在其下方两侧各生出一等长的分枝，长度超过主轴，顶端各生一花，每分枝以同样方式继续开花和分枝，称二歧聚伞花序，如大叶黄杨、卫矛、石竹等。

（3）多歧聚伞花序 花序轴顶花先开，后在其下方产生数个侧轴，侧轴比主轴长，顶端各生一花，各侧轴又以同样方式分枝开花，称多歧聚伞花序。若花序轴下生有杯状聚伞总苞，则称为杯状聚伞花序，是大戟科大戟属特有的花序类型，如大戟、甘遂等。

（4）轮伞花序 聚伞花序生于对生叶的叶腋成轮状排列，如益母草、薄荷等唇形科植物。

此外，有的植物在花轴上生有两种不同类型的花序称混合花序，如紫丁香、葡萄为聚伞花序圆锥状。

五、果实

果实是被子植物特有的繁殖器官。一般是由受精后的子房发育形成的特殊结构。果实在发育过程中，花萼、花冠、雄蕊群和雌蕊群的柱头、花柱先后枯萎，子房逐渐增大，发育成果实，胚珠发育成种子。果实有果皮和种子两部分组成。果皮包被着种子，具有保护和散布种子的作用。

许多植物的果实可药用，如五味子、山楂、连翘、枸杞子等。

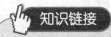 **知识链接**

无籽果实的形成

果实的形成，需经过传粉和受精作用，但有些植物只经传粉而未经受精作用也能发育成果实，这种果实无籽，称单性结实。单性结实是自发形成的，称自发单性结实，如香蕉、无籽柑橘、无籽葡萄等。也有些是通过人为诱导，形成无籽果实，称诱导单性结实，如用马铃薯花粉刺激番茄柱头，而形成无籽番茄。无籽果实不一定都是由单性结实形成，也可在植物受精后，胚珠发育受阻而成为无籽果实的。也有的无籽果实是由四倍体和二倍体植株杂交后，产生不孕的三倍体植株而形成的，如无籽西瓜。

（一）果实的形态结构

单纯由子房发育形成的果实称真果，如桃、杏、柿、橘等。除子房外，花的其他部分如花被、花托及花序轴等参与果实的形成，这种果实称假果，如山楂、木瓜、栝楼、丝瓜等。

真果的果皮是由子房壁发育而成，常分成三层：外果皮，较薄或坚韧，表面常具毛茸、角质层、蜡被、刺、瘤突、翅等附属物，如桃的外果皮被有毛茸、柿果皮上有蜡被、曼陀罗的果皮具刺、杜仲的果实具翅、荔枝的果实具瘤突等；中果皮通常较厚，有的肉质肥厚，如杏、李等，有的成熟时呈干燥革质或膜质，如龙眼等；内果皮一般呈膜质，有的木质化，如桃、杏等，柑橘的内果皮能生出充满汁液的肉质囊状毛。

（二）果实的类型

果实可分为单果、聚合果和聚花果三大类。

1. 单果

单果指单心皮雌蕊或合生心皮雌蕊所形成的果实，即一朵花只结一个果实，依据单果果皮的质地不同分为干果和肉果。

（1）干果　果实成熟后，果皮干燥，开裂或不开裂，又分为裂果和不裂果（图2-73）。

① 裂果　果实成熟后，果皮裂开，依据开裂方式不同又可分为以下几种。

a. 蓇葖果　由1个心皮发育而成，成熟后，仅沿腹缝线或背缝线开裂，如淫羊藿、飞燕草等。

b. 荚果　由1个心皮发育形成，成熟时沿背缝线、腹缝线开裂成两片，是豆科植物特有的果实，如皂荚、槐等。

c. 角果　由2个心皮合生的子房发育而成的果实，子房一室，后来由心皮边缘合生处向中央生出隔膜，将子房分隔成两室，这一隔膜称假隔膜。果实成熟后，果皮从两条腹缝线开裂成两片脱落，只留附有种子的假隔膜。十字花科植物的果实为角果，其中果形细长的称长角果，如萝卜、油菜等；果形短而宽的称短角果，如菘蓝、独行菜等。

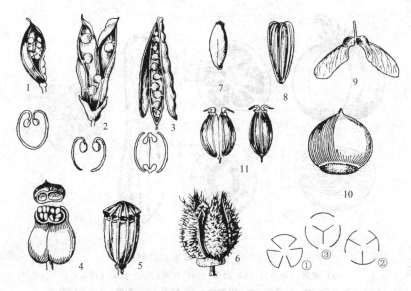

图 2-73 单果类干果的类型
1—蓇葖果；2—荚果；3—长角果；4—蒴果（盖裂）；5—蒴果（孔裂）；
6—蒴果（纵裂）：①室间开裂；②室背开裂；③室轴开裂；
7—颖果；8—瘦果；9—翅果；10—坚果；11—双悬果

d. 蒴果 由合生心皮雌蕊发育而成的果实，子房一至多室，每室含多数种子。成熟时果实沿心皮纵轴开裂的称纵裂（瓣裂），其中沿腹缝线开裂的称室间开裂，如马兜铃、蓖麻等；沿背缝线开裂的称室背开裂，如紫花地丁、鸢尾等；沿腹缝线或背缝线开裂的，但子房间隔壁仍与中轴相连称室轴开裂，如曼陀罗、牵牛等。果实成熟时，心皮不分裂，而在子房各室上方开裂成小孔，种子由孔口散出的称孔裂，如罂粟、桔梗等。果实中部呈环状开裂，上部果皮呈帽状脱落的称盖裂，如车前、马齿苋等。果实顶端呈齿状开裂的称齿裂，如王不留行、瞿麦等。

② 不裂果 果实成熟后，果皮不开裂。又可分为以下几种。

a. 瘦果 含单粒种子的果实，成熟时，果皮和种皮分离，如蒲公英、红花等。

b. 颖果 果实内含一粒种子，果皮和种皮愈合不易分离，是禾本科植物特有的果实，如薏苡、小麦等。农业生产上常把颖果称为种子。

c. 坚果 果皮坚硬，内含一粒种子。如板栗、榛等的褐色硬壳是果皮，果皮外常由花序的总苞发育成的壳斗附于基部。有的坚果特小，无壳斗包围称小坚果，如薄荷、益母草等。

d. 翅果 果皮一端或四周向外延展成翅状，果实内含一粒种子，如杜仲、白蜡树、榆等。

e. 双悬果 是由 2 个心皮合生雌蕊发育而成，果实成熟后心皮分离成 2 个分果，双双悬挂在心皮柄上端，心皮柄的基部与果柄相连，每个分果各含一粒种子，如当归、小茴香等伞形科植物。

（2）肉果 果实成熟后，果皮肉质多汁，不开裂。又分为以下几种类型（图 2-74）。

① 浆果 是由 1 至多心皮形成的果实，外果皮薄，中果皮和内果皮肉质多汁，内含种子一至多枚，如枸杞、葡萄、番茄等。

② 核果 多由 1 心皮形成的果实，外果皮薄，中果皮肉质，内果皮坚硬木质，每核内

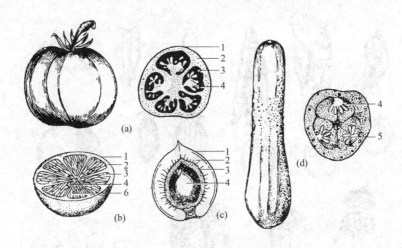

图 2-74　单果类肉果的类型

（a）浆果（番茄）；（b）柑果；（c）核果；（d）瓠果（黄瓜）

1—外果皮；2—中果皮；3—内果皮；4—种子；5—胎座；6—肉质毛囊

含 1 粒种子，如桃、杏等。

③ 柑果　是由多心皮合生雌蕊形成的果实，外果皮厚、革质，内含具挥发油的油室；中果皮和外果皮界限不明显，中果皮疏松海绵状，有维管束分布；内果皮膜质，分成若干室，内壁生有许多肉质多汁的囊状毛，为可食部分。如橙、橘等芸香科柑橘属植物。

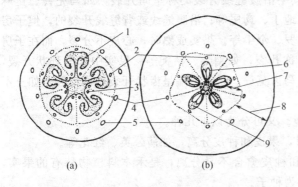

图 2-75　梨果的结构

（a）未成熟的果实；（b）已成熟的果实

1—胚珠；2—心皮的维管束；3—心皮的侧生维管束；4—花瓣维管束；5—萼片维管束；6—种子；7—果皮；8—花筒部分；9—子房室

④ 瓠果　假果，由 3 个心皮合生雌蕊及下位子房与花托发育而成，花托与外果皮形成坚韧的果实外层，中果皮、内果皮及胎座的肉质部分，成为果实的可食部分，如西瓜、罗汉果等葫芦科植物。

⑤ 梨果　假果，由 5 个心皮合生雌蕊及下位子房与杯状花托一起发育形成，外面可食部分是花托发育而成，外果皮、中果皮界限不明显，内果皮坚韧膜质，常分为 5 室，每室 2 粒种子，如山楂、木瓜等（图 2-75）。

2. 聚合果

聚合果指由一朵花中的离生心皮雌蕊形成的果实，每个心皮形成一个单果（小果），聚生在同一花托上，根据单果类型不同又可分为以下几种（图 2-76）。

（1）聚合蓇葖果　许多蓇葖果聚生在同一花托上，如八角茴香等。

（2）聚合瘦果　许多瘦果聚生在突起或凹陷的花托上，如白头翁等。

（3）聚合核果　许多核果聚生在突起的花托上，如悬钩子等。

（4）聚合坚果　许多坚果嵌生于膨大、海绵状的花托中，如莲等。

（5）聚合浆果　许多浆果聚生在花托上，如五味子等。

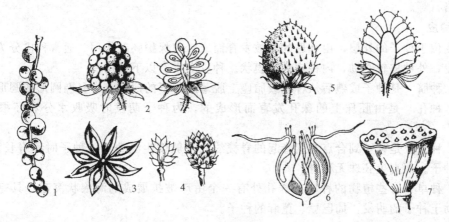

图 2-76 聚合果

1—聚合浆果；2—聚合核果；3—聚合蓇葖果；4~6—聚合瘦果；7—聚合坚果

3. 聚花果

聚花果也称复果，是由整个花序发育而成的果实，花序轴参与果实的组成，花序上的每朵花形成一个小果，许多小果聚生在花序轴上，成熟后，整个果序自母株上脱落，如无花果、凤梨、桑椹等（图 2-77）。

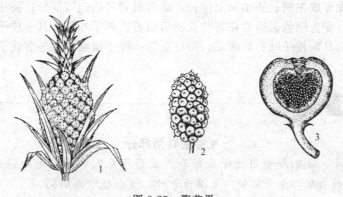

图 2-77 聚花果

1—凤梨；2—桑椹；3—无花果

六、种子

种子是由胚珠受精后发育而成，一般由种皮、胚和胚乳三部分组成，但也有一些植物的种子只有种皮和胚两部分。成熟的种子有繁殖作用，是种子植物重要的繁殖器官。

植物种子是动物和人类食物的重要来源，如禾本科、豆科的种子。许多植物的种子可药用，如苦杏仁、酸枣仁、胖大海、槟榔等。

（一）种子的形态结构

种子的形状、大小、色泽、表面纹理等随植物种类不同而异。种子常呈圆形、椭圆形、肾形、卵形、圆锥形、多角形等。大小差异悬殊，较大的种子有槟榔、银杏；较小的种子有葶苈子、菟丝子等；极小的种子呈粉末状，有白及、天麻等。种子的颜色各种各样，绿豆的绿色，赤小豆的红紫色，相思子的一端红色、另一端黑色等。有的种子表面光滑，具光泽，如五味子；有的种子表面粗糙或有皱褶，如天南星、乌头；有的种子具有毛茸（种缨），如白前、络石等。

1. 种皮

种皮位于种子的外层，由胚珠的珠被发育而成，有保护胚的作用。通常种皮分为外种皮和内种皮，外种皮较坚韧，内种皮为薄膜状。种皮上常有以下结构。

（1）种脐　是种子成熟后从种柄或胎座上脱落后留下的疤痕，常呈椭圆形或圆形。

（2）种孔　是由胚珠上的珠孔发育而形成的，为种子萌发时吸收水分和胚根伸出的部位。

（3）种脊　是种脐到合点之间隆起的脊棱线，一般倒生胚珠形成种子时种脊长而明显，如杏的种子。而直生胚珠无种脊。

（4）种阜　有些植物的种皮在珠孔处有一个由珠被扩展成的海绵状突起，具有吸水作用，有助于种子的萌发，如巴豆、蓖麻的种子。

（5）合点　是种皮维管束汇合之处。

此外，有的植物种子在种皮外尚有假种皮，是由珠柄或胎座的部分组织延展而成，有的为肉质，如龙眼、肉豆蔻等；有的呈菲薄的膜质，常呈棕色、黄色，如阳春砂、白豆蔻、益智等。

2. 胚

胚是由卵细胞受精后发育而成，包括胚根、胚轴（胚茎）、胚芽和子叶四部分。胚根正对着种孔，将来发育成主根；胚轴向上伸长，成为根和茎的连接部分；胚芽发育成地上的茎和叶；子叶展开后变为绿色，通常在真叶长出后枯萎。单子叶植物具一枚子叶，如百合、玉米等；双子叶植物具两枚子叶，如南瓜、向日葵等；裸子植物具二至多枚子叶，如侧柏、银杏等。

> **知识链接**
>
> **豆芽的食用部分**
>
> 日常生活中，我们所食用的绿豆芽和黄豆芽所见到的带有毛细须子的部位为胚根，主要所食的白嫩部分为胚轴，豆瓣为子叶，豆科植物无胚乳。

3. 胚乳

被子植物的胚乳是受精的极核细胞发育而成，位于胚的周围，呈白色，含淀粉、蛋白质、脂肪等营养物质，在种子萌发时供给胚养分。有些种子在胚的形成过程中，胚乳的营养物质全部转移到子叶里。一般种子在胚发育和胚乳形成时，胚囊外面的珠心细胞被胚乳吸收而消失。少数植物种子的珠心，在种子发育过程中，未被完全吸收而形成营养组织，包围在胚和胚乳的外部，称外胚乳，如肉豆蔻、胡椒、槟榔等。

（二）种子的类型

1. 有胚乳种子

种子成熟时具发达的胚乳（图 2-78），胚相对较小，子叶很薄，如蓖麻、大黄、柿和小麦等。

2. 无胚乳种子

种子成熟时无胚乳或仅残留一薄层，在胚发育过程中胚乳的养料被子叶吸收，子叶肥厚

（图 2-79），如杏仁、菜豆、南瓜子等。

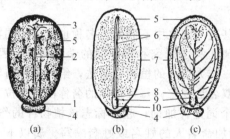
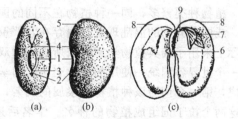

图 2-78　有胚乳种子的结构
（a）外形；（b）与子叶垂直面纵切；
（c）与子叶平行面纵切
1—种脐；2—种脊；3—合点；4—种阜；
5—种皮；6—子叶；7—胚乳；8—胚芽；
9—胚茎；10—胚根

图 2-79　无胚乳种子的结构
（a）菜豆外形（示种孔、种脊、种脐、
合点）；（b）菜豆外形；（c）菜豆的构
造剖面（已除去种皮）
1—种脐；2—合点；3—种脊；
4—种孔；5—种皮；6—胚根；
7—胚芽；8—子叶；9—胚轴

第四节　植物分类基础知识

植物分类学是研究植物不同类群的起源、植物间的亲缘关系以及进化发展规律的一门科学。学习植物分类的相关知识和方法，对天然药物的原植物鉴定是极其重要的，对保证天然药物研究、生产和用药的科学性具有重要的意义。

一、植物分类等级

植物分类上设立多种等级，用来表示各种植物间相似的程度及亲缘关系的远近。植物分类的主要等级是：界、门、纲、目、科、属、种。种是分类的基本单位，是指具有一定的形态特征和生理特征，并具有一定的自然分布区的植物类群。同种植物的各个个体，起源于共同的祖先，形态特征极为相似，彼此能进行自然交配而产生能育后代。不同种的个体之间通常难以杂交或杂交不育。

具有相近亲缘关系的一些种集合为一属；亲缘关系相近的属组合为一科。以此类推，分别组合为目、纲、门和界。界是分类的最高单位，各分类等级根据需要还可以在该等级之下增设一个亚级，如亚门、亚纲、亚属等。种以下分类群常设亚种、变种和变型等分类等级。变型是分类等级中的最小单位。

现以黄连为例，表明它在植物界的分类等级：

界　植物界　Regnum vegetabile
　门　被子植物门　Angiospermea
　　纲　双子叶植物　Dicotyledoneae
　　　亚纲　离瓣花亚纲　Choripetalae
　　　　目　毛茛目　Ranales
　　　　　科　毛茛科　Ranunculaceae
　　　　　　属　黄连属　*Coptis*
　　　　　　　种　黄连　*Coptis chinensis* Franch.

二、植物命名法

植物种类繁多，同一种植物在不同的国家，甚至一国之中不同地区名称也不同。同物异名，或同名异物的混乱现象普遍存在，严重地阻碍了科学研究和国际间的学术交流。因此，国际上采用了瑞典植物学家林奈所倡用的双名法，作为统一的植物命名法，给每一种植物赋予一个世界各国统一使用的科学名称，即学名。双名法规定，每种植物的名称由两个拉丁词组成，第一个词为该种植物所隶属的属名，第二个词是种加词，起着标志该植物种的作用，由这两个拉丁词组成植物的种名。学名后还须附加命名人的姓名或姓名缩写。属以下（含属）的拉丁学名必须用斜体。例如：

桑　*Morus*　　*alba*　　L.
　　属名　　种加词　命名人

属名是学名的主体，必须是名词，用单数第一格，书写时，第一个字母必须大写。属名常依据植物的形态特征、特性、地方名、经济用途或纪念名来命名。种加词通常使用形容词，其性、属、格要与属名一致，它第一个字母不大写。种加词有一定的含义，如 *lactiflora*（大花的）、*alba*（白色的）、*officinalis*（药用的）、*chinensis*（中国的）等。命名人用姓名或姓氏，通常缩写，第一个字母必须大写。命名人是两人时，两人的名字则用拉丁文连词 et（意为"和"）连接起来，如虎杖的学名 *Polyqonum cuspidatum* Sieb. et Zucc. 如果某种植物是由一个人定名，而由其他人代其发表，双方名字则用拉丁文前置词 ex（意为"从"、"自"）连接，代发表人的名字放在后面，如竹叶柴胡 *Bupleurum marginatum* Wall. ex DC.

种以下分类单位学名的组合，则是在种的学名后加上亚种（subspecies）、变种（varletas）或变型（forma）的缩写 ssp.（subsp.）、var. 或 f. 再写上亚种加词、变种加词或变型加词及各类等级的命名人。例如：

1. 紫花地丁 *Viola philippica* Cav.　ssp.　　*munda*　　W. Beck.
　　　　　　　　　　　　　　　　亚种缩写　亚种加词　亚种命名人
2. 山里红 *Crataegus pinnatifida*　Bge.　var.　　*major*　　N. E. Br.
　　　　　　　　　　　　　　　变种缩写　变种加词　变种命名人
3. 红果萝芙木 *Rauvolfia verticillata*（Lour.）Baill. f.　*rubrocarpa*　H. T. Chang
　　　　　　　　　　　　　　　　变型缩写　变型加词　变型命名人

> **知识链接**
>
> ### 双名法的创立者——林奈
>
> 林奈（1707—1778），瑞典博物学家，动植物双名命名法的创立者。自幼喜爱花卉。曾游历欧洲各国，拜访著名的植物学家，搜集大量植物标本。归国后任乌普萨拉大学教授。1735 年发表了最重要的著作《自然系统》，1737 年出版《植物属志》，1753 年出版《植物种志》，建立了动植物命名的双名法，对动植物分类研究的进展有很大的影响。

三、植物分类系统简介

植物分类系统，有人为分类系统和自然分类系统。人为分类系统是任意选择植物器官的一个或几个性状作为分类依据，或从植物的用途、习性等方面来作为分类依据，而不考虑植物之间的亲缘关系和演化顺序。自然分类系统是从 19 世纪后半期开始，它力求客观地反映生物界的亲缘关系和演化发展。英国生物学家达尔文的《物种起源》的发表，推动了植物亲缘关系的研究。但由于植物界在长期历史发展过程中，许多古老的类群或种群已经灭绝，而化石材料又不足，植物分类工作者只能根据各自所掌握的资料来编制自然分类系统，因此各家意见常不一致，所创立的系统也不完全相同。

根据目前植物学常用的分类法，对植物分门情况可归纳如下。

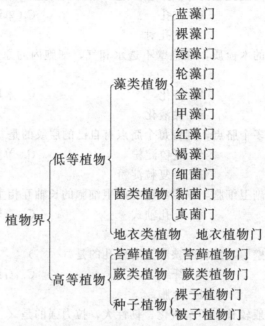

目前，我国多数地区的植物标本室和植物志的被子植物分类系统采用的是恩格勒系统。广东、广西、云南等地采用的是哈钦松系统。修订后的恩格勒系统将被子植物分为 344 科，其中双子叶植物 290 科，单子叶植物 54 科。哈钦松系统将被子植物分为 411 科，其中双子叶植物 342 科，单子叶植物 69 科。本书被子植物天然药物所属科的排列次序是采用修订的恩格勒系统。

四、植物分类检索表

植物分类检索表是鉴定植物类群的工具。它是根据二歧分类法的原理，用对比方法编制而成。抓住各种植物关键特征的区别点，将特征相同的归在一项下，特征不同的归在另一项下。在同一项下，又根据其不同点再次分开，如此下去，直到区分某类植物为止。门、纲、目、科、属、种等分类等级都有检索表，其中最常用的是分科、分属、分种三种检索表。

检索表的形式，常用的有定距式和平行式两种。定距式检索表将每一对相互区别的特征分开编排在一定的距离处标以相同的项号，每低一项号退后一字排列。平行式检索表是将每一对相互区别的特征编以同样的项号，并紧密并列，项号变化但排列不退格，项末注明应查的项号或已查到的分类等级。

应用检索表鉴定植物时，必须首先将所要鉴定的植物各部形态特征，特别是对花的结构进行认真仔细的解剖和观察，掌握其特征，然后分别利用分科、分属、分种进行检索，查出所属的科、属、种。用植物志、图鉴、分类手册等工具书，进一步核对已查到的植物生态习性、形态特征，达到正确鉴定的目的。若反复鉴定仍不能得到正确结果的标本，应送请有关专家鉴定。

同步训练

一、选择题

（一）A 型题（单项选择题）

1. 纹孔腔周围的次生壁向细胞腔内呈拱架状隆起，纹孔口的直径明显较小的是（   ）。
   A. 具缘纹孔　　　　　　　B. 纹孔　　　　　　　　　C. 单纹孔
   D. 半缘纹孔　　　　　　　E. 纹孔对

2. 细胞壁内渗入亲脂性的木栓质，细胞壁不透水和气，细胞内的原生质体与外界隔绝而死亡的是（   ）。
   A. 角质化　　　　　　　　B. 特化　　　　　　　　　C. 木质化
   D. 木栓化　　　　　　　　E. 黏液化

3. 每个淀粉粒有两个或多个脐点，围绕每个脐点有自己的层纹的是（   ）。
   A. 淀粉　　　　　　　　　B. 复粒淀粉　　　　　　　C. 单粒淀粉
   D. 淀粉粒　　　　　　　　E. 半复粒淀粉

4. 保卫细胞周围有 2 个副卫细胞，保卫细胞与副卫细胞的长轴互相垂直的是的是（   ）。
   A. 平轴式　　　　　　　　B. 气孔轴式　　　　　　　C. 直轴式
   D. 不等式　　　　　　　　E. 不定式

5. 细胞常呈细长梭形，壁厚，细胞腔狭窄，有纹孔的是（   ）。
   A. 导管　　　　　　　　　B. 纤维　　　　　　　　　C. 石细胞
   D. 厚角组织　　　　　　　E. 伴胞

6. 多分布于韧皮部，一般较长，不木质化，韧性大，拉力强的是（   ）。
   A. 石细胞　　　　　　　　B. 厚角组织　　　　　　　C. 纤维
   D. 木纤维　　　　　　　　E. 韧皮纤维

7. 维管束中韧皮部位于外侧，木质部位于内侧，两者平行排列，中间有形成层的是（   ）。
   A. 外韧维管束　　　　　　B. 辐射维管束　　　　　　C. 周韧维管束
   D. 周木维管束　　　　　　E. 无限外韧维管束

8. 种子萌发时，胚根突破种皮，向下生长形成的根是（   ）。
   A. 支持根　　　　　　　　B. 气生根　　　　　　　　C. 主根
   D. 不定根　　　　　　　　E. 纤维根

9. 主根、侧根、纤维根或不定根合称为（   ）。
   A. 须根系　　　　　　　　B. 直根系　　　　　　　　C. 气生根
   D. 根系　　　　　　　　　E. 攀缘根

10. 根进行次生生长时，维管束发生的变化是（   ）。
    A. 辐射维管束变成了双韧维管束
    B. 辐射维管束变成了周木维管束
    C. 周韧维管束变成了外韧维管束
    D. 辐射维管束变成了外韧维管束
    E. 周木维管束变成了辐射维管束

11. 多数单子叶植物的根，内皮层细胞五面增厚，正对木质部束处留下输送水分的细胞是（   ）。

A. 管胞　　　　　　　　　B. 导管　　　　　　　　　C. 伴胞

D. 通道细胞　　　　　　　E. 筛管

12. 茎平卧地上，节上生有不定根的是（　　　）。

A. 直立茎　　　　　　　　B. 平卧茎　　　　　　　　C. 攀缘茎

D. 匍匐茎　　　　　　　　E. 缠绕茎

13. 植物种子在当年萌发长出基生叶，翌年抽薹开花结果后枯死的为（　　　）。

A. 宿根草本　　　　　　　B. 一年生草本　　　　　　C. 常绿草本

D. 多年生草本　　　　　　E. 二年生草本

14. 茎的初生结构的维管柱由哪几部分组成。（　　　）

A. 中柱鞘、髓和髓射线　　　　B. 中柱鞘、维管束、髓和髓射线

C. 中柱鞘和维管束　　　　　　D. 中柱鞘、内皮层和维管束

E. 维管束、髓和髓射线

15. 广义的树皮概念是指哪一部分。（　　　）

A. 形成层以外的所有部分　　　B. 次生韧皮部以外的所有部分

C. 皮层以外的所有部分　　　　D. 落皮层　　　　　　　E. 周皮

16. 叶脉自叶基发出，彼此平行，直达叶端的是（　　　）。

A. 离基三出脉　　　　　　B. 横出平行脉　　　　　　C. 直出平行脉

D. 弧行脉　　　　　　　　E. 射出平行脉

17. 裂口深度超过叶缘至叶基的 1/2 的是（　　　）。

A. 掌状浅裂　　　　　　　B. 羽状深裂　　　　　　　C. 掌状深裂

D. 掌状全裂　　　　　　　E. 羽状全裂

18. 叶轴作一次羽状分枝，分枝两侧着生小叶的称（　　　）。

A. 二回羽状复叶　　　　　B. 羽状复叶　　　　　　　C. 奇数羽状复叶

D. 偶数羽状复叶　　　　　E. 三回羽状复叶

19. 根尖不具有的是（　　　）。

A. 根冠　　　　　　　　　B. 分生区　　　　　　　　C. 伸长区

D. 成熟区　　　　　　　　E. 叶原基

20. 根中的通道细胞存在于（　　　）。

A. 表皮　　　　　　　　　B. 皮层　　　　　　　　　C. 内皮层

D. 中柱鞘　　　　　　　　E. 髓部

21. 无栅栏组织和海绵组织明显分化的叶是（　　　）。

A. 表皮　　　　　　　　　B. 异面叶　　　　　　　　C. 叶肉

D. 等面叶　　　　　　　　E. 叶脉

22. 叶片中的叶绿体主要分布在（　　　）。

A. 下表皮　　　　　　　　B. 上表皮　　　　　　　　C. 栅栏组织

D. 海绵组织　　　　　　　E. 维管组织

23. 直接或间接由胚根生长而来，有固定生长部位的根称（　　　）。

A. 主根　　　　　　　　　B. 侧根　　　　　　　　　C. 定根

D. 不定根　　　　　　　　E. 气生根

24. 从茎、叶或其他部位生长出来，没有固定生长部位的根称（　　　）。

A. 主根　　　　　　　　　B. 侧根　　　　　　　　　C. 定根

D. 不定根　　　　　　　　E. 变态根

25. 主根发达，主根和侧根明显可分的是（　　）。
    A. 直根系 　　　　　　　　B. 须根系 　　　　　　　　C. 变态根
    D. 贮藏根 　　　　　　　　E. 寄生根

26. 没有主根和侧根之分的是（　　）。
    A. 直根系 　　　　　　　　B. 须根系 　　　　　　　　C. 变态根
    D. 贮藏根 　　　　　　　　E. 寄生根

27. 在形态、构造和生理功能上发生了变异的根是（　　）。
    A. 直根系 　　　　　　　　B. 须根系 　　　　　　　　C. 变态根
    D. 贮藏根 　　　　　　　　E. 寄生根

28. 肥大肉质并贮藏了许多营养物质的根是（　　）。
    A. 直根系 　　　　　　　　B. 须根系 　　　　　　　　C. 变态根
    D. 贮藏根 　　　　　　　　E. 寄生根

29. 不属于按茎的生长习性分类的是（　　）。
    A. 直立茎 　　　　　　　　B. 缠绕茎 　　　　　　　　C. 攀缘茎
    D. 草质茎 　　　　　　　　E. 平卧茎

30. 不属于地下变态茎的是（　　）。
    A. 根茎 　　　　　　　　　B. 刺状茎 　　　　　　　　C. 球茎
    D. 鳞茎 　　　　　　　　　E. 块茎

31. 叶的组成最主要部分是（　　）。
    A. 叶柄 　　　　　　　　　B. 叶片 　　　　　　　　　C. 鳞叶
    D. 刺状叶 　　　　　　　　E. 叶卷须

32. 不属于叶缘或叶的分裂的是（　　）。
    A. 全缘 　　　　　　　　　B. 波状 　　　　　　　　　C. 卷须状
    D. 锯齿状 　　　　　　　　E. 全裂

33. 叶片边缘裂口深达叶片的中脉或叶基的是（　　）。
    A. 基裂 　　　　　　　　　B. 浅裂 　　　　　　　　　C. 深裂
    D. 全裂 　　　　　　　　　E. 叶裂

34. 不属于叶片质地的是（　　）。
    A. 木质 　　　　　　　　　B. 革质 　　　　　　　　　C. 草质
    D. 肉质 　　　　　　　　　E. 膜质

35. 可组成一种复叶名称的是（　　）。
    A. 弧形 　　　　　　　　　B. 肾形 　　　　　　　　　C. 单身
    D. 簇生 　　　　　　　　　E. 轮生

36. 每茎节上着生 2 片叶应为（　　）。
    A. 互生 　　　　　　　　　B. 对生 　　　　　　　　　C. 二生
    D. 轮生 　　　　　　　　　E. 簇生

37. 生于花柄或花序基部的变态叶称作（　　）。
    A. 小叶 　　　　　　　　　B. 托叶 　　　　　　　　　C. 花叶
    D. 苞片 　　　　　　　　　E. 以上都不对

38. 雄蕊 4 枚，其中 2 枚较长、2 枚较短的是（　　）。
    A. 二强雄蕊 　　　　　　　B. 四强雄蕊 　　　　　　　C. 二体雄蕊
    D. 多体雄蕊 　　　　　　　E. 雄蕊群

39. 雄蕊 6 枚，其中 4 枚较长、2 枚较短的是（　　）。
    A. 二强雄蕊　　　　　　　B. 四强雄蕊　　　　　　　C. 二体雄蕊
    D. 多体雄蕊　　　　　　　E. 雄蕊群

40. 子房一室，由数个心皮合生而成，胚珠着生在顶端游离的柱状突起上，属于哪种胎座。
    （　　）
    A. 边缘胎座　　　　　　　B. 侧膜胎座　　　　　　　C. 基生胎座
    D. 特立中央胎座　　　　　E. 顶生胎座

41. 花轴细长而不分枝，上面着生许多花梗近等长的小花称（　　）。
    A. 总状花序　　　　　　　B. 穗状花序　　　　　　　C. 柔荑花序
    D. 肉穗花序　　　　　　　E. 伞房花序

42. 花轴缩短，顶端着生许多花梗近等长的小花，整个花序呈伞状称（　　）。
    A. 总状花序　　　　　　　B. 穗状花序　　　　　　　C. 伞形花序
    D. 肉穗花序　　　　　　　E. 伞房花序

43. 由 1 心皮构成心室，胚珠着生在腹缝线上，属于哪种胎座。（　　）
    A. 侧膜胎座　　　　　　　B. 边缘胎座　　　　　　　C. 中轴胎座
    D. 基生胎座　　　　　　　E. 顶生胎座

44. 在一朵花的花冠中有雄蕊和雌蕊的存在，这朵花是（　　）。
    A. 单性花　　　　　　　　B. 两性花　　　　　　　　C. 无性花
    D. 单被花　　　　　　　　E. 重被花

45. 种子是由哪部分受精后发育而成的。（　　）
    A. 胚囊　　　　　　　　　B. 胚珠　　　　　　　　　C. 珠心
    D. 胚芽　　　　　　　　　E. 胚茎

46. 单纯由子房发育形成的果实称为（　　）。
    A. 假果　　　　　　　　　B. 真果　　　　　　　　　C. 单果
    D. 聚合果　　　　　　　　E. 聚花果

47. 由一朵花中的离生心皮雌蕊发育而成，每个雌蕊形成 1 个小果，这些小果聚生在花托上
    的果实称为（　　）。
    A. 单果　　　　　　　　　B. 聚花果　　　　　　　　C. 聚合果
    D. 蒴果　　　　　　　　　E. 梨果

48. 花轴上的每一朵小花形成一个小果，许多小果聚生在花轴上所形成的果实是（　　）。
    A. 单果　　　　　　　　　B. 聚花果　　　　　　　　C. 聚合果
    D. 蒴果　　　　　　　　　E. 梨果

49. 由一个心皮发育而成，成熟后仅沿腹缝线或背缝成一侧裂开的果实称为（　　）。
    A. 蓇葖果　　　　　　　　B. 荚果　　　　　　　　　C. 角果
    D. 蒴果　　　　　　　　　E. 瘦果

50. 内含 1 枚种子，成熟时果皮与种皮愈合，不易分开的果实称为（　　）。
    A. 角果　　　　　　　　　B. 瘦果　　　　　　　　　C. 坚果
    D. 颖果　　　　　　　　　E. 梨果

（二）X 型题（多项选择题）

1. 制作临时标本片，观察哪些材料用水合氯醛处理较好。（　　）
    A. 草酸钙晶体　　　　　　B. 石细胞　　　　　　　　C. 淀粉粒
    D. 纤维　　　　　　　　　E. 叶绿体

2. 植物细胞与动物细胞相区别的三大特征是（　　）。

    A. 原生质体　　　　　　　　B. 细胞壁　　　　　　　　C. 细胞器

    D. 液泡　　　　　　　　　　E. 质体

3. 质体根据色素的不同可分为（　　）。

    A. 白色体　　　　　　　　　B. 线粒体　　　　　　　　C. 叶绿体

    D. 有色体　　　　　　　　　E. 液泡

4. 细胞壁的分层结构为（　　）。

    A. 果胶层　　　　　　　　　B. 胞间层　　　　　　　　C. 初生壁

    D. 纤维层　　　　　　　　　E. 次生壁

5. 表皮细胞的特征有（　　）。

    A. 通常由一层扁平而排列紧密的细胞组成

    B. 细胞质浓，液泡大，含有叶绿体

    C. 细胞质较稀薄，液泡大，一般不含叶绿体

    D. 细胞壁与外界接触的一面稍厚并覆盖有角质膜

    E. 有的表皮细胞分化形成气孔和毛茸

6. 形成层和木栓形成层属于哪类分生组织。（　　）

    A. 顶端分生组织　　　　　　B. 初生分生组织　　　　　C. 侧生分生组织

    D. 居间分生组织　　　　　　E. 次生分生组织

7. 分泌道呈管状，常沿器官长轴分布，根据所贮藏分泌物的不同而有不同的名称，它们是（　　）。

    A. 乳汁管　　　　　　　　　B. 树脂道　　　　　　　　C. 油管

    D. 黏液道　　　　　　　　　E. 乳管

8. 主根肥大肉质化后形成的变态根有（　　）。

    A. 圆锥状根　　　　　　　　B. 支持根　　　　　　　　C. 块根

    D. 圆柱状根　　　　　　　　E. 圆球状根

9. 根的初生结构由哪三部分组成。（　　）

    A. 表皮　　　　　　　　　　B. 维管柱鞘　　　　　　　C. 皮层

    D. 维管束　　　　　　　　　E. 维管柱

10. 根初生结构的内皮层（　　）。

    A. 细胞壁角质化　　　　　　B. 为一层细胞　　　　　　C. 为数层细胞

    D. 细胞排列整齐而紧密　　　E. 有凯氏带或凯氏点

11. 根初生结构的维管束（　　）。

    A. 木质部横断面呈星芒状　　B. 辐射维管束　　　　　　C. 韧皮部位于木质部的外方

    D. 有束中形成层　　　　　　E. 韧皮部位于两个木质部束之间

12. 木质茎的次生结构中有（　　）。

    A. 形成层　　　　　　　　　B. 发达的次生木质部　　　C. 年轮

    D. 次生韧皮部　　　　　　　E. 周皮

13. 单子叶植物茎的结构中有（　　）。

    A. 表皮　　　　　　　　　　B. 基本组织　　　　　　　C. 髓

    D. 有限外韧型维管束　　　　E. 维管束众多且散生

14. 网状脉序根据主脉数目，又可分为（　　）。

    A. 羽状网脉　　　　　　　　B. 离基三出脉　　　　　　C. 横出平行脉

D. 射出平行脉　　　　　　　　　　E. 掌状网脉

15. 复叶必须具有的特征有（　　　）。
    A. 一个叶柄上着生两个以上叶片　　　　　　B. 总叶柄的叶腋处有腋芽
    C. 总叶柄　　　　　　　　D. 小叶柄　　　　　　　E. 小叶柄的叶腋处无腋芽

16. 双子叶植物异面叶的结构中有（　　　）。
    A. 表皮　　　　　　　　B. 叶肉有栅栏组织和海绵组织之分
    C. 主脉略呈半月形　　　　D. 维管束韧皮部在下木质部在上
    E. 叶肉无栅栏组织和海绵组织之分

17. 茎的主要功能有（　　　）。
    A. 输导　　　　　　　　B. 支持　　　　　　　C. 贮藏
    D. 吸收　　　　　　　　E. 繁殖

18. 茎在外形上区别于根的特征有（　　　）。
    A. 具有节　　　　　　　B. 具有节间　　　　　C. 有芽
    D. 生叶　　　　　　　　E. 圆柱形

19. 叶的主要功能有（　　　）。
    A. 光合作用　　　　　　B. 支持作用　　　　　C. 气体交换
    D. 蒸腾作用　　　　　　E. 吸收作用

20. 完全叶具有（　　　）。
    A. 叶片　　　　　　　　B. 叶柄　　　　　　　C. 叶鞘
    D. 托叶　　　　　　　　E. 叶舌

21. 雌蕊的组成部分是（　　　）。
    A. 花托　　　　　　　　B. 子房　　　　　　　C. 花柱
    D. 胚珠　　　　　　　　E. 柱头

22. 具有（　　　）的花称完全花。
    A. 花托　　　　　　　　B. 雌蕊群　　　　　　C. 花萼
    D. 花冠　　　　　　　　E. 雄蕊群

23. 属于辐射对称花的花冠类型是（　　　）。
    A. 十字形　　　　　　　B. 蝶形　　　　　　　C. 唇形
    D. 钟形　　　　　　　　E. 管状

24. 属于两侧对称花的花冠类型是（　　　）。
    A. 辐状　　　　　　　　B. 蝶形　　　　　　　C. 唇形
    D. 钟形　　　　　　　　E. 舌状

25. 参与形成假果的部分有（　　　）。
    A. 子房　　　　　　　　B. 花被　　　　　　　C. 花梗
    D. 花柱　　　　　　　　E. 花序轴

26. 由单雌蕊发育形成的果实有（　　　）。
    A. 核果　　　　　　　　B. 梨果　　　　　　　C. 菁荚果
    D. 荚果　　　　　　　　E. 蒴果

27. 仅含 1 粒种子的果实有（　　　）。
    A. 瘦果　　　　　　　　B. 荚果　　　　　　　C. 颖果
    D. 翅果　　　　　　　　E. 坚果

28. 花萼、花冠、雄蕊群、雌蕊群均有的花，可以称为（　　　）。

A. 单被花　　　　　　　　　B. 无被花　　　　　　　　　C. 两性花
D. 单性花　　　　　　　　　E. 重被花

29. 无限花序有（　　　）。
A. 穗状花序　　　　　　　　B. 柔荑花序　　　　　　　　C. 伞形花序
D. 圆锥花序　　　　　　　　E. 头状花序

30. 有限花序有（　　　）。
A. 螺旋状聚伞花序　　　　　B. 蝎尾状聚伞花序　　　　　C. 二歧聚伞花序
D. 多歧聚伞花序　　　　　　E. 轮伞花序

31. 属于干果的是（　　　）。
A. 荚果　　　　　　　　　　B. 蒴果　　　　　　　　　　C. 瘦果
D. 柑果　　　　　　　　　　E. 翅果

32. 属于肉果的是（　　　）。
A. 浆果　　　　　　　　　　B. 核果　　　　　　　　　　C. 坚果
D. 瓠果　　　　　　　　　　E. 梨果

33. 属于裂果的是（　　　）。
A. 蓇葖果　　　　　　　　　B. 角果　　　　　　　　　　C. 双悬果
D. 荚果　　　　　　　　　　E. 瘦果

34. 属于不裂果的是（　　　）。
A. 蓇葖果　　　　　　　　　B. 角果　　　　　　　　　　C. 双悬果
D. 荚果　　　　　　　　　　E. 瘦果

35. 属于聚合果的果实是（　　　）。
A. 八角茴香　　　　　　　　B. 无花果　　　　　　　　　C. 白头翁
D. 木瓜　　　　　　　　　　E. 悬钩子

二、填空题

1. 次生壁是细胞停止＿＿＿＿＿，原生质体分泌形成的细胞壁层。

2. 细胞壁分为＿＿＿＿＿、＿＿＿＿＿和＿＿＿＿＿三层。

3. 木质化是由于细胞壁中渗入了＿＿＿＿＿，木质化后可增强细胞壁的＿＿＿＿＿。

4. 制作临时水装片时，盖玻片应＿＿＿＿＿先接触载玻片，然后轻轻放平，以免水中产生＿＿＿＿＿。

5. 用单筒显微镜观察玻片标本时，必须＿＿＿睁开，＿＿＿观察。

6. 木质化的细胞壁加＿＿＿＿＿溶液和＿＿＿＿＿呈樱桃红色或红紫色。

7. 纹孔对有＿＿＿＿＿、＿＿＿＿＿和＿＿＿＿＿三种类型。

8. 淀粉粒有＿＿＿＿＿、＿＿＿＿＿和＿＿＿＿＿三种类型。

9. 毛茸是＿＿＿＿＿细胞向外突出形成的；腺毛是具＿＿＿＿＿作用的毛茸，可分为＿＿＿＿＿和＿＿＿＿＿两部分。

10. 周皮是由＿＿＿＿＿、＿＿＿＿＿和＿＿＿＿＿三层所组成，其中真正起保护作用的是＿＿＿＿＿。

11. 溶生式分泌隙是一些分泌细胞＿＿＿＿＿而形成的腔隙。

12. 乳汁管是分泌乳汁的＿＿＿＿＿细胞，单个细胞构成的乳汁管称＿＿＿＿＿，多个细胞连接的乳汁管称＿＿＿＿＿。

13. 厚角组织的细胞最明显的特征是＿＿＿＿＿细胞的细胞壁一般在＿＿＿＿＿处增厚，不木质化，是生活细胞；厚壁组织的细胞壁＿＿＿＿＿增厚，有层纹和纹孔，胞腔小，成熟时细胞死亡。

14. 导管和木纤维存在于_____部，筛管和韧皮纤维存在于_____部。

15. 双子叶植物和裸子植物根、茎的维管束为____维管束；单子叶植物根、茎的维管束为____维管束。

16. _____是一株植物所有地下根的总称。

17. 贮藏根的类型有_____、_____、_____。

18. 变态茎的类型有_____和_____两大类。

19. 按生长习性分，茎的类型有_____、_____、_____、_____。

20. 按质地分，茎的类型有_____、_____、_____。

21. 羽状复叶的类型有_____、_____、_____。

22. 平行脉的类型有_____、_____、_____、_____。

23. 叶序的类型有_____、_____、_____。

24. 花是种子植物特有的_____器官。

25. 花一般由_____、_____、_____、_____和_____组成。

26. 花被是_____和_____的总称。

27. 雌蕊是由_____、_____和_____三部分组成。

28. 子房着生位置有_____、_____、_____。子房内含_____。

29. 花序分为_____和_____两大类。

30. 果实依据来源和结构不同分为_____、_____、_____三大类。

31. 干果又分为_____和_____两大类。

32. 种子由_____、_____和_____三部分组成，是由_____受精后发育而成。

33. 植物分类学是研究植物不同类群的_____、_____以及_____规律的一门科学。

34. 植物分类检索表常用的编排形式有_____和_____两种。常见的检索表有_____、_____和_____检索表。

35. 种以下的分类单位，在学名中通常用缩写，如亚种_____或_____；变种_____；变型_____等表示。

36. 自然分类系统力求客观地反映生物界的_____关系和_____发展。

37. 植物分类的等级主要有_____、_____、_____、_____、_____和_____。

38. 植物学名是由_____、_____和_____所组成。

三、名词解释

1. 原生质体 2. 细胞器 3. 纹孔 4. 气孔轴式 5. 非腺毛 6. 分泌组织 7. 凯氏带
8. 叶痕 9. 皮孔 10. 束中形成层 11. 网状脉序 12. 托叶 13. 根状茎 14. 乔木
15. 苞片 16. 宿存萼 17. 二强雄蕊 18. 荚果 19. 真果 20. 聚花果

四、问答题

1. 草酸钙晶体有哪些类型？为什么可用于天然药物的显微鉴别？
2. 导管有哪几类？它的输导能力为什么比管胞强？
3. 为什么说周皮是一种复合组织？
4. 地下茎与根外形上如何区别？
5. 双子叶植物根和茎的初生结构有哪些不同？
6. 草质茎的次生结构有哪些特点？
7. 如何区分腺毛和非腺毛？
8. 解释根系的两种类型，并分别举出几个你认识的植物实例。

9. 区分下列各组名词

①灌木与亚灌木；②块茎与块根；③鳞茎与球茎；④攀缘茎与缠绕茎；⑤匍匐茎与平卧茎

10. 如何区分单叶和复叶？

11. 雄蕊群类型有哪些？如何区分？

12. 雌蕊群类型有哪些？各有何特点？

13. 何为无限花序？无限花序有哪些类型？

14. 果实的类型有哪些？

15. 种子由哪几部分构成？种皮上常有那些结构？

(李建民)

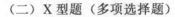

同步训练参考答案

一、选择题

（一）A 型题（单项选择题）　　　　　（二）X 型题（多项选择题）

二、填空题

1~10　　　　　　　　　11~20

21~29　　　　　　　　　30~38

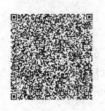　　　　

第三章　天然药物的资源、采收加工和贮藏

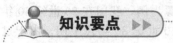
知识要点 ▶▶

　　天然药物采收的一般原则；产地加工、干燥的目的；贮藏中常见的变质现象与防治措施；毒性天然药物的保管。

第一节　天然药物的资源

一、我国天然药物资源概况

　　"资源"是泛指可供利用的天然物质资源和能量资源。天然药物资源包括植物药资源、动物药资源和矿物药资源。广义的天然药物资源，还包括栽培和饲养的药用植物和动物以及利用生物技术繁殖的生物个体和活性物质。我国幅员辽阔，地形复杂，气候条件多种多样，蕴藏着极其丰富的天然药物资源。20世纪80年代完成的第三次全国中药资源普查表明：我国现有天然药物资源达12807种（含种下分类单位），其中药用植物11146种，约占全部种类的87%；药用动物1581种，占12%；药用矿物80种，不足1%。天然药物资源种类最多的三省区是云南（5050种）、广西（4590种）、四川（4354种）。2011年，我国启动了第四次全国中药资源普查，全面和系统地对特色中药资源的产量、分布、生产措施、社会经济环境等信息进行调查，建立中药资源动态监测服务站及网络化共享数据库系统。

　　在我国中药产区中，四川省所产的常用中药最多，居全国第一位，约500余种；浙江、河南两省均产400余种，居全国第二、第三位。地道药材（也称道地药材）是指传统中药材中具有特定的种质、特定的产区或特定的生产技术和加工方法所生产的中药材。我国著名的道地药材如东北的人参、鹿茸、五味子、细辛、防风、龙胆，内蒙古的甘草、黄芪、麻黄、赤芍，山西的党参、黄芪、远志、麻黄，河北的酸枣仁、知母、黄芩，陕西的沙苑子、猪苓、天麻，宁夏的枸杞子、银柴胡，甘肃的当归、党参，新疆的紫草、阿魏，青海的大黄、冬虫夏草，山东的阿胶、北沙参、瓜蒌，江苏的薄荷、苍术、太子参，浙江的浙贝母、玄参、延胡索、白芍、白术、麦冬、菊花、郁金、山茱萸、白芷，福建的泽泻、莲子、青黛，台湾的槟榔，江西的枳壳、香薷，安徽的牡丹皮、白芍、菊花、木瓜，河南的地黄、牛膝、山药、菊花、金银花、红花，湖南的莲子、吴茱萸，湖北的石膏、龟甲、鳖甲，广东的广藿香、砂仁、高良姜、巴戟天、化橘红、广陈皮，海南的槟榔、益智、降香，西藏的胡黄连，云南的三七、木香、重楼、天麻，广西的肉桂、蛤蚧，贵州的天冬、杜仲、天麻、朱砂，四川的川芎、川乌、附子、川贝母、川牛膝、黄连、麦冬、厚朴、郁金、干姜、白芍、麝香，重庆的黄连、青蒿等。

二、天然药物资源的保护与可持续利用

1. 天然药物资源保护的意义

随着国民经济的迅速发展和人口的急剧增长，中药需求量日益增长，长期以来由于对合理开发利用中药资源的认识不足，以致在全国范围内不同程度地出现对中药资源的过度采挖或捕猎，加之环境质量下降减弱了中药资源再生，造成了中药资源下降和枯竭，许多种类趋于衰退或濒于灭绝，一些优良种质正在消失和解体。以麝香资源为例，我国在20世纪60年代时估计有野生麝250万头左右，年产麝香2000kg上下；至20世纪80年代中期，由于过量捕猎，麝资源量已降至60万头以下，麝香产量下降到500kg左右；20世纪90年代初全国野生麝较乐观的估计数量是20万～30万头，仅相当于20世纪60年代的10%；1995年的调查表明，我国麝的数量仅有10万余头，相当于20世纪60年代的4%，资源已临枯竭。为从根本上扭转我国麝资源危机的严峻形势，经国务院批准，国家林业局于2003年2月将麝属所有种由国家二级保护野生动物调整为国家一级保护野生动物，以全面加强麝资源保护，并要求全面禁止猎麝和收购麝香的行为，中药生产所需天然麝香全部从现有库存或人工繁殖所获天然麝香中解决。又如江苏省道地药材茅苍术，蕴藏量急剧下降，以句容市为例，1966年收购479kg，1985年为302kg，20世纪80年代后期每年收购量为100～200kg，1999年仅收购50～60kg，如不采取措施，茅苍术资源将逐渐耗尽。其他如野生人参、厚朴、杜仲、黄柏、麻黄、肉苁蓉、阿魏、冬虫夏草、蛤蚧、豹、象、熊等资源的破坏也十分严重。因此，必须对中药资源进行保护，以达到中药资源的可持续利用。

2. 中药资源的保护对象

为保护和合理利用野生药材资源，适应人民医疗保健事业的需要，国务院于1987年颁布了《野生药材资源保护管理条例》，将国家重点保护的野生药材物种分为三级，计野生药材物种76种、药材42种。一级：濒临灭绝状态的稀有野生药材物种。二级：分布区域缩小、资源处于衰竭状态的重要野生药材物种。三级：资源严重减少的主要常用野生药材物种。一级保护药材物种，禁止采猎；二级和三级保护野生药材物种的采猎，必须按照县以上医药管理部门会同同级野生动物、植物管理部门制订的计划，报上一级医药管理部门批准后执行。国家重点保护的野生药材物种见表3-1。

表3-1　国家重点保护的野生药材物种

保护级别	物种
一级	虎、豹、赛加羚羊、梅花鹿共4种
二级	马鹿、林麝、马麝、原麝、黑熊、棕熊、穿山甲、中华大蟾蜍、黑眶蟾蜍、中国林蛙、银环蛇、乌梢蛇、五步蛇、蛤蚧、甘草、胀果甘草、光果甘草、黄连、三角叶黄连、云连、人参、杜仲、厚朴、凹叶厚朴、黄皮树、黄檗、剑叶龙血树共27种
三级	川贝母、暗紫贝母、甘肃贝母、梭砂贝母、新疆贝母、伊犁贝母、刺五加、黄芩、天冬、猪苓、条叶龙胆、龙胆、三花龙胆、坚龙胆、防风、远志、卵叶远志、胡黄连、肉苁蓉、秦艽、麻花秦艽、粗茎秦艽、小秦艽、北细辛、汉城细辛、细辛、新疆紫草、紫草、五味子、华中五味子、单叶蔓荆、蔓荆、诃子、绒毛诃子、山茱萸、环草石斛、马鞭石斛、黄草石斛、铁皮石斛、金钗石斛、新疆阿魏、阜康阿魏、连翘、羌活、宽叶羌活共45种

此外，国家公布的《中国珍稀濒危保护植物名录》和《国家重点保护野生动物名录》中列入了更多的动植物种类，其中许多是药用动植物。

3. 中药资源保护策略

（1）加强法制观念，认真贯彻执行有关法规　对国家制定的保护野生植物、动物药材和保护一切自然资源的有关法规，如《中华人民共和国野生动物保护法》、《中华人民共和国森

林保护法》、《中华人民共和国渔业法》、《野生药材资源保护管理条例》等，要加强宣传与教育，增强全民法制观念，并认真贯彻执行，对违反者要依法严肃处理。

（2）逐步建立和完善中药资源自然保护区　在中药资源普查的基础上，结合国家自然资源利用与保护计划，根据中药资源的特点，制定相应的规划，建立具有代表性和针对濒危珍稀中药的资源保护区，是保护中药资源的一项长远措施。《野生药材资源保护管理条例》颁布后，各省、市、自治区大多都拟订了实施细则。新疆、内蒙古、宁夏发布了保护甘草的规定；新疆发布了保护麻黄的规定；广西发布了保护龙血树的规定。为了保护野生药源，黑龙江、辽宁等省建立了五味子、防风、龙胆、桔梗、关黄柏、芡实、黄芩、马兜铃等36个保护区。广西在龙虎山、龙胜、兴安等地建立了多处天然药物保护区，受保护的种类有安息香、石斛、鸡血藤、龙血树、砂仁、草豆蔻、千年健、蛤蚧、穿山甲等450多种药用动植物。

（3）迁地保存　即在中药原产地以外的地方保存和繁育中药种质材料。迁地保存包括两种方法。①建立珍稀濒危药用植物园和动物园，进行引种驯化，中国医学科学院药用植物资源开发研究所及云南分所、广西分所、海南分所建立了4个药用植物园，引种栽培了2500多种药用植物。②建立保存药用种质资源的种子库，将种子放在低温低湿的环境下长期保存。1993年，我国第一座药用植物种质资源库在浙江省中药研究所建成，目前已存储了200种、50000份重点药材及珍稀、濒危品种种质资源。2005年华南药用植物种质资源库在广州中医药大学成立，可保存800多种华南珍稀、濒危和道地药用植物种质资源。2006年，我国首座现代化的国家药用植物种质资源库在中国医学科学院药用植物研究所内落成并于2007年1月正式运行，可保存10万份药用植物种质，目前已入库药用植物种质2万份，实现了对193个科1017个属种子的长期保存，保存期为50年。

（4）变野生为家养家种　许多中药品种由于其野生资源有限，进行人工养殖或栽培是最好的保护办法之一。全国野生药材变家养家种获得成功的有400多种，其中大面积栽培的约有250多种，种植面积已达600万亩，有近百种常用中药材已建立了《中药材生产质量管理规范（GAP）》生产基地。如天麻原为野生药材，经利用苗床栽培，进行大面积无性繁殖栽种，获得成功，目前又发展到有性繁殖，加快了天麻的生产。此外，川贝母、五味子、石斛、肉苁蓉等野生变家种的研究也取得了可喜的成果。由于鹿、熊等养殖业的发展，客观上保护了野生资源。

（5）运用现代科学技术，保护与发展种质资源　现代生物科学飞速发展，许多先进技术已应用于动植物资源的保护与开发方面，如离体保护和组织培养、快速繁殖等。

🖑 知识链接

我国《中药材生产质量管理规范（GAP）》简介

为了保证中药材的优质安全、质量稳定可控，必须对中药材生产的全过程进行标准化、规范化管理，对包括种子、栽培、采收、加工、贮藏、流通等各个环节进行控制，即实施中药材生产质量管理规范（good agricultural practice，GAP）。

我国《中药材生产质量管理规范（试行）》由原国家食品药品监督管理局颁布，自2002年6月1日起施行。共10章57条，内容包括：①总则（实施GAP的目的）；②产地生态环境；③种质和繁殖材料；④栽培与养殖管理；⑤采收与初加工；⑥包装、运输与贮藏；⑦质量管理；⑧人员和设备；⑨文件管理；⑩附则（本规范所用术语解释）。

第二节 天然药物的采收、加工与干燥

一、天然药物的采收

（一）采收与天然药物品质的关系

天然药物品质的好坏，取决于有效成分的多少，而有效成分含量的高低与产地、采收的季节、时间、方法等有着密切的关系。

如甘草在生长初期甘草甜素的含量为6.5%，开花前期为10%，开花盛期为4.5%，生长末期为3.5%，所以甘草在开花前期采收为宜。对多年生的药用植物黄连有效成分的动态积累规律研究表明，5年生黄连根茎中小檗碱及总生物碱含量达到最高值；小檗碱含量每年4月（开花结实期）几乎均为全年最低；小檗碱及总生物碱含量每年在10～11月达到全年最高，所以黄连的最佳采收期为10～11月的5年生黄连。

（二）一般采收原则

目前，很多天然药物中的有效成分及其在植物生长发育过程中的变化规律还不清楚，因此主要是根据传统的采药经验，结合各种药用部位的生长特点，制定采收的原则。

1. 根和根茎类

通常在秋后春前，即植物地上部分开始枯萎时及春初发芽前或刚露苗时采收，此时根或根茎中贮藏的营养物质最为丰富，通常有效成分含量也较高。但也有例外，如柴胡、明党参在春天采收较好，有的天然药物由于植株枯萎较早，则在夏季采收，如太子参、半夏等。

2. 茎木类

一般在秋、冬两季采收，如鸡血藤、钩藤等。有些木类天然药物全年可采，如苏木、降香、沉香等。

3. 皮类

树皮类多在春夏之交（清明至夏至）采收，此时树皮养分及液汁增多，形成层细胞分裂较快，容易剥离，如黄柏、厚朴、杜仲等。根皮多在秋季采收，通常在挖根后剥取，或趁鲜抽去木心，如牡丹皮、五加皮等。

4. 叶类

一般在植株生长最旺盛，开花前或花盛开而果实、种子尚未成熟时采收，如大青叶、紫苏叶等。但桑叶需经霜后采收。

5. 花类

一般在花刚开放时采收。有些宜于花蕾期采收，如辛夷、槐米、丁香；红花宜在花冠由黄变红时采收。

6. 果实种子类

果实宜在成熟或近于成熟时采收，如瓜蒌、山楂、栀子等；少数需采收未成熟的幼果，如枳实、青皮等。

种子应在完全成熟后采收，如牵牛子、决明子、白芥子等。

7. 全草类

多在植株充分生长，茎叶茂盛时采收，如青蒿、穿心莲等；有的在开花时采收，如益母草、荆芥等；茵陈则有两个采收时间，春季幼苗高6～10cm时采收（习称"绵茵陈"）或秋季花蕾长成时采割（称"花茵陈"）。

8. 藻、菌、地衣类

采收情况不一，如茯苓在立秋后采收质量好；马勃宜在子实体刚成熟期采收，过迟则孢子飞散；冬虫夏草在夏初子座出土孢子未发散时采挖；海藻在夏、秋两季采捞；松萝全年均可采收。

9. 动物类

动物类天然药物的采收因种类不同而异，一般根据生长和活动季节捕捉。昆虫天然药物类，必须掌握其孵化发育活动季节，以卵鞘入药的如桑螵蛸，应在3月中旬前采收，过时则孵化成虫；以成虫入药的，均应在活动期捕捉；有翅昆虫在清晨露水未干时便于捕捉。两栖类动物如中国林蛙（哈士蟆），则于秋末当其进入"冬眠期"时捕捉；鹿茸须在清明后适时锯取，过时则骨化为角。

（三）采收的注意事项

在天然药物采收中要注意保护野生药源，计划采药，合理采挖。凡用地上部分者要留根；凡用地下部分者要采大留小，采密留稀，合理轮采；轮采要分区封山育药。野生药用动物严禁滥捕。

二、天然药物的加工与干燥

（一）产地加工

1. 产地加工的目的

天然药物采收后，除少数如鲜石斛、鲜生地黄、鲜芦根等鲜用外，大多数需进行产地加工，以促使干燥，符合商品规格，保证质量，便于包装、运输与贮藏。

2. 常用的加工方法

（1）挑选、洗刷 将采收的天然药物除去杂质或非药用部分，如牛膝去芦头、须根；牡丹皮去木心；白芍、桔梗、山药刮去外皮；香附、骨碎补去毛；花类天然药物去枝梗等。同时还需洗刷除去泥沙，具有芳香气味的天然药物一般不用水淘洗，如薄荷、细辛、木香、防风等，生地黄、紫草等洗则变质，也不可水洗。

（2）切 较大的根及根茎类、坚硬的藤木类和肉质的果实类天然药物大多趁鲜切成块、片，以利干燥，如大黄、土茯苓、乌药、鸡血藤、木瓜等。近年来产地趁鲜切片干燥的天然药物日益增多，使药材体积缩小，便于运输和炮制。但是对于某些具挥发性成分或有效成分容易氧化的天然药物，则不宜切成薄片干燥，否则会降低药材质量，如当归、川芎、常山等。

（3）蒸、煮、烫 有些富含浆汁、淀粉或糖分的天然药物，如百部、白及、北沙参、天冬、黄精、玉竹等，用一般方法不易干燥，经蒸、煮或烫的处理则易干燥。某些花类天然药物如杭菊花，经蒸后可不散瓣；桑螵蛸、五倍子经蒸煮后能杀死虫卵。

（4）发汗 有些天然药物如厚朴、杜仲等，常需用微火烘至半干或微蒸、煮后，堆置起来发热，使其内部水分往外溢、改变颜色、变软、增加香气、减少刺激性、利于干燥。这种方法习称"发汗"。

（二）干燥

干燥的目的是为了及时除去新鲜药材中的大量水分，避免发霉、虫蛀及有效成分的分解，保证天然药物质量，利于贮藏。干燥的方法有以下几种。

1. 晒干

利用阳光直接晒干，是一种最经济、简便的方法，多数天然药物均可用本法干燥。但需注意，含挥发油的天然药物如薄荷、当归等；外表色泽或所含有效成分受日晒易变色、变质的天然药物如黄连、红花、金银花等；在烈日下晒后易开裂的天然药物如郁金、厚朴等均不宜用本法干燥。

2. 烘干

烘干是利用人工加温的方法使天然药物干燥。一般以温度 50～60℃ 为宜，此温度对一般天然药物的成分没多大的破坏作用，同时抑制了酶的活性。对含维生素 C 的多汁果实类天然药物可用 70～90℃ 的温度以利快速干燥。对含挥发油或须保留酶的活性的天然药物，如薄荷、芥子等，不宜用烘干法。

3. 阴干

阴干指将天然药物放置或悬挂在通风干燥的地方，避免阳光直射，使水分在空气中自然蒸发而干燥。主要适用于含挥发性成分的花类、叶类及全草类天然药物，如薄荷、荆芥、紫苏叶、玫瑰花等。某些天然药物不适合用上述方法干燥，可在装有石灰的干燥容器中进行干燥，如麝香等。有条件的地方还可采用远红外干燥机或微波干燥机进行干燥。

> **知识链接**
>
> ### 远红外和微波干燥技术
>
> 红外线是波长为 0.76～1000μm 范围的电磁波，一般将 25～500（或 1000）μm 区域的红外线称为远红外线。远红外干燥的原理是电能转变为远红外线辐射出去，被干燥物体的分子吸收后，产生共振，导致物体发热，经过热扩散、蒸发现象或化学变化，最终达到干燥目的。
>
> 微波是指频率为 300MHz～300GHz、波长 1m～1mm 的高频电磁波。微波干燥实际上是一种感应加热和介质加热，药材中的水和脂肪等能不同程度地吸收微波能量，并把它转变成热能。
>
> 远红外和微波干燥技术的优点是干燥速度快，加热均匀，且能杀灭微生物和虫卵。

第三节 天然药物的贮藏与保管

天然药物品质的好坏，除与采收加工得当与否有密切关系外，贮藏保管对其品质亦有直接影响。如果贮藏保管不当，天然药物就会产生不同的变质现象，降低或失去疗效。

一、贮藏保管中常见的变质现象

（一）虫蛀

虫蛀指害虫侵入天然药物内部所引起的破坏作用。虫蛀使天然药物出现空洞、破碎、被害虫的排泄物污染，甚至完全蛀成粉状，严重影响天然药物疗效，以至不能药用。常见的害虫有谷象、米象、大谷盗、药谷盗、锯谷盗、黑皮蠹、赤毛皮蠹、印度谷螟、粉螨、干酪螨等。害虫的来源，主要是天然药物在采收时受到污染，加工干燥时未能将害虫或虫卵杀灭，或在贮藏过程中害虫由外界侵入等。一般害虫生长繁殖条件为温度在 $16\sim35℃$ 之间，相对湿度在 70% 以上，天然药物中含水量在 13% 以上。一般螨类生长的适宜温度在 $25℃$ 左右，相对湿度在 80% 以上。

根据天然药物本身的性质而考虑不同的贮藏条件，分类保管，可防止或减少虫害。一般含淀粉、脂肪油、糖类、蛋白质等成分多的天然药物，如山药、白芷、薏苡仁、苦杏仁、桃仁、柏子仁、党参、当归、瓜蒌、紫河车及蛇类等较易虫蛀，因为这些成分都是害虫生长的养料。含辛辣成分的天然药物，一般不易虫蛀，如丁香、吴茱萸、花椒等。

（二）发霉

发霉又称霉变，即霉菌在天然药物表面或内部的滋生现象。霉变的起因是大气中存在着许多霉菌孢子，当散落于天然药物表面，在适当的温度（$20\sim35℃$）、湿度（相对湿度在 75% 以上，或天然药物含水量超过 15%）和足够的营养条件下，即萌发成菌丝，分泌酶，溶蚀、分解天然药物组织和所含有机物，以致有效成分发生分解变化而失效。

（三）变色

变色指天然药物的颜色发生变异的现象。每种天然药物都有相对固定的色泽，是天然药物品质的重要标志之一，如果贮藏不当，则会引起天然药物色泽变异，以至变质。引起天然药物变色的原因：有些天然药物所含成分的结构中具有酚羟基，在酶的作用下，经过氧化、聚合作用，形成大分子的有色化合物，如含黄酮类、羟基蒽醌类、鞣质类的天然药物；有些天然药物含有糖及糖酸类分解产生糠醛或其他类似物，这些化合物有活泼的羟基能与一些含氮化合物缩合成棕色色素；有些天然药物所含蛋白质中的氨基酸可能与还原糖作用而生成大分子棕色物质。此外，生虫发霉、温度、湿度、日光、氧气和杀虫剂等也与药物变色有关。因此，防止天然药物变色，常需干燥、避光、冷藏。

（四）泛油

"泛油"又称"走油"，是指某些含油天然药物的油质泛于天然药物表面，也指天然药物变质后表面泛出油样物质。前者如柏子仁、桃仁、苦杏仁、郁李仁（含脂肪油多）；后者如牛膝、党参、天冬、麦冬、枸杞子（含糖质、黏液质多）。天然药物的泛油，除表明油质成分的损失外，也常与天然药物的变质相联系，防止泛油的方法是干燥、密封、冷藏和避光保存。

此外，有的天然药物在贮藏过程中，还可发生气味散失、融化黏结、潮解与风化等品质变异现象，亦应加以防护。

二、天然药物的贮藏保管和变质防治

（一）仓库的管理

应有严格的日常管理制度，保持经常性的检查，保证库房干燥、清洁、通风。注意外界温度、湿度的变化，及时采取有效措施调节库内温度和湿度。天然药物入库前要认真检查天然药物含水量及有无变质情况。凡有问题的都应进行适当的处理，符合要求后才能入库贮藏。入库后，要定期检查，并根据气候情况和特殊品种，进行不定期检查，发现问题及时处理，以减少损失和防止蔓延。贮存方法可根据天然药物的特性分类保管。如毒性天然药物、贵重天然药物等要单独存放，专人管理；容易吸湿霉变的天然药物应特别注意通风干燥，必要时可翻晒或烘烤；含淀粉、脂肪、蛋白质、糖类等营养成分、容易虫蛀的天然药物，应放置于干燥通风处，并经常检查，必要时进行灭虫处理。

（二）防治天然药物变质的常用方法

1. 干燥法

干燥可以除去天然药物中多余的水分，同时可杀死害虫和虫卵，起到防治虫、霉，久贮不变质的效果。常用的干燥方法有暴晒法、摊晾法、烘烤法、干燥剂（石灰、木炭等）干燥法、通风去湿干燥法等。对于颗粒较小的天然药物或粉末状天然药物，还可用微波干燥法或远红外干燥法。

2. 密封法

密封法指利用严密的库房或包装，将天然药物密封，使药材与外界空气隔离，从而减少了湿气、害虫、霉菌等侵入的机会，能较好地保持天然药物的品质。但密封前，应将天然药物充分干燥，使含水量不超过安全水分。若有霉变、虫蛀等，应处理好再封存。依密封的设备可分为容器密封、罩帐密封和库房密封。

3. 对抗同贮法

对抗同贮法是利用不同品种的天然药物所散发的特殊气味、吸潮性能或特有驱虫去霉化学成分，来防止另一种天然药物生虫、发霉、变色、泛油等现象的贮藏方法。如牡丹皮与泽泻同贮，则泽泻不易生虫，牡丹皮不易变色；西红花与冬虫夏草同贮于低温干燥的地方，则冬虫夏草可久贮不坏；柏子仁与滑石块或明矾存放在一起，可防止柏子仁泛油和发霉；花椒、细辛等可防止动物类天然药物的虫蛀等。

4. 冷藏法

采用低温（0℃以上，10℃以下）贮存天然药物，可以有效地防止天然药物生虫、发霉、变色、泛油等变质现象的发生。由于此法需要一定的设备，成本较高，故主要用于贵重天然药物及特别容易霉蛀、变色又不宜烘、晒的天然药物，如人参、哈士蟆油、冬虫夏草等。

如利用低温杀虫，温度要在-4℃以下。

5. 气调养护法

气调养护法是在密闭条件下，人为调整空气的组成，造成一个低氧的环境，抑制害虫和微生物的生长繁殖及药材自身的氧化反应，以保持天然药物品质的一种方法。该方法可杀虫、防虫、防霉、防变色、防泛油、防气味散失，无残毒，无公害，是一项比较先进的天然药物养护技术。常用气调养护方法主要有自然降氧、充氮降氧和充二氧化碳等。气调养护的气体指标是：氧含量在8％以下或二氧化碳含量在20％以上能有效防虫；含氧量在2％以下或二氧化碳含量在35％以上（温度25～28℃，时间15天以上）能有效杀虫。

6. 化学药剂熏蒸杀虫法

目前常用的熏蒸杀虫剂是磷化铝。一般应用其片剂，由磷化铝、氨基甲酸铵及赋形剂制成。磷化铝片露置空气中会慢慢吸收空气中的水分而潮解，产生磷化氢，而氨基甲酸铵则分解产生氨和二氧化碳，以对抗磷化氢的易燃性。磷化氢气体有较强的扩散性和渗透性，杀虫效力极高，能杀死仓库害虫的卵、蛹、幼虫及微生物，一般不影响天然药物的颜色、气味，不影响种子类天然药物的发芽。为减少残毒和污染，可在密封降氧的条件下，用低剂量的磷化铝熏蒸，即"低氧低药量法"。

此外，有的应用除氧剂养护天然药物，辐射灭菌等用于贮藏天然药物。

三、毒性天然药物的保管

毒性药品系指毒性剧烈、治疗剂量与中毒剂量相近，使用不当会致人中毒或死亡的药品。根据国务院 1988 年颁布的《医疗用毒性药品管理办法》规定毒性中药品种有 28 种：砒石（红砒、白砒）、砒霜、水银、生马钱子、生川乌、生草乌、生附子、生白附子、生半夏、生天南星、生巴豆、斑蝥、红娘虫、青娘虫、生甘遂、生狼毒、生藤黄、生千金子、闹羊花、生天仙子、雪上一枝蒿、红升丹、白降丹、蟾酥、洋金花、红粉、轻粉、雄黄。对于毒性天然药物的保管，必须专人负责，划定仓间或仓位，专柜加锁保管，建立专用账册，记载收入、使用、消耗情况。

同步训练

一、选择题

（一）A 型题（单项选择题）

1. 第三次全国中药资源普查表明：我国现有天然药物资源达（　　）。
   A. 11146 种　　　　　　　　B. 12807 种　　　　　　　　C. 12708 种
   D. 12087 种　　　　　　　　E. 12078 种

2. 不属东北道地药材的是（　　）。
   A. 人参　　　　　　　　　　B. 鹿茸　　　　　　　　　　C. 当归
   D. 细辛　　　　　　　　　　E. 五味子

3. 根和根茎类天然药物的一般采收期是（　　）。
   A. 春季　　　　　　　　　　B. 夏季　　　　　　　　　　C. 秋季
   D. 春夏之交　　　　　　　　E. 秋后春前

4. 树皮类天然药物的一般采收期是（　　）。
   A. 秋季　　　　　　　　　　B. 春季　　　　　　　　　　C. 秋后春前
   D. 春夏之交　　　　　　　　E. 秋冬两季

5. 用气调养护法能有效防虫的含氧量是（　　）。
   A. 8％以下　　　　　　　　B. 10％以下　　　　　　　　C. 12％以下
   D. 15％以下　　　　　　　　E. 20％以下

6. 用气调养护法（温度 25～28℃，时间 15 天以上）能有效杀虫的含氧量是（　　）。
   A. 8％以下　　　　　　　　B. 6％以下　　　　　　　　C. 4％以下
   D. 3％以下　　　　　　　　E. 2％以下

7. 用气调养护法能有效防虫的二氧化碳含量是（　　）。
   A. 8％以上　　　　　　　　B. 10％以上　　　　　　　　C. 12％以上
   D. 20％以上　　　　　　　　E. 20％以下

8. 用气调养护法（温度 25～28℃，时间 15 天以上）能有效杀虫的二氧化碳含量是（　　）。
   A. 35％以下　　　　　　　　B. 35％以上　　　　　　　　C. 30％以上
   D. 20％以上　　　　　　　　E. 25％以上

9. 用冷藏法贮存天然药物的温度是（　　）。
   A. 0℃以下　　　　　　　　B. 5℃以下　　　　　　　　C. 0～10℃
   D. 0～15℃　　　　　　　　E. 5～15℃

10. 根据国务院 1988 年颁布的《医疗用毒性药品管理办法》，属于毒性中药的是（　　）。

    A. 附子   B. 半夏   C. 天南星

    D. 蟾酥   E. 白附子

（二）X 型题（多项选择题）

1. 天然药物的产地加工的目的有（　　）。

    A. 促使干燥   B. 符合商品规格   C. 保证质量

    D. 便于包装   E. 便于调剂

2. 容易虫蛀的天然药物有（　　）。

    A. 含淀粉多的   B. 含辛辣成分的   C. 含脂肪油多的

    D. 含蛋白质多的   E. 含糖类成分多的

3. 防治天然药物变质的常用方法有（　　）。

    A. 干燥法   B. 密封法   C. 冷藏法

    D. 对抗同贮法   E. 化学药剂熏蒸杀虫法

4. 气调养护法可（　　）。

    A. 杀虫   B. 防虫   C. 防霉

    D. 防变色   E. 防泛油

5. 毒性天然药物的保管必须（　　）。

    A. 专人负责   B. 划定仓间   C. 专柜加锁

    D. 专用账册   E. 专时取用

二、填空题

1. 天然药物品质的好坏，取决于＿＿＿＿＿＿＿的多少，而＿＿＿＿＿＿＿含量的高低与＿＿＿＿＿＿＿、＿＿＿＿＿＿＿、＿＿＿＿＿＿＿、方法等有密切关系。

2. 花类药材一般在＿＿＿＿＿＿＿时采收。有些宜于＿＿＿＿＿＿＿采收。

3. 果实类药材宜在＿＿＿＿＿＿＿或＿＿＿＿＿＿＿时采收。种子类药材则应在＿＿＿＿＿＿＿后采收。

4. 全草类药材多在植株＿＿＿＿＿＿＿、＿＿＿＿＿＿＿时采收。

5. 在天然药物采收中要注意＿＿＿＿＿＿＿、＿＿＿＿＿＿＿、＿＿＿＿＿＿＿。

6. 较大的＿＿＿＿＿＿＿类、坚硬的＿＿＿＿＿＿＿类和肉质的＿＿＿＿＿＿＿类天然药物大多趁鲜切片。

7. 天然药物干燥的方法有＿＿＿＿＿＿＿、＿＿＿＿＿＿＿、＿＿＿＿＿＿＿等。

8. 天然药物贮存保管中常见的变质现象有＿＿＿＿＿＿＿、＿＿＿＿＿＿＿、＿＿＿＿＿＿＿、＿＿＿＿＿＿＿。

9. 常用气调养护方法主要有＿＿＿＿＿＿＿、＿＿＿＿＿＿＿和＿＿＿＿＿＿＿等。

10. 一般害虫生长繁殖条件为温度在＿＿＿＿＿＿＿之间，相对湿度在＿＿＿＿＿＿＿以上，天然药物中含水量在＿＿＿＿＿＿＿以上。

11. 一般发霉的适宜条件是温度＿＿＿＿＿＿＿、相对湿度＿＿＿＿＿＿＿以上或天然药物含水量＿＿＿＿＿＿＿以上。

三、名词解释

1. 泛油　2. 对抗同贮法　3. 气调养护法　4. 毒性药品

四、问答题

1. 天然药物产地加工的目的是什么？

2. 干燥的目的是什么？有哪些方法？

3. 毒性天然药物的保管有哪些要求？

（李建民　崔庆利）

同步训练参考答案

一、选择题

二、填空题

1～5	6～11

第四章　中药的炮制

 知识要点 ▶▶

中药炮制的含义、目的和主要方法；饮片的含义；炒、炙、蒸、炖、煮、煅、制炭等常用炮炙方法的含义、目的。

中药炮制是按照中医药理论，根据药材自身性质，以及调剂、制剂和临床应用的需要，所采取的一项独特的制药技术。

炮制古称"炮炙"，又称"修治"。为了更准确地反映中药材加工处理技术，现代均称"炮制"。其含义是："炮"表示加热，"制"表示除火以外的其他制法。

 知识链接

我国古代炮制专著简介

南北朝宋代，雷敩总结前人炮制方面的技术和经验，撰成《雷公炮炙论》，是我国第一部炮制专著；明代缪希雍所撰《炮炙大法》是第二部炮制专著，收载439种药物炮制方法；清代张仲岩《修事指南》是第三部炮制专著，在炮制理论上有所发展。

第一节　中药炮制的目的

中药炮制的目的是多方面的，主要归纳为以下几点。

一、纯净药材

药材在采收、运输、保管过程中，常混有泥沙、杂质及霉败品，或保留非药用部分以资鉴别。因此入药前必须经过炮制，除去杂质和非药用部分，使其纯净，以保证临床用药剂量的准确。

二、改变或缓和药物性能

有的药材通过炮制改变或缓和了药物的性能，以适应患者病情和体质等不同需要，达到治疗目的。如生地黄性味甘寒，功专清热凉血、滋阴生津，而酒制成熟地黄后性味变成甘温，为滋阴补血、生精填髓之品。又如麻黄生用辛散解表作用较强，蜜炙后辛散解表作用缓和，而止咳平喘作用增强。

三、提高药物疗效

中药炮制过程中，往往要加入一定辅料，而这些辅料可以与药材起协同作用，增强药物疗效。如延胡索是一种常用的止痛中药，现知它含有 20 多种生物碱，尤其是延胡索乙素的止痛作用最强。延胡索中的生物碱难溶于水，用醋炮制后延胡索中的生物碱与醋形成易溶于水的醋酸盐，使延胡索中生物碱在煎药时易于溶出。动物实验证明，延胡索的醋炙品较生品的止痛作用强。

四、降低或消除药材的毒性、刺激性或副作用

有些药材虽然疗效较好，但因其毒性或副作用太大，临床用药不安全。经过炮制后则可降低或消除其毒性、刺激性或副作用，保证用药安全。

乌头类药材主要有毒成分是双酯型二萜类生物碱，人服用 0.2～1mg 即出现中毒症状，纯乌头碱 3～4mg 即可使人中毒致死。乌头经过长时间水煮法炮制，乌头碱可被水解成单酯型的苯甲酰乌头胺，进一步水解可生成醇胺型的乌头胺。苯甲酰乌头胺的毒性为乌头碱的 1/250，乌头胺的毒性为乌头碱的 1/2000，乌头类药材经炮制后毒性降低，且毒性减低后药理活性并没有改变。

五、便于调剂和制剂

药材中的有效成分必须能从药材中溶解出来才能被机体吸收，而有些矿石、贝甲、化石及某些种子类药材质坚难碎，不仅有效成分不易煎出，而且也不便调剂和制剂。经过炮制，使其制成适合临床应用的"中药饮片"才利于调剂和制剂。

六、方便服用和贮藏

有些动物药及其他具有腥臭气味的药材，服用后常引起恶心、呕吐，经过水漂洗或酒制、醋制、蜜制、麸炒等方法处理后可消除腥臭气味，便于服用。

药物经过加热处理，可以进一步干燥除去水分、杀死虫卵、破坏酶的活性，有利于药物贮藏。

第二节 中药炮制的方法

中药炮制的方法可分净制、切制和炮炙三大类。

一、净制

净制即净选加工，是中药炮制的第一道工序，药材必须净制后方可进行切制或炮炙等处理。净制的目的是除去药材中杂质和非药用部分，将药材按大小分类，以达到一定的药用净度标准，同时也便于进一步炮制或调剂、制剂。

根据药材具体情况净制分为以下几种。

1. 清除杂质

可根据药材具体情况，分别选用挑选、筛选、风选、水选等方法除去药材表面的附着物、泥沙、杂质、灰屑及霉变部分等。

2. 分离和清除非药用部位

（1）去残根或去残茎　用茎或根茎的药物须除去其上的残根，一般指除去主根、支根、须根等非药用部位；用根的药物须除去非药用部位如残茎。

（2）去皮　药材的去皮是指皮类药材去除其栓皮，根及根茎类药材去除其根皮，果实、

种子类药材去除其果皮或种皮。

（3）去毛 所去之毛包括药材表面的细绒毛、鳞片，以及根类药材的须根。一般采取刮、刷、烫、挖、撞等方法去毛。

（4）去心 "心"一般指根类药材的木质部或种子的胚芽。

（5）去芦 "芦"又称"芦头"，一般指药物的根头、根茎、残茎、茎基、叶基等部位。

（6）去核 有些果实类药物，核为非药用部位须除去；有些果核和果肉作用不同须分离。

（7）去头尾足翅 部分动物类药物，需要去头尾或足翅，其目的是为了除去有毒部分或非药用部分。

（8）去残肉 某些动物类药物，须除去残肉筋膜来纯净药材。

二、切制

切制是中药炮制的工序之一。除少数药材经过净制后可直接入药外，一般均需切制。狭义上讲，经过切制的中药称为"饮片"。广义上讲，药材凡经净制、切制或炮炙等处理后，均称为"饮片"。饮片是供中医临床调剂及中成药生产的配方原料。

切制饮片，传统使用手工切制，目前大都用机器切制，并出现了具有一定机械化、自动化程度的饮片加工厂。

切制时，除鲜切、干切外，均需进行软化处理，其方法有喷淋、抢水洗、浸泡、润、漂、蒸、煮等。亦可使用回转式减压浸润罐、气相置换式润药箱等软化设备。软化处理应按药材的大小、粗细、质地等分别处理。分别规定温度、水量、时间等条件，应少泡多润，防止有效成分流失。

饮片的类型，取决于药材自然状况（质地、形态）和各种不同的需要（炮炙、鉴别、用药要求、饮片外观要求）等，常见的饮片类型如下。

（1）极薄片 厚0.5mm以下，对于木质类及动物骨、角质类药材，根据需要，入药时可分别制成极薄片，如羚羊角、鹿角、苏木、降香等。

（2）薄片 厚1～2mm，适于质地致密坚实、切薄片不易破碎的药材，如白芍、乌药、当归、天麻等。

（3）厚片 厚2～4mm，适于质地松泡、粉性大的药材，如甘草、黄芪、泽泻等。

（4）直片 厚2～4mm，适于体形肥大、为突出鉴别特征的药材，如防己、天花粉、白术等。

（5）斜片 厚2～4mm，为了突出鉴别特征或是饮片外形美观，如川牛膝、山药、鸡血藤等。

（6）宽丝 宽5～10mm，适于宽大的叶类药材，如荷叶、枇杷叶、淫羊藿等。

（7）细丝 宽2～3mm，适于树皮类药材和某些果皮类药材，如黄柏、厚朴、陈皮等。

（8）段（咀、节） 短段长5～10mm，长段长10～15mm。适于全草或体形细长、有效成分易于煎出的药材，如木贼、石斛、白茅根等。

（9）块 8～12mm³的方块，有些药材为炮制方便而切成块状，如神曲、阿胶、何首乌。

其他不宜切制者，一般应捣碎或碾碎使用。

药材切成饮片后，必须及时进行干燥，否则会直接影响饮片的质量。因为刚切制的饮片含水量较高，易使药材发生霉变或有效成分发生改变，影响药物的临床疗效。常用的干燥方法有晒干、阴干、烘干。干燥后的饮片，必须放凉后再进行贮藏。

三、炮炙

（一）炒法

炒法指将净制或切制后的中药置预热容器内，用不同火力连续加热，并不断翻动至一定程度的炮制方法。因加辅料和不加辅料分为单炒（清炒）、加辅料炒。

1. 单炒（清炒）

本法是不加辅料的炒制，根据炒制时间长短和加热温度的高低又分为炒黄、炒焦。

（1）炒黄　以文火为主，炒至药物表面呈黄色或较原色稍深，内部颜色基本不变，或发泡鼓起或爆裂，并透出药物固有的气味。如炒白芥子、苏子、牵牛子、王不留行。炒黄的目的是增强疗效，缓和药性，矫臭矫味，利于保存。

（2）炒焦　一般用中火加热，炒至药物表面呈焦黄或焦褐色，内部颜色加深，并具有焦香气味。如炒栀子、山楂、槟榔等。炒焦的目的是缓和药性，增强健脾消食作用。

2. 加辅料炒

加辅料炒指将净药材与固体辅料共同拌炒的方法。特点是辅料有中间传热的作用，使药物受热均匀。根据所加辅料的不同分为以下几类。

（1）麸炒　先将炒制容器加热，至撒入麸皮即刻烟起，随即投入待炮炙品，迅速翻动，炒至表面呈黄色或深黄色时，取出，筛去麸皮，放凉。如麸炒苍术、薏苡仁、僵蚕。麸炒的目的是增强疗效，缓和药性，矫臭矫味。

除另有规定外，每 100kg 待炮炙品，用麸皮 10～15kg。

（2）米炒　取大米或糯米置热锅内，待冒烟时投入待炮炙品，快速均匀翻动，炒至所需程度时取出，筛去米，放凉。如米炒党参、斑蝥、红娘子。米炒的目的是增强药材补中益气的作用，降低药材毒性。

（3）土炒　取灶心土置热锅内，炒热后，投入待炮炙品，共同炒至表面深黄色并挂有一层土粉时取出，筛去土粉，放凉。如土炒白术、山药。土炒的目的是增强补脾和胃、止呕、止泻作用。

（4）砂炒　也称砂烫。取洁净河砂置炒制容器内，用武火加热至滑利状态时，投入待炮炙品，不断翻动，炒至表面鼓起、酥脆或至规定的程度时，取出，筛去河砂，放凉。如砂炒马钱子、穿山甲、狗脊。砂炒的目的是使药物质地酥脆，易于煎出有效成分或便于制剂，可降低毒性，除去非药用部分。

除另有规定外，河砂以掩埋待炮炙品为度。如需醋淬时，筛去辅料后，趁热投入醋液中淬酥。

（5）蛤粉炒　也称蛤粉烫。取碾细过筛后的净蛤粉，置锅内，用中火加热至翻动较滑利时，投入待炮炙品，翻炒至鼓起或成珠、内部疏松、外表呈黄色时，迅速取出，筛去蛤粉，放凉。如蛤粉炒阿胶、鱼鳔胶。蛤粉炒的目的是降低药物黏腻之性，质地酥脆，矫臭矫味，增强某些药物化痰的功效。

除另有规定外，每 100kg 待炮炙品，用蛤粉 30～50kg。

（6）滑石粉炒　也称滑石粉烫。取滑石粉置炒制容器内，用中火加热至灵活状态时，投入待炮炙品，翻炒至鼓起、酥脆、表面黄色或至规定程度时，迅速取出，筛滑石粉，放凉。如滑石粉炒黄狗肾、水蛭、刺猬皮。滑石粉炒的目的是能使药物质地酥脆，便于粉碎和煎煮，降低毒性及矫臭矫味。

除另有规定外，每 100kg 待炮炙品，用滑石粉 40～50kg。

（二）煅法

将净制后的药物，置无烟炉火中或适当耐火容器中烧至红透的方法，称煅法。有些药物煅红后，还需趁热投入液体辅料中，称为淬。煅法因药物质地不同，采用的方法也不同。

1. 明煅法

取待炮炙品，砸成小块，置无烟炉火上或置适宜的容器内，煅至红透或酥脆时，取出，放凉，碾碎。注意含结晶水的盐类药物，不要求煅红，但须使结晶水蒸发尽，或全部形成蜂窝状的块状固体。明煅的目的是改变药物原有性状，使其更适合临床应用，如煅石决明。

2. 煅淬法

将待炮炙品煅至红透时，立即投入规定的液体辅料中，淬酥（如不酥，可反复煅淬至酥），取出，干燥，打碎或研粉。注意淬液应根据药物性质和临床用药目的而定，煅淬法可以反复进行几次。如煅淬磁石、赭石。煅淬的目的是使药材质地疏松，提高疗效。

（三）制炭法

用炒制的方法，使药物表面炭化，而内部焦黄或焦褐，或用闷煅法使药物全部炭化而不灰化，称为制炭法。制炭时应"存性"，并防止灰化，更要避免复燃。制炭的目的是使药物增强或产生止血作用。制炭因药物质地不同，采用的方法也不同。

1. 炒炭

取待炮炙品，置热锅内，用武火炒至表面焦黑色、内部焦褐色或至规定程度时，喷淋清水少许，熄灭火星，取出，晾干。注意炒炭存性，待完全冷后再贮藏。如炒大蓟炭、侧柏炭、地榆炭。

2. 煅炭

取待炮炙品，置煅锅内，密封，加热至所需程度，放凉，取出。体质轻松、炒炭易灰化的药物采用煅炭法。如煅血余炭、荷叶炭等。

（四）炙法

炙法是待炮炙品与液体辅料共同拌润，并炒至一定程度的方法。根据所用辅料不同分以下几类。

1. 酒炙

取待炮炙品，加黄酒拌匀，闷透，置炒制容器内，用文火炒至规定的程度时，取出，放凉。如酒炙大黄、川芎、丹参。酒炙的目的是改变药性，引药上行，增强活血通络作用，矫臭矫味。

酒炙时，除另有规定外，一般用黄酒。除另有规定外，每 100kg 待炮炙品，用黄酒 10～20kg。

2. 醋炙

取待炮炙品，加醋拌匀，闷透，置炒制容器内，炒至规定的程度时，取出，放凉。如醋炙延胡索、甘遂。树脂类药材，应先将炮炙品置锅内炒至表面发亮时，再喷醋，炒干，出锅放凉即可。如醋炙乳香、没药。醋炙目的是引药入肝，增强活血止痛作用，降低毒性，矫臭矫味。

醋炙时，用米醋。除另有规定外，每 100kg 待炮炙品，用米醋 20kg。

3. 蜜炙

蜜炙时，应先将炼蜜加适量沸水稀释后，加入待炮炙品中拌匀，闷透，置炒制容器内，用文火炒至规定程度时，取出，放凉。如蜜炙甘草、百合。蜜炙的目的是增强润肺止咳和补中益气作用。

蜜炙时，用炼蜜。除另有规定外，每 100kg 待炮炙品，用炼蜜 25kg。

4. 盐炙

取待炮炙品，加盐水拌匀，闷透，置炒制容器内（含黏液质较多的药物，先炒到一定程度，再喷淋盐水），以文火加热，炒至规定的程度时，取出，放凉。如盐炙小茴香、黄柏、知母。盐炙的目的是引药入肾，增强疗效，矫臭矫味。

盐炙时，用食盐，应先加适量水溶解后，滤过，备用。除另有规定外，每 100kg 待炮炙品，用食盐 2kg。

5. 姜炙

姜炙时，应先将生姜洗净，捣烂，加水适量，压榨取汁，姜渣再加水适量重复压榨一次，合并汁液，即为"姜汁"。姜汁与生姜的比例为 1∶1。

取待炮炙品，加姜汁拌匀，置锅内，用文火炒至姜汁被吸尽，或至规定的程度时，取出，晾干。如姜炙厚朴、竹茹、半夏。姜汁炙的目的是降低药物苦寒之性及毒性，增强温中止呕作用。

除另有规定外，每 100kg 待炮炙品，用生姜 10kg。

6. 油炙

羊脂油炙时，先将羊脂油置锅内加热溶化后去渣，加入待炮炙品拌匀，用文火炒至油被吸尽，表面光亮时，摊开，放凉。如羊脂油炙淫羊藿。油炙目的是增强温肾助阳作用。

（五）蒸法

取待炮炙品，大小分档，按各品种炮制项下的规定，加清水或液体辅料拌匀、润透，置适宜的蒸制容器内，用蒸汽加热至规定程度，取出，稍晾，拌回蒸液，再晾至六成干，切片或段，干燥。蒸法的目的是改变药物性能，扩大用药范围，如熟地黄、蒸何首乌；保存药效，利于贮存，如蒸桑螵蛸；便于软化切片，如天麻。

除另有规定外，一般每 100kg 待炮炙品，用水或规定的辅料 20～30kg。

（六）煮法

取待炮炙品大小分档，按各品种炮制项下的规定，加清水或规定的辅料共煮透，至切开内无白心时，取出，晾至六成干，切片，干燥。煮法的目的是降低毒性，如煮川乌；改变药性，增强疗效，如甘草水煮远志；洁净药物，如豆腐煮珍珠。

除另有规定外，一般每 100kg 待炮炙品，用水或规定的辅料 20～30kg。

（七）炖法

取待炮炙品按各品种炮制项下的规定，加入液体辅料，置适宜的容器内，密闭，隔水或用蒸汽加热炖透，或炖至辅料完全被吸尽时，放凉，取出，晾至六成干，切片，干燥。炖法的目的是改变药物性能，扩大用药范围，如炖何首乌、熟地黄。

除另有规定外，一般每 100kg 待炮炙品，用水或规定的辅料 20～30kg。

（八）煨法

取待炮炙品用面皮或湿纸包裹，或用吸油纸均匀地隔层分放，进行加热处理；或将其与麸皮同置炒制容器内，用文火炒至规定程度取出，放凉。如煨肉豆蔻、煨木香。煨法的目的是除去部分挥发性及刺激性成分，降低药物副作用，缓和药性，增强药效。

除另有规定外，每100kg待炮炙品，用麸皮50kg。

（九）其他制法

1. 燀法

取待炮制品投入沸水中，翻动片刻，捞出。有的种子类药材，燀至种皮由皱缩至舒展、易搓去时，捞出，放入冷水中，除去种皮，晒干。如燀桃仁、杏仁、白扁豆。燀法的目的是杀酶，保存药性，除去非药用部分。

2. 制霜（去油成霜）法

除另有规定外，取待炮制品碾碎如泥，经微热，压榨除去大部分油脂，含油量符合要求后，取残渣研制成符合规定要求的松散粉末。制霜法可以消除或降低药材的毒性或副作用。如巴豆霜、柏子仁霜。

> **知识链接**
>
> **其他制霜法**
>
> （1）渗析制霜法　药物经过物料析出细小结晶的方法，称渗析制霜法。如将皮硝装入西瓜内或将皮硝与切碎的西瓜共同装入瓦罐内，密闭，悬挂于阴凉通风处，待西瓜或罐外表面析出白霜时，扫下收集起来，即为西瓜霜。
>
> （2）煎煮制霜法　药物经过多次长时间煎熬后成粉渣另作药用的方法，称煎煮制霜法。如鹿角在熬制鹿角胶后，剩下的残渣，收集碾碎晒干，即为鹿角霜。

3. 水飞法

水飞法指取待炮制品，置容器内，加适量水共研成糊状，再加水，搅拌，倾出混悬液。残渣再按上法反复操作数次，合并混悬液，静置，分取沉淀，干燥，研散。水飞的作用是使药物更加纯净和细腻，便于内服和外用；防止药物在研磨时粉末飞扬；除去可溶于水的毒性物质。如水飞朱砂（HgS）、雄黄（As_2S_2）。

4. 发芽法

发芽法指取待炮制品，置容器内，加适量水浸泡后，取出，在适宜的湿度和温度下使其发芽至规定程度，晒干或低温干燥。操作中应注意避免带入油腻，以防烂芽。一般芽长不超过1cm。发芽法的目的是改变药物原有性能，产生新的功效，扩大用药品种。如麦芽、稻芽。

5. 发酵法

发酵法指取待炮制品加规定的辅料拌匀后，制成一定形状，置适宜的湿度和温度下，使微生物生长至其中酶含量达到规定程度，晒干或低温干燥。注意发酵过程中，发现有黄曲霉菌，应禁用。发酵法的目的是改变药物原有性能，产生新的治疗作用，扩大用药品种。如六神曲、淡豆豉。

同步训练

一、选择题

(一) A 型题 (单项选择题)

1. 延胡索炮制选用醋为辅料的目的是 ( )。
   A. 纯净药材　　　　　　　　B. 增加疗效　　　　　C. 缓和药性
   D. 降低毒性　　　　　　　　E. 矫臭矫味

2. 炒黄需用 ( )。
   A. 文火　　　　　　　　　　B. 中火　　　　　　　C. 武火
   D. 先文火后武火　　　　　　E. 先武火后文火

3. 润肺止咳药的炮制一般用 ( )。
   A. 酒炙　　　　　　　　　　B. 蜜炙　　　　　　　C. 醋炙
   D. 盐水炙　　　　　　　　　E. 姜汁炙

4. 止血药常用的炮制方法是 ( )。
   A. 蒸法　　　　　　　　　　B. 煮法　　　　　　　C. 煨法
   D. 炙法　　　　　　　　　　E. 制炭法

5. 下列哪种药物宜用水飞法炮制。( )
   A. 龙骨　　　　　　　　　　B. 牡蛎　　　　　　　C. 滑石
   D. 朱砂　　　　　　　　　　E. 石膏

6. 矿物药常用何法炮制。( )
   A. 炒法　　　　　　　　　　B. 蒸法　　　　　　　C. 煮法
   D. 煅法　　　　　　　　　　E. 煨法

(二) X 型题 (多项选择题)

1. 制炭法制药的注意事项有 ( )。
   A. 用文火　　　　　　　　　B. 用武火　　　　　　C. 要存性
   D. 不能灰化　　　　　　　　E. 冷后贮藏

2. 用酒炙的药物有 ( )。
   A. 大黄　　　　　　　　　　B. 甘草　　　　　　　C. 丹参
   D. 黄芪　　　　　　　　　　E. 川芎

3. 用盐水炙的药物有 ( )。
   A. 半夏　　　　　　　　　　B. 小茴香　　　　　　C. 泽泻
   D. 黄柏　　　　　　　　　　E. 蛤蚧

4. 常用砂炒法炮制的药物有 ( )。
   A. 马钱子　　　　　　　　　B. 穿山甲　　　　　　C. 川乌
   D. 狗脊　　　　　　　　　　E. 当归

5. 蜜炙药物有 ( )。
   A. 乳香　　　　　　　　　　B. 没药　　　　　　　C. 甘草
   D. 百合　　　　　　　　　　E. 白芍

6. 酒炙的目的是 ( )。
   A. 改变药性　　　　　　　　B. 引药上行　　　　　C. 增强活血通络作用
   D. 矫臭矫味　　　　　　　　E. 降低毒性

二、填空题

1. 中药炮制是按照_____，根据药材_____，以及_____的需要，所采取的一项独特的制药技术。

2. 中药饮片切制后必须_____，否则会直接影响饮片的质量。

3. 水飞法是取待炮制品，置容器内，加适量水_____，再加水，_____，倾出混悬液。残渣再按上法反复操作数次，合并混悬液，静置，_____，干燥，研散。

4. 制炭的目的是使药物增强或产生_____。

5. 单炒（清炒）是_____的炒制，根据炒制时间长短和加热温度的高低又分为：_____。

6. 蜜炙的目的是增强_____和_____作用。

三、名词解释

1. 中药炮制　2. 饮片　3. 炙法

四、问答题

1. 举例说明中药炮制的目的。

2. 中药炮制中常见的净选加工方法有哪些？

3. 饮片的含义是什么？中药常见的饮片类型有哪些？

（李建民　崔庆利）

同步训练参考答案

一、选择题

二、填空题

第五章 天然药物的鉴定

知识要点 ▶▶

天然药物鉴定的目的和意义；天然药物鉴定的依据；天然药物鉴定的主要方法；来源鉴定、性状鉴定、显微鉴定和理化鉴定的含义、主要内容。

第一节 天然药物鉴定的目的和意义

天然药物鉴定是在继承中医药学理论和实践的基础上，应用现代科学技术研究天然药物的来源、性状、显微特征、理化特性等方面的一项重要基础工作。天然药物鉴定的目的和意义是：鉴定天然药物的真伪优劣，保证人民用药的安全与有效。

我国天然药物种类繁多，产区广泛，应用历史悠久。由于历代本草记载，地区用药名称和使用习惯不尽相同，类同品、代用品和民间用药的不断出现，天然药物中同名异物、同物异名等品种混乱现象普遍存在，直接影响到天然药物质量，影响到化学成分、药理作用等研究的科学性和制剂生产的正确性以及临床应用的有效性和安全性。例如，商品药材白头翁多达 20 种以上，分属于毛茛科、蔷薇科、石竹科、菊科等不同的植物来源。又如贯众，全国曾作贯众用的原植物有 11 科 18 属 58 种，均属于蕨类植物，其中各地习用的商品和混用的药材有 26 种，另外的 32 种均为民间草医用药。其他如山慈菇、透骨草、王不留行、鸡血藤、金钱草、石斛的同名异物也很多。在同名异物的天然药物中，有的是同科属植物，临床上已习惯使用，功效尚相似；有的是同科不同属或者不同科，其化学成分、药理作用和临床疗效不尽一致，有的甚至没有疗效或者作用完全不同。天然药物的同物异名现象也有不少，如玄参科的阴行草 *Siphonostegia chinensis* Benth，在北方主要作刘寄奴使用，而在南方则作土茵陈或铃茵陈使用。天然药物在商品流通与临床应用中以假充真或掺伪的情况时有发生，特别是贵重药材中发现较多，如牛黄、麝香、羚羊角、冬虫夏草、血竭、西红花、沉香、三七等。另外，由于天然药物产地、栽培、采收时间、加工方法及贮藏等的不同，也影响着天然药物的质量。

因此，为了保证天然药物的真实性和质量，有必要对同名异物或同物异名的天然药物，通过调查研究，加以科学鉴定，澄清品名，尽量做到一药一名，互不混淆，并进行品质评价，制定鉴别依据和质量标准。对来源单一的常用天然药物及其类同品以及进口天然药物，也都需要进行鉴定研究和品质评价，制定可供鉴别、检验的依据和标准，以保证质量。只有这样才能把天然药物的成分、药理、制剂生产等一系列研究工作建立在可靠的科学基础上，确保用药的安全与有效。

第二节 天然药物鉴定的依据和一般程序

一、天然药物鉴定的依据

《中华人民共和国药品管理法》（2001 年修订）第三十二条规定：药品必须符合国家标

准。国务院药品监督部门颁布的《中华人民共和国药典》（简称《中国药典》）和药品标准为国家标准。因此，天然药物鉴定的法定依据是《中国药典》和国家食品药品监督管理总局药品标准（简称局颁药品标准）。

《中国药典》是国家的药品法典。它规定了药品的来源、质量要求和检验方法。全国的药品生产、经营、使用、检验和管理部门等单位都必须遵照执行。新中国成立以来，先后颁布了九版药典，现行版为《中国药典》（2010 年版）。自 1963 年版起，开始分一、二部，一部收载药材和成方制剂，二部收载化学药品、抗生素、生物制品和各类制剂。《中国药典》2005 年版开始分为三部，一部收载药材及饮片、植物油脂和提取物、成方制剂和单味制剂等；二部收载化学药品、抗生素、生化药品、放射性药品及药用辅料等；三部收载生物制品，首次将《中国生物制品规程》并入药典。《中国药典》（2010 年版）一部收载药材和饮片 1055 种（含 439 个饮片标准），植物油脂和提取物 47 种，中药成方制剂和单味制剂 1063 种，合计共中药品种 2165 种。药材和饮片并列于标准中（饮片除须要单列的外，一般并列于药材标准中，先列药材的项目，后列饮片的项目，中间用"饮片"分开，与药材相同的内容只列出项目名称和要求，不同于药材的内容逐项列出，并规定相应的指标）。药材及饮片的记载格式和规定项目如下：

中文名

汉语拼音

拉丁名

原植（动）物科名、植（动）物名、学名、药用部分、采收季节、产地加工

性状：外观、质地、断面特征、气、味

鉴别：经验鉴别、显微鉴别（组织、粉末、显微化学反应）、理化鉴别（化学试验、薄层色谱等）

检查：杂质、水分、灰分等

浸出物：水溶性浸出物、醇溶性浸出物、醚溶性浸出物等含量标志

含量测定：主要有效成分的含量测定方法及含量限度（幅度）

饮片

炮制：净制、切制、炮炙、炮制品

性味与归经：四气五味、有无毒性、归经

功能与主治：以中医（民族医）辨证施治的理论和复方配伍用药经验为主而概括的作用与临床应用

用法与用量

注意：用药注意事项

贮藏：对药品贮藏和保管的基本要求

局颁药品标准是现行药典内容的补充，也是国家标准，各有关单位也必须遵照执行，如原国家食品药品监督管理局（2013 年 3 月新组建为国家食品药品监督管理总局）2004 年颁布的《儿茶等 43 种进口药材质量标准》。1998 年以前，药典委员会隶属于卫生部，当时此级标准由卫生部批准颁发执行，称为部颁标准，如《中华人民共和国卫生部药品标准·中药材·第一册》（1991）。

值得指出的是，我国的天然药物资源极其丰富，品种繁多，对于国家药品标准没有收载的天然药物，在本地区可依据各省、市、自治区关于药材的地方药品标准进行鉴别。

上述标准，以国家药典为准，局（部）颁标准为补充，凡是在全国经销的药材或生产中成药的药材必须符合国家药典和局（部）颁标准，凡不符合以上两个标准或使用其他地方标

准的药材可鉴定为伪品，地方标准只能在相应制定地区使用。

二、天然药物鉴定的一般程序

天然药物鉴定就是依据《中国药典》等药品标准及有关专著和资料，对天然药物进行真实性、纯度、品质优良度的评价，以确保天然药物的真实性、安全性和有效性。其一般工作程序包括以下几个方面。

（一）取样

天然药物的取样是指选取供鉴定用天然药物样品的方法。取样的代表性直接影响到检定结果的正确性，因此必须重视取样的各个环节。

（1）取样前，应注意品名、产地、规格等级及包件式样是否一致，检查包装的完整性、清洁程度以及有无水迹、霉变或其他物质污染等，做详细记录。凡有异常情况的包件，应单独检验并拍照。

（2）从同批天然药物包件中抽取检定用样品的原则：总包件数不足 5 件的，逐件取样；5～99 件的，随机取样 5 件；100～1000 件的，按 5% 比例取样；超过 1000 件的，超过部分按 1% 比例取样；对于贵重天然药物，不论包件多少均逐件取样。

（3）每一包件至少在 2～3 个不同部位各取样品 1 份；包件大的应从 10cm 以下的深处在不同部位抽取；对破碎的、粉末状的或大小在 1cm 以下的天然药物，可用采样器（探子）抽取样品；对包件较大或个体较大的药材，可根据实际情况抽取有代表性的样品。每一包件的取样量：一般天然药物抽取 100～500g；粉末状天然药物抽取 25～50g；贵重天然药物抽取 5～10g。

（4）将所取样品混合均匀，即为总样品。若抽取样品总量超过检验用量数倍时，可按四分法再取样，即将所有样品摊成正方形，依对角线划"×"，使分为四等份，取用对角两份；再如上操作，反复数次至最后剩余的量足够完成必要的检验以及留样量为止。

（5）最终抽取的供检验用样品量，一般不少于检验所需用量的 3 倍，即 1/3 供实验室分析用，另 1/3 供复核用，其余 1/3 则为留样保存，保存期至少 1 年。

（二）真实性鉴定

天然药物真实性鉴定，包括来源鉴定、性状鉴定、显微鉴定、理化鉴定及生物检定等。对于供鉴定的样品天然药物，应先进行来源鉴定、性状鉴定，尤以性状鉴定最为常用，然后根据实际需要，进行显微鉴定及理化鉴定。对于不能确定原植（动）物来源的样品，则须从药材的商品流通渠道深入到产地作进一步的调查研究。

（三）纯度鉴定

天然药物纯度鉴定是检查样品中有无杂质及其数量是否超过规定的限度。天然药物中混杂的杂质，系指来源与规定相同，但其性状或部位与规定不符；来源与规定不同的有机质；无机杂质，如砂石、泥块、尘土等。检查方法可取规定量的供试品，摊开，用肉眼或放大镜（5～10 倍）观察，将杂质拣出；如其中有可以筛分的杂质，则通过适当的筛，将杂质分出。然后将各类杂质分别称重，计算其在供试品中的含量。如天然药物中混存的杂质与正品相似，难以从外观鉴别时，可称取适量，进行显微、理化鉴别试验，证明其为杂质后，计入杂质重量中。对个体大的天然药物，必要时可破开，检查有无虫蛀、霉烂或变质情况。无机杂质的含量还可用总灰分测定、酸不溶性灰分测定的方法来检查。杂质检查所用的供试品，除另有规定外，按天然药物取样法称取。水分虽然不是杂质，但水分超过一定限度可引起天然药物生霉、变质和腐烂，故也列入杂质检查范畴。

（四）品质优良度鉴定

天然药物品质优良度鉴定，就是确定检品的质量是否合乎规定的要求。它包括两方面内容：①天然药物的有效性鉴定，即天然药物中有效成分或主要成分的含量是否符合规定；②天然药物的安全性鉴定，即药材中可能存在的有害物质含量是否超过规定限度。

天然药物的有效性鉴定，主要包括有效成分、浸出物或挥发油的含量测定及生物检定。对于有效成分（或主要成分）明确的天然药物，现行版《中国药典》一般都规定了含量测定方法和品质标志；对于有效成分不明确或其成分明确但无适宜、成熟含量测定方法的药材，多规定浸出物含量；对于含挥发油的药材则规定挥发油的含量测定。

天然药物的安全性鉴定，主要是检查样品中毒性成分、重金属及有害元素、农药残留量、黄曲霉毒素等。

（五）报告

即根据实验结果，对检品的真实性、纯度或品质优良度做出"是否合格"、"是否符合规定"及"能否药用"的结论。上述各项检定项目都须有完整的、真实的和原始的检验记录，以备审核。报告书须经部门主管审核后签发，并做好检品留样工作。药品检验机构签发的报告书具有法律效力。如果送检单位对检验结果有异议，应向检验单位申请复验或向上一级药品检验机构申请仲裁检验。

第三节　天然药物鉴定的方法

天然药物鉴定的方法，主要有来源（原植物、原动物和原矿物）鉴定、性状鉴定、显微鉴定、理化鉴定及生物检定等。各种方法有其特点和适用对象，有时还需要几种方法配合进行工作。

一、来源鉴定

来源鉴定就是应用植（动）物的分类学知识，对天然药物的来源进行鉴定，确定其正确的学名；应用矿物学的基本知识，确定矿物天然药物的来源，以保证在应用中品种准确无误。鉴于天然药物中植物药最多，现以原植物鉴定为例，叙述其步骤如下。

1. 观察植物形态

对具有较完整植物体的天然药物检品，应注意其根、茎、叶、花和果实等部位的观察，其中对繁殖器官（花、果或孢子囊、子实体等）尤应仔细观察。在观察微小的特征，如短毛、腺点、小花时，可借助于放大镜或解剖镜。同时注意对药用部位进行观察。在实际工作中常遇到不完整的检品，除少数鉴定特征十分突出的品种外，一般都要追究其原植物，包括深入到产地调查，采集实物，进行对照鉴定。

2. 核对文献

根据已观察到的形态特征核对文献。首先应查考植物分类方面的著作，如《中国高等植物检索表》、《中国植物志》、《中国高等植物图鉴》及有关的地区性植物志等；其次再查阅中药品种鉴定方面的著作，如《全国中草药汇编》、《中药大辞典》、《新编中药志》、《中华本草》等。必要时还需核对原始文献，以便正确鉴定。原始文献，即指第一次发现该种（新种）植物的工作者，描述其特征，予以初次定名的文献。

3. 核对标本

当知道未知种是什么科属时，可以到有关标本室核对已定学名的标本。要得到正确的鉴定，必须要求标本室中已定学名的标本正确可靠。必要时应核对模式标本（发表新种时所描述的标本）。

二、性状鉴定

性状鉴定就是用眼看、手摸、鼻闻、口尝、水试、火试等十分简便的鉴定方法，来鉴别天然药物的外观性状。这种方法在我国医药宝库中积累了丰富的传统鉴别经验，它具有简单、易行、迅速的特点。性状鉴定的内容，一般包括以下几个方面。

1. 形状

天然药物的形状与药用部分有关，每种天然药物的形状一般比较固定。如根类天然药物有圆柱形、圆锥形、纺锤形等；皮类天然药物有板片状、卷筒状；种子类天然药物有圆球形、扁圆形等。有的品种经验鉴别术语更加形象化，如"蚯蚓头"（防风）、"怀中抱月"（川贝）、"马头蛇尾瓦楞身"（海马）。形状观察一般不需预处理，但有些皱缩花、叶、全草类生药，观察前应浸软，展开。

2. 大小

大小指天然药物的长短、粗细、厚薄。一般应测量较多样品，允许有少量高于或低于规定的数值。

3. 颜色

颜色天然药物的颜色一般是较固定的，观察时应在白天的自然光下进行。用两种色调复合描述时，以后一种色为主，如黄棕色，即以棕色为主。

4. 表面特征

表面特征指天然药物表面是光滑还是粗糙，有无皱纹、皮孔、毛茸或其他附属物等。这些特征常是鉴别天然药物的主要依据之一。

5. 质地

质地指天然药物的软硬、坚韧、疏松、致密、黏性、粉性、纤维性、脆性等特征。这与组织结构、细胞中所含的成分及加工方法有一定关系。

6. 断面

断面指天然药物折断时的现象，如易折断或不易折断、有无粉尘散落等及折断时的断面特征。自然折断的断面应注意是否平坦，或显纤维性、颗粒性或裂片状，断面有无胶丝，是否可以层层剥离等。对不易折断或折断面不平坦的天然药物可观察切（削）断面。

7. 气

气指嗅觉提供的天然药物特征。含挥发性物质的天然药物，大多有特异的香气或臭气，如麝香、肉桂、阿魏等。气不明显的天然药物，可切碎、揉搓或用热水浸泡一下再闻。

8. 味

味指口尝提供的天然药物特征，有酸、苦、甜、辛辣、咸等，有时先苦后甜。对一些具强烈刺激性和剧毒的天然药物药，口尝要特别小心，取样要少，尝后立即吐出，漱口、洗手，以防中毒。

9. 水试

有些天然药物在水中或遇水能产生特殊的现象，作为鉴别特征之一。如西红花用水泡后，水染成黄色；秦皮用水浸泡，浸出液在日光下显碧蓝色荧光；熊胆粉末投入清水中，即在水面旋转并呈黄线下沉而不扩散。这些现象常与天然药物中所含有的化学成分有关。

10. 火试

有些天然药物用火烧之，能产生特殊的气味、颜色、烟雾、闪光和响声等现象，作为鉴别特征之一。如降香微有香气，点燃则香气浓烈，有油流出，烧后留有白灰；青黛灼烧，有紫红色烟雾发生；海金沙易点燃，发出爆鸣声及闪光。

以上所述，是天然药物性状鉴定的基本顺序和内容，在描述天然药物的性状或制定质量标准时，都要全面仔细地观察这几个方面。但对具体天然药物的各项取舍可以不同。

三、显微鉴定

显微鉴定是利用显微镜来观察天然药物的组织结构、细胞形状以及内含物的特征，用于鉴定天然药物的真伪和纯度，甚至品质的一种方法。通常应用于单凭性状不易识别的天然药物、性状相似不易识别的天然药物、外形特征不明显的破碎天然药物和粉末状天然药物，以及用粉末天然药物制成的丸、散、锭、丹等中成药的鉴定。

（一）显微鉴定的一般方法

进行显微鉴定首先要根据天然药物的不同性质及不同的鉴定目的，将天然药物制成不同的显微制片。因此，进行天然药物显微鉴定，必须有植物解剖的基本知识和制备显微标本片的基本技术。常用的显微标本片有以下几种。

1. 组织切片

选取天然药物适当部位，用徒手、滑走或冷冻切片法制作切片，用甘油醋酸试液、水合氯醛试液或其他试液处理后观察。必要时可选用石蜡切片法制片观察。对于根、根茎、茎藤、皮、叶类、全草类天然药物，一般制作横切片观察，必要时制纵切片；果实、种子类天然药物须制作横切片及纵切片；木类须观察横切、径向纵切及切向纵切三个面。

2. 表面制片

鉴定叶、花、果实、种子、全草等天然药物，可取叶片、萼片、花冠、果皮、种皮制作表面片，加适宜的试液，观察各部位的表面（皮）特征。

3. 粉末制片

取天然药物粉末少量，置载玻片上，摊平，选用甘油醋酸试液、水合氯醛试液或其他适当试液处理后观察。

4. 解离组织片

如需观察细胞的完整形态，特别是纤维、石细胞、导管、管胞等细胞彼此不易分离的组织，需利用化学试剂使组织中各细胞之间的细胞间质溶解，使细胞互相分离，再装片观察。如样品中薄壁组织占大部分，木化组织少或分散存在的，可用氢氧化钾法（5％氢氧化钾溶液作解离液）；如样品坚硬，木化组织较多或集成较大群束的，可用硝铬酸法（10％硝酸与10％铬酸等量混合液作解离液）或氯酸钾法（50％硝酸溶液与氯酸钾作解离液）。

观察天然药物组织切片或粉末中的后含物时，一般用甘油醋酸试液或蒸馏水装片观察淀粉粒，并可用偏光显微镜观察未糊化淀粉粒的偏光现象；用甘油装片观察糊粉粒；如欲观察菊糖，可用乙醇装片也可用水合氯醛液装片不加热立即观察。为了使细胞、组织能观察清楚，需用水合氯醛液装片透化，方法为取切片或粉末少许，置载玻片上，滴加水合氯醛液，在小火焰上微微加热透化，加热时须续加水合氯醛液至透化清晰为度。为防止放冷后析出水合氯醛结晶，可在透化后滴加稀甘油少许，再加盖玻片观察。

为了确定细胞壁及细胞后含物的性质，可用适当的试液进行显微化学反应。如石细胞、纤维和导管加间苯三酚和浓盐酸的木质化反应；淀粉粒加碘试液的反应；木栓化细胞壁、角质化细胞壁及脂肪油加苏丹Ⅲ试液反应；黏液加钌红试液的反应等。

矿物药的显微鉴定可直接粉碎成细粉观察，也可进行磨片观察。

随着现代科学仪器的发展，透射电子显微镜、扫描电子显微镜已在天然药物显微鉴定中应用。

（二）中成药显微鉴定

中药丸、散、锭、丹等成方制剂，大多直接用各种粉末药材配制而成。只要掌握了各个组成药材的粉末特征，就可应用粉末鉴定的方法加以鉴定。实践证明，显微鉴定是鉴定中成药丸、散、锭、丹和制定品质标志的科学方法之一，对保证中成药的质量，有一定的科学价值。

中成药显微鉴定时，一般需根据处方，明确品种和药用部位，对各组成药材粉末特征分析比较，排除某些类似的细胞组织及后含物等的干扰和影响，选取各药在该成药中较具专属性的显微特征，作为鉴别依据，因此，单一粉末药材的主要显微特征在成方制剂中有时不一定作为依据，而某些较次要特征有时还起鉴别作用。

中成药显微鉴定的制片，一般同单味药的粉末。制片时，如为散剂，可用刀尖或牙签挑取少量粉末；如为蜜丸可将药丸切开，从切面中央挑取少量装片，或将蜜丸切碎，加水搅拌，洗涤后，置离心管中离心分离沉淀，如此反复处理以除去蜂蜜后透化装片；如为水丸或片、锭，可刮取全切面取样，或用乳钵将整个丸、片研碎取样；如为以朱砂包衣的丸、丹，可将丸衣与丸心分别制片观察。

四、理化鉴定

理化鉴定是利用物理的或化学的方法，对天然药物中所含主要化学成分或有效成分进行定性和定量分析，来鉴定天然药物的真伪、优劣的一种方法。常用的理化鉴定方法有以下几种。

（一）化学定性反应

利用天然药物的化学成分能与某些化学试剂产生特殊的颜色、沉淀、结晶等反应，来鉴别天然药物的真伪。可在天然药物的表面、断面直接进行，也可用粉末或提取液进行实验。如马钱子胚乳部分切片，加1％钒酸铵的硫酸溶液1滴，胚乳即显紫色，另取胚乳切片加发烟硝酸1滴，即显橙红色；甘草粉末加80％硫酸显橙黄色。

（二）显微化学反应

显微化学反应即在显微镜下进行观察的化学定性反应，方法是将天然药物切片、粉末或浸出液少量，置于载玻片上，滴加某种试液，加盖玻片，在显微镜下观察反应结果。如黄连粉末滴加稀盐酸可见针簇状盐酸小檗碱结晶析出；若滴加30％硝酸可见针状硝酸小檗碱结晶析出。肉桂粉末加三氯甲烷2～3滴，略浸渍，速加2％盐酸苯肼一滴，可见黄色针状或杆状结晶。

（三）微量升华

利用天然药物中所含的某些化学成分，在一定温度下能升华的性质，获得升华物，在显微镜下观察其形状、颜色以及化学反应。如大黄的升华物为黄色菱状针晶或羽毛状结晶（蒽醌类成分），加碱液则溶解并显红色；薄荷的升华物为无色针簇状结晶（薄荷脑），加浓硫酸2滴及香草醛结晶少许，显橙黄色，再加蒸馏水1滴即变成红色。

微量升华的方法：取金属片，安放在有圆孔（直径约2cm）的石棉板上，金属片上放一小金属圈（高度约0.8cm），对准石棉板上的圆孔，圈内加入天然药物粉末一薄层，圈上放一载玻片。在石棉板下圆孔处用酒精灯慢慢加热（火焰距板约4cm）数分钟至粉末开始变焦，去火待冷，则有结晶状升华物凝集于玻片上，将玻片取下反转，在显微镜下观察结晶形状，并可加化学试剂观察其反应。

（四）荧光分析

荧光分析是利用天然药物中所含的某些化学成分，在紫外光或日光下能产生一定颜色荧光的特性，作为鉴别天然药物的一种简易方法。如秦皮的水浸液在日光下即有碧蓝色荧光，紫外光下更加强烈；黄连断面在紫外光下产生金黄色荧光，木质部尤为显著。有的天然药物浸出液需加一定的试剂才能产生荧光，如芦荟水溶液加硼砂共热则有绿色荧光。一般观察荧光的紫外光波长为365nm，如用短波254~265nm时，应加以说明，因为两者荧光现象不同。

（五）物理常数测定

包括相对密度、旋光度、折射率、黏稠度、沸点、熔点、凝固点等的测定。对鉴定挥发油、油脂类、树脂类、液体类（如蜂蜜）及加工品类（如阿胶）等天然药物的真实性和纯度，有重要参考价值。

（六）色谱法

色谱法又称层析法，是将天然药物进行化学成分分离和鉴别的重要方法。根据其分离原理，可分为吸附色谱、分配色谱、离子交换色谱与排阻色谱（又称凝胶色谱或凝胶渗透色谱）。色谱分离方法有纸色谱法、薄层色谱法、柱色谱法、气相色谱法、高效液相色谱法等。薄层色谱法是天然药物理化鉴别中最为重要的定性鉴别方法；气相色谱法和高效液相色谱法则是最为常用的定量分析方法。

（七）分光光度法

分光光度法是通过测定被测物质在特定波长处或一定波长范围内的光吸收度，对该物质进行定性和定量分析的方法。分光光度分析的方法很多，天然药物分析中常用的有紫外-可见分光光度法、红外分光光度法、原子吸收分光光度法等。

（八）水分测定

天然药物中含有过量的水分，不仅易霉烂变质，使有效成分分解，而且相对地减少了实际用量而达不到治疗目的。因此，控制天然药物中水分的含量对保证天然药物质量有密切关系。《中国药典》规定水分的含量限度，如牛黄不得过9.0%、甘草不得过12.0%、马钱子不得过13.0%等。

水分测定方法，《中国药典》（2010 年版）规定有四种，即烘干法、甲苯法、减压干燥法和气相色谱法。烘干法适用于不含或少含挥发性成分的药品；甲苯法适用于含挥发性成分的药品；减压干燥法适用于含有挥发性成分的贵重药品。使用的方法和仪器详见《中国药典》（2010 年版）一部附录Ⅸ H。

也可应用红外线干燥法和导电法测定水分含量，迅速而简便。

（九）灰分测定

天然药物中的灰分，包括药材本身经过灰化后遗留的不挥发性无机盐，以及药材表面附着的不挥发性无机盐类，即总灰分。各种天然药物在无外来掺杂物时，总灰分应在一定范围以内，如果所测灰分值高于正常范围，表明掺有泥土、砂石等无机杂质。《中国药典》规定了天然药物总灰分的最高限量，如阿胶不得过 1.0%、西红花不得过 7.5%、安息香不得过 0.5%，它对保证天然药物的纯度具有重要意义。

有些天然药物的总灰分本身差异较大，特别是组织中含草酸钙结晶较多的品种，如大黄，测定总灰分有时不足以说明外来无机物的存在，还需要测定酸不溶性灰分，即不溶于 10%盐酸中的灰分。因天然药物所含的无机盐类（包括钙盐）大多可溶于稀盐酸中而除去，而来自泥沙等的硅酸盐类则不溶解而残留，所以测定酸不溶性灰分能较准确地表明天然药物中是否掺杂泥沙等及其含量。测定方法详见《中国药典》（2010 年版）一部附录Ⅸ K。

（十）浸出物测定

对某些暂时无法建立含量测定的天然药物，或已有含量测定项的天然药物，为了更全面地控制其质量，一般可根据该天然药物已知成分的溶解性质，进行浸出物的测定，用于控制天然药物的质量。浸出物测定通常包括水溶性浸出物、醇溶性浸出物和醚溶性浸出物的测定。如《中国药典》（2010 年版）规定黄芪（已有含量测定项）的水溶性浸出物不得少于 17%；白术的乙醇浸出物不得少于 35%。测定方法详见《中国药典》（2010 年版）一部附录Ⅹ A。

（十一）挥发油测定

利用天然药物中所含挥发性成分能与水蒸气同时馏出来的性质，在挥发油测定器中进行测定。适用于含较多量挥发油的天然药物。具体仪器装置及方法详见《中国药典》（2010 年版）一部附录Ⅹ D。

（十二）含量测定

含量测定是指对天然药物的有效成分，或主要成分，或指示性成分，以及有毒成分的含量测定，是天然药物品质评价的重要量化指标之一，《中国药典》（2010 年版）一部对所收载的多数药材及饮片品种规定了含量测定指标，如人参、马钱子、天麻、甘草、厚朴、薄荷、丁香等。含量测定方法有化学定量法和仪器分析法等。

（十三）有害物质检查

天然药物中的有害物质包括农药残留物质、霉菌和霉菌毒素、重金属及有害元素等。天然药物如果污染了有害物质就会危害人民健康。近年来，中药的安全性评价越来越受到世人的关注。药物的安全性和有效性是同样重要的，因此，对天然药物中的有害物质做限量检查是十分重要的。

1. 农药残留量的检查

农药的种类很多，主要为有机氯、有机磷和拟除虫菊酯类，其中有机氯类农药中六六六（BHC）和滴滴涕（DDT）是使用最久、数量最大的农药，虽然我国已于 1983 年开始禁用有机氯类农药，但由于它们用后在土壤和生物体中长期残留和蓄积，对人类危害极大。故世界各国都非常重视食品和药物中农药残留量的检测和限量问题。《中国药典》（2010 年版）规定，甘草、黄芪含有机氯农药残留量六六六（总 BHC）不得超过千万分之二；滴滴涕（总 DDT）不得超过千万分之二；五氯硝基苯（PCNB）不得超过千万分之一。有机磷农药常见的有敌敌畏、对硫磷、乐果等。药典选用气相色谱法测定天然药物中有机氯、有机磷和拟除虫菊酯类农药残留量，测定方法详见《中国药典》（2010 年版）一部附录Ⅸ Q。

2. 黄曲霉毒素检查

许多天然药物如贮存不当易霉变而产生黄曲霉毒素。黄曲霉毒素是强烈的致癌物质，因此世界各国对食品和药品中黄曲霉毒素的限量都作了严格的规定。有关检测的方法主要是根据黄曲霉毒素中毒性最大的成分黄曲霉毒素 B_1、黄曲霉毒素 B_2 和黄曲霉毒素 G_1、黄曲霉毒素 G_2 能溶于三氯甲烷、甲醇而不溶于己烷、乙醚和石油醚的性质，在紫外光下（365nm）观察，分别呈蓝色和黄绿色荧光，或通过薄层色谱，用已知浓度的黄曲霉毒素标准品作对照，根据斑点大小定量。

3. 重金属检查

重金属是指在实验条件下能与硫代乙酰胺或硫化钠作用显色的金属杂质，如铅、汞、铬、铜、镉等。测定重金属总量用硫代乙酰胺或硫化钠显色反应比色法，操作方法详见《中国药典》（2010 年版）一部附录Ⅸ E。测定铅、镉、汞、铜重金属元素采用原子吸收分光光度法或电感耦合等离子质谱法，操作方法详见《中国药典》（2010 年版）一部附录Ⅸ B。《中国药典》（2010 年版）一部规定，石膏、芒硝含重金属不得过百万分之十，地龙含重金属不得过百万分之三十；山楂、丹参、甘草、黄芪等含铅不得过百万分之五，镉不得过千万分之三，汞不得过千万分之二，铜不得过百万分之二十。

4. 砷盐与砷元素检查

砷是公认的对人体极其有害的元素，《中国药典》（2010 年版）规定用古蔡法或二乙基硫代氨基甲酸银法两种方法检查砷盐，具体方法详见《中国药典》（2010 年版）一部附录Ⅸ F。《中国药典》（2010 年版）规定，石膏含砷盐不得过百万分之二；芒硝含砷盐不得过百万分之十。

《中国药典》（2010 年版）规定用原子吸收分光光度法或电感耦合等离子质谱法测定砷元素，并规定山楂、丹参、甘草、黄芪等含砷不得过百万分之二。

5. 其他有害物质检查

有些天然药物的有效成分亦是其有毒成分，如乌头、附子类天然药物的乌头碱类成分，洋地黄类天然药物的强心苷类成分等。对于这类成分的含量应严格控制，规定含量幅度或含量限度。以川乌及其炮制品制川乌为例，《中国药典》（2010 年版）规定，以干燥品计，川乌含乌头碱、次乌头碱和新乌头碱的总量应为 0.050%～0.17%；其炮制加工品制川乌含苯甲酰乌头碱、苯甲酰次乌头碱和苯甲酰新乌头碱的总量应为 0.070%～0.15%，双酯型生物碱以乌头碱、次乌头碱和新乌头碱的总量计不得过 0.040%。

有的天然药物因寄生于有毒植物而产生有害物质，也须加以检查。例如，桑寄生若寄生在夹竹桃树上，会含有夹竹桃中的强心苷而具毒性，《中国药典》（2010 年版）规定，桑寄生须作强心苷检查，以保证用药的安全。

除来源鉴定、性状鉴定、显微鉴定和理化鉴定四大方法外，还可应用生物检定来测定天然药物的质量，如用抗凝血酶活性评价水蛭的有效性等。生物检定又称生物测定，是利用药物对于生物（活体或离体组织）所起的作用，来测定药物的效价或作用强度的一种方法。它是以药物的药理作用为基础、生物统计为工具，运用特定的实验设计，通过比较检品和相应的标准品或对照品在一定条件下产生特定生物反应的剂量比例，来测得检品的效价。生物检定主要用于缺乏适当的准确的理化分析方法来决定其有效成分的含量或效价的天然药物，如含强心苷成分的洋地黄叶等。

第四节　天然药物鉴定的新技术和新方法简介

随着现代科技的发展，新设备、新技术的应用，天然药物的鉴定手段和方法发展也很快。目前天然药物鉴定的新技术和新方法主要有以下几种。

一、DNA 分子遗传标记技术

随着分子生物技术的飞速发展，DNA 分子遗传标记技术已在天然药物的品种整理和鉴定中应用。DNA 分子作为遗传信息的直接载体，不受外界因素和生物体发育阶段及器官组织差异的影响，每一个体的任一体细胞均含有相同的遗传信息。不同的物种由于组成 DNA 分子的 4 种碱基排列顺序不同，表现为遗传多样性，可以选择合适的 DNA 分子遗传标记技术，进行准确的物种鉴定。在天然药物鉴定中应用的主要 DNA 分子遗传标记技术有：限制性内切酶酶切片段长度多态性（RFLP）、随机扩增多态性 DNA（RAPD）和任意引物 PCR（AP-PCR）、PCR 扩增的特定片段的限制性位点分析（PCR-RFLP）、扩增片段长度多态性（AFLP）、DNA 测序方法等。

二、中药化学指纹图谱鉴定技术

中药化学指纹图谱是指某种（或某产地）中药材或中成药中所共有的、具有特征性的某类或几类化学成分的色谱或光谱的图谱。因为这些图谱很像人的指纹具有特征性，故而得名。中药化学指纹图谱对控制中药质量有重要意义。其特点是：①通过指纹图谱的特征性，能有效鉴别样品的真伪或产地；②通过指纹图谱主要特征峰的面积和比例的测定，能有效控制样品质量，保证样品质量的相对稳定。中药化学指纹图谱首推色谱方法和联用技术，目前使用最多的中药化学指纹图谱是采用高效液相色谱法构建的。

此外，还有应用显微操作器取出细胞中的结晶、油滴，再用高效液相色谱、气相色谱及气-质联仪分析，鉴定出化学成分的"组织化学色谱法"；借助计算机图形学、计算机三维重建、体视学和图像分析系统等手段，将天然药物组织形态学研究推向三维化、可视化、定量化等新技术，应用于天然药物的鉴定中。

同步训练

一、选择题

（一）A 型题（单项选择题）

1. 按照天然药物的取样原则，一批贵重天然药物 300 件，其取样件数是（　　）。

    A. 5 件　　　　　　　　　B. 8 件　　　　　　　　　C. 15 件

    D. 30 件　　　　　　　　E. 300 件

2. 按照天然药物的取样原则，一批天然药物 1500 件，其取样件数是（　　　）。
   A. 50 件　　　　　　　　　　B. 55 件　　　　　　　　　　C. 75 件
   D. 100 件　　　　　　　　　　E. 150 件

3. 天然药物鉴定的取样量，一般不少于实验所需用量的（　　　）。
   A. 2 倍　　　　　　　　　　B. 3 倍　　　　　　　　　　C. 4 倍
   D. 5 倍　　　　　　　　　　E. 6 倍

4. 天然药物原植（动）物鉴定，是要确定其正确的（　　　）。
   A. 药材名　　　　　　　　　　B. 药材拉丁名　　　　　　　　　　C. 科属
   D. 原植（动）物学名　　　　　　　　　　E. 商品名

5. 下列除哪项外均属性状鉴定的内容。（　　　）
   A. 水试　　　　　　　　　　B. 火试　　　　　　　　　　C. 荧光分析
   D. 气　　　　　　　　　　E. 味

6. 显微观察常用的透化剂是（　　　）。
   A. 蒸馏水　　　　　　　　　　B. 稀甘油　　　　　　　　　　C. 甘油醋酸试液
   D. 乙醇　　　　　　　　　　E. 水合氯醛

7. 在显微镜下观察菊糖应当用（　　　）。
   A. 乙醇装片　　　　　　　　　　B. 水合氯醛装片加热
   C. 甘油装片　　　　　　　　　　D. 蒸馏水装片　　　　　　　　　　E. 苏丹Ⅲ试液装片

8. 下列除哪项外均属理化鉴定方法。（　　　）。
   A. 荧光分析　　　　　　　　　　B. 微量升华　　　　　　　　　　C. 显微化学反应
   D. 物理常数测定　　　　　　　　　　E. 火试

9. 分子生物技术在天然药物鉴定中的应用是（　　　）。
   A. 中药化学指纹图谱技术　　　B. DNA 分子遗传标记技术
   C. 组织化学色谱法　　　　　　D. 扫描电子显微镜＋X 射线能谱分析技术
   E. 生物检定

（二）X 型题（多项选择题）

1. 天然药物鉴定的法定依据有（　　　）。
   A. 中华人民共和国药典　　　　B. 国家食品药品监督管理总局药品标准
   C. 中华本草　　　　　　　　　D. 中药大辞典　　　　　　　　　E. 天然药物学教材

2. 天然药物鉴定的方法有（　　　）。
   A. 来源鉴定　　　　　　　　　　B. 性状鉴定　　　　　　　　　　C. 显微鉴定
   D. 理化鉴定　　　　　　　　　　E. 生物检定

3. 原植物鉴定的步骤有（　　　）。
   A. 观察植物形态　　　　　　　　B. 核对文献　　　　　　　　　　C. 核对标本
   D. 请专家鉴定　　　　　　　　　E. 水试

4. 属于理化鉴定的有（　　　）。
   A. 化学定性反应　　　　　　　　B. 显微化学反应　　　　　　　　C. 火试
   D. 水试　　　　　　　　　　E. 水分测定

5. 显微鉴定常用的显微标本片有（　　　）。
   A. 徒手切片　　　　　　　　　　B. 石蜡切片　　　　　　　　　　C. 粉末制片
   D. 表面制片　　　　　　　　　　E. 解离组织片

6. 可进行显微鉴定的有（　　　）。

　　A. 矿物类天然药物　　　　B. 动物类天然药物

　　C. 破碎天然药物　　　　　D. 粉末天然药物

　　E. 含天然药物原粉的中成药

7. 现行版《中国药典》规定水分测定方法有（　　　）。

　　A. 红外线干燥法　　　　　B. 减压干燥法　　　　　C. 烘干法

　　D. 甲苯法　　　　　　　　E. 气相色谱法

二、填空题

1. 天然药物鉴定的法定依据是_____和_____。

2. 天然药物真实性鉴定包括_____、_____、_____、_____及_____。

3. 天然药物纯度鉴定是检查样品中_____及其数量是否_____规定的限度。

4. 天然药物中混杂的杂质，系指来源与规定相同，但其性状或_____与规定不符；来源与规定不同的_____；_____，如砂石、泥块、尘土等。

5. 天然药物品质优良度鉴定，就是确定检品的_____是否合乎规定的要求。它包括天然药物的_____鉴定和天然药物的_____鉴定两方面内容。

6. 取样前应注意_____、_____、_____及包件式样是否一致，检查包装的_____、_____以及有无水迹、霉变及其他物质污染等，作详细记录。

7. 从同批天然药物包件中抽取鉴定用样品的原则：天然药物总包件在 100 件以下的，取样_____件；100～1000 件按_____取样；超过 1000 件的，超过部分按_____取样；不足 5 件的，_____取样；对于贵重天然药物，不论包件多少均_____取样。

8. 天然药物鉴定的方法，主要有_____、_____、_____、_____及_____。

9. 原植物鉴定的步骤包括_____、_____、_____。

10. 显微化学反应是在_____下进行观察的化学定性反应，方法是将天然药物_____、_____或_____少量，置于_____上，滴加某种试液，加_____，在_____下观察反应结果。

三、名词解释

1. 水试　2. 火试　3. 微量升华　4. 荧光分析　5. 酸不溶性灰分

四、问答题

1 天然药物鉴定的目的是什么？天然药物鉴定的方法有哪些？

2. 什么是性状鉴定？其内容包括哪几个方面？

3. 什么是显微鉴定？其适用于哪些类型天然药物的鉴定？

4. 试述天然药物理化鉴定的含义。

（李建民　崔庆利）

同步训练参考答案

一、选择题

二、填空题

1～7 8～10

下篇 各论

第六章　根及根茎类天然药物

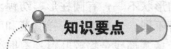　**知识要点** ▶▶

　　根及根茎类天然药物的来源、主要性状特征和功效；大黄、附子、白芍、黄连、甘草、人参、三七、当归、柴胡、龙胆、黄芩、地黄、桔梗、党参、半夏、川贝母、麦冬、天麻等重点天然药物的主产地、采收加工、显微和理化鉴别特征、化学成分、应用。

第一节　概　述

　　根和根茎是植物的两种不同器官，具有不同的外形和内部构造。由于很多天然药物同时具有根和根茎两部分，两者又互有联系，因此，本章将根和根茎类天然药物并入一章叙述。

一、根类天然药物

　　根类天然药物包括药用部位为根或以根为主带有部分根茎的药材。就根部而言，没有节、节间和叶，一般无芽。

（一）性状鉴定

　　通常为圆柱形或长圆锥形，有的肥大为块根，呈圆锥形或纺锤形等。双子叶植物根一般主根明显，常有分枝，少数根细长，集生于根茎上，如威灵仙、龙胆等。常有纹理，有的可见皮孔；有的顶端带有根茎或茎基，根茎俗称"芦头"，上有茎痕，如人参等。根的质地和断面特征常因品种不同而异，有的质重坚实，有的体轻松泡；折断时或有粉尘散落（淀粉粒），或呈纤维性、角质状等。双子叶植物根的断面有一圈形成层环纹，环内的木部一般较环外的皮部大；中央无髓，由中心向外有放射状的纹理，木部尤为明显。单子叶植物根的断面有一圈内皮层环纹，皮部宽广，中柱一般较小；中央有髓部，由中心向外无放射状纹理。

（二）显微鉴定

根类天然药物的显微鉴定，首先要区别双子叶植物根和单子叶植物根。

双子叶植物根一般均具次生构造。最外层大多为周皮，由木栓层、木栓形成层和栓内层组成，栓内层通常为数列细胞，有的比较发达，又名"次生皮层"，但通常仍称为皮层。维管束一般为无限外韧型，形成层连续成环，或束间形成层不明显，木质部占根的大部分。一般无髓。双子叶植物根，还可形成异常构造，如何首乌的"云锦花纹"、牛膝的"筋脉点"。

单子叶植物的根一般均具初生构造。最外层通常为表皮细胞；少数根的表皮细胞分裂为多层细胞，细胞壁木栓化，形成根被，如麦冬、百部等。皮层宽广，内皮层通常明显。维管束辐射型，没有形成层。髓部通常明显。

二、根茎类天然药物

根茎类天然药物系指以地下茎或带有少许根部的地下茎入药的药材。

（一）性状鉴定

根茎类天然药物包括根状茎、块茎、球茎及鳞茎等，根茎的形状不一，有圆柱形、纺锤形、扁球形或不规则团块状等。在表面上，与根类天然药物显著不同，与地上茎一样有节和节间，单子叶植物尤为明显；节上常有退化的鳞叶或鳞叶痕、叶柄基部残余物或叶痕；有时可见幼芽或芽痕；根茎上面或顶端常残存茎基或茎痕，侧面和下面有细长的不定根或根痕。鳞茎的地下茎呈扁平皿状，节间极短。蕨类植物的根茎常有鳞片或密生棕黄鳞毛。

（二）显微鉴定

双子叶植物根茎一般均具有次生构造。木栓层由数列扁平的木栓细胞组成。初生皮层可存在，或仅有次生皮层，常有根迹维管束和叶迹维管束斜向通过。维管束为无限外韧型，环状排列，维管束之间有髓射线。中央有髓部。

单子叶植物根茎一般均为初生构造。最外层为表皮细胞。皮层较宽广，占大部分，常有叶迹维管束散在；内皮层大多明显，具凯氏带。维管柱的维管束数目较多，不规则散在，为有限外韧型或周木型维管束。髓部不明显。

第二节　常用根及根茎类天然药物

一、狗脊　Cibotii Rhizoma

【来源】　本品为蚌壳蕨科植物金毛狗脊 *Cibotium barometz*（L.）J. Sm. 的干燥根茎。

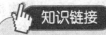

知识链接

蚌壳蕨科名称的由来

金毛狗脊等蕨类植物，在叶片的背面生有无数孢子囊，孢子囊两瓣，成熟时就张开，形状犹如"海蚌含珠"，植物学家将具此特征的植物类群命名为"蚌壳蕨科"。

【产地】　主产于福建、四川、江西、广东及贵州等地。

【采收加工】 秋、冬两季采挖，除去泥沙，干燥；或去硬根、叶柄及金黄色绒毛，切厚片，干燥，为"生狗脊片"；蒸后，晒至六七成干，切厚片，干燥，为"熟狗脊片"。

【性状】 呈不规则的长块状，长 10～30cm，直径 2～10cm。表面深棕色，残留金黄色绒毛；上部有数个棕红色叶柄残基，下部丛生多数棕黑色细根。质坚硬，难折断。无臭，味淡、微涩。生狗脊片呈不规则长条形或圆形，长 5～20cm，直径 2～10cm，厚 1.5～5mm；边缘不整齐，外表深棕色，偶有未去尽的金黄色绒毛；切面浅棕色，较平滑，近边缘 1～4mm 处有 1 条棕黄色隆起的木质部环纹或条纹。质脆，易折断，有粉性。熟狗脊片呈黑棕色，质坚硬。

以肥大、质坚实无空心、外表有金黄色绒毛者为佳。狗脊片以厚薄均匀、坚实无毛、不空心者为佳。

【化学成分】 根茎含绵马酚及多量淀粉，绒毛含鞣质及色素。

【炮制】

（1）狗脊 除去杂质；未切片者，洗净，润透，切厚片，干燥。

（2）烫狗脊 取生狗脊片，照砂炒法用砂炒至鼓起，放凉后除去残存绒毛。

本品形如狗脊片，表面略鼓起。棕褐色。气微，味淡、微涩。

【功效与应用】 性温，味苦、甘。祛风湿，补肝肾，强腰膝。用于风湿痹痛，腰膝酸软，下肢无力。用量 6～12g。

二、绵马贯众 Dryopteridis Crassirhizomatis Rhizoma

【来源】 本品为鳞毛蕨科植物粗茎鳞毛蕨 *Dryopteris crassirhizoma* Nakai 的干燥根茎及叶柄残基。

【产地】 主产于黑龙江、吉林、辽宁、内蒙古、河北。

【采收加工】 秋季采挖，削去叶柄及须根，除去泥沙，晒干。

【性状】 呈长倒卵形，略弯曲，上端钝圆或截形，下端较尖，有的纵剖为两半，长 7～20cm，直径 4～8cm。表面黄棕色至黑褐色，密被排列整齐的叶柄残基及鳞片，并有弯曲的须根。叶柄残基呈扁圆形，长 3～5cm，直径 0.5～1.0cm；表面有纵棱线，质硬而脆，断面略平坦，棕色，有黄白色维管束 5～13 个，环列；每个叶柄残基的外侧常有 3 条须根，鳞片条状披针形，全缘，常脱落。质坚硬，断面略平坦，深绿色至棕色，有黄白色维管束 5～13 个，环列，其外散有较多的叶迹维管束。气特异，味初淡而微涩，后渐苦、辛（图 6-1）。

以个大、质地坚实、叶柄残基断面棕绿色者为佳。

【化学成分】 含间苯三酚衍生物绵马精，能缓慢分解产生绵马酸类、黄绵马酸类等成分。

【炮制】

（1）绵马贯众 除去杂质，喷淋清水，洗净，润透，切厚片，干燥，筛去灰屑，即得。

本品呈不规则的厚片或碎块，根茎外表皮黄棕色至黑褐色，多被有叶柄残基，有的可见棕色鳞片，切面淡棕色至红棕色，有黄白色维管束小点，环状排列。气特异，味初淡而微涩，后渐苦、辛。

（2）绵马贯众炭 取绵马贯众片，照炒炭法炒至表面焦

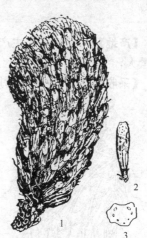

图 6-1 绵马贯众
1—根茎；2—叶柄残基；
3—根茎横切面

黑色时，喷淋清水少许，熄灭火星，取出，晾干。

本品为不规则的厚片或碎片。表面焦黑色，内部焦褐色。味涩。

【功效与应用】　性微寒，味苦；有小毒。清热解毒，止血，杀虫。用于时疫感冒，风热头痛，瘟毒发斑，疮疡肿毒，崩漏下血，虫积腹痛。用量 5～10g。绵马贯众炭收涩止血，用于崩漏下血。用量 5～10g。

【附注】　商品贯众来源较为复杂，常见的有以下三种。

（1）紫萁贯众　为紫萁科植物紫萁 *Osmunda japonica* Thunb. 的根茎和叶柄基部。为华东各省商品的主流品种。叶柄残基呈扁圆柱形，两边具耳状翅，翅易脱落，折断面多中空，维管束（分体中柱）呈 U 字形。本品已收载于《中国药典》（2010 年版）。

（2）狗脊贯众　为乌毛蕨科植物单芽狗脊蕨 *Woodwardia unigemmata*（Makino）Nakai 或狗脊蕨 *W. japonica*（L. f.）Sm. 的根茎及叶柄基部。主产湖南、贵州、甘肃、云南。叶柄基部近半圆柱形，断面分体中柱单芽狗脊蕨 5～8 个、狗脊蕨 2～4 个。

（3）荚果蕨贯众　为球子蕨科植物荚果蕨 *Matteuccia struthiopteris*（L.）Todaro 的根茎及叶柄基部。主产东北、华北及陕西。叶柄基部扁三棱形，断面有线形分体中柱 2 个，排成八字形。

三、细辛　Asari Radix et Rhizoma

【来源】　本品为马兜铃科植物北细辛 *Asarum heterotropoides* Fr. Schmidt var. *mandshuricum*（Maxim.）Kitag. 、汉城细辛 *A. sieboldii* Miq. var. *seoulense* Nakai 或华细辛 *Asarum sieboldii* Miq. 的干燥根和根茎。前两种习称"辽细辛"。

> 🖱 知识链接
>
> #### 细辛为何不再以全草入药
>
> 2000 年版以前的《中国药典》收载的细辛一直是以全草入药，由于细辛的地上部分含有马兜铃酸，具有肾毒性，并考虑到我国古代一直仅用"根"的历史，故从 2005 年版的《中国药典》就规定细辛改为用根和根茎入药，不再用全草入药。

【产地】　"辽细辛"主产于辽宁、吉林、黑龙江，质优，销往全国并出口；其中北细辛产量大，汉城细辛产量很小。华细辛主产于陕西、四川、湖北等地，多自产自销。

【采收加工】　夏季果熟期或初秋采挖，除净地上部分和泥沙，阴干。

【性状】

（1）北细辛　常卷曲成团。根茎横生呈不规则圆柱状，具短分枝，长 1～10cm，直径 0.2～0.4cm；表面灰棕色，粗糙，有环形的节，节间长 0.2～0.3cm，分枝顶端有碗状的茎痕。根细长，密生节上，长 10～20cm，直径 0.1cm；表面灰黄色，平滑或具纵皱纹；有须根和须根痕；质脆，易折断，断面平坦，黄白色或白色。气辛香，味辛辣、麻舌（图 6-2）。

（2）汉城细辛　根茎直径 0.1～0.5cm，节间长 0.1～1cm。

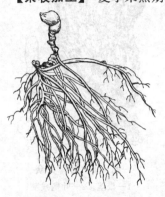

图 6-2　细辛

（3）华细辛　根茎长 5～20cm，直径 0.1～0.2cm，节间长 0.2～1cm。气味较弱。

均以根多而细、色灰黄、香气浓、味辛辣而麻舌者为佳。

【化学成分】　含挥发油，油中主要成分有甲基丁香酚等。另含细辛脂素、去甲乌药碱等。《中国药典》（2010 年版）规定本品含挥发油不得少于 2.0%（ml/g）。

【炮制】　除去杂质，喷淋清水，稍润，切段，阴干。

本品呈不规则的段。根茎呈不规则圆形，外表皮灰棕色，有时可见环形的节。根细，表面灰黄色，平滑或具纵皱纹。切面黄白色或白色。气辛香，味辛辣、麻舌。

【功效与应用】　性温，味辛。解表散寒，祛风止痛，通窍，温肺化饮。用于风寒感冒，头痛，牙痛，鼻塞流涕，鼻鼽，鼻渊，风湿痹痛，痰饮咳喘。用量 1～3g。散剂每次服 0.5～1g。外用适量。不宜与藜芦同用。

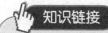

鼻鼽、鼻渊

鼻鼽和鼻渊均属常见、多发性鼻病。鼻鼽又称鼽嚏，以突然和反复发作的鼻痒、喷嚏、流清涕、鼻塞等为主要症状，相当于西医的过敏性鼻炎。鼻渊又称"脑漏"，以鼻流浊涕、量多不止为主要症状，常伴有头痛、鼻塞、嗅觉减退、鼻窦区疼痛等。现代医学认为鼻渊属鼻窦黏膜化脓性炎症。

四、大黄* Rhei Radix et Rhizoma

【来源】　本品为蓼科植物掌叶大黄 *Rheum palmatum* L.、唐古特大黄 *R. tanguticum* Maxim. ex Balf. 或药用大黄 *R. officinale* Baill. 的干燥根和根茎。

蓼科植物特征

多为草本。茎节常膨大。单叶互生，托叶膜质，包围茎节基部成托叶鞘。花多两性，辐射对称，排成穗状、圆锥状或头状花序，花被片 3～6，常花瓣状，分离或基部合生。雄蕊多 3～9，子房上位，由 2～4（多为 3）心皮组成。瘦果或小坚果，多包于宿存花被中。胚弯生或直立，胚乳丰富。

【植物形态】

（1）掌叶大黄　多年生草本。高 2m 左右。根及根茎肥厚。茎直立，中空。基生叶大，具肉质粗壮的长柄，约与叶片等长；叶片宽卵形或近圆形，掌状半裂；茎生叶较小，互生；叶鞘膜质，筒状，淡褐色。圆锥花序顶生；花小，数朵成簇，紫红色。瘦果三棱形，沿棱有翅，棕色。花期 6～7 月，果期 7～8 月（图 6-3）。

（2）唐古特大黄　与掌叶大黄相似，主要区别为：叶片深裂，裂片常呈三角状披针形或狭线形，裂片窄长（图 6-3）。

（3）药用大黄　与上两种的主要区别是：基生叶浅裂，浅裂片呈大齿形或宽三角形。花较大，黄白色（图 6-3）。

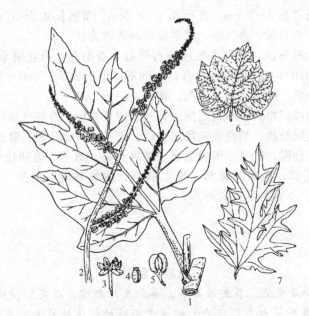

图 6-3 大黄原植物

1—叶；2—花序；3—花；4—雌蕊；
5—果实；6—药用大黄叶；7—唐古特大黄叶

【产地】 掌叶大黄主产于甘肃、青海、四川及西藏，多为栽培，产量占大黄的大部分。唐古特大黄主产于青海、甘肃、西藏及四川，野生或栽培。药用大黄主产于四川、湖北、贵州、陕西及云南，栽培或野生，产量较少。

【采收加工】 秋末茎叶枯萎或次春发芽前采挖，除去细根，刮去外皮，切瓣或段，绳穿成串干燥或直接干燥。

【性状】 呈类圆柱形、圆锥形、卵圆形或不规则块状，长 3~17cm，直径 3~10cm。除尽外皮者表面黄棕色至红棕色，有的可见类白色网状纹理及星点（异型维管束）散在，残留的外皮棕褐色，多具绳孔及粗皱纹。质坚实，有的中心稍松软，断面淡红棕色或黄棕色，显颗粒性；根茎髓部宽广，有星点环列或散在；根木部发达，具放射状纹理，形成层环明显，无星点。气清香，味苦而微涩，嚼之粘牙，有沙粒感（图 6-4）（彩图 1、彩图 2）。

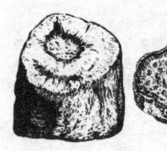

图 6-4 大黄

以个大、质坚实、气清香、味苦微涩者为佳。

【显微特征】

（1）横切面 根木栓层和栓内层大多已除去。韧皮部筛管群明显；薄壁组织发达。形成层成环。木质部射线较密，宽 2~4 列细胞，内含棕色物；导管非木化，常 1 至数个相聚，稀疏排列。薄壁细胞含草酸钙簇晶，并含多数淀粉粒。

根茎髓部宽广，其中常见黏液腔，内有红棕色物；异型维管束散在，形成层成环，木质部位于形成层外方，韧皮部位于形成层内方，射线呈星状射出（图 6-5）。

（2）粉末 黄棕色。①草酸钙簇晶直径 20~160μm，有的至 190μm。②具缘纹孔导管、网纹导管、螺纹导管及环纹导管非木化。③淀粉粒甚多，单粒类球形或多角形，直径 3~

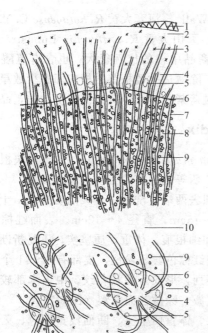

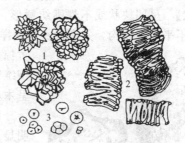

图 6-5　大黄根茎横切面简图
1—木栓层；2—皮层；3—草酸钙簇晶；
4—韧皮部；5—黏液腔；6—形成层；
7—射线；8—木质部；9—导管；10—髓

图 6-6　大黄粉末
1—草酸钙簇晶；2—导管；
3—淀粉粒

45μm，脐点星状；复粒由 2～8 分粒组成（图 6-6）。

【化学成分】　主含蒽醌衍生物类成分，有游离状态的和结合状态的蒽醌衍生物。游离蒽醌衍生物有大黄酸、大黄素、大黄酚、芦荟大黄素、大黄素甲醚等，为大黄抗菌主要成分。结合性蒽醌衍生物为游离蒽醌类的葡萄糖苷或双蒽酮苷，是大黄泻下的主要成分，其中以双蒽酮苷作用最强。双蒽酮苷为番泻苷 A、番泻苷 B、番泻苷 C、番泻苷 D 等。另外，尚含鞣质类约 5%，为收敛成分，其中有没食子酰葡萄糖、没食子酸、d-儿茶素等。

【理化鉴别】
（1）取本品粉末少量，进行微量升华，可见菱状针晶或羽状结晶（彩图 3、彩图 4）。
（2）大黄新鲜断面或粉末或稀乙醇浸出液点于滤纸上，在紫外光下观察，可见棕色荧光。不得显亮蓝紫色荧光（检查土大黄苷）。

【炮制】
（1）大黄　除去杂质，洗净，润透，切厚片或块，晾干。
（2）酒大黄　取净大黄片，照酒炙法炒干。
（3）熟大黄　取净大黄块，照酒炖或酒蒸法炖或蒸至内外均呈黑色。
（4）大黄炭　取净大黄片，照炒炭法炒至表面焦黑色、内部焦色。

【功效与应用】　性寒，味苦。泻下攻积，清热泻火，凉血解毒，逐瘀通经，利湿退黄。用于实热积滞便秘，血热吐衄，目赤咽肿，痈肿疔疮，肠痈腹痛，瘀血经闭，产后瘀阻，跌打损伤，湿热痢疾，黄疸尿赤，淋证，水肿；外治烧烫伤。酒大黄善清上焦血分热毒。用于目赤咽肿，齿龈肿痛。熟大黄泻下力缓，泻火解毒。用于火毒疮疡。大黄炭凉血化瘀止血。用于血热有瘀出血症。用量 3～15g。用于泻下不宜久煎；外用适量，研末敷于患处。孕妇及月经期、哺乳期慎用。

【附注】 同属植物藏边大黄 *Rheum emodi* Wall. 、河套大黄 *R. hotaoense* C. Y. Cheng et C. T. Kao、华北大黄 *R. franzenbachii* Munt. 、天山大黄 *R. wittrochii* Lundstr. 等的根和根茎，在部分地区和民间称山大黄或土大黄。商品中根的比例很大，也含有蒽醌衍生物成分，但不含双蒽酮苷番泻苷类，故泻下作用差。除藏边大黄根茎的横切面有少数星点外，均无星点。均含土大黄苷，其新断面在紫外灯下显蓝紫色或紫色荧光。以上均非正品。

五、何首乌　Polygoni Multiflori Radix

【来源】 本品为蓼科植物何首乌 *Polygonum multiflorum* Thunb. 的干燥块根。

【产地】 主产广东、四川、云南、贵州、广西等地，多为野生，亦有栽培。

【采收加工】 秋、冬两季叶枯萎时采挖，削去两端，洗净，个大的切成块，干燥。

【性状】 呈团块状或不规则纺锤形，长 6~15cm，直径 4~12cm。表面红棕色或红褐色，皱缩不平，有浅沟，并有横长皮孔样突起和细根痕。体重，质坚实，不易折断，断面浅黄棕色或浅红棕色，显粉性，皮部有 4~11 个类圆形异型维管束环列，形成云锦状花纹，中央木部较大，有的呈木心。气微，味微苦而甘涩（图6-7）。

以个大、体重质坚实、断面浅黄棕色、云锦样花纹明显、粉性足者为佳。

【化学成分】 含大黄酚、大黄素、大黄素甲醚等蒽醌衍生物，2，3，5，4'-四羟基二苯乙烯-2-*O*-β-D-葡萄糖苷等二苯乙烯苷类化合物，卵磷脂，鞣质及铁、锌等成分。

【炮制】

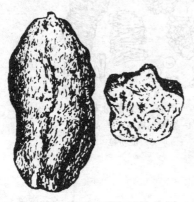

图 6-7　何首乌药材及饮片

（1）何首乌　除去杂质，洗净，稍浸，润透，切厚片或块，干燥。

本品呈不规则的厚片或块。外表皮红棕色或红褐色，皱缩不平，有浅沟，并有横长皮孔样突起及细根痕。切面浅黄棕色或浅红棕色，显粉性；横切面有的皮部可见云锦状花纹，中央木部较大，有的呈木心。气微，味微苦而甘涩。

（2）制何首乌　取何首乌片或块，照炖法用黑豆汁拌匀，置非铁质的适宜容器内，炖至汁液吸尽；或照蒸法，清蒸或用黑豆汁拌匀后蒸，蒸至内外均呈棕褐色，或晒至半干，切片，干燥。

每 100kg 何首乌片（块），用黑豆 10kg。

本品呈不规则皱缩状的块片，厚约 1cm。表面黑褐色或棕褐色，凹凸不平。质坚硬，断面角质样，棕褐色或黑色。气微，味微甘而苦涩。

【功效与应用】 性微温，味苦、甘、涩。

（1）何首乌　解毒，消痈，截疟，润肠通便。用于疮痈，瘰疬，风疹湿痒，久疟体虚，肠燥便秘。用量 3~6g。

（2）制何首乌　补肝肾，益精血，乌须发，强筋骨，化浊降脂。用于血虚萎黄，眩晕耳鸣，须发早白，腰膝酸软，肢体麻木，崩漏带下，高脂血症。用量 6~12g。

【附注】 首乌藤（夜交藤）　为何首乌的干燥藤茎。呈长圆柱形，长短不一，直径 4~7mm。表面紫红色至紫褐色，粗糙，具扭曲的纵皱纹。节部略膨大，有侧枝痕。外皮菲薄，可剥离。质脆，易折断，断面皮部紫红色，木部黄白色或淡棕色，导管孔明显，髓部疏松，类白色。无臭，味微苦涩。性平，味甘。养血安神，祛风通络。

六、牛膝　Achyranthis Bidentatae Radix

【来源】　本品为苋科植物牛膝 *Achyranthes bidentata* Bl. 的干燥根。

【产地】　主产河南焦作地区，习称怀牛膝，为著名的"四大怀药"之一。

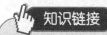知识链接

四大怀药

　　四大怀药是指河南省焦作市（古怀庆府）所产的山药、牛膝、地黄、菊花四种中药材，其中，山药以温县所产为最佳，地黄、菊花以武陟所产为最佳，牛膝以沁阳所产为最佳，被誉为"国药"、"华药"，并受到国家原产地地理标志产品保护。怀药一名，是因怀地地名而来。历代中医名家，都对四大怀药给予极高的评价。

【采收加工】　冬季茎叶枯萎时采挖，除去须根和泥沙，捆成小把，晒至干皱后，将顶端切齐，晒干。

【性状】　呈细长圆柱形，挺直或稍弯曲，长 15～70cm，直径 0.4～1cm。表面灰黄色或淡棕色，有微扭曲的细纵皱纹、排列稀疏的侧根痕和横长皮孔样的突起。质硬脆，易折断，受潮后变软，断面平坦，淡棕色，略呈角质样而油润，中心维管束木质部较大，黄白色，其外周散有多数黄白色点状维管束，断续排列成 2～4 轮。气微，味微甜而稍苦涩（图 6-8）。

　　以条长、皮细、肉肥、色黄白者为佳。

【化学成分】　含三萜皂苷，水解可得齐墩果酸；甾酮类有 β-脱皮甾酮和牛膝甾酮等。

【炮制】

（1）牛膝　除去杂质，洗净，润透，除去残留芦头，切段，干燥。

　　本品呈圆柱形的段。外表皮灰黄色或淡棕色，有微细的纵皱纹及横长皮孔。质硬脆，易折断，受潮变软。切面平坦，淡棕色或棕色，略呈角质样而油润，中心维管束木部较大，黄白色，其外围散有多数黄白色点状维管束，断续排列成 2～4 轮。气微，味微甜而稍苦涩。

（2）酒牛膝　取净牛膝段，照酒炙法炒干。

　　本品形如牛膝段，表面色略深，偶见焦斑。微有酒香气。

图 6-8　牛膝

【功效与应用】　性平，味苦、甘、酸。逐瘀通经，补肝肾，强筋骨，利尿通淋，引血下行。用于经闭，痛经，腰膝酸痛，筋骨无力，淋证，水肿，头痛，眩晕，牙痛，口疮，吐血，衄血。用量 5～12g。孕妇慎用。

【附注】　川牛膝　为苋科植物川牛膝 *Cyathula officinalis* Kuan 的干燥根。主产于四川。近圆柱形，微扭曲，向下略细或有少数分枝，长 30～60cm，直径 0.5～3cm。表面黄棕色或灰褐色，具纵皱纹、支根痕和多数横向突起的皮孔。质韧，不易折断，断面浅黄色或棕黄色，维管束点状，排列成 3～8 轮同心环。气微，味甘、微苦。逐瘀通经，通利关节，利尿通淋。用于经闭癥瘕，胞衣不下，关节痹痛，足痿筋挛，尿血血淋，跌扑损伤。用量 5～10g。孕妇慎用。

七、附子* Aconiti Lateralis Radix Praeparata

【来源】 本品为毛茛科植物乌头 *Aconitum carmichaelii* Debx. 的子根的加工品。

毛茛科植物特征

多为草本，少为藤本。单叶或复叶，多互生或基生，少对生，无托叶。花多两性，辐射对称或两侧对称，单生或排成多种花序；萼片3至多数，常呈花瓣状；花瓣3至多数或缺；雄蕊多数，螺旋状排列；心皮多数，离生。聚合瘦果或聚合蓇葖果，稀为浆果。

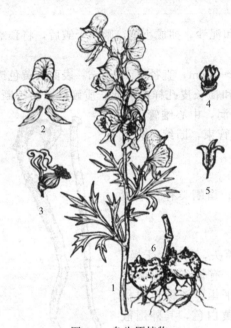

图 6-9 乌头原植物
1—花枝；2—花萼展开；3—花瓣及雄蕊群；
4—雌蕊；5—果实；6—块根

【植物形态】 多年生草本。块根常2~5个连生，中央母根瘦长圆锥形，子根呈短圆锥形。茎直立，下部光滑无毛，上部散生少数贴伏柔毛。叶互生，具短柄，叶片卵圆形，掌状3深裂，两侧裂片再2裂，各裂片边缘具粗齿或缺刻。总状花序顶生，萼片5，蓝紫色，上萼片高盔状；花瓣2，变态成蜜腺叶，有长爪；雄蕊多数；心皮3~5，离生。蓇葖果3~5个聚生。花期6~7月，果期7~8月（图6-9）。

【产地】 主产于四川、陕西、云南、湖北等地亦有栽培。以四川江油产者质量最好。

【采收加工】 6月下旬至8月上旬采挖，除去母根、须根及泥沙，习称"泥附子"，加工成下列规格。

(1) 盐附子 选择个大、均匀的泥附子，洗净，浸入食用胆巴的水溶液中过夜，再加食盐，继续浸泡，每日取出晒晾，并逐渐延长晒晾时间，直至附子表面出现大量结晶盐粒（盐霜）、体质变硬为止，习称"盐附子"。

(2) 黑顺片 取泥附子，按大小分别洗净，浸入食用胆巴的水溶液中数日，连同浸液煮至透心，捞出，水漂，纵切成厚约0.5cm的片，再用水浸漂，用调色液使附片染成浓茶色，取出，蒸至出现油面、光泽后，烘至半干，再晒干或继续烘干，习称"黑顺片"。

(3) 白附片 选择大小均匀的泥附子，洗净，浸入食用胆巴的水溶液中数日，连同浸液煮至透心，捞出，剥去外皮，纵切成厚约0.3cm的片，用水浸漂，取出，蒸透，晒干，习称"白附片"。

【性状】

(1) 盐附子 呈圆锥形，长4~7cm，直径3~5cm。表面灰黑色，被盐霜，顶端有凹陷的芽痕，周围有瘤状突起的支根或支根痕。体重，横切面灰褐色，可见充满盐霜的小空隙和多角形形成层环纹，环纹内侧导管束排列不整齐。气微，味咸而麻，刺舌（图6-10）（彩图5）。

（2）黑顺片 为纵切片，上宽下窄，长 1.7～5cm，宽 0.9～3cm，厚约 0.5cm。外皮黑褐色，切面暗黄色，油润具光泽，半透明状，并有纵向导管束。质硬而脆，断面角质样。气微，味淡（图 6-10）（彩图 6）。

（3）白附片 无外皮，黄白色，半透明，厚约 0.3cm（图 6-10）（彩图 7）。

【显微特征】 盐附子根横切面 外侧为数列由皮层细胞木栓化而形成的后生皮层；其内为皮层薄壁组织，偶见石细胞，单个散在或 2～3 个成群；有内皮层。韧皮部宽广，有小型筛管群散在。形成层环呈多角形。木质部在形成层内侧的角隅处较发达，导管细小，略呈"V"字形排列。髓部明显，薄壁细胞内含淀粉粒（图 6-11）。

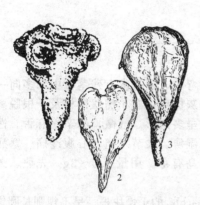

图 6-10 川乌与附子药材图
1—盐附子；2—白附片；
3—黑顺片

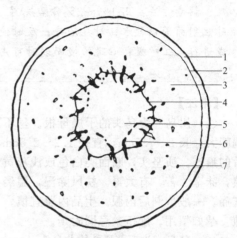

图 6-11 盐附子横切面简图
1—后生皮层；2—内皮层；3—韧皮部；4—形成层；
5—髓部；6—木质部；7—筛管群

【化学成分】 主含生物碱类成分。有双酯型二萜类生物碱：乌头碱、新乌头碱（中乌头碱）、次乌头碱，为乌头中的主要毒性成分。单酯型二萜类生物碱：苯甲酰乌头胺（苯甲酰乌头原碱）、苯甲酰新乌头胺（苯甲酰新乌头原碱）、苯甲酰次乌头胺（苯甲酰次乌头原碱），其毒性明显减小，其可被进一步水解为毒性更小的醇胺：乌头胺、新乌头胺和次乌头胺。另含有去甲乌药碱、棍掌碱和去甲猪毛菜碱等。

【理化鉴别】

（1）取本品粉末，加亚铁氰化钾颗粒少许，再加甲酸 1 滴，产生绿色。

（2）本品乙醇浸出液，加香草醛和 1mol/L 硫酸溶液少量，沸水浴上加热 20 分钟，显红紫色。

【炮制】

（1）附片 黑顺片、白附片直接入药。

（2）淡附片 取盐附子，用清水浸漂，每日换水 2～3 次，至盐分漂尽，与甘草、黑豆加水共煮透心，至切开后口尝无麻舌感时，取出，除去甘草、黑豆，切薄片，晒干。

每 100kg 盐附子，用甘草 5kg、黑豆 10kg。

本品呈纵切片，上宽下窄，长 1.7～5cm，宽 0.9～3cm，厚 0.2～0.5cm。外皮褐色，半透明，有纵向导管束。质硬，断面角质样。气微，味淡，口尝无麻舌感。

（3）炮附片 取附片，照砂炒法用砂烫炒至鼓起并微变色。

本品形如黑顺片或白附片，表面鼓起黄棕色，质松脆。气微，味淡。

【功效与应用】 性大热，味辛、甘；有毒。回阳救逆，补火助阳，散寒止痛。用于亡阳虚脱，肢冷脉微，心阳不足，胸痹心痛，虚寒吐泻，脘腹冷痛，肾阳虚衰，阳痿宫冷，阴寒水肿，阳虚外感，寒湿痹痛。用量3～15g，先煎、久煎。孕妇慎用。不宜与半夏、瓜蒌、瓜蒌子、瓜蒌皮、天花粉、川贝母、浙贝母、平贝母、伊贝母、湖北贝母、白蔹、白及同用。

> **知识链接**
>
> **附子中毒的解毒方法**
>
> 附子在临床使用中，由于炮制方法或煎法不当，或因用量过大，容易引起中毒。
>
> 解毒方法：用1%～2%鞣酸洗胃，酌情给予催吐剂；将活性炭混于水中服下；静脉注射葡萄糖盐水；对症治疗；及时使用尼可刹米等兴奋剂；注意保温；必要时给氧或进行人工呼吸；心跳缓慢而弱时可皮下注射阿托品。

【附注】

(1) 川乌 为乌头的干燥母根。呈不规则圆锥形，稍弯曲，顶端常有残茎，中部多向一侧膨大，长2～7.5cm，直径1.2～2.5cm。表面棕褐色或灰棕色，有小瘤状侧根及子根脱离后的痕迹。质坚实，断面类白色或浅灰黄色，形成层环纹呈多角形。气微，味辛、麻舌。性热，味辛、苦，有大毒。祛风除湿，温经止痛。用于风寒湿痹、关节疼痛、心腹冷痛、寒疝作痛。一般炮制后内服。生品内服宜慎；孕妇禁用。制川乌有毒。用量1.5～3g。先煎、久煎。孕妇慎用。配伍禁忌同附子。

(2) 草乌 为毛茛科植物北乌头 *Aconitum kusnezoffii* Reichb. 的干燥块根。呈不规则长圆锥形，略弯曲。长2～7cm，直径0.6～1.8cm。顶端常有残茎和少数不定根残基，有的顶端一侧有一枯萎的芽，一侧有一圆形或扁圆形不定根残茎。表面灰褐色或黑棕褐色，皱缩，有纵皱纹、点状须根痕和数个瘤状侧根。质硬，断面灰白色或暗灰色，有裂隙，形成层环纹多角形或类圆形，髓部较大或中空。无臭，味辛辣、麻舌。性味、功效、应用及使用注意同川乌。

八、白芍* Paeoniae Radix Alba

【来源】 本品为毛茛科植物芍药 *Paeonia lactiflora* Pall. 的干燥根。

【植物形态】 多年生草本。根肥大，通常圆柱形或略呈纺锤形。叶互生，茎下部叶二回三出复叶，枝端为单叶。花大，萼片3～4，叶状；花瓣10片或更多，倒卵形，白色、粉红色或红色；雄蕊多数。心皮3～5枚，分离，蓇葖果3～5枚，卵形（图6-12）。

【产地】 主产浙江（杭白芍）、安徽（亳白芍）、四川（川白芍），湖南、山东、贵州等地亦有栽培。

【采收加工】 夏、秋两季采挖，洗净，除去头尾和细根，置沸水中煮后除去外皮或去皮后再煮，晒干。

【性状】 呈圆柱形，平直或稍弯曲，两端平截，长5～18cm，直径1～2.5cm。表面类白色或淡棕红色，光洁或有纵皱纹及细根痕，偶有残存的棕褐色外皮。质坚实，不易折断，断面较平坦，类白色或微带棕红色，形成层环明显，射线放射状。气微，味微苦、酸（图6-13）（彩图8）。

以根粗长、匀直、质坚实、无白心或裂隙者为佳。

【显微特征】 粉末 黄白色。①糊化淀粉粒团块甚多。②草酸钙簇晶直径$11～35\mu m$，存在于薄壁细胞中，常排列成行，或一个细胞中含数个簇晶。③具缘纹孔导管和网纹导管直径$20～65\mu m$。④纤维长梭形，直径$15～40\mu m$，壁厚，微木化，具大的圆形纹孔（图6-14）。

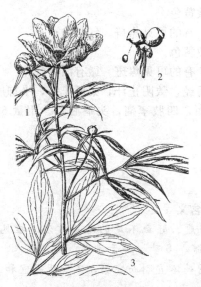

图 6-12　芍药原植物
1—花枝；2—果实；3—叶

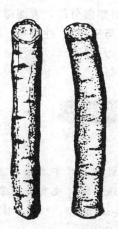

图 6-13　白芍

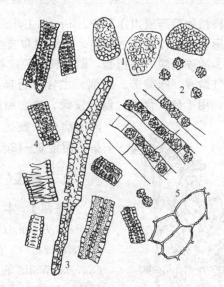

图 6-14　白芍粉末
1—含糊化淀粉粒细胞；2—草酸钙簇晶；3—木纤维；4—导管；5—薄壁细胞

【化学成分】　主含芍药苷，另含苯甲酸、鞣质、挥发油等。

【理化鉴别】

（1）取本品粉末 0.5g，加水 3ml 振摇，取滤液 2 滴，滴于滤纸上，置紫外光灯下观察，显蓝色荧光。

（2）在本品横切面处滴加三氯化铁试液，显蓝色，在形成层和木薄壁细胞处尤为明显（鞣质）。

【炮制】

（1）白芍　洗净，润透，切薄片，干燥。

本品呈类圆形的薄片。表面淡棕红色或类白色，平滑。切面类白色或微带棕红色，形成层环明显，可见稍隆起的筋脉纹呈放射状排列。气微，味微苦、酸。

（2）炒白芍　取净白芍片，照清炒法炒至微黄色。

本品形如白芍片，表面微黄色或淡棕黄色，有的可见焦斑。气微香。

（3）酒白芍　取净白芍片，照酒炙法炒至微黄色。

本品形如白芍片，表面微黄色或淡棕黄色，有的可见焦斑。微有酒香气。

【功效与应用】　性微寒，味苦、酸。养血调经，敛阴止汗，柔肝止痛，平抑肝阳。用于血虚萎黄，月经不调，自汗，盗汗，胁痛，腹痛，四肢挛痛，头痛眩晕。用量 6～15g。不宜与藜芦同用。

知识链接

柔肝的含义

柔肝，治疗学术语，亦称养肝，是肝阴虚、肝血不足的治疗方法。症见视力减退，两眼干涩，夜盲，头晕耳鸣，或睡眠不深，多梦，口干津少，肢体麻木，脉弦细等。《类证治裁》："肝为刚脏，职司疏泄，用药不宜刚而宜柔，不宜伐而宜和。"故肝脏以柔为补。

【附注】　赤芍　为毛茛科植物芍药或川赤芍 *P. veitchii* Lynch 的干燥根。多系野生。产地加工一般不去皮。呈圆柱形。表面棕褐色，粗糙，有纵沟和皱纹，并有须根痕和横长的皮孔样突起，有的外皮易脱落。质硬而脆，易折断，断面粉白色或粉红色，皮部窄，木部放射状纹理明显，有的有裂隙。气微香，味微苦、酸涩。主含芍药苷，含量较白芍高。性微寒，味苦。清热凉血，散瘀止痛。用于热入营血，温毒发斑，吐血衄血，目赤肿痛，肝郁胁痛，经闭痛经，癥瘕腹痛，跌扑损伤，痈肿疮疡。用量 6～12g。不宜与藜芦同用。

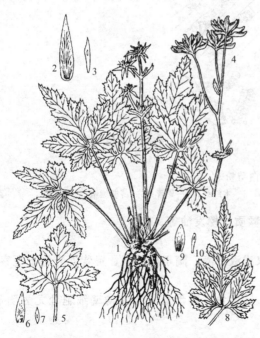

图 6-15　黄连原植物

黄连：1—着花植株；2—萼片；3—花瓣；4—果实
三角叶黄连：5—叶片；6—萼片；7—花瓣
云连：8—叶片；9—萼片；10—花瓣

九、黄连* Coptis Rhizoma

【来源】　本品为为毛茛科植物黄连 *Coptis chinensis* Franch.、三角叶黄连 *C. deltoidea* C. Y. Cheng et Hsiao 或云连 *C. teeta* Wall. 的干燥根茎。以上三种分别习称"味连"、"雅连"、"云连"。

【植物形态】

（1）黄连　多年生草本。高 15～35cm。根茎直立，黄色，常向上分枝。叶基生，叶片坚纸质，卵状三角形，3 全裂；中央裂片有细柄，卵状菱形。二歧或多歧聚伞花序顶生，花 3～8；萼片 5；花瓣线形或线状披针形，黄绿色；雄蕊多数；心皮 8～12，离生。蓇葖果（图 6-15）。

（2）三角叶黄连　根茎黄色，不分枝或少分枝，有长节间。叶片稍革质，轮廓三角形，中央裂片三角状卵形。

（3）云连 植株较小，根茎少分枝。叶片卵状三角形，中央裂片卵状菱形。花瓣匙形至卵状匙形。

【产地】 味连为栽培品，主产于重庆、四川、湖北。雅连多为栽培，产于四川洪雅、峨嵋一带，现商品已少见。云连野生或栽培，主产于云南西北部，产量少，多自产自销。

【采收加工】 秋季采挖，除去须根和泥沙，干燥，撞去残留须根。

【性状】

（1）味连 多聚集成簇，常弯曲，形如鸡爪，单枝根茎长 3～6cm，直径 0.3～0.8cm。表面灰黄色或黄褐色，粗糙，有不规则结节状隆起、须根及须根残基，有的节间表面平滑如茎秆，习称"过桥"。上部多残留褐色鳞叶，顶端常留有残余的茎或叶柄。质硬，断面不整齐，皮部橙红色或暗棕色，木部鲜黄色或橙黄色，呈放射状排列，髓部有的中空。气微，味极苦（图 6-16）（彩图 9）。

（2）雅连 多为单枝，略呈圆柱形，微弯曲，长 4～8cm，直径 0.5～1cm。"过桥"较长。顶端有少数残茎（图 6-16）（彩图 10）。

（3）云连 弯曲呈钩状，多为单枝，较细小（图 6-16）（彩图 11）。

均以粗壮、坚实、断面皮部橙红色、木部鲜黄色或橙黄色者为佳。

【显微特征】

（1）味连 根茎横切面：木栓层为数列细胞，其外有表皮，常脱落。皮层较宽，石细胞单个或成群散在。中柱鞘纤维成束或伴有少数石细胞，均显黄色。维管束外韧型，环列。木质部黄色，均木化，木纤维较发达。髓部均为薄壁细胞，无石细胞（图 6-17）。

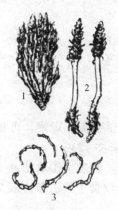

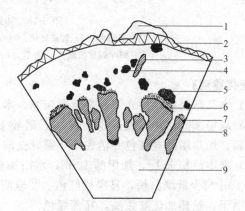

图 6-16 黄连
1—味连；2—雅连；
3—云连

图 6-17 味连横切面简图
1—鳞叶组织；2—木栓层；3—根迹维管束；
4—石细胞；5—中柱鞘纤维；6—韧皮部；
7—形成层；8—木质部；9—髓

（2）雅连 髓部有石细胞。

（3）云连 皮层、中柱鞘及髓部均无石细胞。

（4）味连粉末 棕黄色。①石细胞鲜黄色，类圆形、类方形、类多角形或稍延长。②韧皮纤维鲜黄色，成束，纺锤形或长梭形，壁较厚，壁上可见点状、裂缝状纹孔。③木纤维鲜黄色，成束，壁上可见裂隙状纹孔。④导管多为孔纹导管，少数为具缘纹孔、网纹、螺纹导管。⑤鳞叶表皮细胞绿黄色或黄棕色，略呈长方形，壁微波状弯曲。此外，可见淀粉粒、木薄壁细胞及细小草酸钙方晶等（图 6-18）。

【化学成分】 主含多种异喹啉类生物碱，如小檗碱、黄连碱、巴马汀、表小檗碱、药根碱等。

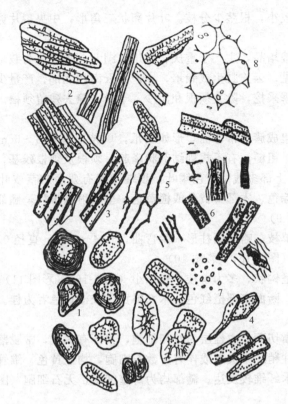

图 6-18 味连粉末

1—石细胞；2—韧皮纤维；3—木纤维；4—木薄壁细胞；
5—鳞叶表皮细胞；6—导管；7—淀粉粒；8—草酸钙方晶

【理化鉴别】

(1) 本品断面在紫外光下显金黄色荧光，木质部尤其显著。

(2) 取粉末或切片，加稀盐酸或 30％硝酸 1 滴，片刻后在显微镜下观察，可见黄色针状结晶簇，加热结晶显红色并消失（小檗碱盐酸盐或硝酸盐）（彩图 12）。

(3) 取本品粉末 1g，加甲醇 10ml，水浴加热至沸腾，放冷，滤过。①取滤液 5 滴，加稀盐酸 1ml 与少量漂白粉，显樱桃红色。②取滤液 5 滴，加 5％没食子酸乙醇溶液 2～3 滴，水浴上蒸干，趁热加硫酸数滴，显深绿色。

【炮制】

(1) 黄连片　除去杂质，润透后切薄片，晾干，或用时捣碎。

本品呈不规则的薄片。外表皮灰黄色或黄褐色，粗糙，有细小的须根。切面或碎断面鲜黄色或红黄色，具放射状纹理。气微，味极苦。

(2) 酒黄连　取净黄连，照酒炙法炒干。

本品形如黄连片，色泽加深。略有酒香气。

(3) 姜黄连　取净黄连，照姜汁炙法炒干。

本品形如黄连片，表面棕黄色。有姜的辛辣味。

(4) 萸黄连　取吴茱萸加适量水煎煮，煎液与净黄连拌匀，待液吸尽，炒干。

本品形如黄连片，表面棕黄色。有吴茱萸的辛辣香气。

【功效与应用】　性寒，味苦。清热燥湿，泻火解毒。用于湿热痞满，呕吐吞酸，泻痢，黄疸，高热神昏，心火亢盛，心烦不寐，心悸不宁，血热吐衄，目赤，牙痛，消渴，痈肿疔疮；外治湿疹，湿疮，耳道流脓。酒黄连善清上焦火热。用于目赤、口疮。姜黄连清胃和胃止呕。用于寒热互结，湿热中阻，痞满呕吐。萸黄连疏肝和胃止呕。用于肝胃不和，呕吐吞酸。用量 2～5g；外用适量。

> **知识链接**
>
> **黄连的药理作用**
>
> （1）抗微生物和抗原虫作用　黄连及小檗碱对多种革兰阳性和阴性细菌、流感病毒、原虫及真菌类均有较强的抑制作用。
>
> （2）抗炎作用：黄连及小檗碱对多种实验性动物炎症模型均有显著抗炎作用。
>
> （3）抗腹泻作用：小檗碱能抑制大肠杆菌、霍乱弧菌的肠毒素引起的肠水分和电解质分泌亢进及硫酸镁引起的肠腔内液体潴留，并能对抗多种泻药引起的腹泻。此外，尚有抗溃疡、抗心律失常、降血压、降血糖、利胆等作用。

十、延胡索（元胡）　Corydalis Rhizoma

【来源】　本品为罂粟科植物延胡索 *Corydalis yanhusuo* W. T. Wang 的干燥块茎。

【产地】　主产于浙江东阳、磐安，陕西汉中地区。重庆、安徽等地亦有栽培。

【采收加工】　夏初茎叶枯萎时采挖，除去须根，洗净，置沸水中煮至恰无白心时，取出，晒干。

【性状】　呈不规则扁球形，直径 0.5～1.5cm。表面黄色或黄褐色，有不规则网状皱纹。顶端有略凹陷的茎痕，底部常有疙瘩状突起。质硬而脆，断面黄色，角质样，有蜡样光泽。气微，味苦（图 6-19）。

以个大、饱满、质坚实、断面色黄发亮者为佳。

【化学成分】　主含 20 多种异喹啉类生物碱。主要有延胡索甲素、延胡索乙素、延胡索丙素、延胡索丁素、延胡索戊素、延胡索己素、延胡索庚素等。另含黄连碱、去氢延胡索甲素等。

【炮制】

（1）延胡索　除去杂质，洗净，干燥，切厚片或用时捣碎。

本品呈不规则的圆形厚片。外表皮黄色或黄褐色，有不规则细皱纹。切面黄色，角质样，具蜡样光泽。气微，味苦。

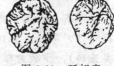

图 6-19　延胡索

（2）醋延胡索　取净延胡索，照醋炙法炒干，或照醋煮法煮至醋吸尽，切厚片或用时捣碎。

本品形如延胡索或片，表面和切面黄褐色，质较硬。微具醋香气。

【功效与应用】　性温，味辛、苦。活血，行气，止痛。用于胸胁、脘腹疼痛，胸痹心痛，经闭痛经，产后瘀阻，跌仆肿痛。用量 3～10g；研末吞服，一次 1.5～3g。

十一、板蓝根　Isatidis Radix

【来源】　本品为十字花科植物菘蓝 *Isatis indigotica* Fort. 的干燥根。

【产地】　主产于甘肃、黑龙江、河南、陕西、山西、河北、安徽、江苏等地。

【采收加工】　秋季采挖，除去泥沙，晒干。

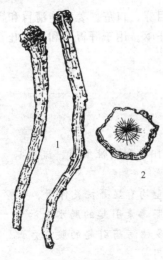

图 6-20 板蓝根
1—药材；2—饮片

【性状】 呈圆柱形，稍扭曲，长 10～20cm，直径 0.5～1cm。表面淡灰黄色或淡棕黄色，有纵皱纹、横长皮孔样突起及支根痕。根头略膨大，可见暗绿色或暗棕色轮状排列的叶柄残基和密集的疣状突起。体实，质略软，断面皮部黄白色，木部黄色。气微，味微甜后苦涩（图 6-20）。

以条长、粗大、体实者为佳。

【化学成分】 含靛蓝、靛玉红、芥子苷、多种氨基酸等。

【炮制】 除去杂质，洗净，润透，切厚片，干燥。

本品呈圆形的厚片。外表皮淡灰黄色至淡棕黄色，有纵皱纹。切面皮部黄白色，木部黄色。气微，味微甜后苦涩。

【功效与应用】 性寒，味苦。清热解毒，凉血利咽。用于温疫时毒，发热咽痛，温毒发斑，痄腮，烂喉丹痧，大头瘟疫，丹毒，痈肿。用量 9～15g。

【附注】 南板蓝根 为爵床科植物马蓝 *Baphicacanthus cusia* (Nees) Bremek 的根及根茎。以福建应用较多，已收入《中国药典》（2010 年版）。根茎圆柱形，多弯曲，有分枝。表面灰棕色，具细纵纹；节膨大，节上长有细根或茎残基；外皮易剥落，呈蓝灰色。质硬而脆，易折断，断面皮部蓝灰色，木部灰蓝色至淡黄褐色，中央有髓。根粗细不一，细根细长而柔韧。气微，味淡。清热解毒，凉血消斑。用于温疫时毒，发热咽痛，温毒发斑，丹毒。

十二、甘草* Glycyrrhizae Radix et Rhizoma

【来源】 本品为豆科植物甘草 *Glycyrrhiza uralensis* Fisch.、胀果甘草 *G. inflata* Bat. 或光果甘草 *G. glabra* L. 的干燥根和根茎。

知识链接

豆科植物特征

草本、木本或藤本，茎直立或蔓生。叶常互生，多为复叶，有托叶。花序总状；花两性，萼片与花瓣均为 5；花冠多两侧对称，呈蝶形（蝶形花亚科）或假蝶形（云实亚科），少数为辐射对称（含羞草亚科）；雄蕊常为 10，多成二体雄蕊，少数为单体或分离。子房上位。荚果。种子无胚乳。

【植物形态】

(1) 甘草 为多年生草本，根茎圆柱状，多横走；主根长，粗大，外皮红棕色至暗褐色。茎被白色短毛和刺毛状腺体。奇数羽状复叶，小叶 5～17 枚，全缘，两面被白毛及腺鳞。总状花序腋生；蝶形花紫红色或蓝紫色；荚果弯曲成镰刀状，褐色，密被刺状腺毛（图 6-21）。

(2) 胀果甘草 小叶 3～7，边缘波状。荚果短小而直，膨胀，无腺毛。

(3) 光果甘草 荚果扁而直，多长圆形，无毛。

【产地】 甘草主产于内蒙古、甘肃、新疆、黑龙江等地，以内蒙古所产品质最优，新疆产量最大。胀果甘草与光果甘草主产于新疆、甘肃。

【采收加工】 春、秋两季采挖，除去须根，晒干。

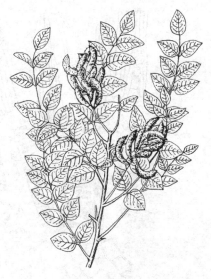

图 6-21　甘草

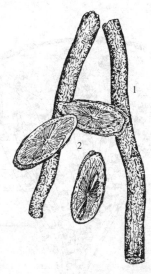

图 6-22　甘草外形
1—药材；2—饮片

【性状】

(1) 甘草　根呈圆柱形，长 25~100cm，直径 0.6~3.5cm。外皮松紧不一。表面红棕色或灰棕色，具显著的纵皱纹、沟纹、皮孔及稀疏的细根痕。质坚实，断面略显纤维性，黄白色，粉性，形成层环明显，射线放射状，有的有裂隙。根茎呈圆柱形，表面有芽痕，断面中部有髓。气微，味甜而特殊（图 6-22）（彩图 13）。

以外皮细紧、色红棕、质坚实、断面黄白色、粉性足、味甜者为佳。

(2) 胀果甘草　根和根茎木质粗壮，有的分枝，外皮粗糙，多灰棕色或灰褐色。质坚硬，木质纤维多，粉性小。根茎不定芽多而粗大。

(3) 光果甘草　根和根茎质地较坚实，有的分枝，外皮不粗糙，多灰棕色，皮孔细小而不明显。

【显微特征】

(1) 横切面　木栓层为数列棕色细胞。栓内层较窄。韧皮部射线宽广，多弯曲，常现裂隙；纤维多成束，非木化或微木化，周围薄壁细胞常含草酸钙方晶；筛管群常因压缩而变形。束内形成层明显。木质部射线宽 3~5 列细胞；导管较多，直径约至 160μm；木纤维成束，周围薄壁细胞亦含草酸钙方晶。根中心无髓；根茎中心有髓（图 6-23）。

(2) 粉末　淡棕黄色。①纤维成束，直径 8~14μm，壁厚，微木化，周围薄壁细胞含草酸钙方晶，形成晶纤维。②草酸钙方晶多见。③具缘纹孔导管较大，稀有网纹导管。④木栓细胞红棕色，多角形，微木化。⑤淀粉粒多为单粒，卵圆形或椭圆形，脐点点状。⑥棕色块状物，形状不一（图 6-24）。

【化学成分】　含甘草甜素 6%~14%。黄酮类成分有甘草苷、异甘草苷及其苷元等。

甘草甜素为甘草酸的钾、钙盐，为甘草的甜味成分。甘草酸水解后得葡萄糖醛酸和18β-甘草次酸。

【理化鉴别】

(1) 取本品粉末少许，置白瓷板上，加 80% 硫酸溶液数滴，显黄色，并渐变为橙黄色（甘草甜素反应）。

(2) 取本品粉末少许，置于试管中，加蒸馏水 3~5ml，用力振摇，可产生泡沫，且持

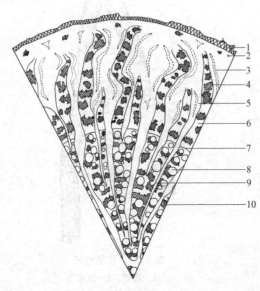

图 6-23　甘草横切面简图

1—木栓层；2—草酸钙结晶；3—裂隙；4—韧皮
纤维束；5—韧皮射线；6—韧皮部；7—形成层；
8—导管；9—木射线；10—木纤维束

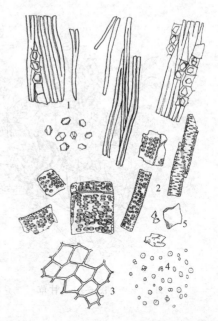

图 6-24　甘草粉末

1—纤维及草酸钙方晶；2—导管；
3—木栓细胞；4—淀粉粒；
5—棕色块

久不消失。

【炮制】

（1）甘草　除去杂质，洗净，润透，切厚片，干燥。

（2）炙甘草　取甘草片，照蜜炙法炒至黄色至深黄色，不粘手时取出，晾凉。

本品呈类圆形或椭圆形切片。外表皮红棕色或灰棕色，微有光泽。切面黄色至深黄色，形成层环明显，射线放射状。略有黏性。具焦香气，味甜。

【功效与应用】　性平，味甘。补脾益气，清热解毒，祛痰止咳，缓急止痛，调和诸药。用于脾胃虚弱，倦怠乏力，心悸气短，咳嗽痰多，脘腹、四肢挛急疼痛，痈肿疮毒，缓解药物毒性、烈性。炙甘草补脾和胃，益气复脉。用于脾胃虚弱，倦怠乏力，心动悸，脉结代。用量 2～10g。不宜与海藻、京大戟、红大戟、甘遂、芫花同用。

> **知识链接**
>
> **甘草的药理作用**
>
> （1）甘草煎液、流浸膏、甘草苷元、异甘草苷元等有解痉及抗溃疡作用。
>
> （2）甘草浸膏及甘草甜素对某些药物中毒、食物中毒、体内代谢产物中毒都有一定的解毒能力。
>
> （3）甘草浸膏和甘草合剂、甘草次酸有明显的中枢性镇咳作用；甘草还能使咽喉及支气管分泌增加，呈现祛痰镇咳作用。
>
> （4）甘草浸膏、甘草甜素及甘草次酸有肾上腺皮质激素样作用。
>
> 此外，还有抗炎、抗菌和抗病毒、抗过敏、保肝、抗心律失常等作用。

十三、黄芪　Astragali Radix

【来源】　本品为豆科植物蒙古黄芪 *Astragalus membranaceus*（Fisch.）Bge. var. *mongholicus*（Bge.）Hsiao 或膜荚黄芪 *A. membranaceus*（Fisch.）Bge. 的干燥根。

【产地】　主产于甘肃、内蒙古、山西、陕西、黑龙江等地。以栽培的蒙古黄芪质优。

【采收加工】　春、秋两季采挖，除去须根和根头，晒干。

【性状】　呈圆柱形，有的有分枝，上端较粗，长 30～90cm，直径 1～3.5cm。表面淡棕黄色或淡棕褐色，有不整齐的纵皱纹或纵沟。质硬而韧，不易折断，断面纤维性强，并显粉性，皮部黄白色，木部淡黄色，有放射状纹理和裂隙，老根中心偶呈枯朽状，黑褐色或呈空洞。气微，味微甜，嚼之微有豆腥味（图 6-25）。

以条粗长，断面色黄白，无黑心、空洞，有粉性，味甜者为佳。

【化学成分】　含黄芪甲苷等三萜皂苷、毛蕊异黄酮葡萄糖苷等黄酮类化合物以及多糖；并富含微量元素硒。

【炮制】

（1）黄芪　除去杂质，大小分开，洗净，润透，切厚片，干燥。

本品呈类圆形或椭圆形的厚片，外表皮黄白色至淡棕褐色，可见纵皱纹或沟纹。切面皮部黄白色，木部淡黄色，有放射状纹理及裂隙，有的中心偶呈枯朽状，黑褐色或呈空洞。气微，味微甜，嚼之有豆腥味。

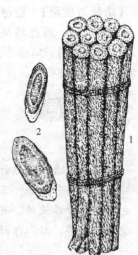

图 6-25　黄芪
1—药材；2—饮片

（2）炙黄芪　取黄芪片，照蜜炙法炒至不粘手。

本品呈圆形或椭圆形的厚片，直径 0.8～3.5cm，厚 0.1～0.4cm。外表皮淡棕黄色或淡棕褐色，略有光泽，可见纵皱纹或纵沟。切面皮部黄白色，木部淡黄色，有放射状纹理和裂隙，有的中心偶有枯朽状，黑褐色或呈空洞。具蜜香气，味甜，略带黏性，嚼之微有豆腥味。

【功效与应用】　性微温，味甘。补气升阳，固表止汗，利水消肿，生津养血，行滞通痹，托毒排脓，敛疮生肌。用于气虚乏力，食少便溏，中气下陷，久泻脱肛，便血崩漏，表虚自汗，气虚水肿，内热消渴，血虚萎黄，半身不遂，痹痛麻木，痈疽难溃，久溃不敛。炙黄芪性温，味甘。益气补中。用于气虚乏力，食少便溏。用量 9～30g。

【附注】　红芪　为豆科植物多序岩黄芪 *Hedysarum polybotrys* Hand.-Mazz. 的干燥根。主产于甘肃南部。与黄芪的性状区别为：表面灰红棕色，外皮易脱落，剥落处淡黄色；断面木部淡黄棕色。效用同黄芪。

十四、葛根　Puerariae Lobatae Radix

【来源】　本品为豆科植物野葛 *Pueraria lobata*（Willd.）Ohwi 的干燥根。习称野葛。

【产地】　主产于四川、陕西、重庆、湖北、湖南、河南、安徽、甘肃等地。

【采收加工】　秋、冬两季采挖，趁鲜切成厚片或小块，干燥。

【性状】　呈纵切的长方形厚片或小方块，长 5～35cm，厚 0.5～1cm。外皮淡棕色，有纵皱纹，粗糙。切面黄白色，纹理不明显。质韧，纤维性强。气微，味微甜（图6-26）。

以块大、质坚实、色白、粉性足、纤维性少者为佳。

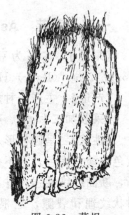

图6-26 葛根

【化学成分】 主含大豆苷、大豆苷元、葛根素等黄酮类成分。

【炮制】 除去杂质，洗净，润透，切厚片，晒干。

本品呈不规则的厚片、粗丝或边长为5~12mm的方块。切面浅黄棕色至棕黄色。质韧，纤维性强。气微，味微甜。

【功效与应用】 性凉，味甘、辛。解肌退热，生津止渴，透疹，升阳止泻，通经活络，解酒毒。用于外感发热头痛，项背强痛，口渴，消渴，麻疹不透，热痢，泄泻，眩晕头痛，中风偏瘫，胸痹心痛，酒毒伤中。用量10~15g。

知识链接

葛根的解酒作用

用葛根或葛花泡开水当茶喝能使酒醉者解酒清醒，每次用量可以根据酒醉者酒醉程度而定，每次30~50g。具体使用方法为：在喝酒时边饮酒边喝葛根水或葛花水，也可在酒醉后使用。有实验表明葛根与葛花均有解酒作用，在酶的作用下，它们能促使酒精分解，起到保肝、护肝作用，且葛根的解酒效果明显好于葛花。

【附注】 粉葛 为同属植物甘葛藤 *P. thomsonii* Benth. 的干燥根。呈圆柱形、类纺锤形或半圆柱形；有的为纵切或斜切的厚片。表面黄白色或淡棕色，未去外皮的呈灰棕色。体重，质硬，富粉性，横切面可见纤维形成的浅棕色同心性环纹，纵切面可见纤维形成的数条纵纹。气微，味微甜。总黄酮含量较野葛低。效用同葛根。

十五、人参* Ginseng Radix et Rhizoma

【来源】 本品为五加科植物人参 *Panax ginseng* C. A. Mey. 的干燥根和根茎。栽培的俗称"园参"；播种在山林野生状态下自然生长的称"林下山参"，习称"籽海"。

知识链接

五加科植物特征

多为木本植物，稀草本。叶互生，稀轮生或对生。花小，两性或单性，辐射对称；伞形花序，或再集合成圆锥状或总状复合花序；花瓣5~10，分离；雄蕊着生于花盘边缘；子房下位。浆果或核果。

【植物形态】 多年生草本。主根肉质肥大，根茎短，每年增生1节，有时从茎分生不定根。茎单生，直立。叶为掌状复叶，轮生茎顶，一般1年生者具1枚三出复叶，2年生者具1枚五出复叶，以后每年递增1枚五出复叶，最多的可达6枚五出复叶。伞形花序顶生，花小；具5齿；花瓣5；雄蕊5。花丝短，花药球形；子房下位，2室，花柱1，柱头2裂。浆果状核果扁球形，成熟时鲜红色（图6-27）。

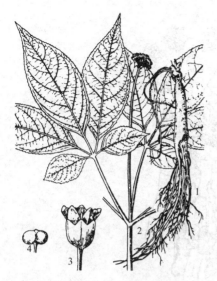

图 6-27 人参原植物

1—根；2—花枝；

3—花；4—果实

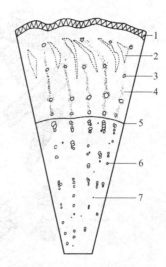

图 6-28 人参横切面简图

1—木栓层；2—裂隙；3—树脂道；4—韧皮部；

5—形成层；6—导管；7—草酸钙簇晶

【**产地**】 主产于吉林、辽宁、黑龙江等地。

【**采收加工**】 多于秋季采挖，洗净经晒干或烘干。

【**性状**】 主根呈纺锤形或圆柱形，长 3～15cm，直径 1～2cm。表面灰黄色，上部或全体有疏浅断续的粗横纹及明显的纵皱，下部有支根 2～3 条，并着生多数细长的须根，须根上常有不明显的细小疣状突出。根茎（芦头）长 1～4cm，直径 0.3～1.5cm，多拘挛而弯曲，具不定根（芋）和稀疏的凹窝状茎痕（芦碗）。质较硬，断面淡黄白色，显粉性，形成层环纹棕黄色，皮部有黄棕色的点状树脂道及放射状裂隙。香气特异，味微苦、甘（彩图 14）。

或主根多与根茎近等长或较短，呈圆柱形、菱角形或"人"字形，长 1～6cm。表面灰黄色，具纵皱纹，上部或中下部有环纹。支根多为 2～3 条，须根少而细长，清晰不乱，有较明显的疣状突起。根茎细长，少数粗短，中上部具稀疏或密集而深陷的茎痕。不定根较细，多下垂（彩图 15）。

均以条粗、质硬、完整者为佳。

【**显微特征**】

(1) 横切面 木栓层为数列细胞。栓内层窄。韧皮部外侧有裂隙，内侧薄壁细胞排列较紧密，有树脂道散在，内含黄色分泌物。形成层成环。木质部射线宽广，导管单个散在或数个相聚，断续排列成放射状，导管旁偶有非木化的纤维。薄壁细胞含草酸钙簇晶（图 6-28）。

(2) 粉末 淡黄白色。①树脂道碎片易见，含黄色块状分泌物。②草酸钙簇晶直径20～68μm，棱角锐尖。③木栓细胞表面观类方形或多角形，壁细波状弯曲。④网纹导管和梯纹导管直径 10～56μm。⑤淀粉粒甚多，单粒类球形、半圆形或不规则多角形，直径 4～20μm，脐点点状或裂缝状；复粒由 2～6 分粒组成（图 6-29）。

【**化学成分**】 含多种人参皂苷。其中以四环三萜的达玛烷型皂苷为主要活性成分，水解后可得人参二醇（人参皂苷 Rb_1 等）、人参三醇（人参皂苷 Re、Rg_1 等）。其次为五环三萜的齐墩果烷型皂苷（人参皂苷 Ro）。并含挥发油、糖类、多种氨基酸等。

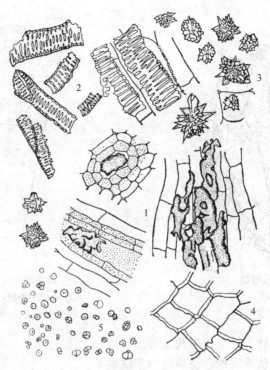

图 6-29　人参（根）粉末

1—树脂道；2—导管；3—草酸钙簇晶；4—木栓细胞；5—淀粉粒

【理化鉴别】　取本品粉末约 0.5g，加乙醇 5ml，振摇 5 分钟，滤过。取少量滤液置蒸发皿中蒸干，滴加三氯化锑三氯甲烷饱和溶液，蒸干后显紫色（甾萜类反应）。

【炮制】　润透，切薄片，干燥，或用时粉碎、捣碎。

【功效与应用】　性微温，味甘、微苦。大补元气，复脉固脱，补脾益肺，生津养血，安神益智。用于体虚欲脱，肢冷脉微，脾虚食少，肺虚喘咳，津伤口渴，内热消渴，气血亏虚，久病虚羸，惊悸失眠，阳痿宫冷。用量 3～9g，另煎兑服；亦可研粉吞服，一次 2g，一日 2 次。不宜与藜芦、五灵脂同用。

👆 知识链接

什么是"元气"

　　元气是禀于先天，藏于肾中，又赖后天精气以充养，维持人体生命活动的基本物质与原动力。主要功能是推动人体的生长和发育，温煦和激发脏腑、经络等组织、器官的生理功能。

【附注】

（1）红参　为人参的栽培品经蒸制后的干燥根和根茎。主根呈纺锤形、圆柱形或扁方柱形，长 3～10cm，直径 1～2cm。表面半透明，红棕色，偶有不透明的暗黄褐色斑块，具纵沟、皱纹及细根痕；上部有时具断续的不明显环纹；下部有 2～3 条扭曲交叉的支根，并带弯曲的须根或仅有须根残迹。根头（芦头）长 1～2cm，上有数个凹窝状茎痕（芦碗），有的带有 1～2 条完整或折断的不定根（芋）。质硬而脆，断面平坦，角质样。气微香而特异，味甘、微苦（彩图 16）。性温，味甘、微苦。大补元气，复脉固脱，益气摄血。用于体虚欲脱，肢冷脉微，气不摄血，崩漏下血。用量 3～9g，另煎兑服。配伍禁忌同人参。

（2）朝鲜人参　又称"高丽参"，其原植物与国产人参相同，仅栽培、加工方法稍异，商品有红参与白参两类，以红参为主。

十六、西洋参　Panacis Quinquefolii Radix

【来源】　本品为五加科植物西洋参 *Panax quinquefolium* L. 的干燥根。

【产地】　原产于美国、加拿大，现我国东北、华北、西北、华东等地有引种栽培。

【采收加工】　秋季采挖，洗净，晒干或低温干燥。

【性状】　呈纺锤形、圆柱形或圆锥形，长 3～12cm，直径 0.8～2cm。表面浅黄褐色或黄白色，可见横向环纹和线形皮孔样突起，并有细密浅纵皱纹和须根痕。主根中下部有一至数条侧根，多已折断。有的上端有根茎（芦头），环节明显，茎痕（芦碗）圆形或半圆形，具不定根（芋）或已折断。体重，质坚实，不易折断，断面平坦，浅黄白色，略显粉性，皮部可见黄棕色点状树脂道，形成层环纹棕黄色，木部略呈放射状纹理。气微而特异，味微苦、甘（图 6-30）。

以条匀、横纹紧密、体重、质坚实、气味浓者为佳。

【化学成分】　人参总皂苷分三类：达玛烷型、齐墩果烷型、奥克梯隆醇型如拟人参皂苷 F_{11}。

【炮制】　去芦，润透，切薄片，干燥或用时捣碎。

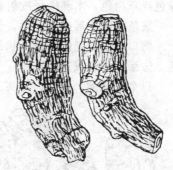

图 6-30　西洋参

本品呈长圆形或类圆形薄片。外表皮浅黄褐色。切面淡黄白至黄白色，形成层环棕黄色，皮部有黄棕色点状树脂道，近形成层环处多而明显，木部略呈放射状纹理。气微而特异，味微苦、甘。

【功效与应用】　性凉，味甘、微苦。补气养阴，清热生津。用于气虚阴亏，虚热烦倦，咳喘痰血，内热消渴，口燥咽干。用量 3～6g，另煎兑服。不宜与藜芦同用。

十七、三七[*]　Notoginseng Radix et Rhizoma

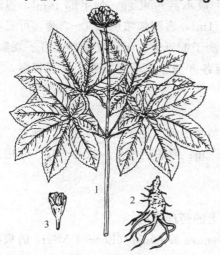

图 6-31　三七
1—着果植株；2—根茎及根；3—花

【来源】　本品为五加科植物三七 *Panax notog-inseng* (Burk.) F. H. Chen 的干燥根和根茎。

【植物形态】　多年生草本，主根粗壮肉质，倒圆锥形或短纺锤形，常有瘤状突起的分枝。根茎短，具有老茎残留痕迹。掌状复叶，3～6 枚轮生于茎端，小叶 3～7 枚，椭圆形至倒卵状长椭圆形，基部近圆形或两侧不相称，边缘有细锯齿。伞形花序单独顶生，花小，多数；花萼先端通常 5 齿裂；花瓣 5；雄蕊 5。浆果成熟时红色，1～3 颗，球形（图 6-31）。

【产地】　主产于云南及广西，仅见栽培品。

【采收加工】　秋季花开前采挖，洗净，分开主根、支根及根茎，干燥。支根习称"筋条"，根茎习称"剪口"。

🖐 知识链接

三七的规格等级

三七商品按个头大小分等级，常以"头"计，"头"的含义是每500g三七在多少个以内。如20头（一等），30头（二等），40头（三等），60头（四等），80头（五等），120头（六等），160头（七等），200头（八等），大二外（九等，每500g在250个以内），小二外（十等，每500g在300个以内），无数头（十一等，每500g在450个以内）；另有筋条（十二等，每500g在450～600头以内），剪口（十三等，主要是三七的芦头）。

【性状】 主根呈类圆锥形或圆柱形，长1～6cm，直径1～4cm。表面灰褐色或灰黄色，有断续的纵皱纹及支根痕。顶端有茎痕，周围有瘤状突起。体重，质坚实，断面灰绿色、黄绿色或灰白色，木部微呈放射状排列。气微，味苦回甜（图6-32）（彩图17）。

筋条呈圆柱形或圆锥形，长2～6cm，上端直径约0.8cm，下端直径约0.3cm。

剪口呈不规则的皱缩块状或条状，表面有数个明显的茎痕及环纹，断面中心灰绿色或白色，边缘深绿色或灰色。

以个大饱满、体重、坚实、断面灰绿色或黄绿色者为佳。

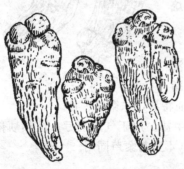

图6-32 三七（主根）外形

【显微特征】 粉末 灰黄色。①淀粉粒甚多，单粒圆形、半圆形或圆多角形，直径4～30μm；复粒由2～10余分粒组成。②树脂道碎片含黄色分泌物。③梯纹导管、网纹导管及螺纹导管直径15～55μm。④草酸钙簇晶少见，直径50～80μm。此外，还可见木栓细胞（图6-33）。

【化学成分】 含多种人参皂苷，与人参相似，但无齐墩果烷型皂苷。另含黄酮类成分和止血成分三七素（田七氨酸）等。

【理化鉴别】 取本品粉末2g，加甲醇15ml，温浸30分钟，过滤，取滤液1ml，置水浴上蒸干，加醋酐1ml，再滴加浓硫酸1～2滴，可见由黄色渐变为红色、紫色、青色、污绿色；另取滤液数滴于滤纸上，干后置紫外光灯下观察，显浅蓝色荧光，加硼酸饱和丙酮液及10%枸橼酸溶液各6滴，干后置紫外光灯下观察，显黄绿色荧光。

【炮制】 三七粉 取三七，洗净，干燥，碾细粉。

【功效与应用】 性温，味甘、微苦。散瘀止血，消肿定痛。用于咯血，吐血，衄血，便血，崩漏，外伤出血，胸腹刺痛，跌仆肿痛。用量3～9g；研粉吞服，一次1～3g。外用适量。孕妇慎用。

【附注】

(1) 三七的茎、叶、花均含皂苷成分，有类似三七的药理作用。

(2) 三七的混淆品及伪品有：菊科植物菊三七 *Gynura segetum*（Lour.）Merr. 的根茎及景天科植物景天三七 *Sedum aizoon* L. 或费菜 *S. kamtschaticum* Fisch 的根茎、根或全草，民间习称"土三七"。三七伪品尚有加工的莪术、落葵科的藤三七等。

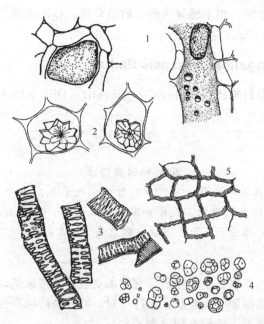

图 6-33　三七粉末图
1—树脂道；2—草酸钙簇晶；3—导管；
4—淀粉粒；5—木栓细胞

十八、白芷　Angelicae Dahuricae Radix

【来源】　本品为伞形科植物白芷 *Angelica dahurica*（Fisch. ex Hoffm.）Benth. et Hook. f. 或杭白芷 *A. dahurica*（Fisch. ex Hoffm.）Benth. et Hook. f. var. *formosana*（Boiss.）Shan et Yuan 的干燥根。

【产地】　白芷主产于河南孟州、禹州、长葛，安徽亳州（禹白芷）；河北安国、正定、博野（祁白芷）；四川、重庆（川白芷）；浙江（杭白芷）。

【采收加工】　夏、秋间叶黄时采挖，除去须根和泥沙，晒干或低温干燥。

【性状】　呈长圆锥形，长 10～25cm，直径 1.5～2.5cm。表面灰棕色或黄棕色，根头部钝四棱形或近圆形，具纵皱纹、支根痕及皮孔样的横向突起，有的排列成四纵行。顶端有凹陷的茎痕。质坚实，断面白色或灰白色，粉性，形成层环棕色，近方形或近圆形，皮部散有多数棕色油点。气芳香，味辛、微苦（图 6-34）。

以条粗壮、体重、粉性足、香气浓者为佳。

【化学成分】　主含挥发油及欧前胡素等多种香豆素类成分。

【炮制】　除去杂质，大小分开，略浸，润透，切厚片，干燥。

本品呈类圆形的厚片。外表皮灰棕色或黄棕色。切面白色或灰白色，具粉性，形成层环棕色，近方形或近圆形，皮部散有多数棕色油点。气芳香，味辛、微苦。

【功效与应用】　性温，味辛。解表散寒，祛风止痛，宣通

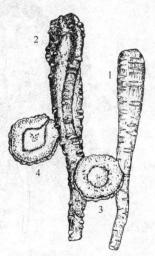

图 6-34　白芷
1,3—白芷；2,4—杭白芷

鼻窍，燥湿止带，消肿排脓。用于感冒头痛，眉棱骨痛，鼻塞流涕，鼻衄，鼻渊，牙痛，带下，疮疡肿痛。用量 3～10g。

十九、当归* Angelicae Sinensis Radix

【来源】 本品为伞形科植物当归 *Angelica sinensis*（Oliv.）Diels 的干燥根。

> **知识链接**
>
> ### 伞形科植物特征
>
> 草本，常含挥发油而有香气。茎中空。叶互生或基生，多为一至多回三出复叶或羽状分裂；叶柄基部膨大成鞘状。花小，常两性或杂性，多辐射对称，集成复伞形或单伞形花序；花瓣5；雄蕊5；子房下位。双悬果。

【植物形态】 多年生草本。主根粗短，有数条支根。茎带紫色，直立。叶互生，二至三回奇数羽状复叶，叶柄基部膨大成鞘状；小叶三对，叶脉及叶缘有白色细毛。复伞形花序顶生；花白色。双悬果椭圆形，侧棱有翅（图 6-35）。

【产地】 主产甘肃、云南，四川、湖北亦有少量出产。其中以甘肃岷县产量大，质量最佳。

【采收加工】 秋末采挖，除去须根和泥沙，待水分稍蒸发后，捆成小把，上棚，用烟火慢慢熏干。

【性状】 略呈圆柱形，下部有支根 3～5 条或更多，长 15～25cm。表面黄棕色至棕褐色，具纵皱纹和横长皮孔样突起。根头（归头）直径 1.5～4cm，具环纹，上端圆钝，或具数个明显突出的根茎痕，有紫色或黄绿色的茎和叶鞘的残基；主根（归身）表面凹凸不平；支根（归尾）直径 0.3～1cm，上粗下细，多扭曲，有少数须根痕。质柔韧，断面黄白色或淡黄棕色，皮部厚，有裂隙和多数棕色点状分泌腔，木部色较淡，形成层环黄棕色。有浓郁的香气，味甘、辛、微苦（图 6-36）（彩图 18）。

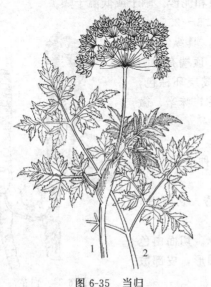

图 6-35 当归
1—果枝；2—叶

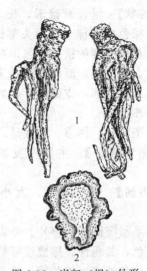

图 6-36 当归（根）外形
1—药材；2—饮片

柴性大、干枯无油或断面呈绿褐色者不可供药用。

以主根粗长、油润、外皮黄棕色、断面黄白色、气味浓郁者为佳。

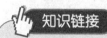

知识链接

当归的规格等级标准简介

（1）全归　一等：每千克 40 支以内。二等：每千克 70 支以内。三等：每千克 110 支以内。四等：每千克 110 支以外。五等（常行归）：不符合以上分等的小货，全归占 30%，腿渣占 70%。

（2）归头（葫首归）　一等：每千克 40 支以内。二等：每千克 80 支以内。三等：每千克 120 支以内。四等：每千克 160 支以内。

【显微特征】

（1）横切面　木栓层为数列细胞。栓内层窄，有少数油室。韧皮部宽广，多裂隙，油室和油管类圆形，直径 25～160μm，外侧较大，向内渐小，周围分泌细胞 6～9 个。形成层成环。木质部射线宽 3～5 列细胞；导管单个散在或 2～3 个相聚，呈放射状排列；薄壁细胞含淀粉粒（图 6-37）。

（2）粉末　淡黄棕色。①韧皮薄壁细胞纺锤形，壁略厚，表面有极细微的斜向交错纹理，有时可见菲薄的横隔。②梯纹导管和网纹导管多见，直径约至 80μm。③有时可见油室碎片。此外，有木栓细胞、淀粉粒等（图 6-38）。

【化学成分】　含挥发油约 0.4%，油中含藁本内酯、正丁烯酰内酯等。水溶性成分中有阿魏酸、丁二酸、烟酸等，其中阿魏酸有抑制血小板聚集作用。

【理化鉴别】　取本品粗粉 0.5g，加 75% 乙醇 5ml，浸渍 30 分钟，不断振摇，取上清液点于滤纸上，置紫外光灯下观察，呈蓝色荧光。

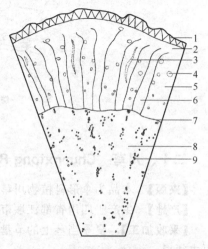

图 6-37　当归（主根）横切面简图
1—木栓层；2—栓内层；3—裂隙；
4—油室；5—韧皮部；6—韧皮射线；
7—形成层；8—木射线；9—导管

【炮制】

（1）当归　除去杂质，洗净，润透，切薄片，晒干或低温干燥。

本品呈类圆形、椭圆形或不规则薄片。外表皮黄棕色至棕褐色。切面黄白色或淡棕黄色，平坦，有裂隙，中间有浅棕色的形成层环，并有多数棕色的油点，香气浓郁，味甘、辛、微苦。

（2）酒当归　取净当归片，照酒炙法炒干。

本品形如当归片。切面深黄色或浅棕黄色，略有焦斑。香气浓郁，并略有酒香气。

【功效与应用】　性温，味甘、辛。补血活血，调经止痛，润肠通便。用于血虚萎黄，眩晕心悸，月经不调，经闭痛经，虚寒腹痛，风湿痹痛，跌扑损伤，痈疽疮疡，肠燥便秘。酒当归活血通经。用于经闭痛经，风湿痹痛，跌扑损伤。用量 6～12g。

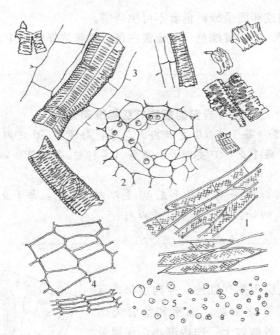

图 6-38 当归粉末

1—纺锤形韧皮薄壁细胞；2—油室；

3—导管；4—木栓细胞；5—淀粉粒

二十、川芎 Chuanxiong Rhizoma

【来源】 本品为伞形科植物川芎 *Ligusticum chuanxiong* Hort. 的干燥根茎。

【产地】 主产于四川省都江堰市、彭州市、崇州市、什邡市、彭山县。为栽培品。

【采收加工】 夏季当茎上的节盘显著突出，并略带紫色时采挖，除去泥沙，晒后烘干，再去须根。

【性状】 为不规则结节状拳形团块，直径 2～7cm。表面黄褐色，粗糙皱缩，有多数平行隆起的轮节，顶端有凹陷的类圆形茎痕，下侧及轮节上有多数小瘤状根痕。质坚实，不易折断，断面黄白色或灰黄色，散有黄棕色的油室，形成层环呈波状。气浓香，味苦、辛，稍有麻舌感，微回甜（图 6-39）。

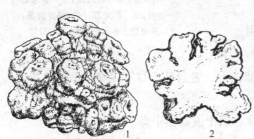

图 6-39 川芎

1—药材；2—饮片

以个大饱满、质坚实、断面色黄白、油性大、香气浓者为佳。

【化学成分】 主含挥发油、川芎嗪等生物碱及阿魏酸等酚酸类成分。

【炮制】 除去杂质，分开大小，洗净，润透，切厚片，干燥。

本品为不规则厚片，外表皮黄褐色，有皱缩纹。切面黄白色或灰黄色，具有明显波状环纹或多角形纹理，散生黄棕色油点。质坚实。气浓香，味苦、辛，微甜。

【功效与应用】 性温，味辛。活血行气，祛风止痛。用于胸痹心痛，胸胁刺痛，跌扑肿痛，月经不调，经闭痛经，癥瘕腹痛，头痛，风湿痹痛。用量 3～10g。

二十一、防风　Saposhnikoviae Radix

【来源】　本品为伞形科植物防风 *Saposhnikovia divaricata*（Turcz.）Schischk. 的干燥根。

【产地】　主产于东北、内蒙古、河北、安徽、甘肃等地。

【采收加工】　春、秋两季采挖未抽花茎植株的根，除去须根和泥沙，晒干。

【性状】　本品呈长圆锥形或长圆柱形，下部渐细，有的略弯曲，长 15～30cm，直径 0.5～2cm。表面灰棕色，粗糙，有纵皱纹、多数横长皮孔样突起及点状的细根痕。根头部有明显密集的环纹，习称"蚯蚓头"，有的环纹上残存棕褐色毛状叶基。体轻，质松，易折断，断面不平坦，皮部浅棕色，有裂隙，木部浅黄色。气特异，味微甘（图6-40）。

以条粗壮、断面皮部色浅棕、木部色浅黄者为佳。

【化学成分】　主含挥发油、升素麻苷等色原酮类、香豆精类成分。

【炮制】　除去杂质，洗净，润透，切厚片，干燥。

本品为圆形或椭圆形的厚片。外表皮灰棕色，有纵皱纹，有的可见横长皮孔样突起、密集的环纹或残存的毛状叶基。切面皮部浅棕色，有裂隙，木部浅黄色，具放射状纹理。气特异，味微甘。

【功效与应用】　性微温，味辛、甘。祛风解表，胜湿止痛，止痉。用于感冒头痛，风湿痹痛，风疹瘙痒，破伤风。用量5～10g。

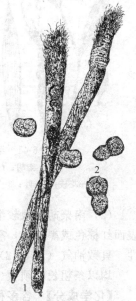

图 6-40　防风
1—药材；2—饮片

二十二、柴胡*　Bupleuri Radix

【来源】　本品为伞形科植物柴胡 *Bupleurum chinense* DC. 或狭叶柴胡 *B. scorzonerifolium* Willd. 的干燥根。按性状不同，分别习称"北柴胡"和"南柴胡"。

【植物形态】

（1）柴胡　多年生草本。主根坚硬。有少数黑褐色侧根。茎上部多分枝，略呈"之"字形折曲。基生叶倒披针形或狭椭圆形，早枯；中部叶倒披针形或长圆状披针形，有平行脉7～9条。复伞形花序多分枝，顶生或侧生，花鲜黄色。双悬果广椭圆形，棱狭翅状（图6-41）。

（2）狭叶柴胡　主根多单生，棕红色或红褐色。茎基部常被纤维状的叶柄残基。叶线形或线状披针形，有平行脉5～7条。双悬果棱粗而钝（图6-41）。

【产地】　北柴胡主产于甘肃、陕西、山西、河南、河北、内蒙古和东北等地；南柴胡主产于东北、内蒙古和华中地区。

【采收加工】　春、秋两季采挖，除去茎叶和泥沙，干燥。

【性状】

（1）北柴胡　呈圆柱形或长圆锥形，长 6～15cm，直径 0.3～0.8cm。根头膨大，顶端残留 3～15 个茎基或短纤维状叶基，下部分枝。表面黑褐色或浅棕色，具纵皱纹、支根痕及皮孔。质硬而韧，不易折断，断面显纤维性，皮部浅棕色，木部黄白色。气微香，味微苦（图6-42）（彩图19）。

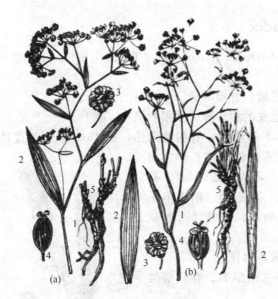

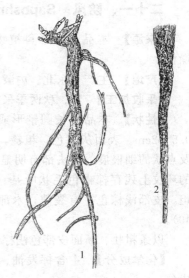

图 6-41 柴胡原植物

(a) 柴胡；(b) 狭叶柴胡

1—花枝；2—叶；3—花；4—果实；5—根

图 6-42 柴胡

1—北柴胡；2—南柴胡

(2) 南柴胡　根较细，圆锥形，顶端有多数细毛状枯叶纤维，下部多不分枝或稍分枝。表面红棕色或黑棕色，靠近根头处多具紧密环纹。质稍软，易折断，断面略平坦，不显纤维性。具败油气（图 6-42）（彩图 20）。

均以条粗长、须根少者为佳。

【化学成分】　含多种柴胡皂苷、挥发油等。

【理化鉴别】

(1) 取本品粉末 0.5g，加水 10ml，用力振摇，产生持久性泡沫（检查皂苷）。

(2) 取本品根的横切片，滴加无水乙醇和浓硫酸的等量混合液，置显微镜下观察，数分钟后产生黄绿色，渐变为绿色、蓝绿色、蓝色。持续 1 小时以上（检查柴胡皂苷）。

【炮制】

(1) 北柴胡　除去杂质和残茎，洗净，润透，切厚片，干燥。

本品呈不规则厚片。外表皮黑褐色或浅棕色，具纵皱纹和支根痕。切面淡黄白色，纤维性。质硬。气微香，味微苦。

(2) 醋北柴胡　取北柴胡片，照醋炙法炒干。

本品形如北柴胡片，表面淡棕黄色，微有醋香气，味微苦。

(3) 南柴胡　除去杂质，洗净，润透，切厚片，干燥。

本品呈类圆形或不规则片。外表皮红棕色或黑褐色。有时可见根头处具细密环纹或有细毛状枯叶纤维。切面黄白色，平坦。具败油气。

(4) 醋南柴胡　取南柴胡片，照醋炙法炒干。

本品形如南柴胡片，微有醋香气。

【功效与应用】　性微寒，味辛、苦。疏散退热，疏肝解郁，升举阳气。用于感冒发热，寒热往来，胸胁胀痛，月经不调，子宫脱垂，脱肛。用量 3～10g。

【附注】　大叶柴胡 *B. longiradiatum* Turcz. 的干燥根茎，表面密生环节，有毒，不可当柴胡用。

二十三、龙胆* Gentianae Radix et Rhizoma

【来源】　本品为为龙胆科植物条叶龙胆 *Gentiana manshurica* Kitag.、龙胆 *G. scabra* Bge.、三花龙胆 *G. triflora* Pall. 或坚龙胆 *G. rigescens* Franch. 的干燥根和根茎。前三种习称"龙胆"，后一种习称"坚龙胆"。

【植物形态】

(1) 龙胆　多年生草本。根茎短，丛生多数细长的根。茎直立，粗糙。叶对生，边缘及下面主脉粗糙，基部抱茎。花无梗，花冠蓝紫色，筒状钟形，5裂，先端尖。蒴果长圆形。种子多数，条形，有翅（图6-43）。

(2) 条叶龙胆　叶缘反卷。花有短梗，花冠裂片先端急尖。

(3) 三花龙胆　叶缘及叶脉光滑。花冠裂片先端钝。

(4) 坚龙胆　叶边缘略反卷。花冠裂片先端急尖。种子无翅。

【产地】　条叶龙胆、龙胆、三花龙胆主产于东北地区和内蒙古，习称"关龙胆"；条叶龙胆产于江苏、浙江、安徽等地者，又习称"苏龙胆"，产量小；坚龙胆主产于云南、四川、贵州，习称"云龙胆"或"川龙胆"。

【采收加工】　春、秋两季采挖，洗净，干燥。

【性状】

(1) 龙胆　根茎呈不规则的块状，长1～3cm，直径0.3～1cm；表面暗灰棕色或深棕色，上端有茎痕或残留茎基，周围和下端着生多数细长的根。根圆柱形，略扭曲，长10～20cm，直径0.2～0.5cm；表面淡黄色或黄棕色，上部多有显著的横皱纹，下部较细，有纵皱纹及支根痕。质脆，易折断，断面略平坦，皮部黄白色或淡黄棕色，木部色较浅，呈点状环列。气微，味甚苦（图6-44）（彩图21）。

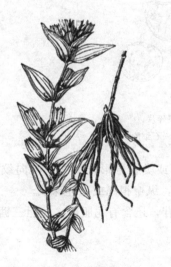

图6-43　龙胆

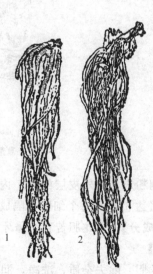

图6-44　龙胆药材
1—龙胆；2—坚龙胆

(2) 坚龙胆　表面无横皱纹，外皮膜质，易脱落，木部黄白色，易与皮部分离（彩图22）。

均以条粗长、黄色或黄棕色者为佳。

【显微特征】

(1) 龙胆根横切面　表皮细胞有时残存，外壁较厚。皮层窄；外皮层细胞类方形，壁稍厚，木栓化；内皮层细胞切向延长，每一细胞由纵向壁分隔成数个类方形小细胞。韧皮部宽广，有裂隙。形成层不甚明显。木质部导管3～10个群束。髓部明显。薄壁细胞含细小草酸钙针晶。

坚龙胆　内皮层以外组织多已脱落。木质部导管发达，均匀密布。无髓部。

(2) 龙胆粉末　淡黄棕色。①外皮层细胞表面观类纺锤形，每一细胞由横壁分隔成数个扁方形的小细胞。②内皮层细胞表面观类长方形或扁方形，甚大，平周壁显纤细的横向纹理，每一细胞由纵隔壁分隔成数个栅状小细胞，纵隔壁大多连珠状增厚。③薄壁细胞中有草酸钙针晶。④网纹导管及梯纹导管直径约至45μm。此外，尚可见石细胞（根茎）（图6-45）。

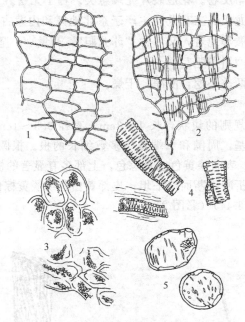

图 6-45　龙胆粉末

1—外皮层碎片；2—内皮层碎片；

3—草酸钙针晶；4—导管；5—石细胞

坚龙胆粉末　无外皮层细胞。内皮层细胞类方形或类长方形，平周壁横向纹理较粗而密，有的粗达3μm，每个细胞分隔成多数栅状小细胞，纵壁稍厚或呈连珠状。

【化学成分】　含龙胆苦苷、獐牙菜苦苷、獐牙菜苷，还含有龙胆碱、龙胆三糖等成分。

【炮制】

(1) 龙胆　除去杂质，洗净，润透，切段，干燥。

本品呈不规则形的段。根茎呈不规则块片，表面暗灰棕色或深棕色。根圆柱形，表面淡黄色至黄棕色，有的有横皱纹，具纵皱纹。切面皮部黄白色至棕黄色，木部色较浅。气微，味甚苦。

(2) 坚龙胆　除去杂质，洗净，润透，切段，干燥。

本品呈不规则形的段。根表面无横皱纹，膜质外皮已脱落，表面黄棕色至深棕色。切面皮部黄棕色，木部色较浅。

【功效与应用】　性寒，味苦。清热燥湿，泻肝胆火。用于湿热黄疸，阴肿阴痒，带下，湿疹瘙痒，肝火目赤，耳鸣耳聋，胁痛口苦，强中，惊风抽搐。用量 3～6g。

知识链接

龙胆泻肝丸

　　龙胆泻肝丸由龙胆、柴胡、栀子、黄芩、木通等 10 味中药组成，为中医临床常用中成药，能清肝胆、利湿热。用于肝胆湿热，头晕目赤，耳鸣耳聋，耳肿疼痛，胁痛口苦，尿赤涩痛，湿热带下。龙胆泻肝丸虽然"清火"功能显著，也应辨证、合理使用，不能滥用。

二十四、紫草　Arnebiae Radix

【来源】　本品为紫草科植物新疆紫草 *Arnebia euchroma*（Royle）Johnst. 或内蒙紫草 *A. guttata* Bunge 的干燥根。

【产地】　主产于新疆、西藏、内蒙古等地。

【采收加工】　春、秋两季采挖，除去泥沙，干燥。

【性状】

（1）新疆紫草（软紫草）　呈不规则的长圆柱形，多扭曲，长 7～20cm，直径 1～2.5cm。表面紫红色或紫褐色，皮部疏松，呈条形片状，常 10 余层重叠，易剥落。顶端有的可见分歧的茎残基。体轻，质松软，易折断，断面不整齐，木部较小，黄白色或黄色。气特异，味微苦、涩（图 6-46）。

（2）内蒙紫草　呈圆锥形或圆柱形，扭曲，长 6～20cm，直径 0.5～4cm。根头部略粗大，顶端有残茎 1 或多个，被短硬毛。表面紫红色或暗紫色，皮部略薄，常数层相叠，易剥离。质硬而脆，易折断，断面较整齐，皮部紫红色，木部较小，黄白色。气特异，味涩。

以条粗大、色紫、皮厚者为佳。

【化学成分】　含紫草素、乙酰紫草素、β,β'-二甲基丙烯酰阿卡宁等萘醌类色素。

【炮制】

（1）新疆紫草　除去杂质，切厚片或段。

（2）内蒙紫草　除去杂质，洗净，润透，切薄片，干燥。

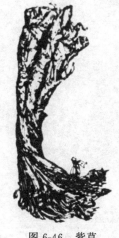

图 6-46　紫草

新疆紫草切片　为不规则的圆柱形切片或条形片状，直径 1～2.5cm。紫红色或紫褐色。皮部深紫色。圆柱形切片，木部较小，黄白色或黄色。

内蒙紫草切片　为不规则的圆柱形切片或条形片状，有的可见短硬毛，直径 0.5～4cm，质硬而脆。紫红色或紫褐色。皮部深紫色。圆柱形切片，木部较小，黄白色或黄色。

【功效与应用】　性寒，味甘、咸。清热凉血，活血解毒，透疹消斑。用于血热毒盛，斑疹紫黑，麻疹不透，疮疡，湿疹，水火烫伤。用量 5～10g。外用适量，熬膏或用植物油浸泡涂擦。

👆 知识链接

紫草的美容作用

　　紫草具有清热凉血、活血解毒、透疹消斑的功效，因此，能加速人体痘印和瘢痕的新陈代谢，并且有良好的消炎抗菌作用。紫草的这一作用可以用于化妆品领域，在面霜等化妆品中加入紫草，可以有效修复痤疮所留下的瘢痕，故有很大的美容价值。

二十五、丹参　Salviae Miltiorrhizae Radix et Rhizoma

　　【来源】　本品为为唇形科植物丹参 *Salvia miltiorrhiza* Bge. 的干燥根和根茎。

　　【产地】　主产于山东、河北、安徽、四川、陕西、河南、山西、江苏等地。栽培或野生。

　　【采收加工】　春、秋两季采挖，除去泥沙，干燥。

　　【性状】　根茎短粗，顶端有时残留茎基。根数条，长圆柱形，略弯曲，有的分枝并具须状细根，长 10~20cm，直径 0.3~1cm。表面棕红色或暗棕红色，粗糙，具纵皱纹。老根外皮疏松，多显紫棕色，常呈鳞片状剥落。质硬而脆，断面疏松，有裂隙或略平整而致密，皮部棕红色，木部灰黄色或紫褐色，导管束黄白色，呈放射状排列。气微，味微苦涩（图 6-47）。

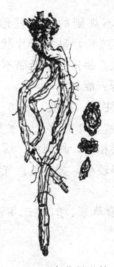

图 6-47　丹参药材及饮片

　　栽培品较粗壮，直径 0.5~1.5cm。表面红棕色，具纵皱纹，外皮紧贴不易剥落。质坚实，断面较平整，略呈角质样。

　　以条粗壮、色紫红者为佳。

　　【化学成分】　含二萜醌类化合物，主要有丹参酮Ⅰ、丹参酮ⅡＡ、丹参酮ⅡＢ、异丹参酮Ⅰ、异丹参酮Ⅱ、异隐丹参酮等。另含水溶性成分丹参酸甲、丹参酸乙、丹参酸丙、丹参酚酸 A、丹参酚酸 B 等。

　　【炮制】

　　（1）丹参　除去杂质和残茎，洗净，润透，切厚片，干燥。

本品呈类圆形或椭圆形的厚片。外表皮棕红色或暗棕红色，粗糙，具纵皱纹。切面有裂隙或略平整而致密，有的呈角质样，皮部棕红色，木部灰黄色或紫褐色，有黄白色放射状纹理。气微，味微苦涩。

（2）酒丹参 取丹参片，照酒炙法炒干。

本品形如丹参片，表面红褐色，略具酒香气。

【功效与应用】 性微寒，味苦。活血祛瘀，通经止痛，清心除烦，凉血消痈。用于胸痹心痛，脘腹胁痛，癥瘕积聚，热痹疼痛，心烦不眠，月经不调，痛经经闭，疮疡肿痛。用量10～15g。不宜与藜芦同用。

知识链接

丹参的药理作用

（1）心血管作用 丹参可扩张冠状动脉，增加冠脉血流量，降低心肌的兴奋性，对心肌缺血有保护作用；并具改善微循环、降血脂作用。

（2）抗血栓作用 丹参能明显降低血液黏度、抑制凝血、激活纤溶酶原、促进纤维蛋白溶解，并可抑制血小板聚集，对抗血栓形成。

另外，尚具抗菌、抗炎、抗肿瘤、保肝等作用。

二十六、黄芩* **Scutellariae Radix**

【来源】 本品为唇形科植物黄芩 *Scutellaria baicalensis* Georgi 的干燥根。

知识链接

唇 形 科

多为草本，稀为木本，常含挥发油而有香气。茎四棱形。单叶对生，稀复叶。花两性，两侧对称，轮伞花序，有的集成穗状花序、总状花序、圆锥状花序或头状的复合花序；花冠唇形；多二强雄蕊；子房上位，4深裂成假4室；花柱着生于4裂子房隙中央的基部。果实由4枚小坚果组成。

【植物形态】 多年生草本。主根粗壮，略呈圆锥形，老根中心常中空。茎四棱形，基部多分枝。叶对生，披针形至条状披针形，全缘。花序顶生，总状，花偏生于花序一边，蓝紫色。小坚果卵球形（图6-48）。

【产地】 野生品主产于山西、河北、内蒙古及东北等地。其中以山西产量最大，河北承德质量最好。栽培品主产山东、甘肃、河南、山西、陕西等地。

【采收加工】 春、秋两季采挖，除去须根和泥沙，晒后撞去粗皮，晒干。

【性状】 呈圆锥形，扭曲，长8～25cm，直径1～3cm。表面棕黄色或深黄色，有稀疏的疣状细根痕，上部较粗糙，有扭曲的纵皱纹或不规则的网纹，下部有顺纹和细皱纹。质硬而脆，易折断，断面黄色，中心红棕色；老根中心呈枯朽状或中空，暗棕色或棕黑色。气微，味苦（图6-49）（彩图23）。

栽培品较细长，多有分枝。表面浅黄棕色，外皮紧贴，纵皱纹较细腻。断面黄色或浅黄

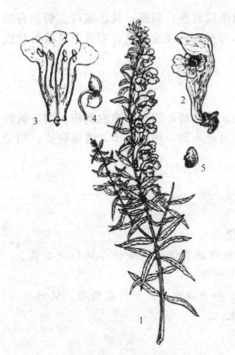

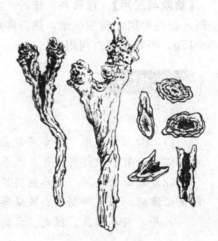

图 6-48 黄芩原植物

1—花枝；2—花；3—展开后的花；

4—雄蕊；5—果实

图 6-49 黄芩药材及饮片

色，略呈角质样。味微苦。

以条长、质坚实、色黄者为佳。

【显微特征】

（1）根横切面 木栓层由数层至 20 余层扁平细胞组成，其中有石细胞散在，木栓组织外缘常破裂。皮层狭窄，可见纤维及石细胞散在。韧皮部宽广，有多数纤维与石细胞，石细胞多分布于外侧，纤维单个散在或数个成群，多分布于内侧。形成层环状。木质部导管周围有木纤维束。老根中央有一至多个同心状的木栓组织环。薄壁细胞含淀粉粒（图 6-50）。

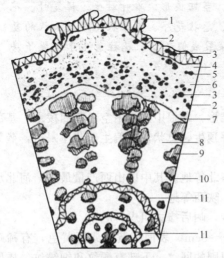

图 6-50 黄芩根横切面简图

1—木栓层；2—石细胞；3—纤维束；4—皮层；

5—皮层内石细胞及纤维；6—韧皮部；7—形成层；

8—木射线；9—导管；10—木纤维；11—木栓细胞环

（2）粉末 黄色。①韧皮纤维单个散在或数个成束，梭形，长 $60\sim250\mu m$，直径 $9\sim33\mu m$，壁厚，孔沟细。②石细胞类圆形、类方形或长方形，壁较厚或甚厚。③木栓细胞棕黄色，多角形。④网纹导管多见，直径 $24\sim72\mu m$。⑤木纤维多碎断，直径约 $12\mu m$，有稀疏斜纹孔。⑥淀粉粒甚多，单粒类球形，直径 $2\sim10\mu m$，脐点明显，复粒由 $2\sim3$ 分粒组成。此外，还有木薄壁细胞、韧皮薄壁细胞（图 6-51）。

【化学成分】 主含多种黄酮类化合物，以黄芩苷、汉黄芩苷为主，还含少量的游离苷元黄芩素、汉黄芩素、黄芩新素Ⅰ、黄芩新素Ⅱ等。另

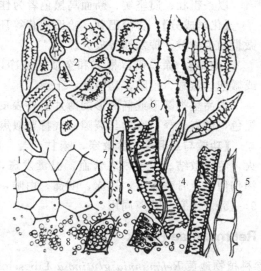

图 6-51　黄芩粉末

1—木栓细胞；2—石细胞；3—韧皮纤维；4—导管；
5—纺锤形木薄壁细胞；6—韧皮薄壁细胞；
7—木纤维；8—淀粉粒

含挥发油、苯乙醇糖苷类成分。

【理化鉴别】　取本品粉末 1g，加乙醇 10ml，温浸 15 分钟，滤过，取滤液 1ml，加醋酸铅试液 2～3 滴，生成橘黄色沉淀；另取滤液 1ml，加镁粉少量与盐酸 3～4 滴，显红色（黄酮类反应）。

【炮制】

(1) 黄芩片　除去杂质，置沸水中煮 10 分钟，取出，闷透，切薄片，干燥；或蒸半小时，取出，切薄片，干燥（注意避免暴晒）。

本品为类圆形或不规则形薄片。外表皮黄棕色或棕褐色。切面黄棕色或黄绿色，具放射状纹理。

(2) 酒黄芩　取黄芩片，照酒炙法炒干。

本品形如黄芩片。略带焦斑，微有酒香气。

【功效与应用】　性寒，味苦。清热燥湿，泻火解毒，止血，安胎。用于湿温、暑湿，胸闷呕恶，湿热痞满，泻痢，黄疸，肺热咳嗽，高热烦渴，血热吐衄，痈肿疮毒，胎动不安。用量 3～10g。

二十七、玄参　Scrophulariae Radix

【来源】　本品为玄参科植物玄参 *Scrophularia ningpoensis* Hemsl. 的干燥根。

【产地】　主产于浙江、四川、重庆、湖南、湖北、河南、安徽等地，以浙江产者为优。现均为栽培品。

【采收加工】　冬季茎叶枯萎时采挖，除去根茎、幼芽、须根及泥沙，晒或烘至半干，堆放 3～6 天，反复数次至干燥。

【性状】　呈类圆柱形，中间略粗或上粗下细，有的微弯曲，长 6～20cm，直径 1～3cm。表面灰黄色或灰褐色，有不规则的纵沟、横长皮孔样突起和稀疏的横裂纹和须根痕。质坚实，不易折断，断面黑色，微有光泽。气特异似焦糖，味甘、微苦（图 6-52）。

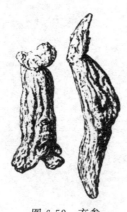

图 6-52 玄参

以条粗壮、质坚实、断面乌黑色者为佳。

【化学成分】 含哈巴苷、哈巴俄苷等环烯醚萜苷类成分，另含微量的生物碱、挥发油等成分。

【炮制】 除去残留根茎和杂质，洗净，润透，切薄片，干燥；或微泡，蒸透，稍晾，切薄片，干燥。

本品呈类圆形或椭圆形的薄片。外表皮灰黄色或灰褐色。切面黑色，微有光泽，有的具裂隙。气特异似焦糖，味甘、微苦。

【功效与应用】 性微寒，味甘、苦、咸。清热凉血，滋阴降火，解毒散结。用于热入营血，温毒发斑，热病伤阴，舌绛烦渴，津伤便秘，骨蒸劳嗽，目赤，咽痛，白喉，瘰疬，痈肿疮毒。用量9～15g。不宜与藜芦同用。

二十八、地黄* Rehmanniae Radix

【来源】 本品为玄参科植物地黄 *Rehmannia glutinosa* Libosch. 的新鲜或干燥块根。

知识链接

玄参科植物特征

草本，稀灌木或乔木。叶多对生，少轮生或互生。花两性，常两侧对称，集成总状花序或聚伞花序；花冠4～5裂，多少呈二唇形；雄蕊多为4枚，二强；子房上位，中轴胎座；花柱顶生。果实多为蒴果，稀为浆果。

【植物形态】 多年生草本，全株有白色长柔毛和腺毛。块根肥大，肉质，圆柱形或纺锤形，红黄色。叶基生成丛，倒卵状披针形，基部渐狭成柄，边缘有不整齐钝齿，叶面皱缩，下面略带紫色。花序总状，顶生；花冠钟形，先端5浅裂，略呈二唇状，紫红色。蒴果球形或卵圆形，具宿萼和花柱（图6-53）。

【产地】 主产于河南、山西、陕西等地。以河南产者量大、质优，习称"怀地黄"。

【采收加工】 秋季采挖，除去芦头、须根及泥沙，鲜用；或将地黄缓缓烘焙至约八成干。前者习称"鲜地黄"，后者习称"生地黄"。

【性状】

（1）鲜地黄 呈纺锤形或条状，长8～24cm，直径2～9cm。外皮薄，表面浅红黄色，具弯曲的纵皱纹、芽痕、横长皮孔样突起及不规则疤痕。肉质，易断，断面皮部淡黄白色，可见橘红色油点，木部黄白色，导管呈放射状排列。气微，味微甜、微苦（图6-54）。

（2）生地黄 多呈不规则的团块状或长圆形，中间膨大，两端稍细，有的细小，长条状，稍扁而扭曲，长6～12cm，直径2～6cm。表面

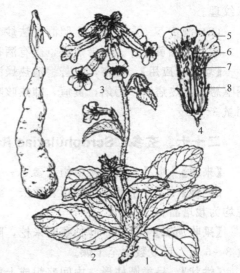

图 6-53 地黄原植物
1—植株；2—叶；3—花；4—花剖开后；
5—花冠；6—雌蕊；7—雄蕊；8—花萼

棕黑色或棕灰色，极皱缩，具不规则的横曲纹。体重，质较软而韧，不易折断，断面棕黑色或乌黑色，有光泽，具黏性。气微，味微甜（图 6-54）（彩图 24）。

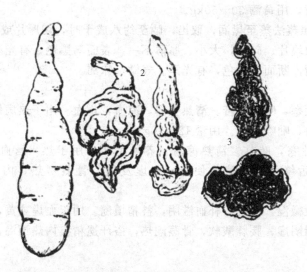

图 6-54　地黄
1—鲜地黄；2—生地黄；3—生地黄饮片

鲜地黄以粗壮、色红黄者为佳。生地黄以块大、体重、断面乌黑者为佳。

【显微特征】

（1）横切面　木栓细胞数列。栓内层薄壁细胞排列疏松；散有较多分泌细胞，含橘黄色油滴；偶有石细胞。韧皮部较宽，分泌细胞较少。形成层成环。木质部射线宽广；导管稀疏，排列成放射状。

（2）生地黄粉末　深棕色。①木栓细胞淡棕色。②薄壁细胞类圆形，内含类圆形核状物。③分泌细胞形状与一般薄壁细胞相似，内含橙黄色或橙红色油滴状物。④具缘纹孔导管和网纹导管直径约至 $92\mu m$。此外，在薄壁细胞中，有时可见细小草酸钙方晶（图 6-55）。

【化学成分】　含梓醇、地黄苷 A、地黄苷 B、地黄苷 C、地黄苷 D 等环烯醚萜苷类成分（为主要活性成分，也是使地黄变黑的成分）。尚含毛蕊花糖苷、水苏糖等多种糖类、多种氨基酸、挥发油。

【理化鉴别】　取本品粉末 1g，加水 10ml，浸泡过夜，取上清液 1ml，加入 5％ α-萘酚乙醇液 2～3滴，摇匀，沿试管壁慢慢加入浓硫酸 1ml，两液界面出现紫红色环（检查多糖）。

【炮制】

（1）生地黄　除去杂质，洗净，润透，闷润，切厚片，干燥。

本品呈类圆形或不规则的厚片。外表皮棕黑色或棕灰色，极皱缩，具不规则的横曲纹。切面棕黑色或乌黑色，有光泽，具黏性。气微，味微甜。

（2）熟地黄

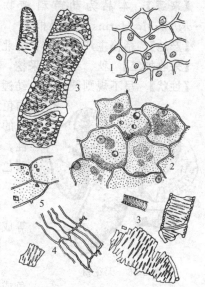

图 6-55　地黄粉末
1—薄壁细胞；2—分泌细胞；3—导管；
4—木栓细胞；5—草酸钙方晶

① 取生地黄，照酒炖法炖至酒吸尽，取出，晾晒至外皮黏液稍干时，切厚片或块，干燥，即得。

每100kg生地黄，用黄酒30～50kg。

② 取生地黄，照蒸法蒸至黑润，取出，晒至约八成干时，切厚片或块，干燥，即得。

本品为不规则的块片、碎块，大小、厚薄不一。表面乌黑色，有光泽，黏性大。质柔软而带韧性，不宜折断，断面乌黑色，有光泽。气微，味甜。

【功效与应用】

(1) 鲜地黄　性寒，味甘、苦。清热生津，凉血，止血。用于热病伤阴，舌绛烦渴，温毒发斑，吐血，衄血，咽喉肿痛。用量12～30g。

(2) 生地黄　性寒，味甘。清热凉血，养阴生津。用于热入营血，温毒发斑，吐血衄血，热病伤阴，舌绛烦渴，津伤便秘，阴虚发热，骨蒸痨热，内热消渴。用量10～15g。

(3) 熟地黄　性微温，味甘。补血滋阴，益精填髓。用于血虚萎黄，心悸怔忡，月经不调，崩漏下血，肝肾阴虚，腰膝酸软，骨蒸潮热，盗汗遗精，内热消渴，眩晕，耳鸣，须发早白。用量9～15g。

知识链接

地黄的药理作用

地黄的药理作用主要有：①提高免疫功能；②增强造血功能；③降血糖作用；④止血作用；⑤抗肿瘤作用。

二十九、天花粉　Trichosanthis Radix

【来源】　本品为葫芦科植物栝楼 *Trichosanthes kirilowii* Maxim. 或双边栝楼 *T. rosthorinii* Harms 的干燥根。

【产地】　栝楼主产于河南、河北、安徽、山东等地。双边栝楼主产于四川。

【采收加工】　秋、冬两季采挖，洗净，除去外皮，切段或纵剖成瓣，干燥。

【性状】　呈不规则圆柱形、纺锤形或瓣块状，长 8～16cm，直径 1.5～5.5cm。表面黄白色或淡棕黄色，有纵皱纹、细根痕及略凹陷的横长皮孔，有的有黄棕色外皮残留。质坚实，断面白色或淡黄色，富粉性，横切面可见黄色木质部，略呈放射状排列，纵剖面可见黄色纵条纹状木质部。气微，味微苦（图 6-56）。

以色白、质坚实、粉性足者为佳。

【化学成分】　含皂苷、天花粉蛋白、氨基酸类、多糖类等成分。

【炮制】　略泡，润透，切厚片，干燥。

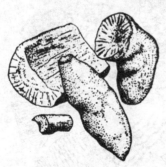

图 6-56　天花粉

本品呈类圆形、半圆形或不规则形的厚片。外表皮黄白色或淡棕黄色。切面可见黄色木质部小孔，略呈放射状排列。气微，味微苦。

【功效与应用】　性微寒，味甘、微苦。清热泻火，生津止渴，消肿排脓。用于热病烦渴，肺热燥咳，内热消渴，疮疡肿毒。用量 10～15g。孕妇慎用。不宜与川乌、制川乌、草乌、制草乌、附子同用。

【附注】　瓜蒌　为栝楼或双边栝楼的干燥成熟果实。呈类球形或宽椭圆形，长 7～15cm，直径 6～10cm。表面橙红色或橙黄色，皱缩或较光滑，顶端有圆形的花柱残基，基部略尖，具残存的果梗。轻重不一。质脆，易破开，内表面黄白色，有红黄色丝络，果瓤橙黄色，黏稠，与多数种子黏结成团。具焦糖气，味微酸、甜。性寒，味甘、微苦。清热涤痰，宽胸散结，润燥滑肠。用于肺热咳嗽，痰浊黄稠，胸痹心痛，结胸痞满，乳痈，肺痈，肠痈，大便秘结。用量 9～15g。配伍禁忌同天花粉。

三十、桔梗* Platycodonis Radix

【来源】　本品为桔梗科植物桔梗 *Platycodon grandiflorum*（Jacq.）A. DC. 的干燥根。

> 👆 **知识链接**
>
> **桔梗科植物特征**
>
> 　　草本，常具乳汁。单叶互生，少对生或轮生，无托叶。花两性，单生或集成各式花序；花萼常 5 裂，宿存；花冠多呈钟状或管状，先端 5 裂；雄蕊 5，着生于花冠基部或花盘上；子房下位或半下位，2～5 室，中轴胎座，每室胚珠多数。蒴果，稀浆果。

【植物形态】　多年生草本，全株有白色乳汁。主根肥大肉质，长圆锥形。茎直立，无毛。叶对生、轮生或互生，叶片卵形或披针形，边缘有锯齿。花单生于茎顶或集成总状花序；花冠阔钟形，蓝紫色或蓝色，裂片 5；雄蕊 5；子房下位，柱头 5 裂。蒴果倒卵圆形，熟时先端 5 裂，具宿萼（图 6-57）。

【产地】　主产于安徽、内蒙古、陕西、河南、河北、山西、四川等地，现多为栽培品。

【采收加工】　春、秋两季采挖，洗净，除去须根，趁鲜剥去外皮或不去外皮，干燥。

【性状】　呈圆柱形或略呈纺锤形，下部渐细，有的有分枝，略扭曲，长 7～20cm，直径 0.7～2cm。表面白色或淡黄白色，不去外皮者表面黄棕色至灰棕色，具纵扭皱沟，并有横长的皮孔样疤痕及支根痕，上部有横纹。有的顶端有较短的根茎或不明显，其上有数个半月形茎痕。质脆，断面不平坦，形成层环棕色，皮部类白色，有裂隙，木质部淡黄白色。气微，味微甜后苦（图 6-58）（彩图 25、彩图 26）。

以根肥大、色白、质坚实、味苦者为佳。

【显微特征】

（1）横切面　木栓层有时残存，不去外皮者有木栓

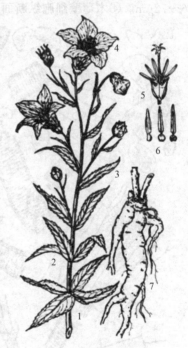

图 6-57　桔梗原植物
1—植株；2—茎下部叶；3—茎上部叶；
4—花；5—去花冠（示雌蕊、雄蕊及花
萼）；6—雄蕊（正面、侧面及
背面观）；7—根

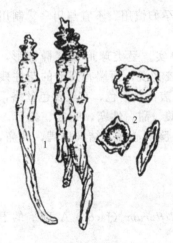

图 6-58 桔梗
1—药材；2—饮片

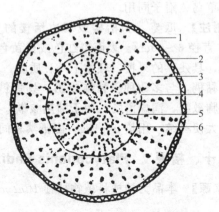

图 6-59 桔梗横切面简图
1—木栓层；2—乳管群；3—韧皮部；
4—形成层；5—木质部；6—木射线

层，细胞中含草酸钙小棱晶。栓内层窄。韧皮部乳管群散在，乳管壁略厚，内含微细颗粒状黄棕色物。形成层成环。木质部导管单个散在或数个相聚，呈放射状排列。薄壁细胞含菊糖（图 6-59）。

（2）粉末　米黄色。①菊糖众多（稀甘油装片），呈扇形或类圆形结晶。②有节乳汁管连接成网状，内含细小浅黄色油滴及颗粒状物。③梯纹导管、网纹导管及具缘纹孔导管直径 $16\sim72\mu m$。④木薄壁细胞纵断面观长方形，末端壁微波状弯曲（图 6-60）。

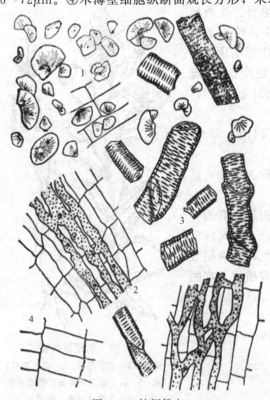

图 6-60　桔梗粉末
1—菊糖；2—乳汁管；3—导管；4—木薄壁细胞

【化学成分】　主含多种三萜皂苷，如桔梗皂苷 A、桔梗皂苷 C、桔梗皂苷 D 等。并含菊糖、多糖、多种氨基酸。

【理化鉴别】　取本品粉末或切片，加 α-萘酚-浓硫酸试液显紫堇色（菊糖反应）。

【炮制】　除去杂质，洗净，润透，切厚片，干燥。

本品呈椭圆形或不规则厚片。外皮多已除去或偶有残留。切面皮部类白色，较窄；形成层环纹明显，棕色；木部宽，有较多裂隙。气微，味微甜后苦。

【功效与应用】　性平，味苦、辛。宣肺，利咽，祛痰，排脓。用于咳嗽痰多，胸闷不畅，咽痛音哑，肺痈吐脓。用量 3~10g。

三十一、党参* Codonopsis Radix

【来源】　本品为桔梗科植物党参 *Codonopsis pilosula*（Franch.）Nannf.、素花党参 *C. pilosula* Nannf. Var. *modesta*（Nannf.）L. T. Shen 或川党参 *C. tangshen*

Oliv. 的干燥根。

【植物形态】

(1) 党参　为多年生缠绕性草本，全株有白色乳汁及特异臭气。根肥大，长圆柱形，根头膨大，具多数瘤状的茎痕，有纵横皱纹。叶互生或近对生，叶片卵形或窄卵形，先端钝而微尖，边缘具波形钝齿，基部截形或浅心形，两面贴伏长硬毛或柔毛。花单生于枝顶，与叶柄互生或近于对生。蒴果圆锥形，具宿存花萼。种子细小多数（图6-61）。

(2) 素花党参　全体近于光滑无毛；花萼裂片较小。

(3) 川党参　茎下部的叶基部楔形或较圆钝，仅偶尔呈心脏形；花萼仅紧贴生于子房最下部。

【产地】　党参主产于甘肃、山西、陕西、河南等地及东北各地，素花党参主产甘肃文县，四川九寨沟、松潘等地。川党参主产于重庆、湖北及陕西。

【采收加工】　秋季采挖，洗净，晒干。

【性状】

(1) 党参　呈长圆柱形，稍弯曲，长10～35cm，直径0.4～2cm。表面黄棕色至灰棕色，根头部有多数疣状突起的茎痕及芽，每个茎痕的顶端呈凹下的圆点状；根头下有致密的环状横纹，向下渐稀疏，有的达全长的一半，栽培品环状横纹少或无；全体有纵皱纹和散在的横长皮孔样突起，支根断落处常有黑褐色胶状物。质稍硬或略带韧性，断面稍平整，有裂隙或放射状纹理，皮部淡黄白色至淡棕色，木部淡黄色。有特殊香气，味微甜（图6-62）（彩图27）。

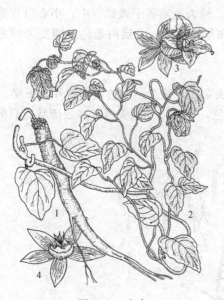

图6-61　党参

1—根；2—植株；3—花；4—花萼和子房

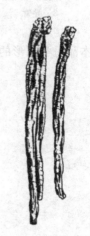

图6-62　党参药材

(2) 素花党参（西党参）　长10～35cm，直径0.5～2.5cm。表面黄白色至灰黄色，根头下致密的环状横纹常达全长的一半以上。断面裂隙较多，皮部灰白色至淡棕色（彩图28）。

(3) 川党参　长10～45cm，直径0.5～2cm。表面灰黄色至黄棕色，有明显不规则的纵沟。质较软而结实，断面裂隙较少，皮部黄白色。

均以条粗壮、质柔润、气味浓、嚼之无渣者为佳。

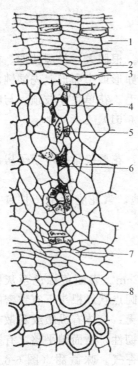

图 6-63　党参（党参）
横切面详图
1—木栓层；2—木栓形成层；
3—栓内层；4—筛管；5—乳
管；6—伴胞；7—形成层；
8—导管

【显微特征】

（1）横切面　木栓细胞数列至十数列，外侧有石细胞，单个或成群。栓内层窄。韧皮部宽广，外侧常现裂隙，散有淡黄色乳管群，并常与筛管群交互排列。形成层成环。木质部导管单个散在或数个相聚，呈放射状排列。薄壁细胞含菊糖（图 6-63）。

（2）粉末　黄白色。①用水合氯醛装片（不加热），菊糖团块呈扇形，表面现放射状线纹。②石细胞多角形，类斜方形、长方形或短梭形。③乳汁管为有节联结乳汁管，管内及周围细胞中充满油滴状物及细颗粒状物。④具缘纹孔导管、网纹导管分子短，直径 21～80μm。⑤木栓细胞表面观呈类多角形，垂周壁薄，微弯曲。此外，可见少数淀粉粒（图6-64）。

【化学成分】　含党参多糖、苷类、甾醇、挥发油、生物碱等成分。

【理化鉴别】

（1）取本品粉末 0.5g，加水 10ml，水浴加热 10 分钟，放冷，倾取上清液，置带塞试管中，用力振摇，产生持久性蜂窝状泡沫（检查皂苷）。

（2）取本品粉末 1g，置带塞锥形瓶中，加乙醚 10ml，密塞，振摇数分钟，冷浸 1 小时，滤过。滤液置蒸发皿中，挥去乙醚，残渣加 1ml 醋酐溶解，倾去溶液置干燥试管中，小心沿管壁加入硫酸 1ml，两液接界面呈棕色环，上层由蓝色立即变为绿色（检查皂苷及植物甾醇）。

【炮制】

（1）党参片　除去杂质，洗净，润透，切厚片，干燥。

本品呈类圆形的厚片。外表皮灰黄色至黄棕色，有时可见根头部有多数疣状突起的茎痕

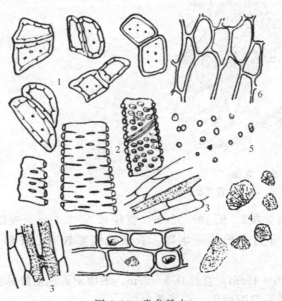

图 6-64　党参粉末
1—石细胞；2—导管；3—乳管；4—菊糖；5—淀粉粒；6—木栓细胞

和芽。切面皮部淡黄色至淡棕色，木部淡黄色，有裂隙或放射状纹理。有特殊香气，味微甜。

（2）米炒党参　取党参片，照炒法用米拌炒至表面深黄色，取出，筛去米，放凉。

本品形如党参片，表面深黄色，偶有焦斑。

【功效与应用】　性平，味甘。健脾益肺，养血生津。用于脾肺气虚，食少倦怠，咳嗽虚喘，气血不足，面色萎黄，心悸气短，津伤口渴，内热消渴。用量9～30g。不宜与藜芦同用。

🖱️ **知识链接**

党参的药理作用

（1）免疫增强与调节作用　党参及党参多糖能显著增强巨噬细胞的吞噬功能，并对细胞免疫有调节作用。

（2）对心血管系统作用　党参水提取物及醇提取物能增加心、脑、下肢及内脏的血流量，并有抗缺氧、抗急性心肌缺血、改善微循环及短暂的降压作用。

（3）对血液系统的影响　党参提取物能显著增加红细胞和血红蛋白数，并有抗凝血作用。

另外还有抗溃疡、抗炎、抗肿瘤、抗疲劳及抗衰老作用。

三十二、木香　Aucklandiae Radix

【来源】　本品为菊科植物木香 *Aucklandia lappa* Decne. 的干燥根。

【产地】　以前从印度等地经由广州进口，通称"广木香"。现主产于云南，又称"云木香"，栽培品。

🖱️ **知识链接**

云　木　香

木香历史上是从印度等国经由广州进口，通称"广木香"。1935年，云南鹤庆商人张相臣从原产地印度获得木香种子，寄给居住在云南的侄子栽于丽江鲁甸，后逐步发展，销售到广州。因根条均匀，不枯心，味浓，油性足，被称为国产真货。1959年首次出口，被誉为"云木香"。"云木香"我国现已大量生产，满足药用，其质量可与进口木香相媲美，故已不进口。

【采收加工】　秋、冬两季采挖，除去泥沙和须根，切段，大的再纵剖成瓣，干燥后撞去粗皮。

【性状】　呈圆柱形或半圆柱形，长5～10cm，直径0.5～5cm。表面黄棕色至灰褐色，有明显的皱纹、纵沟及侧根痕。质坚，不易折断，断面灰褐色至暗褐色，周边灰黄色或浅棕黄色，形成层环棕色，有放射状纹理及散在的褐色点状油室。气香特异，味微苦（图6-65）。

以色黄棕、质坚实、香气浓者为佳。

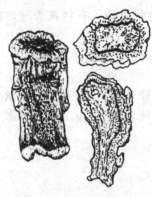

图 6-65 木香药材及饮片

【化学成分】 含挥发油，油中主要成分为木香内酯、木香烃内酯、去氢木香内酯等。尚含木香碱、菊糖等。

【炮制】

（1）木香 除去杂质，洗净，闷透，切厚片，干燥。

本品呈类圆形或不规则的厚片。外表皮黄棕色至灰褐色，有纵皱纹。切面棕黄色至棕褐色，中部有明显菊花心状的放射纹理，形成层环棕色，褐色油点（油室）散在。气香特异，味微苦。

（2）煨木香 取未干燥的木香片，在铁丝匾中，用一层草纸，一层木香片，间隔平铺数层，置炉火旁或烘干室内，烘煨至木香中所含的挥发油渗至纸上，取出。

本品形如木香片。气微香，味微苦。

【功效与应用】 性温，味辛、苦。行气止痛，健脾消食。用于胸胁、脘腹胀痛，泻痢后重，食积不消，不思饮食。煨木香实肠止泻。用于泄泻腹痛。用量 3～6g。

【附注】

（1）川木香 为菊科植物川木香 *Vladimiria souliei* （Franch.） Ling 或灰毛川木香 *V. souliei* （Franch.） Ling var. *cinerea* Ling 的干燥根。呈圆柱形或有纵槽的半圆柱形，稍弯曲。表面黄褐色或棕褐色，具纵皱纹，外皮脱落处可见丝瓜络状细筋脉；根头偶有黑色发黏的胶状物，习称"油头"。体较轻，质硬脆，易折断，断面黄白色或黄色，有深黄色稀疏油点及裂隙，木部宽广，有放射状纹理；有的中心呈枯朽状。气微香，味苦，嚼之粘牙。行气止痛。用于胸胁、脘腹胀痛，肠鸣腹泻，里急后重。用量 3～9g。

（2）土木香 为菊科植物土木香 *Inula helenium* L. 的干燥根。呈圆锥形，略弯曲，长5～20cm。表面黄棕色或暗棕色，有纵皱纹及须根痕。根头粗大，顶端有凹陷的茎痕及叶柄残基，周围有圆柱形支根。质坚硬，不易折断，断面略平坦，黄白色至浅灰黄色，有凹点状油室。气微香，味苦、辛。健脾和胃，行气止痛，安胎。用于胸胁、脘腹胀痛，呕吐泻痢，胸胁挫伤，岔气作痛，胎动不安。用量 3～9g，多入丸、散服。

三十三、白术 Atractylodis Macrocephalae Rhizoma

【来源】 本品为菊科植物白术 *Atractylodes macrocephala* Koidz. 的干燥根茎。

【产地】 主产于浙江、安徽、湖南、湖北、河北、重庆、四川等地。多系栽培。

【采收加工】 冬季下部叶枯黄、上部叶变脆时采挖，除去泥沙，烘干或晒干，再除去须根。

【性状】 为不规则的肥厚团块，长 3～13cm，直径 1.5～7cm。表面灰黄色或灰棕色，有瘤状突起及断续的纵皱和沟纹，并有须根痕，顶端有残留茎基和芽痕。质坚硬不易折断，断面不平坦，黄白色至淡棕色，有棕黄色的点状油室散在；烘干者断面角质样，色较深或有裂隙。气清香，味甘、微辛，嚼之略带黏性（图 6-66）。

以个大、质坚实、断面黄白色、香气浓者为佳。

【化学成分】 含挥发油，油中主要成分为苍术酮。尚含甘露聚糖 Am-3。

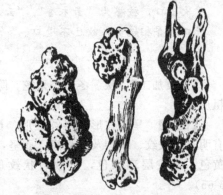

图 6-66 白术

【炮制】

(1) 白术　除去杂质，洗净，润透，切厚片，干燥。

本品呈不规则的厚片。外表皮灰黄色或灰棕色。切面黄白色至淡棕色，散生棕黄色的点状油室，木部具放射状纹理；烘干者切面角质样，色较深或有裂隙。气清香，味甘、微辛，嚼之略带黏性。

(2) 麸炒白术　将蜜炙麸皮撒入热锅内，待冒烟时加入白术片，炒至黄棕色、逸出焦香气，取出，筛去蜜炙麸皮。

每 100kg 白术片，用蜜炙麸皮 10kg。

本品形如白术片，表面黄棕色，偶见焦斑。略有焦香气。

【功效与应用】　性温，味苦、甘。健脾益气，燥湿利水，止汗，安胎。用于脾虚食少，腹胀泄泻，痰饮眩悸，水肿，自汗，胎动不安。用量 6~12g。

三十四、苍术　Atractylodis Rhizoma

【来源】　本品为菊科植物茅苍术 *Atractylodes lancea* (Thunb.) DC. 或北苍术 *A. chinensis* (DC.) Koidz. 的干燥根茎。

【产地】　茅苍术主产于江苏、湖北、河南等地，又称"南苍术"。北苍术主产于内蒙古、东北、河北、山西、陕西等地。

【采收加工】　春、秋两季采挖，除去泥沙，晒干，撞去须根。

【性状】

(1) 茅苍术　呈不规则连珠状或结节状圆柱形，略弯曲，偶有分枝，长 3~10cm，直径 1~2cm。表面灰棕色，有皱纹、横曲纹及残留须根，顶端具茎痕或残留茎基。质坚实，断面黄白色或灰白色，散有多数橙黄色或棕红色油室，习称"朱砂点"；暴露稍久，可析出白色细针状结晶，习称"起霜"。气香特异，味微甘、辛、苦（图 6-67）。

(2) 北苍术　呈疙瘩块状或结节状圆柱形，长 4~9cm，直径 1~4cm。表面黑棕色，除去外皮者黄棕色。质较疏松，断面散有黄棕色油室。香气较淡，味辛、苦。

均以个大、质坚实、断面朱砂点多、香气浓者为佳。

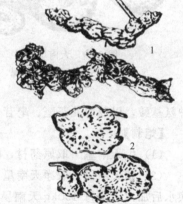

图 6-67　茅苍术
1—药材；2—饮片

【化学成分】　茅苍术含挥发油 5%~9%，油中主要成分为苍术素、茅术醇、β 桉油醇；北苍术含挥发油 3%~5%，油中主要成分与茅苍术类似。

【炮制】

(1) 苍术　除去杂质，洗净，润透，切厚片，干燥。

本品呈不规则类圆形或条形厚片。外表皮灰棕色至黄棕色，有皱纹，有时可见根痕。切面黄白色或灰白色，散有多数橙黄色或棕红色油室，有的可析出白色细针状结晶。气香特异，味微甘、辛、苦。

(2) 麸炒苍术　取苍术片，照麸炒法炒至表面深黄色。

本品形如苍术片，表面深黄色，散有多数棕褐色油室。有焦香气。

【功效与应用】　性温，味辛、苦。燥湿健脾，祛风散寒，明目。用于湿阻中焦，脘腹胀满，泄泻，水肿，脚气痿躄，风湿痹痛，风寒感冒，夜盲，眼目昏涩。用量 3~9g。

知识链接

脚气痿躄

"脚气"古名缓风，又称脚弱。因外感湿邪风毒，或饮食厚味所伤，积湿生热，流注腿脚而致病。其症先见腿脚麻木、酸痛、软弱无力或挛急，或肿胀，或萎枯，或发热，进而入腹攻心，小腹不仁，呕吐不食，心悸，胸闷，气喘，神志恍惚，语言错乱等。治宜宣壅逐湿为主，或兼祛风清热、调血行气等法。

"痿"系指肢体筋脉弛缓、软弱无力，严重的手不能握物，足不能任身，渐至肌肉萎缩而不能随意运动的一种病症。因肺热伤津，湿热浸淫，或气血不足，肝肾亏虚等所致。临床表现以四肢软弱无力为主症，尤以下肢痿弱、足不能行较多见，故也称"痿躄"。"躄"，腿瘸之意。

三十五、天南星 Arisaematis Rhizoma

【来源】 本品为天南星科植物天南星 *Arisaema erubesccns* （Wall.）Schott、异叶天南星 *A. heterophyllum* Bl. 或东北天南星 *A. amurense* Maxim. 的干燥块茎。

【产地】 天南星和异叶天南星产于全国大部分地区；东北天南星主产于东北及内蒙古、河北等地。

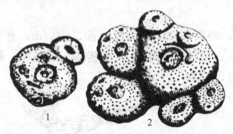

图 6-68　天南星药材
1—天南星；2—虎掌南星

【采收加工】 秋、冬两季茎叶枯萎时采挖，除去须根及外皮，晒干或烘干。

【性状】 呈扁球形，高 1～2cm，直径 1.5～6.5cm。表面类白色或淡棕色，较光滑，顶端有凹陷的茎痕，周围有麻点状根痕，有的块茎周围有小扁球状侧芽。质坚硬，不易破碎，断面不平坦，白色，粉性。气微辛，味麻辣（图6-68）。

以个大、色白、粉性足者为佳。

【化学成分】 含芹菜素等黄酮类化合物和多种氨基酸，以及原儿茶醛、皂苷、生物碱、多糖等成分。

【炮制】

（1）生天南星　取原药材，除去杂质，洗净，干燥。

（2）制天南星　取净天南星，按大小分别用水浸泡，每日换水 2～3 次，如起白沫时，换水后加白矾（每 100kg 天南星，加白矾 2kg），泡一日后，再进行换水，至切开口尝微有麻舌感时取出。将生姜片、白矾置锅内加适量水煮沸后，倒入天南星共煮至无干心时取出，除去姜片，晾至四至六成干，切薄片，干燥。

每 100kg 天南星，用生姜、白矾各 12.5kg。

【功效与应用】

（1）生天南星　性温，味苦、辛；有毒。散结消肿。外用治痈肿，蛇虫咬伤。外用生品适量，研末以醋或酒调敷患处。孕妇慎用；生品内服宜慎。

（2）制天南星　性温，味苦、辛；有毒。燥湿化痰，祛风止痉，散结消肿。用于顽痰咳嗽，风痰眩晕，中风痰壅，口眼㖞斜，半身不遂，癫痫，惊风，破伤风；外用治痈肿，蛇虫咬伤。用量 3～9g。孕妇慎用。

【附注】

（1）虎掌南星　为同科植物虎掌（掌叶半夏）*Pinellia pedatisecta* Schott 的块茎。主产于河南、安徽、河北等地。块茎呈扁平而不规则状，由主块茎及多数附着的小块茎组成，形似"虎掌"，每一块茎中心都有一茎痕，周围有麻点状根痕。本品历来被认为是天南星中佳品并为商品主流品种，但一直未被《中国药典》收载。

（2）胆南星　为制天南星的细粉与牛、羊或猪胆汁经加工而成，或为生天南星细粉与牛、羊或猪胆汁经发酵加工而成。性凉，味苦、微辛。清热化痰，息风定惊。用于痰热咳嗽，咳痰黄稠，中风痰迷，癫狂惊痫。用量 3～6g。

三十六、半夏[*]　Pinelliae Rhizoma

【来源】　本品为天南星科植物半夏 *Pinellia ternata* （Thumb.）Breit. 的干燥块茎。

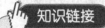
知识链接

天南星科植物特征

多年生草本，稀木质藤本。常具块茎或根茎。叶通常基生，叶柄基部常有膜质鞘，叶脉网状，脉岛中无自由末梢；花小，两性或单性，辐射对称，成肉穗花序，具佛焰苞；单性花同株或异株，若单性同株时，上部雄花，下部雌花，中部常有无性花相隔；两性花具花被片 4～6，鳞片状，雄蕊与其同数；雌蕊子房上位，1 至数心皮合成 1 至数室，每室 1 至数枚胚珠。浆果密集于花序轴上。

【植物形态】　多年生草本，高 15～30cm。块茎球形或扁球形。叶基生，第一年为单叶，卵状心形，第二年后为 3 小叶的复叶，小叶长椭圆形或披针形，长 5～17cm，中间的小叶较大，羽状网纹，全缘，质柔薄。叶柄长 10～25cm，近基部内侧有 1 淡紫色或白色的球形珠芽。花单性同株，为肉穗花序，佛焰苞绿色，下部筒状，不张开；雌花生于花序轴下部，淡绿色。雄花生于花序轴上部，附属体鼠尾状。浆果呈卵圆形，花期 5～7 月，果期 8～9 月（图 6-69）。

【产地】　全国大部分地区均有分布。主产于四川、贵州、云南、甘肃、山西、山东、湖北等地。

【采收加工】　夏、秋两季采挖，洗净，除去外皮及须根，晒干。

【性状】　呈类球形，有的稍偏斜，直径 1～1.5cm。表面淡白色或黄色，上端多圆平，中央有凹陷的茎痕，周围密布麻点状根痕，习称"针眼"，下端钝圆，较光滑，质坚实，断面洁白富粉性。无臭，味辛辣，麻舌而刺喉（图6-70）（彩图 29）。

以色白、质坚实、粉性足者为佳。

【显微特征】

（1）块茎横切面　基本组织为薄壁细胞，靠外层的薄壁细胞含淀粉较少，而内侧含淀粉较多，甚至充满整个细

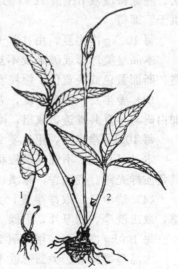

图 6-69　半夏

1—幼苗；2—植物全株

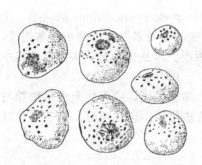

图 6-70 半夏（块茎）外形

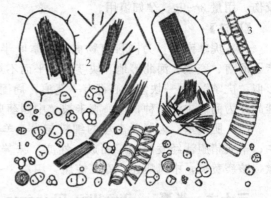

图 6-71 半夏（块茎）粉末
1—淀粉粒；2—草酸钙针晶；3—导管

胞。黏液细胞随处可见，呈椭圆形，内含草酸钙针晶束。维管束散在，外韧型或中韧型，纵横分布，导管 4～40μm，常数个相聚。

（2）粉末　类白色。①淀粉粒甚多，单粒类圆形、半圆形或圆多角形，直径 2～20μm，脐点裂缝状、"人"字形或星状；复粒由 2～6 分粒组成；②草酸钙针晶束存在于椭圆形黏液细胞中，或随处散在，针晶长 20～144μm；③螺纹导管直径 10～24μm（图 6-71）。

【化学成分】　含半夏蛋白和 β-氨基丁酸与 γ-氨基丁酸、谷氨酸、天冬氨酸、精氨酸等多种氨基酸；左旋麻黄碱（0.002%）；琥珀酸、尿黑酸及其葡萄糖苷；原儿茶醛及少量挥发油等。

【理化鉴别】　取本品粉末 1g，以 50% 乙醇 20ml 温浸半小时，过滤，滤液浓缩至 2ml，然后取滤液 1～1.5ml，加 0.2% 茚三酮试剂，煮沸数分钟，溶液显蓝紫色（氨基酸反应）。

【炮制】

（1）生半夏　用时捣碎。

（2）法半夏　取净半夏，大小分开，用水浸泡至内无干心，取出，另取甘草适量，加水煎煮 2 次，合并煎液，倒入用适量水制成的石灰液中，加入已浸透的半夏，每日搅拌 1～2 次，并保持浸液 pH 值 12 以上，至剖面黄色均匀、口尝微有麻舌感时，取出洗净，阴干或烘干，即得。

每 100kg 净半夏，用甘草 15kg、生石灰 10kg。

本品呈类球形或破碎成不规则颗粒状。表面淡黄白色、黄色或棕黄色。质较松脆或硬脆，断面黄色或淡黄色，颗粒者质稍硬脆。气微，味淡略甘、微有麻舌感。

（3）姜半夏　取净半夏，大小分开，用水浸泡至内无干心，取出。另取生姜切片煎汤，加白矾与半夏共煮透，取出，晾干，或晾至半干，干燥；或切薄片干燥。

每 100kg 净半夏，用生姜 25kg、白矾 12.5kg。

本品呈片状、不规则颗粒状或类球形。表面棕色至棕褐色。质硬脆，断面淡黄棕色，常具角质样光泽。气微香，味淡、微有麻舌感，嚼之略粘牙。

（4）清半夏　取净半夏，大小分开，用 8% 白矾溶液浸泡至内无干心，口尝微有麻舌感，取出洗净，切厚片，干燥。

每 100kg 净半夏，用白矾 20kg。

本品呈椭圆形、类圆形或不规则的片。切面淡灰色至灰白色，可见灰白色点状或短线状维管束迹，有的残留栓皮处下方显淡紫红色斑纹。质脆，易折断，断面略呈角质样。气微，味微涩、微有麻舌感。

【功效与应用】

（1）生半夏 性温，味辛，有毒。燥湿化痰，降逆止呕，消痞散结。用于湿痰寒痰，咳喘痰多，痰饮眩悸，风痰眩晕，痰厥头痛，呕吐反胃，胸脘痞闷，梅核气；外治痈肿痰核。内服一般炮制后使用，用量3～9g。外用适量，磨汁涂或研末以酒调敷患处。不宜与川乌、制川乌、草乌、制草乌、附子同用；生品内服宜慎。

（2）法半夏 性温，味辛。燥湿化痰。用于痰多咳喘，痰饮眩悸，风痰眩晕，痰厥头痛。用量、配伍禁忌同生半夏。

（3）姜半夏 性温，味辛。温中化痰，降逆止呕。用于痰饮呕吐，胃脘痞满。用量、配伍禁忌同生半夏。

（4）清半夏 性温，味辛。燥湿化痰。用于湿痰咳嗽，胃脘痞满，痰涎凝聚，咳吐不出。用量、配伍禁忌同生半夏。

【附注】 水半夏 为同科植物鞭檐犁头尖 *Typhonium flagelliforme*（Lodd.）Blume 的块茎，主产于广西。块茎呈椭圆形、圆锥形或半圆形，高1.8～3cm，直径0.5～3cm。表面类白色或淡黄色，不平滑，有多数隐约可见的点状根痕，上端类圆形，有凸起的芽痕，下端略尖。质坚实，断面白色，粉性。气微，味辛辣，麻舌而刺喉。本品无止呕作用，不可作半夏用。

三十七、川贝母* **Fritillariae Cirrhosae Bulbus**

【来源】 本品为百合科植物川贝母 *Fritillaria cirrhosa* D. Don、暗紫贝母 *F. unibracteata* Hsiao et K. C. Hsia、甘肃贝母 *F. przewalskii* Maxim.、梭砂贝母 *F. delaveayi* Franch.、太白贝母 *F. taipaiensis* P. Y. Li 或瓦布贝母 *F. unibracteata* Hsiao et K. C. Hsia var. *wabuensis*（S. Y. Tang et S. C. Yue）Z. D. Liu, S. Wang et S. C. Chen 的干燥鳞茎。按性状不同分别称为"松贝"、"青贝"、"炉贝"和"栽培品"。

🖑 知识链接

百合科植物特征

多年生草本，稀灌木或有卷须的半灌木。常具鳞茎或根状茎。叶基生或茎生，茎生叶常互生，少有对生或轮生。花两性，辐射对称，成总状、穗状、圆锥状花序；花被片6，排列成两轮，分离或合生，花瓣状；雄蕊6枚，生于花托或贴生于花被筒上；子房上位，3心皮合生成3室，中轴胎座，每室胚珠多数。蒴果或浆果。

【植物形态】

（1）川贝母 多年生草本。鳞茎卵圆形。植株高20～45cm，茎中部以上具叶，最下部2叶对生，狭长矩圆形至宽条形，其余3～5枚轮生或对生，稀互生，狭披针状条形，顶端多少卷曲，最上部具3枚轮生的叶状苞片，条形，先端卷曲。花单生茎顶，钟状，下垂；花被6，绿黄色至黄色，具紫色方格斑纹，基部上方具内陷的蜜腺窝；雄蕊6，柱头3深裂。蒴果棱上有窄翅。花期5～7月，果期8～10月（图6-72）。

（2）暗紫贝母 鳞茎球状圆锥形。茎中部叶片对生或互生，无轮生，叶状苞片1，先端不卷曲。花被片暗紫色，略有黄褐色方格斑纹，蜜腺窝不明显；花丝有乳突，柱头3浅裂。

（3）甘肃贝母 茎中部叶片及叶状苞片均为互生，先端不卷曲或微卷曲。花被片浅黄色，有紫色至黑紫色斑点，蜜腺窝不明显；花丝有乳突，柱头3浅裂。

(4) 梭砂贝母　鳞茎长卵圆形。近中部以上具叶，下部叶互生，上部2枚叶状苞片近对生，叶片卵形至卵状披针形，先端钝，基部抱茎。花单生茎顶，宽钟状，花被6片，绿黄色，具紫红色斑点，柱头3浅裂。

(5) 太白贝母　鳞茎扁卵圆形或圆锥形。叶对生，有的中部兼3~4枚轮生或散生，条形至条状披针形，先端有的稍弯曲。花单朵，每花有3枚叶状苞片，苞片先端有时稍弯曲，但绝不卷曲；花被片6，绿黄色，无方格斑，通常仅在花被片先端近两侧边缘有紫色斑带。

(6) 瓦布贝母　鳞茎扁球状。叶最下面常2枚对生，上面的轮生兼互生；多数叶两侧边不等长略似镰形，有的披针状条形。花初开黄绿色或黄色，内面有或无黑紫色斑点，继后外面出现紫色或橙色浸染。叶状苞片1~4。花被片倒卵形至矩圆状倒卵形。

【产地】　川贝母主产于四川、西藏、云南、青海等地；暗紫贝母主产于四川阿坝州、青海果洛藏族州；甘肃贝母主产于甘肃、青海、四川等地；梭砂贝母主产于四川、云南、青海、西藏等地；太白贝母主产于陕西（秦岭及其以南地区）、甘肃（东南部）、重庆（东北部）、湖北（西北部）。；瓦布贝母主产于四川西北部（北川、黑水、茂县、松潘）。

【采收加工】　夏、秋两季或积雪融化时采挖，除去须根、粗皮及泥沙，晒干或低温干燥。

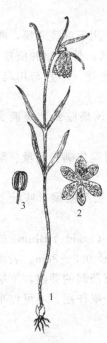

图 6-72　川贝母
1—植株全形；2—花；
3—果实

【性状】

(1) 松贝　呈类圆锥形，高0.3~0.8cm，直径0.3~0.9cm。表面类白色。外层鳞叶2瓣，大小悬殊，大瓣紧抱小瓣，未抱部分呈新月形，习称"怀中抱月"；顶端闭合，里面有类圆柱形、顶端稍尖的心芽和1~2枚小鳞叶；先端钝圆或稍尖，底部平，微凹入，中心有一灰褐色的鳞茎盘，有时残存须根。质硬而脆，断面白色，富粉性。气微，味微苦（图6-73）（彩图30）。

(2) 青贝　呈扁球形或圆锥形，高0.4~1.4cm，直径0.4~1.6cm，外表面白色或浅黄棕色。外层2瓣鳞叶大小相近，相对抱合，顶端开裂，内有心芽和小鳞叶2~3枚及细圆柱形残茎（图6-73）（彩图30）。

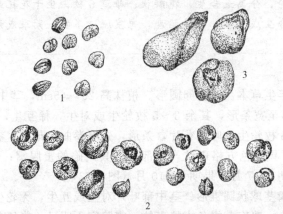

图 6-73　川贝母（鳞茎）外形
1—松贝；2—青贝；3—炉贝

（3）炉贝　呈长圆锥形，高 0.7～2.5cm，直径 0.5～2.5cm。表面类白色或浅棕黄色，有的具棕色斑点。外层鳞叶 2 瓣，大小相近，顶端开裂而略尖，基部稍尖或较钝（图 6-73）（彩图 30）。

（4）栽培品　呈类扁球形或短圆柱形，高 0.5～2.0cm，直径 1～2.5cm。表面类白色或浅棕黄色，稍粗糙，有的具浅黄色斑点。外层鳞叶 2 瓣，大小相近，顶部多开裂而较平。

均以质坚实、粉性足、色白者为佳。

【显微特征】　粉末类白色或浅黄色。

（1）松贝、青贝及栽培品　①淀粉粒甚多，广卵形、长圆形或不规则圆形，有的边缘不平整或略作分枝状，直径 5～64μm，脐点短缝状、点状、人字状或马蹄状，层纹隐约可见。②表皮细胞类长方形，垂周壁微波状弯曲，偶见不定式气孔，圆形或扁圆形。③螺纹导管直径 5～26μm（图 6-74）。

（2）炉贝　①淀粉粒广卵形、贝壳形、肾形或椭圆形，直径约至 60μm，脐点人字状、星状或点状，层纹明显。②螺纹导管和网纹导管直径可达 64μm。

【化学成分】　商品药材含多种甾体类生物碱，均含有西贝母碱、贝母素乙（peiminine）、川贝碱（fritimine）、贝母辛（peimisine）。

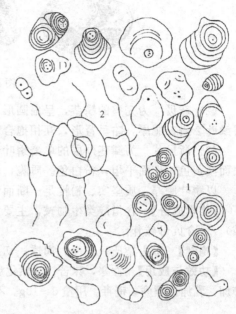

图 6-74　川贝母（暗紫贝母鳞茎）粉末
1—淀粉粒；2—表皮细胞及气孔

【功效与应用】　性微寒，味苦、甘。清热润肺，化痰止咳，散结消痈。用于肺热燥咳，干咳少痰，阴虚劳嗽，痰中带血，瘰疬，乳痈，肺痈。用量 3～10g；研粉冲服，一次 1～2g。不宜与川乌、制川乌、草乌、制草乌、附子同用。

【附注】

（1）伊贝母　为同属新疆贝母 *F. walujewii* Rgl. 及伊犁贝母 *F. palliidiflora* Schrenl. 的干燥鳞茎，主产新疆。功效与川贝母类同。

（2）平贝母　为同属平贝母 *F. ussuriensis* Maxim. 的干燥鳞茎，主产东北地区。功效与川贝母类同。

（3）草贝母　为百合科植物丽江山慈菇 *Iphigenia indica* Kunth. et. Benth. 的干燥鳞茎，又名"益辟坚"，主产于云南、四川等地。含秋水仙碱，有毒，不能作川贝母入药。本品目前用作提取秋水仙碱的原料。

三十八、浙贝母　Fritillarae Thunbergii Bulbus

【来源】　本品为百合科植物浙贝母 *Fritillarae thunbergii* Miq. 的干燥鳞茎。

【产地】　主产于浙江。江苏、安徽、湖南亦有栽培。

【采收加工】　初夏植物枯萎时采挖，洗净。大小分开，大者除去芯芽，习称"大贝"；小者不去芯芽，习称"珠贝"。分别撞擦，除去外皮。拌以煅过的贝壳粉，吸去擦出的浆液，晒干或烘干；或收取鲜鳞茎，大小分开，洗净，除去芯芽，切成厚片，洗净，干燥，习称"浙贝片"。

【性状】

(1) 大贝　为鳞茎外层的单瓣鳞叶，略呈肾形或新月形，高 1～2cm，直径 2～3.5cm。外表面类白色至淡黄色，内表面白色或淡棕色，被有白色粉末。质硬而脆，易折断，断面白色至黄白色，富粉性。气微，味微苦（图 6-75）。

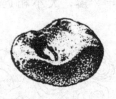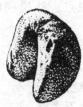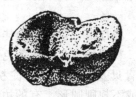

图 6-75　浙贝母

(2) 珠贝　为完整的鳞茎，呈扁圆形，高 1～1.5cm，直径 1～2.5cm。表面类白色，外层鳞叶 2 瓣，肥厚，略呈肾形，互相抱合，内有小鳞叶 2～3 片和干缩的残茎。

(3) 浙贝片　为鳞茎外层的单瓣鳞叶切成的片。椭圆形或类圆形，直径 1～2cm，边缘表面淡黄色，切面平坦，粉白色。质脆，易折断，断面粉白色，富粉性。

以鳞叶肥厚、质坚实、粉性足、断面色白者为佳。

【化学成分】　含甾醇类生物碱，主要为贝母素甲（浙贝母碱）、贝母素乙（去氢浙贝母碱）。另含贝母碱苷。

【炮制】　除去杂质，洗净，润透，切厚片，干燥；或打成碎块。

【功效与应用】　性寒，味苦。清热化痰止咳，解毒散结消痈。用于风热咳嗽，痰火咳嗽，肺痈，乳痈，瘰疬，疮毒。用量 5～10g。不宜与川乌、制川乌、草乌、制草乌、附子同用。

三十九、麦冬* Ophiopogonis Radix

【来源】　为百合科植物麦冬 *Ophiopogon japonicas* (L. f) Ker-Gawl. 的干燥块根。

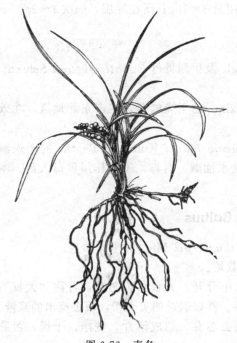

图 6-76　麦冬

【植物形态】　多年生草本，高 12～40cm，须根先端或中部常膨大成肉质块根。叶丛生，线形，深绿色，长 10～50cm，宽 1.5～3.5mm，先端尖，基部具膜质叶鞘。总状花序穗状，顶生，花梗略弯曲下垂；花被 6 片，披针形，先端急尖或钝，淡紫色或白色；雄蕊 6 枚，花丝极短，花药三角状披针形；子房半下位，三心皮组成 3 室，每室胚珠 2 枚。花柱向上渐狭，长 0.4cm，柱头钝。浆果球形，成熟时紫蓝色至蓝黑色。花期 5～8 月，果期 7～9 月（图 6-76）。

【产地】　主产浙江的商品，习称"杭麦冬"，质量最好。主产四川的商品，习称"川麦冬"，产量大。湖北也有较多出产。

【采收加工】　夏季采挖，洗净，反复暴晒，堆置，至七八成干，除去须根，干燥。

【性状】　呈纺锤形，两端略尖。长 1.5～3cm，直径 0.3～0.6cm。表面黄白色或淡黄色，有细纵纹。质柔韧，断面黄白色，半透明，中柱细小。气微香，味甘、微苦（图 6-77）（彩图 31）。

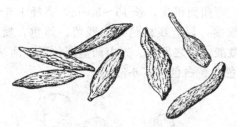

图 6-77　麦冬（块根）外形

以肥大、色黄白、半透明、质柔、有香气、嚼之发黏者为佳。

【显微特征】　横切面　表皮细胞 1 列或脱落，根被为 3～5 列木化细胞。皮层宽广，散有含草酸钙针晶束的黏液细胞，有的针晶直径至 10μm；内层皮细胞壁均匀增厚，木化，有通道细胞，外侧为 1 列石细胞，其内壁和侧壁增厚，纹孔细密。中柱较小，韧皮部束 16～22 个，木质部由导管、管胞、木纤维以及内侧的木化细胞连接成环层。髓小，薄壁细胞类圆形（图 6-78）。

【化学成分】　含麦冬皂苷 A、麦冬皂苷 B、麦冬皂苷 B′、麦冬皂苷 C、麦冬皂苷 C′、麦冬皂苷 D、麦冬皂苷 D′等甾体皂苷；亦含麦冬黄酮 A、麦冬黄酮 B 及甲基麦冬黄酮 A、甲基麦冬黄酮 B 等黄酮类化合物。此外，尚含麦冬多糖等。

【理化鉴别】　取薄片置紫外光灯（365nm）下观察，显浅蓝色荧光。

【炮制】　除去杂质，洗净，润透，轧扁，干燥。

【功效与应用】　性微寒，味甘、微苦。养阴生津，润肺清心。用于肺燥干咳，阴虚劳嗽，喉痹咽痛，津伤口渴，心烦失眠，肠燥便秘。用量 6～12g。

【附注】　山麦冬　为百合科植物湖北麦冬 *Liriope spicata* （Thunb）Lout var. prolifera Y. T. Ma 或短葶山麦冬 *L. muscari* （Decne.）Bailg 的干燥块根。自 1995 年版起收入《中国药典》。湖北麦冬块根长 1.2～3cm，直径0.4～0.7cm，具不规则皱纹。断面中柱细小。横切面韧皮束 7～15 个。短葶山麦冬块根稍扁。长 2～5cm，直径 0.3～0.8cm，具粗纵纹。横切面韧皮部 16～20 个。功效与麦冬相同。用量9～15g。

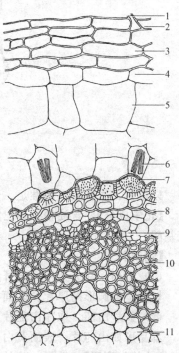

图 6-78　麦冬（块根）横切面
1—表皮毛；2—表皮；3—根被；
4—外皮层；5—皮层；6—草酸
钙针晶束；7—石细胞；8—内
皮层；9—韧皮部；10—木
质部；11—髓

四十、山药　Dioscoreae Rhizoma

【来源】　本品为薯蓣科植物薯蓣 *Dioscorea opposita* Thunb. 的干燥根茎。

【产地】　主产于河南。山西、陕西、河北等地亦产。均为栽培品。

【采收加工】　冬季茎叶枯萎后采挖，切去根头，洗净，除去外皮和须根，干燥，即为"毛山药"，或趁鲜切厚片，干燥；也有选择肥大顺直的干燥山药，置清水中，浸至无干心，闷透，切齐两端，用木板搓成圆柱状，晒干，打光，习称"光山药"。

【性状】 略呈圆柱形，弯曲而稍扁，长15～30cm，直径1.5～6cm。表面黄白色或淡黄色，有纵沟、纵皱纹及须根痕，偶有浅棕色外皮残留。体重，质坚实，不易折断，断面白色，粉性。气微，味淡、微酸，嚼之发黏。光山药呈圆柱形，两端平齐，长9～18cm，直径1.5～3cm。表面光滑，白色或黄白色（图6-79）。

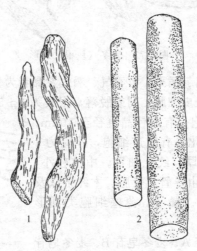

图6-79 山药外形
1—毛山药；2—光山药

以条粗、质坚实、粉性足、色洁白者为佳。

【化学成分】 含淀粉、多巴胺、薯蓣皂苷元、黏液质、糖蛋白、尿囊素、山药碱及多种氨基酸。

【炮制】

（1）山药 除去杂质，分开大小个，泡润至透，切厚片，干燥。

切片呈类圆形的厚片。表面类白色或淡黄白色，质脆，易折断，断面类白色，富粉性。

（2）麸炒山药 取净山药片，照麸炒法炒至黄色。

本品形如山药片，表面黄白色或微黄色，偶见焦斑，略有焦香气。

【功效与应用】 性平，味甘。补脾养胃，生津益肺，补肾涩精。用于脾虚食少，久泻不止，脾虚喘咳，肾虚遗精，带下，尿频，虚热消渴。麸炒山药补脾健胃。用于脾虚食少，泄泻便溏，白带过多。用量15～30g。

【附注】

（1）同属植物参薯 *D. alata* L. 的根茎在广东、广西、云南等地曾作山药使用。呈不规则圆柱形，表面黄白色或淡棕黄色，常有未除尽的栓皮痕迹，质坚实，断面黄白色，很少散有浅棕色点状物。

（2）曾发现有将大戟科植物木薯 *Manihot esculenta* Crantz 的干燥块根伪充山药。本品常呈斜片状。外皮多已除去，偶见棕褐色的外皮。断面类白色，靠外侧有一明显黄白色或淡黄棕色的形成层环纹。向内可见淡黄色筋脉点呈放射状稀疏散在，中央有一细小黄色木心，有的具裂隙。味淡。

四十一、天麻* Gastrodiae Rhizoma

【来源】 本品为兰科植物天麻 *Gastrodia elata* Bl. 的干燥块茎。

【植物形态】 多年生共生植物。块茎横生，椭圆形或卵圆形，肉质，有环节，节上具膜质鳞叶。茎黄红色，叶鳞片状，膜质，基部鞘状抱茎。总状花序顶生；苞片膜质，披针形；花橙红色或淡绿色，花萼与花瓣合生成壶状，口部偏斜，顶端 5 裂；唇瓣白色，顶端 3 裂；合蕊柱长 5～6mm。子房下位，柱头 3 裂。蒴果长圆形或倒卵形，种子多而细小，粉末状。花期 6～7 月，果期 7～8 月（图 6-80）。

👆 **知识链接**

天麻与真菌的关系

天麻没有根和绿叶，不能进行光合作用而自养。天麻种子萌发靠白蘑科（口蘑科）紫萁小菇等真菌供给营养，发芽后的原生块茎靠同化白蘑科真菌蜜环菌才能正常生长；天麻由种子萌发到新的种子成熟生长变化的全过程是靠两种或两种以上的真菌供给营养，天麻与真菌营养关系是一种特殊的共生关系。

【产地】 主产于陕西、安徽、河南、云南、湖北、贵州等地及东北。多为栽培品。

【采收加工】 立冬后至次年清明前采挖，立即洗净，蒸透，敞开低温（60℃以下）干燥。冬季采收的为冬麻，质重饱满较佳；春季采收的为春麻，质较次。

【性状】 呈椭圆形或长条形，略扁，皱缩而稍弯曲。长 3～15cm，宽 1.5～6cm，厚 0.5～2cm。表面黄白色至淡黄棕色，有纵皱纹及由潜伏芽排列而成的多轮横环纹，有时可见棕褐色菌索。顶端有红棕色至深棕色鹦嘴状的芽（冬麻），习称"鹦哥嘴"，或残留茎基（春麻）；另端有圆脐形疤痕，习称"肚脐眼"。质坚硬，不易折断，断面较平坦，黄白色至淡棕色，角质样。气微，味甘（图 6-81）（彩图 32）。

以质地坚实沉重、有鹦哥嘴、断面明亮、无空心者（冬麻）质佳；质地轻泡、有残留茎基、断面色晦暗、空心者（春麻）质次。

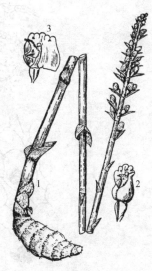

图 6-80　天麻
1—植株；2—花；3—花被
展开（示唇瓣和合蕊柱）

【显微特征】

(1) 横切面　表皮有残留，下皮由 2～3 列切向延长的栓化细胞组成。皮层为 10 数列多角形细胞，有的含草酸钙针晶束。较老块茎皮层与下皮相接处有 2～3 列椭圆形厚壁细胞，木化，纹孔明显。中柱大，散列小型周韧维管束；薄壁细胞亦含草酸钙针晶束（图 6-82）。

(2) 粉末　黄白色至黄棕色。①厚壁细胞椭圆形或类多角形，直径 70～180μm，壁厚 3～8μm，木化，纹孔明显。②草酸钙针晶成束或散在，长 25～75（93）μm。③用醋酸甘油水装片观察含糊化多糖类物的薄壁细胞无色，有的细胞可见长卵形、长椭圆形或类圆形颗粒，遇碘液显棕色或淡棕紫色。④螺纹导管、网纹导管及环纹导管直径 8～30μm。另外，还可见壁稍增厚，具较大纹孔的薄壁细胞（图 6-83）。

【化学成分】 主含天麻素（天麻苷、对羟基苯甲醇-β-D-葡萄糖苷）及其苷元（对羟基苯甲醇）。另含天麻醚苷、香草醇等。

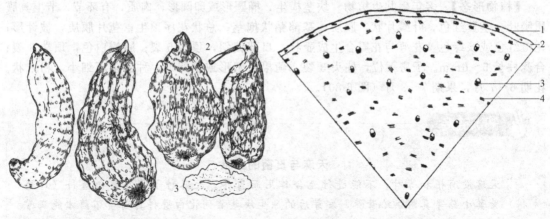

图 6-81 天麻药材及饮片
1—冬麻；2—春麻；3—饮片

图 6-82 天麻（块茎）横切面简图
1—表皮；2—皮；3—维管束；4—草酸钙针晶

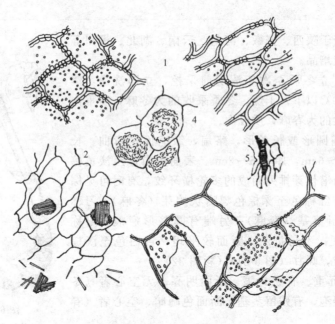

图 6-83 天麻粉末
1—厚壁细胞；2—草酸钙针晶；3—具纹孔薄壁细胞；
4—含糊化多糖类物薄壁细胞；5—导管

【理化鉴别】 取粉末 1g，加水 10ml，浸渍 4 小时，随时振摇，过滤。滤液加碘试液 2～4 滴，显紫红色至酒红色。

【炮制】 洗净，润透或蒸软，切薄片，干燥。

本品呈不规则的薄片。外表皮淡黄色至淡棕黄色，有时可见点状排成的横环纹。切面黄白色至淡棕色。角质样，半透明。气微，味甘。

【功效与应用】 性平，味甘。息风止痉，平抑肝阳，祛风通络。用于小儿惊风，癫痫抽搐，破伤风，头痛眩晕，手足不遂，肢体麻木，风湿痹痛。用量 3～10g。

【附注】 天麻的伪品较多，常见的有以下几种。

(1) 紫茉莉 为紫茉莉科植物紫茉莉 Mirabilis jalapa L. 的根。呈长圆锥形，有的有分枝，多已压扁，无环节。表面淡黄白色、灰黄白色或灰棕黄色，半透明，有纵沟纹及须根

痕，有时扭曲。质硬，不易折断，断面角质样，可见同心环纹，具三生构造。薄壁细胞中有草酸钙针晶束

（2）大丽菊　为菊科植大丽菊 *Dahlia pinnata* Cav. 的块根。呈长纺锤形，微弯，表面灰白色或类白色，有明显不规则的纵纹。顶端有茎基痕。顶端及末端呈纤维样。质硬，不易折断。断面类白色，角质样。不含草酸钙结晶。

（3）芭蕉芋　为美人蕉科植物芭蕉芋 *Canna edulis* Ker. 的根茎。呈扁圆形或长椭圆形，表面黄色有粉霜，未去皮的可见轮状环节，质坚。断面半角质状带粉性。有焦糖气。味甘。

（4）羊角天麻　为菊科植物羽裂蟹甲草 *Cacalia tangutica*（Maxim.）Hand.-Mazz. 的根茎。表面有环状根痕，但不皱缩。断面粉白色且中空。

（5）马铃薯　为茄科植物马铃薯 *Solanum tuberosum* L. 的块茎。呈压扁的椭圆形，表面有不规则纵皱纹及浅沟，无点状环纹或有仿制的环纹。

附　其他根茎类天然药物简表（表 6-1）

表 6-1　其他根茎类天然药物简表

药名	来源	主要性状特征	功效
虎杖	蓼科植物虎杖 *Polygonum cuspidatum* Sieb. et Zucc. 的干燥根茎和根	多为圆柱形短段或不规则厚片。外皮棕褐色，有纵皱纹和须根痕，切面皮部较薄，木部宽广，棕黄色，射线放射状，皮部与木部较易分离。根茎髓中有隔或呈空洞状。质坚硬。气微，味微苦、涩	利湿退黄，清热解毒，散瘀止痛，止咳化痰
商陆	商陆科植物商陆 *Phytolacca acinosa* Roxb. 或垂序商陆 *P. americana* L. 的干燥根	为横切或纵切的不规则块片。外皮灰黄色或灰棕色。横切片弯曲不平；切面浅黄棕色或黄白色，木部隆起，形成数个突起的同心性环轮。纵切片弯曲或卷曲，木部呈平行条状突起。质硬。气微，味稍甜，久嚼麻舌	逐水消肿，通利二便；外用解毒散结
太子参	石竹科植物孩儿参 *Pseudostellaria heterophylla*（Miq.）Pax ex Pax et Hoffm. 的干燥块根	呈细长纺锤形或细长条形，稍弯曲。表面黄白色，较光滑，微有纵皱纹，凹陷处有须根痕。顶端有茎痕。质硬而脆，断面平坦，淡黄白色，角质样；或类白色，有粉性。气微，味微甘	益气健脾，生津润肺
银柴胡	石竹科植物银柴胡 *Stellaria dichotoma* L. var. *lanceolata* Bge. 的干燥根	呈圆柱形。表面浅棕黄色至浅棕色，有扭曲的纵皱纹和支根痕，多具孔穴状或盘状凹陷，习称"沙眼"。根头部略膨大，有密集的呈疣状突起的芽苞、茎或根茎的残基，习称"珍珠盘"。质硬而脆，易折断，断面较疏松，有裂隙，皮部甚薄，木部有黄、白色相间的放射状纹理。气微，味甘 栽培品　有分枝，较细。表面几无沙眼。根头部有多数疣状突起。折断面质地较紧密，几无裂隙，略显粉性，木部放射状纹理不甚明显。味微甜	清虚热，除疳热
威灵仙	毛茛科植物威灵仙 *Clematis chinensis* Osbeck、棉团铁线莲 *C. hexapetala* Pall. 或东北铁线莲 *C. manshurica* Rupr. 的干燥根和根茎	威灵仙　根茎呈柱状；表面淡棕黄色；顶端残留茎基；质较坚韧，断面纤维性；下侧着生多数细根。根呈细长圆柱形，稍弯曲，表面黑褐色，有细纵纹，有的皮部脱落，露出黄白色木部；质硬脆，易折断，断面皮部较广，木部淡黄色，略呈方形，皮部与木部间常有裂隙。气微，味淡 棉团铁线莲　根茎呈短柱状。根表面棕褐色至棕黑色；断面木部圆形。味咸 东北铁线莲　根茎呈柱状。根较密集，表面棕黑色；断面木部近圆形。味辛辣	祛风湿，通经络

药名	来源	主要性状特征	功效
升麻	毛茛科植物大三叶升麻 *Cimicifuga heracleifolia* Kom.、兴安升麻 *C. dahurica* (Turcz.) Maxim. 或升麻 *C. foetida* L. 的干燥根茎	不规则长形块状,多分枝,呈结节状。表面黑褐色或棕褐色,粗糙不平,有坚硬的细须根残留,上面有数个圆形空洞的茎基痕,洞内壁有网状沟纹;下面凹凸不平,具须根痕。体轻,质坚硬,不易折断。断面不平坦,有裂隙,纤维性,黄绿色或淡黄白色。气微,味微苦而涩	发表透疹,清热解毒,升举阳气
防己	防己科植物粉防己 *Stephania tetrandra* S. Moore 的干燥根	不规则圆柱形、半圆柱形或块状,多弯曲。表面淡灰黄色,在弯曲处常有深陷横沟而成结节状的瘤块样。体重,质坚实,断面平坦,灰白色,富粉性,有排列较稀疏的放射状纹理。气微,味苦	祛风止痛,利水消肿
北豆根	防己科植物蝙蝠葛 *Menispermum dauricum* DC. 的干燥根茎	细长圆柱形,弯曲,有分枝。表面黄棕色至暗棕色,多有弯曲的细根,并可见突起的根痕和纵皱纹,外皮易剥落。质韧,不易折断,断面不整齐,纤维细,木部淡黄色,呈放射状排列,中心有髓。气微,味苦	清热解毒,祛风止痛
地榆	蔷薇科植物地榆 *Sanguisorba officinalis* L. 或长叶地榆 *S. officinalis* L. var. *longifolia* (Bert.) Yü et Li 的干燥根	地榆 不规则纺锤形或圆柱形,稍弯曲。表面灰褐色至暗棕色,粗糙,有纵纹。质硬,断面较平坦,粉红色或淡黄色,木部略呈放射状排列。气微,味微苦涩 绵地榆 长圆柱形,稍弯曲,着生于短粗的根茎上;表面红棕色或棕紫色,有纵细纹。质坚韧,断面黄棕色或红棕色,皮部有多数黄白色或黄棕色绵状纤维	凉血止血,解毒敛疮
苦参	本品为豆科植物苦参 *Sophora flavescens* Ait. 的干燥根	长圆柱形,下部常有分枝。表面灰棕色或棕黄色,具纵皱纹和横长皮孔样突起,外皮薄,多破裂反卷,剥落处显黄色,光滑。质硬,不易折断,断面纤维性;切片厚3~6mm;切面黄白色,具放射状纹理和裂隙,有的具异型维管束呈同心性环列或不规则散在。气微,味极苦	清热燥湿,杀虫,利尿
远志	远志科植物远志 *Polygala tenuifolia* Willd. 或卵叶远志 *P. sibidca* L. 的干燥根	圆柱形,略弯曲。表面灰黄色至灰棕色,有较密并深陷的横皱纹、纵皱纹及裂纹。质硬而脆,易折断,断面皮部棕黄色,木部黄白色,皮部易与木部剥离。气微,味苦、微辛,嚼之有刺喉感	安神益智,交通心肾,祛痰,消肿
独活	伞形科植物重齿毛当归 *Angelica pubescens* Maxim. f. biserrata Shan et Yuan 的干燥根	略呈圆柱形,下部2~3分枝或更多。根头部膨大,多横皱纹,顶端有茎、叶的残基或凹陷。表面灰褐色或棕褐色。质较硬,受潮则变软,断面皮部灰白色,有多数散在的棕色油室,木部灰黄色至黄棕色,形成层环棕色。有特异香气,味苦、辛、微麻舌	祛风除湿,通痹止痛
羌活	伞形科植物羌活 *Notopterygium incisum* Ting ex H. T. Chang 或宽叶羌活 *N. franchetii* H. de Boiss. 的干燥根茎和根	羌活 表面棕褐色至黑褐色。节间缩短,呈紧密隆起的环状,形似蚕,习称"蚕羌";节间延长,形如竹节状,习称"竹节羌"。体轻,质脆,易折断,断面不平整,有多数裂隙。气香,味微苦而辛 宽叶羌活 根茎类圆柱形,根类圆锥形;表面棕褐色,近根茎处有较密的环纹,习称"条羌"。有的根茎粗大,不规则结节状,顶部具数个茎基,根较细,习称"大头羌"。质松脆,易折断,断面略平坦。气味较淡	解表散寒,祛风除湿,止痛

续表

药名	来 源	主要性状特征	功 效
前胡	伞形科植物白花前胡 *Peucedanum praeruptorum* Dunn 的干燥根	不规则的圆柱形、圆锥形或纺锤形,下部常有分枝。表面黑褐色或灰黄色,根头部多有茎痕和纤维状叶鞘残基,上端有密集的细环纹。质较柔软,干者质硬,可折断,断面不整齐,淡黄白色。气芳香,味微苦、辛	降气化痰,散风清热
北沙参	伞形科植物珊瑚菜 *Glehnia littoralis* Fr. Schmidt ex Miq. 的干燥根	细长圆柱形。表面淡黄白色,略粗糙,不去外皮的表面黄棕色。上端稍细,中部略粗,下部渐细。质脆,易折断。气特异,味微甘	养阴清肺,益胃生津
胡黄连	玄参科植物胡黄连 *Picrorhiza scrophulariiflora* Pennell 的干燥根茎	圆柱形,略弯曲。表面灰棕色至暗棕色,粗糙,有较密的环状节,具稍隆起的芽痕或根痕,上端密被暗棕色鳞片状的叶柄残基。体轻,质硬而脆,易折断,断面淡棕色至暗棕色,木部有 4~10 个类白色点状维管束排列成环。气微,味极苦	退虚热,除疳热,清湿热
巴戟天	茜草科植物巴戟天 *Morinda officinalis* How 的干燥根	扁圆柱形,略弯曲。表面灰黄色或暗灰色,具纵纹及横裂纹,有的皮部横向断离露出木部;质韧,断面皮部厚,紫色或淡紫色,易与木部剥离;木部坚硬,黄棕色或黄白色。气微,味甘而微涩	补肾阳,强筋骨,祛风湿
南沙参	桔梗科植物轮叶沙参 *Adenophora tetraphylla* (Thunb.) Fisch. 或沙参 *A. stricta* Miq. 的干燥根	圆锥形或圆柱形,略弯曲。表面黄白色或淡棕黄色,凹陷处常有残留粗皮,上部多有深陷横纹,呈断续的环状,下部有纵纹和纵沟。顶端具 1 或 2 个根茎。体轻,质松泡,易折断,断面不平坦,黄白色,多裂隙。气微,味微甘	养阴清肺,益胃生津,化痰,益气
泽泻	泽泻科植物泽泻 *Alisma orientale* (Sam.) Juzep. 的干燥块茎	类球形、椭圆形或卵圆形。表面黄白色或淡黄棕色,有不规则的横向环状浅沟纹及多数细小突起的须根痕,底部有的有瘤状芽痕。质坚实,断面黄白色,粉性,有多数孔洞。气微,味微苦	利水渗湿,泄热,化浊降脂
香附	莎草科植物莎草 *Cypeus rotundus* L. 的干燥根茎	纺锤形,有的略弯曲。表面棕褐色或黑褐色,有纵皱纹,并有 6~10 个略隆起的环节,节上有未除净的棕色毛须及须根断痕;去净毛须者较光滑,环节不明显。质硬,经蒸煮者断面黄棕色或红棕色,角质样;生晒者断面色白而显粉性,内皮层环纹明显,中柱色较深,点状维管束散在。气香,味微苦	疏肝解郁,理气宽中,调经止痛
石菖蒲	天南星科植物石菖蒲 *Acorus tatarinowii* Schott 的干燥根茎	扁圆柱形,多弯曲,常有分枝。表面棕褐色或灰棕色,粗糙,有疏密不匀的环节,具细纵纹,一面残留须根或圆点状根痕;叶痕呈三角形,左右交互排列,有的其上有毛鳞状的叶基残余。质硬,断面纤维性,类白色或微红色,内皮层环明显,可见多数维管束小点及棕色油细胞。气芳香,味苦、微辛	开窍豁痰,醒神益智,化浊开胃

续表

药名	来源	主要性状特征	功效
黄精	为百合科植物滇黄精 *Polygonatum kingianum* Coll. et Hemsl、黄精 *P. sibiricum* Red. 或多花黄精 *P. cyrtonema* Hua. 的干燥根茎。按形状不同,习称"大黄精"、"鸡头黄精"、"姜形黄精"	大黄精 肥厚肉质的结节块状。表面淡黄色至黄棕色,具环节,有皱纹及须根痕,结节上侧茎痕呈圆盘状,圆周凹入,中部突出。质硬而韧,不易折断,断面角质,淡黄色至黄棕色。气微,味甜,嚼之有黏性 鸡头黄精 结节状弯柱形。结节略呈圆锥形,常有分枝。表面黄白色或灰黄色,半透明,有纵皱纹,茎痕圆形 姜形黄精 长条结节块状,常数个块状结节相连。表面灰黄色或黄褐色,粗糙,结节上侧有突出的圆盘状茎痕	补气养阴,健脾,润肺,益肾
玉竹	百合科植物玉竹 *Polygonatum odoratum*（Mill.）Druce 的干燥根茎	长圆柱形,略扁。表面黄白色或淡黄棕色,半透明,具纵皱纹及微隆起的环节,有白色圆点状的须根痕和圆盘状茎痕。质硬而脆或稍软,易折断,断面角质样或显颗粒性。气微,味甘,嚼之发黏	养阴润燥,生津止渴
天冬	百合科植物天冬 *Asparagus cochinchinensis*（Lour.）Merr. 的干燥块根	长纺锤形,略弯曲。表面黄白色至淡黄棕色,半透明,光滑或具深浅不等的纵皱纹,偶有残存的灰棕色外皮。质硬或柔润,有黏性,断面角质样,中柱黄白色。气微,味甜、微苦	养阴润燥,清肺生津
知母	百合科植物知母 *Anemarrhena asphodeloides* Bge. 的干燥根茎	长条状,微弯曲,略扁,一端有浅黄色的茎叶残痕。表面黄棕色至棕色,上面有一凹沟,具紧密排列的环状节,节上密生黄棕色的残存叶基,由两侧向根茎上方生长;下面隆起而略皱缩,并有凹陷或突起的点状根痕。质硬,易折断,断面黄白色。气微,味微甜、略苦,嚼之带黏性	清热泻火,滋阴润燥
莪术	姜科植物蓬莪术 *Curcuma phaeocaulis* Val.、广西莪术 *C. kwangsiensis* S. G. Lee et C. F. Ling 或温郁金 *C. wenyujin* Y. H. Chen et C. Ling 的干燥根茎。后者习称"温莪术"	蓬莪术 卵圆形、长卵形、圆锥形或长纺锤形,顶端多钝尖,基部钝圆。表面灰黄色至灰棕色,上部环节凸起,有圆形微凹的须根痕或有残留的须根,有的两侧各有1列下陷的芽痕和类圆形的侧生根茎痕,有的可见刀削痕。体重,质坚实,断面灰褐色至蓝褐色,蜡样,常附有灰棕色粉末,皮层与中柱易分离,内皮层环纹棕褐色。气微香,味微苦而辛 广西莪术 环节稍凸起,断面黄棕色至棕色,常附有淡黄色粉末,内皮层环纹黄白色 温莪术 断面黄棕色至棕褐色,常附有淡黄色至黄棕色粉末。气香或微香	行气破血,消积止痛
郁金	姜科植物温郁金 *Curcuma wenyujin* Y. H. Chen et C. Ling、姜黄 *C. longa* L.、广西莪术 *C. kwangsiensis* S. G. Lee et C. F. Liang 或蓬莪术 *C. phaeocaulis* Val. 的干燥块根。前两者分别习称"温郁金"和"黄丝郁金",其余按性状不同习称"桂郁金"或"绿丝郁金"	温郁金 长圆形或卵圆形,稍扁,两端渐尖。表面灰褐色或灰棕色,具不规则的纵皱纹,纵纹隆起处色较浅。质坚实,断面灰棕色,角质样;内皮层环明显,气微香,味微苦 黄丝郁金 纺锤形。表面棕灰色或灰黄色,具细皱纹。断面橙黄色,外周棕黄色至棕红色。气芳香,味辛辣 桂郁金 长圆锥形或长圆形。表面具疏浅纵纹或较粗糙网状皱纹。气味微辛苦 绿丝郁金 呈长椭圆形,较粗壮。气微,味淡	活血止痛,行气解郁,清心凉血,利胆退黄

续表

药名	来　源	主要性状特征	功　效
姜黄	姜科植物姜黄 *Curcuma longa* L. 的干燥根茎	不规则卵圆形、圆柱形或纺锤形，常弯曲，有的具短叉状分枝。表面深黄色，粗糙，有皱缩纹理和明显环节，并有圆形分枝痕及须根痕。质坚实，不易折断，断面棕黄色至金黄色，角质样，有蜡样光泽，内皮层环纹明显，维管束呈点状散在。气香特异，味苦、辛	破血行气，通经止痛
白及	兰科植物白及 *Bletilla striata* (Thunb.) Reichb. f. 的干燥块茎	不规则扁圆形，多有 2～3 个爪状分枝。表面灰白色或黄白色，有数圈同心环节和棕色点状须根痕，上面有凸起的茎痕，下面有连接另一块茎的痕迹。质坚硬，不易折断，断面类白色，角质样。无臭，味苦，嚼之有黏性	收敛止血，消肿生肌

同步训练

一、选择题

（一）A 型题（单项选择题）

1. 狗脊属于下列哪类植物。（　　）
　　A. 藻类植物　　　　　B. 蕨类植物　　　　C. 菌类植物
　　D. 裸子植物　　　　　E. 被子植物

2. 绵马贯众的入药部位是（　　）。
　　A. 根茎　　　　　　　B. 叶柄残基　　　　C. 根茎和叶柄残基
　　D. 块根　　　　　　　E. 块茎

3. 大黄的泻下成分是（　　）。
　　A. 蒽醌　　　　　　　B. 蒽醌苷　　　　　C. 大黄酸
　　D. 大黄素　　　　　　E. 土大黄苷

4. 下列哪项不是大黄根茎的性状特征。（　　）
　　A. 髓部具有异型维管束　B. 含蒽醌类成分　　C. 质地坚实，难折断
　　D. 表面黄棕色至红棕色　E. 气清香

5. 大黄根茎异型维管束的类型为（　　）。
　　A. 双韧型　　　　　　B. 周韧型　　　　　C. 外韧型
　　D. 周木型　　　　　　E. 以上都不是

6. 大黄根茎的横切面，可见散在或环列的（　　）。
　　A. 朱砂点　　　　　　B. 星点　　　　　　C. 筋脉点
　　D. 油管　　　　　　　E. 以上都不是

7. 何首乌的功效是（　　）。
　　A. 补肝肾，益精血　　B. 清心火，利小便　C. 祛风湿，强筋骨
　　D. 散寒止痛，温肺化饮　E. 健脾和胃，养心安神

8. 牛膝的主产地为（　　）。
　　A. 河南　　　　　　　B. 山东　　　　　　C. 河北
　　D. 山西　　　　　　　E. 四川

9. 附子所含主要成分为（　　）。

A. 黄酮类   B. 蒽醌类   C. 生物碱类

D. 挥发油类   E. 香豆精类

10. 黄连的入药部位为（   ）。

    A. 根   B. 块根   C. 根茎

    D. 鳞茎   E. 块茎

11. 黄连折断面在紫外灯下应显（   ）。

    A. 金黄色荧光   B. 绿色荧光   C. 棕色荧光

    D. 土黄色荧光   E. 碧蓝色荧光

12. 三角叶黄连的根茎商品名称是（   ）。

    A. 味连   B. 鸡爪连   C. 野连

    D. 云连   E. 雅连

13. 牛膝横切面可见同心环列异型维管束（   ）。

    A. 1～2 轮   B. 2～4 轮   C. 3～8 轮

    D. 4～9 轮   E. 6～10 轮

14. 延胡索的主要有效成分是（   ）。

    A. 生物碱类   B. 黄酮类   C. 蒽醌类

    D. 挥发油   E. 木脂素

15. 白芍为（   ）。

    A. 毛茛科植物芍药的根   B. 毛茛科植物牡丹的根

    C. 毛茛科植物芍药的根茎   D. 毛茛科植物牡丹的根茎

    E. 毛茛科植物川赤芍的根

16. 延胡索的功效为（   ）。

    A. 活血、行气、止痛   B. 补血活血、通络   C. 活血行气、祛风止痛

    D. 补血活血、调经止痛   E. 活血散瘀、通经止痛

17. 味连横切面镜检时不应观察到（   ）。

    A. 木栓层   B. 皮层有石细胞   C. 中柱鞘纤维成束

    D. 维管束无限外韧型   E. 髓部有石细胞

18. 甘草粉末镜检不应有（   ）。

    A. 晶纤维   B. 具缘纹孔导管   C. 石细胞

    D. 淀粉粒   E. 木栓细胞

19. 芋是指人参的（   ）。

    A. 根茎   B. 主根   C. 支根

    D. 须根   E. 根茎上的不定根

20. 人参断面可见（   ）。

    A. 油室   B. 油管   C. 乳管

    D. 树脂道   E. 黏液细胞

21. 对红参性状描述错误的是（   ）。

    A. 表面红棕色   B. 质硬而脆   C. 断面平坦，角质样

    D. 断面具同心性环纹   E. 支根 2～3 条

22. 以下哪一项不属于三七的特征。（   ）

    A. 主根呈类圆锥形或圆柱形

    B. 表面灰黄色或灰褐色，有多数须根

C. 顶端有茎痕，周围有瘤状突起

D. 体重，质坚实　　　　　　E. 气微、味苦回甜

23. "剪口"指三七的（　　）。

　A. 主根　　　　　　　　B. 支根　　　　　　C. 须根

　D. 根茎　　　　　　　　E. 茎

24. 不是当归性状特征的是（　　）。

　A. 顶端具多个茎基　　　　B. 主根表面凹凸不平　　C. 支根上粗下细

　D. 断面散有多数棕色点状分泌腔　　　　　　E. 味甘、辛、微苦

25. "疙瘩丁"指白芷的（　　）。

　A. 皮孔样突起　　　　　　B. 支根　　　　　　C. 支根痕

　D. 须根痕　　　　　　　　E. 茎痕

26. 对于川芎而言描述错误的是（　　）。

　A. 以块根入药　　　　　　B. 呈不规则结节状拳形团块

　C. 有隆起的轮节　　　　　D. 断面散有油室　　　　E. 气浓香

27. 龙胆的功效为（　　）。

　A. 通络止痛，消肿散结　　B. 清热燥湿，泻肝胆火

　C. 疏散风热，清利头目　　D. 解表散寒，行气和胃

　E. 清热燥湿，泻火解毒

28. 下列关于丹参的描述错误的是（　　）。

　A. 为唇形科植物　　　　　　　　　　　　B. 春、秋两季采挖

　C. 根表面棕红色或暗棕红色　　　　　　　D. 气微，味微甜

　E. 具有活血祛瘀、通经止痛、清心除烦、凉血消痈的功效

29. 黄芩的主要成分是（　　）。

　A. 生物碱　　　　　　　　B. 黄酮苷　　　　　　C. 挥发油

　D. 皂苷　　　　　　　　　E. 鞣质

30. 关于黄芩的描述错误的是（　　）。

　A. 圆锥形，扭曲　　　　　　　　　　　　B. 表面棕黄色或深黄色

　C. 质坚脆易折断，断面淡红色，颗粒状

　D. 老根中心呈枯朽状或中空　　　　　　　E. 气微，味苦

31. 下列关于地黄的描述错误的是（　　）。

　A. 药用部位为块根　　　　B. 河南产的质量好，称"怀地黄"

　C. 鲜地黄表面肉红色　　　D. 熟地黄表面乌黑色

　E. 所含的氨基酸具有降低血糖的作用

32. 下列关于天花粉的描述错误的是（　　）。

　A. 来源于葫芦科植物

　B. 药材呈不规则圆柱形、纺锤形或瓣块状

　C. 主含挥发油

　D. 具有清热泻火，生津止渴，消肿排脓的功效

　E. 不宜与川乌、制川乌、草乌、制草乌、附子同用

33. 下列关于桔梗粉末的显微特征，除哪一点外均正确。（　　）

　A. 有菊糖　　　　　　　　B. 乳管为有节乳管　　　C. 有木薄壁细胞

　D. 有梯纹导管、网纹导管及具缘纹孔导管　　　　　E. 有众多的方晶

34. 有"狮子盘头"特征的天然药物是（　　）。
    A. 桔梗　　　　　　　　　B. 党参　　　　　　　　　C. 白芷
    D. 甘草　　　　　　　　　E. 丹参

35. 关于党参根横切面显微特征，除哪项外均正确。（　　）
    A. 木栓层为数列至 10 数列细胞
    B. 木栓层中有石细胞散在
    C. 栓内层窄
    D. 韧皮部宽广，有淡黄色的乳管群
    E. 形成层不明显

36. 有"起霜"现象的天然药物药是（　　）。
    A. 北苍术　　　　　　　　B. 南苍术　　　　　　　　C. 白术
    D. 关苍术　　　　　　　　E. 白芷

37. 苍术的功效为（　　）。
    A. 补气健脾，利水燥湿　　B. 祛风散寒，明目
    C. 清热解暑，除蒸，截疟　D. 清热利湿，退黄疸
    E. 补中益气，健脾益肺

38. 制天南星的功效是（　　）。
    A. 燥湿化痰，祛风止痉，散结消肿　　　　B. 散结消肿
    C. 降逆止呕　　　　　　　D. 消痞散结　　　　　　　E. 开窍豁痰

39. 半夏的"针眼"是指（　　）。
    A. 根痕　　　　　　　　　B. 茎痕　　　　　　　　　C. 芽痕
    D. 叶痕　　　　　　　　　E. 油室

40. 来源于天南星科的天然药物是（　　）。
    A. 党参　　　　　　　　　B. 半夏　　　　　　　　　C. 天麻
    D. 贝母　　　　　　　　　E. 黄精

41. 关于半夏的描述，错误的是（　　）。
    A. 块根入药　　　　　　　B. 气微，味辛辣、麻舌而刺喉
    C. 淀粉粒的复粒由 2～6 分粒组成
    D. 属天南星科植物　　　　E. 质坚实，富粉性

42. "炉贝"的原植物是（　　）。
    A. 川贝母　　　　　　　　B. 梭砂贝母　　　　　　　C. 甘肃贝母
    D. 暗紫贝母　　　　　　　E. 太白贝母

43. 不是来源于百合科植物的天然药物是（　　）。
    A. 麦冬　　　　　　　　　B. 知母　　　　　　　　　C. 玉竹
    D. 郁金　　　　　　　　　E. 浙贝母

44. 白及的药用部位是（　　）。
    A. 块根　　　　　　　　　B. 块茎　　　　　　　　　C. 根茎
    D. 鳞茎　　　　　　　　　E. 球茎

45. 麦冬的性状特征是（　　）。
    A. 表面有金黄色茸毛　　　B. 表面棕黄色，有环节
    C. 表面棕褐色，有左右交互排列的三角形叶痕
    D. 表面黄白色或淡黄色，有细纵纹

46. 下列术语各哪个是描述山药的鉴别特征。（ ）
    A. 粉性　　　　　　　　 B. 松泡　　　　　　　　 C. 角质
    D. 油润　　　　　　　　 E. 柴性

47. 哪一味药材是四大怀药之一。（ ）
    A. 山药　　　　　　　　 B. 大黄　　　　　　　　 C. 何首乌
    D. 白芍　　　　　　　　 E. 麦冬

48. 下列关于天麻的描述，除哪一项外均正确。（ ）
    A. 兰科植物天麻的干燥块茎
    B. 顶端都有"鹦哥嘴"
    C. 另端有"肚脐眼"
    D. 显微鉴定中可见草酸钙针晶束
    E. 春麻顶端无"鹦哥嘴"

（二）X 型题（多项选择题）

1. 大黄粉末的显微特征有（ ）。
   A. 淀粉粒　　　　　　　 B. 网纹导管　　　　　　 C. 油室碎片
   D. 草酸钙簇晶　　　　　 E. 具缘纹孔导管

2. 植物何首乌可供入药的部位有（ ）。
   A. 块根　　　　　　　　 B. 块茎　　　　　　　　 C. 藤茎
   D. 叶片　　　　　　　　 E. 果实

3. 黄连粉末显微特征有（ ）。
   A. 石细胞　　　　　　　 B. 韧皮纤维　　　　　　 C. 木纤维
   D. 孔纹导管　　　　　　 E. 鳞叶表皮细胞

4. 原植物为五加科人参的为（ ）。
   A. 红参　　　　　　　　 B. 林下山参　　　　　　 C. 高丽参
   D. 西洋参　　　　　　　 E. 华山参

5. 下列关于龙胆的叙述，正确的是（ ）。
   A. 为龙胆科植物　　　　 B. 龙胆、条叶龙胆、三花龙胆习称"关龙胆"
   C. 云龙胆表面有横皱纹，外皮革质
   D. 含生物碱　　　　　　 E. 具有清热燥湿、泻肝胆火的功效

6. 下列对丹参的描述，错误的是（ ）。
   A. 药用部位是块根　　　 B. 不宜与藜芦同用　　　 C. 根表面棕红色或暗棕红色
   D. 气微，味微苦涩　　　 E. 具活血调经、祛瘀止痛、养心安神的功效

7. 下列关于黄芩的描述，正确的是（ ）。
   A. 来源于唇形科　　　　 B. 河北承德产者质量最好
   C. 本品遇水或受潮后呈蓝色　 D. 基本组织中含菊糖
   E. 含多种黄酮类成分

8. 黄芩根横切面显微特征为（ ）。
   A. 木栓层为 10～20 列扁平细胞
   B. 皮层宽广　　　　　　 C. 韧皮部狭窄
   D. 形成层环状　　　　　 E. 老根的木质部有木栓组织

9. 黄芩的粉末特征是（ ）。
   A. 韧皮纤维多呈梭形　　 B. 石细胞少见　　　　　 C. 网纹导管多见

D. 木栓细胞棕黄色　　　　E. 草酸钙簇晶较多

10. 下列关于地黄的描述，错误的是（　　）。

    A. 药用部位为新鲜或干燥的块根

    B. 质量好的称"怀地黄"

    C. 取生地黄经酒蒸制称"熟地黄"

    D. 主含甾体皂苷

    E. 鲜地黄具有清热生津、泻火解毒的功效

11. 下列关于天花粉的描述，正确的是（　　）。

    A. 来源于葫芦科植物　　　B. 原植物为栝楼和双边栝楼

    C. 含黄酮类　　　　　　　D. 具有清热凉血的功效　　　E. 不宜与乌头类药材同用

12. 来源于桔梗科的天然药物有（　　）。

    A. 白术　　　　　　　　　B. 桔梗　　　　　　　　　C. 苍术

    D. 党参　　　　　　　　　E. 南沙参

13. 桔梗粉末显微观察可见（　　）。

    A. 菊糖　　　　　　　　　B. 有节乳汁管

    C. 梯纹导管、网纹导管及具缘纹孔导管

    D. 木薄壁细胞　　　　　　E. 草酸钙针晶

14. 桔梗的功效为（　　）。

    A. 宣肺　　　　　　　　　B. 利咽　　　　　　　　　C. 祛痰

    D. 清热生津　　　　　　　E. 排脓

15. 下列关于党参的描述，正确的是（　　）。

    A. 药用部位为干燥根　　　B. 性状中有"狮子盘头"的特征

    C. 横切面中韧皮部狭窄　　D. 具有健脾益肺、养血生津的功效

    E. 可与藜芦同用

16. 党参粉末的显微特征有（　　）。

    A. 菊糖　　　　　　　　　B. 石细胞　　　　　　　　C. 有节乳汁管

    D. 具缘纹孔导管和网纹导管　　　　　　　　　　　　E. 淀粉粒及木栓细胞

17. 有菊糖的天然药物有（　　）。

    A. 木香　　　　　　　　　B. 桔梗　　　　　　　　　C. 党参

    D. 玄参　　　　　　　　　E. 地黄

18. 苍术的功效为（　　）。

    A. 活血散瘀　　　　　　　B. 通经止痛　　　　　　　C. 燥湿健脾

    D. 祛风散寒　　　　　　　E. 明目

19. 来源于百合科的天然药物有（　　）。

    A. 石菖蒲　　　　　　　　B. 川贝母　　　　　　　　C. 天冬

    D. 知母　　　　　　　　　E. 麦冬

20. 半夏的粉末中有（　　）。

    A. 草酸钙针晶　　　　　　B. 螺纹导管　　　　　　　C. 淀粉粒

    D. 木栓细胞　　　　　　　E. 石细胞

21. 半夏的性状鉴别特征有（　　）。

    A. 呈类球形　　　　　　　B. 白色或浅黄色　　　　　C. 顶端有凹陷的茎痕

    D. 断面富粉性　　　　　　E. 味辛辣，麻舌而刺喉

22. 组织中有草酸钙针晶束的天然药物有（　　　）。

    A. 天麻　　　　　　　B. 川贝母　　　　　　　C. 半夏

    D. 浙贝母　　　　　　E. 麦冬

23. 麦冬的性状特征有（　　　）。

    A. 呈纺锤形，两端略尖　　B. 表面黄白色或淡黄色，有细皱纹

    C. 质柔韧　　　　　　　　D. 断面半透明，中柱细小

    E. 气微香，味甘、微苦

24. 山药的鉴别特征有（　　　）。

    A. 略呈圆柱形　　　　　　B. 断面白色，粉性

    C. 味淡、微酸，嚼之发黏　D. 体重，质坚实

    E. 以条粗、质坚实、粉性足、色洁白者为佳

25. 关于天麻性状的描述正确的是（　　　）。

    A. 表面有由潜伏芽排列而成的多轮横环纹

    B. 有时可见棕褐色菌索　　C. 有"肚脐眼"

    D. 有"针眼"　　　　　　　E. 断面不平坦，红棕色

26. 莪术的原植物有（　　　）。

    A. 蓬莪术　　　　　　B. 广西莪术　　　　　　C. 温郁金

    D. 莪术　　　　　　　E. 姜黄

27. 郁金的原植物为姜科的（　　　）。

    A. 蓬莪术　　　　　　B. 广西莪术　　　　　　C. 温郁金

    D. 莪术　　　　　　　E. 姜黄

28. 来源于姜科的天然药物有（　　　）。

    A. 姜黄　　　　　　　B. 香附　　　　　　　　C. 郁金

    D. 三棱　　　　　　　E. 莪术

29. 川贝母的功效为（　　　）。

    A. 清热润肺　　　　　B. 化痰止咳　　　　　　C. 燥湿化痰

    D. 降逆止呕　　　　　E. 散结消痈

30. 天麻的性状特征为（　　　）。

    A. 块茎椭圆形或长条形　　B. 表面黄白色至淡黄棕色

    C. 有"鹦哥嘴"　　　　　　D. 有"肚脐眼"

    E. 气微，味苦

二、填空题

1. 狗脊的功效是_____、_____、_____。

2. 细辛来源于_____科植物，其入药部位是_____。

3. 大黄来源于_____科植物_____、_____、_____的干燥_____及_____。

4. 大黄根茎_____部有异型维管束，其形成层呈环状，外侧为_____，内侧为_____。

5. 何首乌块根横切面有_____个异型维管束，习惯称_____。

6. 制首乌的功效是_____，_____，_____，_____，_____。

7. 黄连为毛茛科植物_____、_____、_____的根茎。其功效为_____，_____。

8. 黄连根茎断面在紫外灯下显_____荧光，_____尤为明显。

9. 延胡索入药部位为_____，功效为_____、_____、_____。

10. 板蓝根为_____科植物菘蓝的_____。具有_____，凉血利咽的功效。

11. 甘草为_____科植物_____、_____或_____的干燥_____。

12. 人参为_____科植物_____的干燥_____。

13. 人参具有_____、_____、_____和_____等功效。

14. 西洋参为_____科植物_____的干燥_____。原产于_____和_____。

15. 朝鲜人参又称"_____"。其原植物与_____相同，仅栽培、加工方法稍异，商品有_____与_____两类。

16. 三七为_____科植物_____的干燥_____。剪下的芦头称"_____"，支根称"_____"。

17. 三七主根呈类_____形或_____形，气_____，味_____。具有_____、_____等功效。

18. 白芷为_____科植物_____或_____的干燥根。具有_____、_____、_____、_____和_____作用。

19. 川芎为_____科植物_____的干燥_____。有_____、_____的功效。

20. 当归为_____科植物_____的干燥_____。粉末镜检可见纺锤形_____，表面有极微细的_____纹理，有时可见菲薄的_____，导管主要是_____和_____。

21. 防风为_____科植物_____的干燥_____。根头部有明显密集的_____，习称"_____"，有的环纹上残存棕褐色_____。具_____、_____和_____作用。

22. 柴胡为_____植物_____或_____的干燥_____。分别习称"_____"和"_____"。

23. 北柴胡顶端残留 3~15 个_____或短纤维状叶基，下部_____。表面_____或浅棕色。质_____，不易折断，断面显_____性。气_____味_____。

24. 南柴胡顶端有多数细毛状_____，下部多_____或稍分枝。表面色或黑棕色。质_____，断面略_____，不显_____性。具_____气。

25. 丹参为_____科植物丹参的干燥_____。表面_____色或暗棕红色。

26. 黄芩来源于_____科植物，其老根木质部有_____组织。

27. 地黄以_____产量最大，质量好称_____。主要活性成分是_____等类，也是使地黄颜色变_____的成分。

28. 天花粉为_____科植物_____及_____的干燥_____。

29. 桔梗和党参均来源于_____科，其粉末中均可见扇形的_____。党参区别于桔梗的两个粉末特征是有_____和_____。

30. 茅苍术断面上散有多数橙黄色或棕红色_____，习称_____。暴露稍久，可析出白色细针状结晶，习称_____。

31. 白术的功效是_____、_____、_____、_____。

32. 天南星为_____科植物_____、_____或_____的干燥_____。

33. 生半夏有_____，能_____、_____、_____。外治_____。内服一般_____使用。法半夏_____化痰；姜半夏_____化痰，降逆_____；清半夏

_____化痰。

34. 川贝母商品按性状不同分别习称_____、_____、_____和_____。

35. 麦冬的药用部位为_____，能_____、_____。

36. 天麻为_____科植物_____的干燥_____，主含_____及其苷元，有_____、_____、_____的功效。

三、名词解释

1. 星点　2. 云锦花纹　3. 过桥　4. 芦头　5. 芦碗　6. 艼　7. 珍珠疙瘩　8. 疙瘩丁
9. 朱砂点　10. 蚯蚓头　11. 狮子盘头　12. 起霜　13. 怀中抱月　14. 鹦哥嘴

四、问答题

1. 大黄的来源有哪些植物？常见的伪品有哪些，如何与正品区别？

2. 如何区别味连、雅连、云连的性状特征及显微组织特征？

3. 试述附子的来源、主产地、性状特征、主要化学成分、功效与应用。

4. 试述白芍的来源、主产地、性状特征、功效与应用。

5. 试述甘草的来源、性状特征、显微特征、功效与应用。

6. 园参与林下山参在性状上有何不同？

7. 试述人参根横切面组织构造。

8. 试述当归的显微特征、功效与应用。

9. 说出龙胆的来源及功效，关龙胆与坚龙胆的性状区别。

10. 说出黄芩的来源、主要化学成分、功效与应用。

11. 说出鲜地黄、生地黄、熟地黄的区别。

12. 简述桔梗的性状特征及粉末显微特征。

13. 简述党参根横切面显微特征。

14. 试述川贝母的来源、主要鉴别特征和功效应用。

15. 试述天麻的性状特征、显微特征与理化鉴别。

（张志义　申海进）

同步训练参考答案

一、选择题

（一）A 型题（单项选择题）

（二）X 型题（多项选择题）

二、填空题

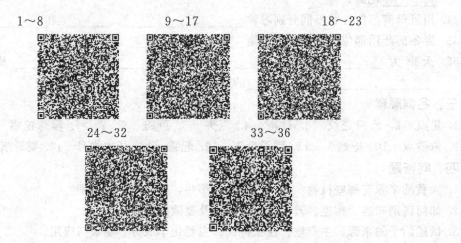

1～8　　　　　9～17　　　　　18～23

24～32　　　　33～36

第七章　茎木类天然药物

知识要点 ▶▶

茎木类天然药物的来源、主要性状特征和功效；钩藤的主产地、显微和理化鉴别特征、主要化学成分、应用。

第一节　概　　述

茎木类天然药物分为茎类和木类两类。茎类天然药物包括木本植物的茎藤（如鸡血藤）、茎枝（如桂枝）、茎刺（如皂角刺）、茎髓（如通草）、茎钩（如钩藤）和茎的翅状附属物（如鬼箭羽），及少数草本植物的茎藤（如首乌藤）。木类天然药物是指木本植物茎的形成层以内的部分，通称木材。木材可分为边材和心材，入药多采用心材部分（如苏木、降香等）。

一、性状鉴定

一般应观察其形状、大小、粗细、颜色、表面特征、质地、断面及气味等。

木本植物的茎藤和茎枝多呈圆柱形或扁圆柱形，有的扭曲不直。表面多呈棕黄色或灰褐色，粗糙，有裂纹和皮孔，节膨大，具枝痕和叶痕。质地多坚实。断面纤维性或裂片状，木部占大部分，有放射状纹理；有的可见特殊环纹（如鸡血藤）；有的可见导管小孔（如木通）。气味常各异。草本植物的茎藤多呈细长圆柱形，有的可见数条纵向隆起的棱线。表面多呈淡黄绿色，较平滑，有明显的节、节间和叶痕。质脆，易折断。断面黄白色，髓部明显，疏松或呈空洞状。

木类天然药物多呈不规则块状、厚片状或长条状。表面颜色不一，有的可见棕褐色树脂状斑块或条纹。断面有的可见明显的年轮。心材质地较重，具有各自特殊的气味。

二、显微鉴定

茎类天然药物一般应制作横切片、纵切片、解离组织片或粉末制片，观察其横切面组织特征时，由外向内可见周皮或表皮、皮层、维管束、髓等部分。鉴定时应注意观察各部分的组织特征，以及草酸钙结晶、碳酸钙结晶和淀粉粒等内含物的有无和形状。

木类天然药物通常制作横切片、径向纵切片与切向纵切片，也可配合解离组织片或粉末片观察。鉴定时应重点观察三种切面结构的不同特点及导管、管胞、木纤维、射线等细胞特征（图7-1）。

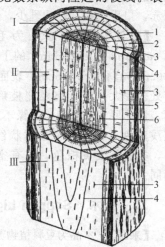

图 7-1　木材的三种切面
Ⅰ—横切面；Ⅱ—径向纵切面；
Ⅲ—切向纵切面
1—形成层；2　次生木质部；3—射线；
4—年轮；5—边材；6—心材

第二节 常用茎木类天然药物

一、木通 Akebiae Caulis

【来源】 本品为木通科植物木通 *Akebia quinata* (Thunb.) Decne.、三叶木通 *A. trifoliata* (Thunb.) Koidz. 或白木通 *A. trifoliata* (Thunb.) Koidz. var. *australis* (Diels) Rehd. 的干燥藤茎。

【产地】 主产于四川、湖北、湖南、广西、山西、江苏、江西、安徽等地。

【采收加工】 秋季采收，截取茎部，除去细枝，阴干。

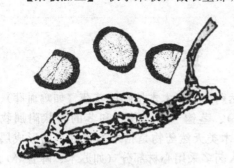

图 7-2 木通外形和饮片

【性状】 呈圆柱形，稍弯曲，长 30～70cm，直径 0.5～2cm。表面灰棕色至灰褐色，外皮粗糙且有许多不规则的裂纹或纵沟纹，具突起的皮孔。节部膨大或不明显，具侧枝断痕。体轻，质坚实，不易折断，断面不整齐，皮部较厚，黄棕色，可见淡黄色颗粒状小点，木部黄白色，射线呈放射状排列，髓小或有时中空，黄白色或黄棕色。气微，味微苦而涩（图 7-2）。

以条匀、质坚实、断面皮部黄棕色、木部黄白色或黄棕色者为佳。

【化学成分】 含木通皂苷、齐墩果酸、常春藤皂苷元、木通苯乙醇 B 等成分。

【炮制】 除去杂质，用水浸泡，泡透后捞出，切片，干燥。

本品呈圆形、椭圆形或不规则形片。外表皮灰棕色或灰褐色。切面射线呈放射状排列，髓小或有时中空。气微，味微苦而涩。

【功效与应用】 性寒，味苦。利尿通淋，清心除烦，通经下乳。用于淋证，水肿，心烦尿赤，口舌生疮，经闭乳少，湿热痹痛。用量 3～6g。

【附注】 川木通 为毛茛科植物小木通 *Clematis armandii* Franch. 或绣球藤 *C. montana* Buch.-Ham. 的干燥藤茎。呈长圆柱形，略扭曲，长 50～100cm，直径 2～3.5cm。表面黄棕色或黄褐色，有纵向凹沟及棱线；节处多膨大，有叶痕及侧枝痕。残存皮部易撕裂。质坚硬，不易折断。切片厚 2～4mm，边缘不整齐，残存皮部黄棕色，木部浅黄棕色或浅黄色，有黄白色放射状纹理及裂隙，其间布满导管孔，髓部较小，类白色或黄棕色，偶有空腔。气微，味淡。功效与应用和木通相同。

二、苏木 Sappan Lignum

【来源】 本品为豆科植物苏木 *Caesalpinia sappan* L. 的干燥心材。

【产地】 主产于云南、广西、广东、海南等地。

【采收加工】 多于秋季采伐，除去白色边材，干燥。

【性状】 呈长圆柱形或对剖半圆柱形，长 10～100cm，直径 3～12cm。表面黄红色至棕红色，具刀削痕，常见纵向裂缝。质坚硬。断面略具光泽，年轮明显，有的可见暗棕色、质松、带亮星的髓部。气

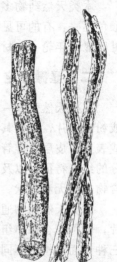

图 7-3 苏木

微，味微涩（图7-3）。

以色黄红、质坚硬、断面有光泽、髓部有亮星者为佳。

【化学成分】 含巴西苏木素约2%，在空气中易氧化成巴西苏木色素，为苏木的红色色素成分。还含苏木酚、挥发油、原苏木素B。

【炮制】 锯成长约3cm的段，再劈成片或碾成粗粉。

【功效与应用】 性平，味甘、咸。活血祛瘀，消肿止痛。用于跌打损伤，骨折筋伤，瘀滞肿痛，经闭痛经，产后瘀阻，胸腹刺痛，痈疽肿痛。用量3～9g。孕妇慎用。

三、鸡血藤 Spatholobi Caulis

【来源】 本品为豆科植物密花豆 *Spatholobus suberectus* Dunn. 的干燥藤茎。

【产地】 主产于广西、云南等地，并从越南、缅甸等国进口。

【采收加工】 秋、冬两季采收，除去枝叶，切片，晒干。

【性状】 为椭圆形、长矩圆形或不规则的斜切片，厚0.3～1cm。栓皮灰棕色，有的可见灰白色斑，栓皮脱落处显红棕色。质坚硬。切面木部红棕色或棕色，导管孔多数；韧皮部有树脂状分泌物呈红棕色至黑棕色，与木部相间排列呈数个同心性椭圆形环或偏心性半圆形环；髓部偏向一侧。气微，味涩（图7-4）。

以树脂状分泌物多者为佳。

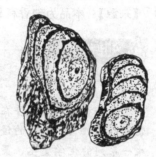

图7-4 鸡血藤

👆 **知识链接**

鸡血藤名字的来历

鸡血藤含有红棕色树脂样分泌物，因而折断时流出的液汁红如鸡血，故称为"鸡血藤"。其功效也与血有关，为中医常用活血补血中药，历代本草多记载其"去瘀血、生新血"的功效，有"血分之圣药"的尊称。

【化学成分】 含多种黄酮类、三萜类、甾醇类成分。

【功效与应用】 性温，味苦、甘。活血补血，调经止痛，舒筋活络。用于月经不调，痛经，经闭，风湿痹痛，麻木瘫痪，血虚萎黄。用量9～15g。

【附注】 大血藤 为木通科植物大血藤 *Sargentodoxa cuneata*（oliv.）Rehd. et Wils. 的干燥藤茎。呈圆柱形，略弯曲，长30～60cm，直径1～3cm。表面灰棕色，粗糙，外皮常呈鳞片状剥落，剥落处显暗红棕色，有的可见膨大的节和略凹陷的枝痕或叶痕。质硬，断面皮部红棕色，有数处向内嵌入木部，木部黄白色，有多数细孔状导管，射线呈放射状排列。气微，味微涩。性平，味苦。清热解毒，活血，祛风止痛。用于肠痈腹痛，热毒疮疡，经闭，痛经，跌扑肿痛，风湿痹痛。用量9～15g。

四、降香 Dalbergiae Odoriferae Lignum

【来源】 本品为豆科植物降香檀 *Dalbergia odoriferae* T. Chen 树干和根的干燥心材。

【产地】 主产于海南省，福建、云南、广西亦产。

【采收加工】 全年均可采收，除去边材，阴干。

【性状】 呈类圆柱形或不规则块状。表面紫红色或红褐色，切面有致密的纹理。质硬，有油性。气微香，味微苦。

以色紫红、质硬、气香、不带白色边材、入水下沉者为佳。

【化学成分】 主含挥发油，并含黄酮类。

【炮制】 除去杂质，劈成小块，碾成细粉或镑片。

【功效与应用】 性温，味辛。化瘀止血，理气止痛。用于吐血，衄血，外伤出血，肝郁胁痛，胸痹刺痛，跌扑伤痛，呕吐腹痛。用量 9～15g，后下。外用适量，研细末敷患处。

五、沉香 Aquilariae Lignum Resinatum

【来源】 本品为瑞香科植物白木香 *Aquilaria sinensis*（Lour.）Gilg 含有树脂的木材。

知识链接

沉香的形成原因

瑞香科植物白木香在受到自然界的伤害（如雷击、风折、虫蛀等），或受到人为伤害以后，由于真菌的侵入，在菌体内酶的作用下而使其木薄壁细胞内贮存的物质产生一系列的化学变化，最后形成香脂，凝结于木材内，这种含树脂的木材即为沉香。

【产地】 主产于海南、广东、广西等地。

【采收加工】 全年均可采收，割取含树脂的木材，除去不含树脂的部分，阴干。

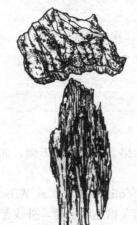

图 7-5 沉香

【性状】 呈不规则的块、片状或盔帽状，有的为小碎块。表面凹凸不平，有刀痕，偶有孔洞，可见棕黑色树脂与黄白色木部相间的斑纹，孔洞及凹窝表面多呈朽木状。质较坚实，断面刺状。气芳香，味苦（图 7-5）。

以质坚体重、含树脂多、香气浓、能沉水者为佳。

【化学成分】 含挥发油约 0.8%，其主要成分为沉香螺旋醇、白木香酸、白木香醛等。

【炮制】 除去枯废白木，劈成小块。用时捣碎或研成细粉。

【功效与应用】 性微温，味辛、苦。行气止痛，温中止呕，纳气平喘。用于胸腹胀闷疼痛，胃寒呕吐呃逆，肾虚气逆喘急。用量 1～5g，后下。

【附注】 进口沉香 为瑞香科植物沉香 *A. agallocha*（Lour.）Roxb. 含有树脂的木材。主产于印度尼西亚、马来西亚、越南等地。多呈不规则棒状、片状或盔帽状，表面黄棕色或灰黑色，密布断续棕黑色的细纵纹；有时可见黑棕色树脂斑痕；质坚硬而重，能沉于水或半沉于水；气味较浓烈。

六、通草 Tetrapanacis Medulla

【来源】 本品为五加科植物通脱木 *Tetrapanax papyriferus*（Hook.）K. Koch 的干燥茎髓。

【产地】 主产于贵州、广西、云南、四川等地。

【采收加工】 秋季割取茎，截成段，趁鲜取出髓部，理直，晒干。

【性状】 呈圆柱形，长 20~40cm，直径 1~2.5cm。表面白色或淡黄色，有浅纵纹。体轻，质松软，稍有弹性，易折断，断面平坦，显银白色光泽，中部有直径 0.3~1.5cm 的空心或半透明的薄膜，纵剖面呈梯状排列，实心者少见。气微，味淡（图 7-6）。

以条粗、色洁白、有弹性者为佳。

【化学成分】 含肌醇、多聚戊糖、葡萄糖、阿拉伯糖、乳糖、果胶等。

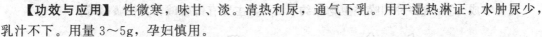

图 7-6 通草

【炮制】 除去杂质，切厚片。

【功效与应用】 性微寒，味甘、淡。清热利尿，通气下乳。用于湿热淋证，水肿尿少，乳汁不下。用量 3~5g，孕妇慎用。

【附注】 小通草 为旌节花科植物喜马山旌节花 *Stachyurus himalaicus* Hook. f. et Thorns.、中国旌节花 *S. chinensis* Franch. 或山茱萸科植物青荚叶 *Helwingia japonica* (Thunb.) Dietr. 的干燥茎髓。旌节花的茎髓呈圆柱形，长 30~50cm，直径 0.5~1cm。表面白色或淡黄色，无纹理。体轻，质松软，捏之能变形，有弹性，易折断，断面平坦，无空心，显银白色光泽。水浸后外表及断面均有黏滑感。气微，味淡。青荚叶的茎髓表面有浅纵条纹，质较硬，捏之不易变形，水浸后无黏滑感。清热，利尿，下乳。用于小便不利，淋证，乳汁不下。用量3~6g。

七、钩藤* Uncariae Ramulus Cum Uncis

【来源】 本品为茜草科植物钩藤 *Uncaria rhynchophylla* (Miq.) Jacks.、大叶钩藤 *U. macrophylla* Wall.、毛钩藤 *U. hirsuta* Havil.、华钩藤 *U. sinensis* (Oliv.) Havil. 或无柄果钩藤 *U. sessilifructus* Roxb. 的干燥带钩茎枝。

【植物形态】 钩藤 常绿攀缘状灌木。小枝圆柱形或四棱形，光滑无毛。叶腋有成对或单生的钩。叶对生，具短柄；叶片卵形、卵状长圆形或椭圆形，先端渐尖，基部宽楔形，全缘，上面光滑无毛，下面脉腋处有短毛。头状花序，花序梗纤细；花冠黄色。蒴果倒卵形或椭圆形，有宿萼。种子两端有翅（图 7-7）。

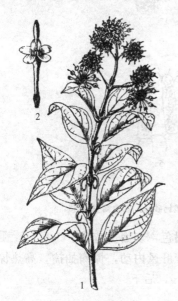

图 7-7 钩藤原植物
1—花枝；2—花

大叶钩藤、毛钩藤、华钩藤及无柄果钩藤与钩藤形态相似，但在叶片大小和形状、枝钩表面颜色及有无柔毛、果柄长短等稍有不同。

【产地】 主产于广西、广东、江西、湖南、湖北、四川、贵州、云南等地。

【采收加工】 秋、冬两季采收，去叶，切段，晒干。

【性状】 茎枝呈圆柱形或类方柱形，长 2~3cm，直径 0.2~0.5cm，表面红棕色或紫红色者有细纵纹，光滑无毛；黄绿色至灰褐色者有的可见白色点状皮孔，被黄褐色柔毛。多数

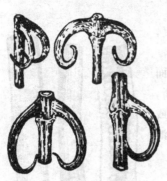

图 7-8 钩藤外形

枝节上对生两个向下弯曲的钩（不育花序梗），或仅一侧有钩，另一侧为突起的疤痕；钩略扁或稍圆，先端细尖，基部较阔；钩基部的枝上可见叶柄脱落后的窝点状痕迹和环状的托叶痕。质坚韧，断面黄棕色，皮部纤维性，髓部黄白色或中空。气微，味淡（图 7-8）（彩图 33）。

以茎细，带双钩，质嫩，色紫棕者为佳。

【显微特征】 粉末 淡红棕色。①韧皮纤维大多成束，非木化或微木化，孔沟不明显。②韧型纤维大多成束，壁稍厚，木化，具明显的单斜孔；纤维管胞少见。③导管为螺纹导管、网纹导管、梯纹导管及具缘纹孔导管。④表皮细胞棕黄色，类方形、多角形，含有油滴状物，断面观可见较厚的角质层。⑤韧皮薄壁细胞中含有草酸钙砂晶（图 7-9）。

【化学成分】 含多种吲哚类生物碱约 0.2%，主要有钩藤碱、异钩藤碱等。

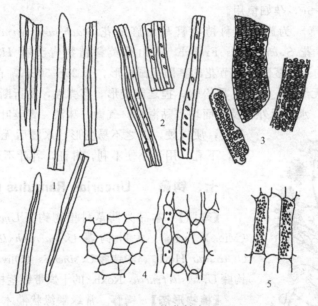

图 7-9 钩藤粉末

1—韧皮纤维；2—韧型纤维；3—导管；4—表皮细胞；5—含草酸钙砂晶的韧皮薄壁细胞

【理化鉴别】 取横切片置紫外光灯下观察，外皮呈浓紫褐色，切面呈蓝色。

【功效与应用】 性凉，味甘。息风定惊，清热平肝。用于肝风内动，惊痫抽搐，高热惊厥，感冒夹惊，小儿惊啼，妊娠子痫，头痛眩晕。用量 3～12g，后下。

📖 知识链接

钩藤的降压作用

现代药理研究发现，钩藤所含钩藤碱、异钩藤碱有明显的降血压作用，但其遇热易分解，煎煮 20 分钟后，降压作用开始减弱。因此，钩藤入煎剂宜后下，且煮沸时间不超过 20 分钟。

同步训练

一、选择题

（一）A 型题（单项选择题）

1. 属于木通科植物的天然药物是（　　）。
   - A. 关木通
   - B. 川木通
   - C. 鸡血藤
   - D. 大血藤
   - E. 通草

2. 断面年轮明显，有的可见暗棕色、质松、带亮星的髓部的天然药物是（　　）。
   - A. 木通
   - B. 苏木
   - C. 鸡血藤
   - D. 通草
   - E. 大血藤

3. 韧皮部有树脂状分泌物呈红棕色至黑棕色，与木部相间排列呈数个同心性椭圆形环或偏心性半圆形环的天然药物是（　　）。
   - A. 木通
   - B. 鸡血藤
   - C. 苏木
   - D. 通草
   - E. 川木通

4. 断面皮部红棕色，有数处向内嵌入木部的天然药物是（　　）。
   - A. 木通
   - B. 川木通
   - C. 鸡血藤
   - D. 大血藤
   - E. 通草

5. 属于茜草科植物的天然药物是（　　）。
   - A. 钩藤
   - B. 苏木
   - C. 木通
   - D. 鸡血藤
   - E. 通草

6. 断面平坦，显银白色光泽，中部有直径 0.3～1.5cm 的空心或半透明的薄膜，纵剖面呈梯状排列的天然药物是（　　）。
   - A. 木通
   - B. 川木通
   - C. 鸡血藤
   - D. 大血藤
   - E. 通草

7. 以干燥带钩茎枝入药的天然药物是（　　）。
   - A. 木通
   - B. 钩藤
   - C. 鸡血藤
   - D. 通草
   - E. 大血藤

8. 以含有树脂的木材入药的天然药物是（　　）。
   - A. 木通
   - B. 沉香
   - C. 大血藤
   - D. 通草
   - E. 钩藤

（二）X 型题（多项选择题）

1. 木通的性状特征为（　　）。
   - A. 呈圆柱形，稍弯曲
   - B. 表面灰棕色至灰褐色
   - C. 节部膨大或不明显，具侧枝断痕
   - D. 体重，质坚实
   - E. 髓小或有时中空

2. 苏木的性状特征为（　　）。
   - A. 呈长圆柱形或对剖半圆柱形
   - B. 表面灰棕色至灰褐色
   - C. 表面具刀削痕，常见纵向裂缝
   - D. 质坚硬
   - E. 断面略具光泽，年轮明显

3. 属于豆科植物的天然药物有（　　）。

A. 降香   B. 苏木   C. 木通

D. 鸡血藤   E. 通草

4. 入煎剂宜后下的天然药物有（   ）。

A. 降香   B. 钩藤   C. 沉香

D. 鸡血藤   E. 通草

5. 钩藤粉末的显微特征有（   ）。

A. 韧皮纤维大多成束，非木化或微木化，孔沟不明显

B. 韧型纤维大多成束，壁稍厚，木化，具明显的单斜孔

C. 表皮细胞棕黄色，类方形、多角形，含油滴状物

D. 导管为螺纹导管、网纹导管、梯纹导管及具缘纹孔导管

E. 韧皮薄壁细胞中含有草酸钙砂晶

6. 入药多采用心材部分的天然药物有（   ）。

A. 木通   B. 苏木   C. 钩藤

D. 降香   E. 通草

7. 木通的功效是（   ）。

A. 活血通络   B. 健脾利湿   C. 利尿通淋

D. 清心除烦   E. 通经下乳

8. 鸡血藤的功效是（   ）。

A. 清心除烦   B. 调经止痛   C. 利尿通淋

D. 活血补血   E. 舒筋活络

二、填空题

1. 茎类天然药物包括木本植物的_____、_____、_____、_____、_____和_____，以及少数草本植物的_____。

2. 木材可分为_____和_____，入药多采用_____部分。

3. 木类天然药物显微鉴定时应重点观察的三切面是_____、_____及_____。

4. 木通为木通科植物_____、_____或_____的干燥藤茎。

5. 通草为_____科植物_____的干燥_____。

三、问答题

1. 试述钩藤的来源、主要鉴别特征和功效与应用。

2. 比较降香和沉香的性状和功效。

（余卫强）

同步训练参考答案

一、选择题

二、填空题

第八章 皮类天然药物

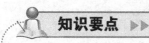

知识要点 ▶▶

　　皮类天然药物的来源、主要性状特征和功效；厚朴、肉桂、黄柏等重点天然药物的主产地、显微和理化鉴别特征、主要化学成分、应用。

第一节 概　　述

　　皮类天然药物通常以木本植物的茎干、茎枝或根的形成层以外的部分入药。常分为树皮和根皮两类，树皮又包括干皮和枝皮，其中以干皮为多，枝皮、根皮较少。

一、性状鉴定

　　一般应观察其形状、外表面、内表面、折断面、气味等特征。

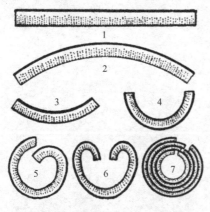

图 8-1　皮类天然药物的各种形状
1—平坦；2—弯曲；3—反曲；4—槽状；
5—单卷筒状；6—双卷筒状；
7—复卷筒状

　　（1）形状　干皮多呈长条状或板片状，粗大而厚；枝皮则呈细条状或卷筒状；根皮多呈短片状或短小筒状。一般描述为平坦、弯曲、反曲、槽状、筒状、单卷筒状、双卷筒状、复卷筒状等（图 8-1）。

　　（2）外表面　多为灰黑色、灰褐色、棕褐色或棕黄色等，常见纵横裂纹、皮孔或附属物等。皮孔多呈横向或纵向延长，边缘略隆起而中央内凹。有的皮孔呈灰褐色，横长略凹陷（如牡丹皮）；有的呈椭圆形，红棕色（如合欢皮）；有的呈斜方形（如杜仲）。皮孔的形状、颜色、排列方式和分布密度为皮类天然药物的重要鉴别特征。

　　（3）内表面　通常为黄白色，也有红棕色、紫褐色或黄色等。一般较平滑，有的可见粗细不等的纵向皱纹或网状纹理。含油的皮类药材，经刻划可出现油痕。

　　（4）折断面　横向折断面的特征与皮的各种组织的组成和排列方式密切相关，是皮类天然药物的重要鉴别特征之一（表 8-1）。

表 8-1　皮类天然药物横向折断面特征与其各组织的组成和排列的关系

折断面特征	折断面形态	皮各组织的组成和排列	举例
平坦状	无显著突起物，较平坦	富含薄壁细胞，无纤维	牡丹皮
颗粒状	呈颗粒状突起	富含石细胞群	肉桂
纤维状	多显细的纤维状物和刺状物突起	富含纤维	桑白皮
层状	呈明显的层片状	纤维束与薄壁组织呈环带状间隔排列	黄柏

有的折断面外层较平坦或颗粒状，内层显纤维状（如厚朴）；有的折断面可见胶质丝状物相连（如杜仲）；有的因含较多淀粉，折断时有粉尘飞出（如白鲜皮）。

（5）气味　有的皮类天然药物外形相似，但其气味却不同。如肉桂与桂皮外形较相似，但肉桂味甜辣，桂皮味辛而凉。

二、显微鉴定

皮类天然药物的构造由外向内一般分为周皮、皮层和韧皮部三部分，韧皮部占大部分。鉴定时应注意观察各部分组织的组成和排列，尤其是木栓层细胞的变化、皮层和韧皮部有无厚壁组织和分泌组织、射线的宽度和形状等。

在粉末的显微观察时，应注意木栓细胞、韧皮纤维、分泌组织、草酸钙结晶、石细胞、淀粉粒等特征。皮类天然药物的粉末中一般不应含有导管或管胞等木质部组织。

第二节　常用皮类天然药物

一、牡丹皮　Moutan Cortex

【来源】　本品为毛茛科植物牡丹 *Paeonia suffruticosa* Andr. 的干燥根皮。

【产地】　主产于安徽、陕西、山西、重庆、湖南、湖北、河南等地。

【采收加工】　秋季采挖根部，除去细根和泥沙，剥取根皮，晒干，习称"连丹皮"；或刮去粗皮，除去木心，晒干，习称"刮丹皮"。

【性状】

（1）连丹皮　呈筒状或半筒状，有纵剖开的裂缝，略向内卷曲或张开，长 5～20cm，直径 0.5～1.2cm，厚 0.1～0.4cm。外表面灰褐色或黄褐色，有多数横长皮孔样突起和细根痕，栓皮脱落处粉红色；内表面淡灰黄色或浅棕色，有明显的细纵纹，常见发亮的结晶（丹皮酚）。质硬而脆，易折断，断面较平坦，淡粉红色，粉性。气芳香，味微苦而涩（图 8-2）。

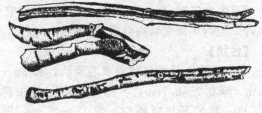

图 8-2　牡丹皮

（2）刮丹皮　外表面有刮刀削痕，外表面红棕色或淡灰黄色，有时可见灰褐色斑点状残存外皮。

均以条粗、皮厚、粉性足、结晶多、香气浓者为佳。

【化学成分】　含丹皮酚、丹皮酚苷、丹皮酚原苷、芍药苷、挥发油等。

【炮制】　迅速洗净，润后切薄片，晒干。

本品呈圆形或卷曲形的薄片。连丹皮外表面灰褐色或黄褐色，栓皮脱落处粉红色；刮丹皮外表面红棕色或淡灰黄色。内表面有时可见发亮的结晶。切面淡粉红色，粉性。气芳香，味微苦而涩。

【功效与应用】　性微寒，味苦、辛。清热凉血，活血化瘀。用于热入营血，温毒发斑，吐血衄血，夜热早凉，无汗骨蒸，经闭痛经，跌扑伤痛，痈肿疮毒。用量 6～12g。孕妇慎用。

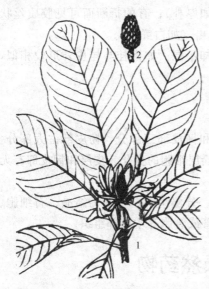

图8-3 厚朴原植物
1—花枝；2—聚合蓇葖果

二、厚朴* Magnoliae Officinalis Cortex

【来源】 本品为木兰科植物厚朴 *Magnolia offici-nalis* Rehd. et Wils. 或凹叶厚朴 *M. officinalis* Rehd. et Wils. var. *biloba* Rehd. et Wils. 的干燥干皮、根皮及枝皮。

【植物形态】

（1）厚朴 落叶乔木。树皮厚，紫褐色。单叶互生，革质，倒卵形或长倒卵形，先端钝圆或短尖，基部楔形，全缘或略呈波状。花大白色，芳香，单生于枝顶，与叶同时开放，花被片9～12；雄蕊及雌蕊均为多数，聚合蓇葖果椭圆状卵形，木质（图8-3）。

（2）凹叶厚朴 与厚朴极相似，唯叶片先端凹陷，形成二圆裂，但幼苗的叶先端不凹陷。

【产地】 主产于四川、湖北、浙江、福建、湖南等地。四川、湖北产者质量最好，习称"川朴"，也称"紫油厚朴"；浙江产者，习称"温朴"。

知识链接

厚朴的本草记载

厚朴为常用的芳香化湿药，始载于《神农本草经》，列为中品。李时珍称："其木质朴而皮厚，味辛烈而色紫赤。"历代本草中记载其别名有厚皮、赤朴、烈朴等。

【采收加工】 4～6月剥取，根皮和枝皮直接阴干；干皮置沸水中微煮后，堆置阴湿处，"发汗"至内表面变紫褐色或棕褐色时，蒸软，取出，卷成筒状，干燥。

【性状】

（1）干皮 呈卷筒状或双卷筒状，长30～35cm，厚0.2～0.7cm，习称"筒朴"；近根部的干皮一端展开如喇叭口，长13～25cm，厚0.3～0.8cm，习称"靴筒朴"。外表面灰棕色或灰褐色，粗糙，有时呈鳞片状，较易剥落，有明显椭圆形皮孔和纵皱纹，刮去粗皮者显黄棕色。内表面紫棕色或深紫褐色，较平滑，具细密纵纹，划之显油痕。质坚硬，不易折断，断面颗粒性，外层灰棕色，内层紫褐色或棕色，有油性，有的可见多数小亮星。气香，味辛辣、微苦（图8-4）（彩图34）。

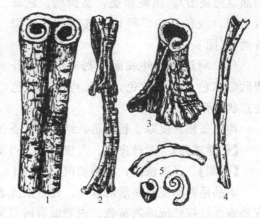

图8-4 厚朴
1—筒朴；2—根朴；3—靴筒朴；4—枝朴；5—饮片

（2）根皮（根朴） 呈单筒状或不规则块片；有的弯曲似鸡肠，习称"鸡肠朴"。质硬，较易折断，断面纤维性（图8-4）（彩图35）。

（3）枝皮（枝朴） 呈单筒状，长10～20cm，厚0.1～0.2cm。质脆，易折断，断面纤

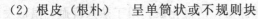

维性（图 8-4）。

以皮厚、油性足、内表面紫棕色、断面有亮星、香气浓者为佳。

【显微鉴定】

（1）横切面　①木栓层为 10 余列细胞，有的可见落皮层。②皮层外侧有石细胞环带，内侧散有多数油细胞和石细胞群。③韧皮部射线宽 1～3 列细胞；纤维多数个成束；亦有油细胞散在（图 8-5）。

（2）粉末　棕色。①纤维甚多，直径 15～32μm，壁甚厚，有的呈波浪形或一边呈锯齿状，木化，孔沟不明显。②石细胞类方形、椭圆形、卵圆形或不规则分枝状，直径 11～65μm，有时可见层纹。③油细胞椭圆形或类圆形，直径 50～85μm，含黄棕色油状物。尚可见筛管分子、细小草酸钙方晶、木栓细胞等（图 8-6）。

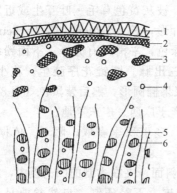

图 8-5　厚朴（树皮）横切面简图
1—木栓层；2—石细胞环带；3—石细胞；
4—油细胞；5—韧皮射线；6—纤维束

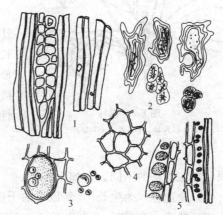

图 8-6　厚朴粉末
1—纤维；2—石细胞；3—油细胞；
4—木栓细胞；5—筛管分子

【化学成分】　含挥发油约 1％，主要为 β-桉油醇；含木脂素类成分，主要为厚朴酚及和厚朴酚；另含少量生物碱如木兰箭毒碱等。厚朴酚与和厚朴酚具有中枢抑制、肌肉松弛等作用，是厚朴的主要活性物质。

【理化鉴别】　取本品粗粉 3g，加三氯甲烷 30ml，回流 30 分钟，滤过，取滤液 15ml，蒸去三氯甲烷，残渣加 95％乙醇 10ml 溶解，滤过，分别取滤液各 1ml，加 5％三氯化铁甲醇水溶液（1∶1）1 滴，显蓝黑色（厚朴酚的酚羟基反应）；加 Millon 试剂 1 滴，产生棕色沉淀（厚朴酚的酚羟基反应）；加间苯三酚盐酸溶液 5 滴，产生红色沉淀（厚朴酚的丙烯基反应）。

【炮制】

（1）厚朴　刮去粗皮，洗净，润透，切丝，干燥。

本品呈弯曲的丝条状或单、双卷筒状。外表面灰褐色，有时可见椭圆形皮孔或纵皱纹。内表面紫棕色或深紫褐色，较平滑，具细密纵纹，划之显油痕。切面颗粒性，有油性，有的可见小亮星。气香，味辛辣、微苦。

（2）姜厚朴　取厚朴丝，照姜汁炙法炒干。

本品形如厚朴丝，表面灰褐色，偶见焦斑。略有姜辣气。

【功效与应用】　性温，味苦、辛。燥湿消痰，下气除满。用于湿滞伤中，脘痞吐泻，食积气滞，腹胀便秘，痰饮喘咳。用量 3～10g。

【附注】　厚朴花　为厚朴或凹叶厚朴的干燥花蕾。呈长圆锥形，长 4～7cm，基部直径

1.5~2.5cm。红棕色至棕褐色。花被多为12片，肉质，外层的呈长方倒卵形，内层的呈匙形。雄蕊多数，花药条形，淡黄棕色，花丝宽而短。心皮多数，分离，螺旋状排列于圆锥形的花托上。花梗长0.5~2cm，密被灰黄色绒毛，偶无毛。质脆，易破碎。气香，味淡。性微温，味苦。芳香化湿，理气宽中。用于脾胃湿阻气滞，胸脘痞闷胀满，纳谷不香。用量3~9g。

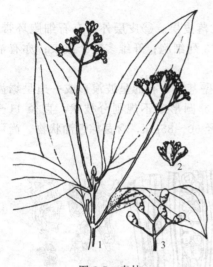

图8-7 肉桂
1—花枝；2—花；3—果序

三、肉桂* Cinnamomi Cortex

【来源】 本品为樟科植物肉桂 *Cinnamomum cassia* Presl 的干燥树皮。

【植物形态】 常绿乔木，芳香。树皮灰棕色，幼枝略呈四棱形，被灰黄色茸毛。叶互生或近对生，长椭圆形或近披针形，长8~20cm，宽4~5cm，革质，全缘，上面绿色，平滑而有光泽，下面粉绿色，微被柔毛，离基三出脉。圆锥花序腋生，花小，两性，花被片6。浆果椭圆形，熟后紫黑色（图8-7）。

【产地】 主产于广西、广东等地。

【采收加工】 多于秋季剥取，阴干。依据采收年限和加工方法的不同，有如下规格。

（1）企边桂 为生长10年以上的干皮，将两端削成斜面，夹在木制的凹凸板中，晒干。

（2）桂通（官桂） 为生长5~6年的干皮和粗枝皮，不经压制，自然卷曲呈筒状，阴干。

（3）板桂 为老树干皮，压成扁平板状。

（4）桂碎 为加工过程中的碎块。

【性状】 呈槽状或卷筒状。长30~40cm，宽或直径3~10cm，厚0.2~0.8cm。外表面灰棕色，稍粗糙，有不规则的细皱纹和横向突起的皮孔，有的可见灰白色的斑纹；内表面红棕色，略平坦，有细纵纹，划之显油痕。质硬而脆，易折断，断面不平坦，外层棕色而较粗糙，内层红棕色而油润，两层间有1条黄棕色的线纹。气香浓烈，味甜、辣（图8-8）（彩图36、彩图37）。

以皮厚、体重、油性大、香气浓者为佳。

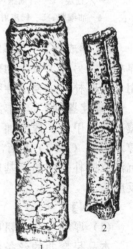

图8-8 肉桂药材
1—企边桂；2—桂通

【显微鉴定】

（1）横切面 ①木栓细胞数列，最内层细胞外壁增厚，木化。②皮层散有石细胞和分泌细胞。③中柱鞘部位有石细胞群，断续排列成环，外侧伴有纤维束，石细胞通常外壁较薄。④韧皮部射线宽1~2列细胞，含细小草酸钙针晶；纤维常2~3个成束；油细胞随处可见。⑤薄壁细胞含淀粉粒（图8-9）。

（2）粉末 红棕色。①纤维大多单个散在，长梭形，长195~920μm，直径约至50μm，壁厚，木化，纹孔不明显。②石细胞类方形或类圆形，直径32~88μm，壁厚，有的一面菲薄。③油细胞类圆形或长圆形，直径45~108μm。④草酸钙针晶细小，散在于射线细胞中。⑤木栓细胞多角形，含红棕色物。另含淀粉粒、草酸钙片状结晶（图8-10）。

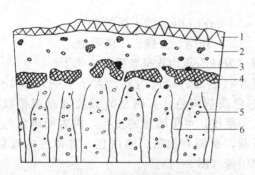

图 8-9 肉桂横切面简图
1—木栓层；2—皮层；3—纤维束；
4—石细胞群；5—油细胞；6—射线

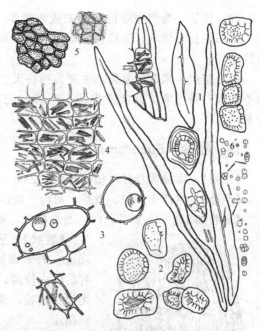

图 8-10 肉桂粉末
1—纤维；2—石细胞；3—油细胞；4—草酸钙针
晶（射线细胞中）；5—木栓细胞；6—淀粉粒

【化学成分】 含挥发油 1%～2%，油中主成分为桂皮醛，并含少量的乙酸桂皮酯、丁香酚等。桂皮醛为肉桂中主要活性物质。

【理化鉴别】 取本品粉末 0.1g，加三氯甲烷 1ml 浸渍，吸取三氯甲烷浸渍液 2 滴于载玻片上，待干，滴加 10% 的盐酸苯肼试液 1 滴，加盖玻片置显微镜下观察，可见桂皮醛苯腙的杆状结晶。

【炮制】 除去杂质及粗皮。用时捣碎。

【功效与应用】 性大热，味辛、甘。补火助阳，引火归原，散寒止痛，温通经脉。用于阳痿宫冷，腰膝冷痛，肾虚作喘，虚阳上浮，眩晕目赤，心腹冷痛，虚寒吐泻，寒疝腹痛，痛经经闭。用量 1～5g。有出血倾向者及孕妇慎用，不宜与赤石脂同用。

【附注】

（1）桂枝 为肉桂的干燥嫩枝。呈长圆柱形，多分枝，长 30～75cm，粗端直径 0.3～1cm。表面红棕色至棕色，有纵棱线、细皱纹及小疙瘩状的叶痕、枝痕和芽痕，皮孔点状。质硬而脆，易折断。切片厚 2～4mm，切面皮部红棕色，木部黄白色至浅黄棕色，髓部略呈方形。有特异香气，味甜、微辛，皮部味较浓。发汗解肌，温通经脉，助阳化气，平冲降气。用于风寒感冒，脘腹冷痛，血寒经闭，关节痹痛，痰饮，水肿，心悸，奔豚。用量 3～10g。孕妇慎用。

知识链接

奔 豚

奔豚为古病名，《金匮要略》称之为"奔豚气"。豚，即小猪。因其发作时胸腹如有小豚奔闯，故名。临床特点为发作性下腹气上冲胸，直达咽喉，腹部绞痛，头昏目眩，胸闷气急，心悸易凉，烦躁不安，发作过后如常，有的夹杂寒热往来或吐脓症状。

（2）桂子　为肉桂带宿萼的未成熟果实。呈倒卵形，宿萼杯状，边缘有不明显的六浅裂，下部延长呈筒状，暗棕色。宿萼内幼果椭圆形，黄棕色，有特殊香气。温中暖胃，用于胃脘寒痛。

（3）桂皮　来源较复杂，主要为樟科天竺桂、阴香等多种植物的树皮。皮薄，质硬，干燥不油润，香气淡。虽含桂皮醛，但成分与肉桂不尽相同，不可作肉桂入药，多为食用香料。

四、杜仲　Eucommiae Cortex

【来源】　本品为杜仲科植物杜仲 *Eucommia ulmoides* Oliv. 的干燥树皮。

【产地】　主产于四川、贵州、河南、陕西、湖北、湖南、安徽、云南等地。

【采收加工】　4～6 月剥取，刮去粗皮，堆置"发汗"至内皮呈紫褐色，晒干。

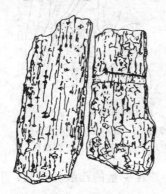

图 8-11　杜仲

【性状】　呈板片状或两边稍向内卷，大小不一，厚 3～7mm。外表面淡棕色或灰褐色，有明显的皱纹或纵裂槽纹，有的树皮较薄，未去粗皮，可见明显的皮孔。内表面暗紫色，光滑。质脆，易折断，断面有细密、银白色、富弹性的橡胶丝相连。气微，味稍苦（图 8-11）。

以皮厚、块大、无粗皮、内表面暗紫色、断面胶丝多者为佳。

【化学成分】　含杜仲胶（属硬橡胶类）、松脂醇二葡萄糖苷（降压成分）、桃叶珊瑚苷、杜仲醇等。

【炮制】

（1）杜仲　刮去残留粗皮，洗净，切块或丝，干燥。

本品呈小方块或丝状。外表面淡棕色或灰褐色，有明显的皱纹。内表面暗紫色，光滑。断面有细密、银白色、富弹性的橡胶丝相连。气微，味稍苦。

（2）盐杜仲　取杜仲块或丝，照盐炙法炒至断丝、表面焦黑色。

本品形如杜仲块或丝，表面黑褐色，内表面褐色，折断时胶丝弹性较差。味微咸。

【功效与应用】　性温，味甘。补肝肾，强筋骨，安胎。用于肝肾不足，腰膝酸痛，筋骨无力，头晕目眩，妊娠漏血，胎动不安。用量 6～10g。

【附注】

（1）杜仲叶　为杜仲的干燥叶。补肝肾，强筋骨。用于肝肾不足，头晕目眩，腰膝酸痛，筋骨痿软。

（2）杜仲伪品　曾有夹竹桃科植物藤杜仲 *Parabarium micranthum*（Wall.）、毛杜仲 *P. huaitingii* Chun et Tsiang、红杜仲 *P. chunianum* Tsiang 的树皮，卫矛科植物丝棉木 *Euonymus bungeanus* Maxim.、云南卫矛 *E. yunnanensis* Franch.（又称黄皮杜仲）的干皮混充杜仲药用。其断面有少量、易拉断的胶丝，均属伪品，不能作杜仲使用。

五、黄柏* Phellodendri Chinensis Cortex

【来源】　本品为芸香科植物黄皮树 *Phellodendron chinense* Schneid. 的干燥树皮。习称"川黄柏"。

【植物形态】　乔木。树皮灰棕色，木栓层较薄。小枝常呈暗红棕色，光滑无毛。奇数羽状复叶对生，小叶 7～15 枚，长圆状披针形或长圆状卵形。花序圆锥形，花单性，雌雄异株；萼片 5，花瓣 5，雄花雄蕊 5，雌花雌蕊 1，雌花退化雄蕊短小。浆果状核果球形，密集成团，熟后紫黑色（图 8-12）。

【**产地**】　主产于四川、重庆、贵州、湖北、陕西等地。

【**采收加工**】　剥取树皮后，除去粗皮，晒干。

【**性状**】　呈板片状或浅槽状，长宽不一，厚 1～6mm。外表面黄褐色或黄棕色，平坦或具纵沟纹，有的可见皮孔痕及残存的灰褐色粗皮；内表面暗黄色或淡棕色，具细密的纵棱纹。体轻，质硬，断面纤维性，呈裂片状分层，深黄色。气微，味极苦，嚼之有黏性（图 8-13）（彩图 38）。

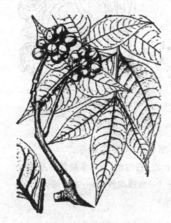

图 8-12　黄柏原植物（黄皮树）

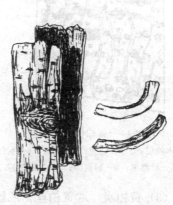

图 8-13　黄柏药材与饮片

以皮厚、断面深黄色、无栓皮者为佳。

【**显微鉴定**】

（1）横切面　①栓皮未除尽者，木栓层为数列长方形细胞组成，内含棕色物。②皮层散有多数石细胞及纤维束。③韧皮部占较大部分，外侧有少数石细胞，纤维束切向排列呈断续的层带（硬韧部）与筛管群和韧皮部薄壁细胞（软韧部）相间隔，纤维束周围细胞中常含草酸钙方晶。④射线宽 2～4 列细胞，稍弯而细长。⑤薄壁细胞中含有细小的淀粉粒和草酸钙方晶，黏液细胞多见（图 8-14）。

（2）粉末　鲜黄色。①纤维鲜黄色，直径 16～38μm，常成束，周围细胞含草酸钙方晶，形成晶纤维；含晶细胞壁木化增厚。②石细胞鲜黄色，类圆形或纺锤形，直径 35～128μm，有的呈分枝状，枝端锐尖，壁厚，层纹明显；有的可见大型纤维状的石细胞，长可达 900μm。③草酸钙方晶众多。还有淀粉粒、黏液细胞、木栓细胞等（图 8-15）。

【**化学成分**】　含多种生物碱，主要为小檗碱、黄柏碱等。另含黄柏酮、黄柏内酯等。

【**理化鉴别**】

（1）取本品粉末 1g，加乙醚 10ml 冷浸，振摇，过滤，待干，残渣加冰醋酸 1ml 使其溶解，再加浓硫酸 1 滴，放置，溶液呈紫棕色（黄柏酮反应）。

（2）取黄柏新鲜药材断面，置紫外光灯下观察，显亮黄色荧光。

【**炮制**】

（1）黄柏　除去杂质，喷淋清水，润透，切丝，干燥。

本品呈丝条状。外表面黄褐色或黄棕色。内表面暗黄色或淡棕色，具纵棱纹。切面纤维性，呈裂片状分层，深黄色。味极苦。

（2）盐黄柏　取黄柏丝，照盐水炙法炒干。

本品形如黄柏丝，表面深黄色，偶有焦斑。味极苦、微咸。

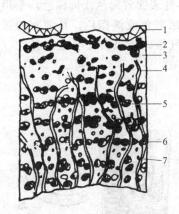

图 8-14　黄柏横切面简图

1—木栓层；2—石细胞；3—皮层；4—射线；

5—纤维束；6—韧皮部；7—黏液细胞

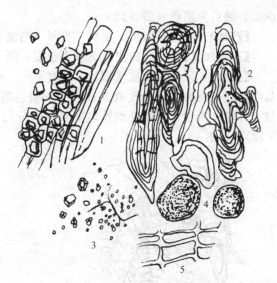

图 8-15　黄柏粉末

1—晶纤维；2—石细胞；3—草酸钙方晶和

淀粉粒；4—黏液细胞；5—木栓细胞

（3）黄柏炭　取黄柏丝，照炒炭法炒至表面焦黑色。

本品形如黄柏丝，表面焦黑色，内部深褐色或棕黑色。体轻，质脆，易折断。味苦涩。

【功效与应用】　性寒，味苦。清热燥湿，泻火除蒸，解毒疗疮。用于湿热泻痢，黄疸尿赤，带下阴痒，热淋涩痛，脚气痿躄，骨蒸劳热，盗汗，遗精，疮疡肿毒，湿疹湿疮。盐黄柏滋阴降火。用于阴虚火旺，盗汗骨蒸。用量 3～12g。外用适量。

【附注】　关黄柏　为芸香科植物黄檗 *P. amurense* Rupr. 的干燥树皮。呈板片状或浅槽状，长宽不一，厚 2～4mm。外表面黄绿色或淡棕黄色，较平坦，有不规则的纵裂纹，皮孔痕小而少见，偶有灰白色的粗皮残留；内表面黄色或黄棕色。体轻，质较硬，断面纤维性，有的呈裂片状分层，鲜黄色或黄绿色。气微，味极苦，嚼之有黏性。其小檗碱含量较川黄柏低，功效与应用同川黄柏。

六、秦皮　Fraxini Cortex

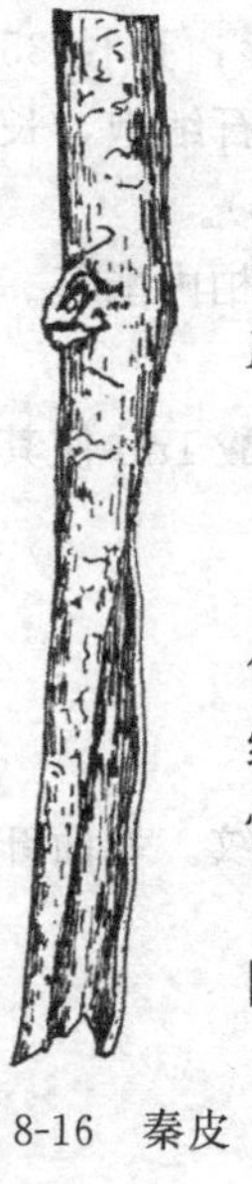

【来源】　本品为木犀科植物苦枥白蜡树 *Fraxinus rhynchophylla* Hance、白蜡树 *F. chinensis* Roxb.、尖叶白蜡树 *F. szaboana* Lingelsh. 或宿柱白蜡树 *F. stylosa* Lingelsh. 的干燥枝皮或干皮。

【产地】　主产于辽宁、吉林、陕西、四川等地。

【采收加工】　春、秋两季剥取，晒干。

【性状】　枝皮呈卷筒状或槽状，长 10～60cm，厚 1.5～3mm。外表面灰白色、灰棕色至黑棕色或相间呈斑状，平坦或稍粗糙，并有灰白色圆点状皮孔及细斜皱纹，有的具分枝痕。内表面黄白色或棕色，平滑。质硬而脆，断面纤维性，黄白色。气微，味苦（图 8-16）。

干皮为长条状块片，厚 3～6mm。外表面灰棕色，具龟裂状沟纹及红棕色圆形或横长的皮孔。质坚硬，断面纤维性较强。

本品热水浸出液在日光下可见碧蓝色荧光。

图 8-16　秦皮

以条长呈筒状、外皮薄而光滑者为佳。

【化学成分】 含秦皮甲素、秦皮乙素等香豆精类成分及鞣质等。

【炮制】 除去杂质，洗净，润透，切丝，干燥。

本品为长短不一的丝条状。外表面灰白色、灰棕色至黑棕色。内表面黄白色或棕色，平滑。切面纤维性。质硬。气微，味苦

【功效与应用】 性寒，味苦、涩。清热燥湿，收涩止痢，止带，明目。用于湿热泻痢，赤白带下，目赤肿痛，目生翳膜。用量 6～12g。外用适量，煎洗患处。

【附注】 有些地区曾误用胡桃科植物核桃楸 *Juglans mandshurica* Maxim. 的树皮作秦皮用。树皮厚 1～2mm，呈卷筒状或扭曲成绳状。外表面灰棕色，平滑，有细纵纹，皮孔少，有大型三角状叶痕。内表面暗棕色。质坚韧，不易折断，断易纵裂。气微，味微苦略涩。水浸液浅黄棕色，不显荧光。

附 其他皮类天然药物简表（表 8-2）

表 8-2 其他皮类天然药物简表

药名	来源	主要性状特征	功效
桑白皮	桑科植物桑 *Morus alba* L. 的干燥根皮	扭曲的卷筒状、槽状或板片状。外表面白色或淡黄白色，有的残留橙黄色或棕黄色鳞片状粗皮；内表面黄白色或灰黄色，有细纵纹。体轻，质韧，纤维性强，难折断，易纵向撕裂，撕裂时有粉尘飞扬。气微，味微甘	泻肺平喘，利水消肿
白鲜皮	芸香科植物白鲜 *Dictamnus dasycarpus* Turcz. 的干燥根皮	卷筒状。外表面灰白色或淡灰黄色，具细纵皱纹和细根痕，常有突起的颗粒状小点；内表面类白色，有细纵纹。质脆，折断时有粉尘飞扬，断面不平坦，略呈层片状，剥去外层，迎光可见闪烁的小亮点。有羊膻气，味微苦	清热燥湿，祛风解毒
五加皮	五加科植物细柱五加 *Acanthopanax gracilistylus* W. W. Smith 的干燥根皮	呈不规则卷筒状。外表面灰褐色，有稍扭曲的纵皱纹和横长皮孔样斑痕；内表面淡黄色或灰黄色，有细纵纹。体轻，质脆，易折断，断面不整齐，灰白色。气微香，味微辣而苦	祛风除湿，补益肝肾，强筋壮骨，利水消肿
香加皮	萝藦科植物杠柳 *Periplocasepium* Bge. 的干燥根皮	呈卷筒状或槽状，少数呈不规则的块片状，外表面灰棕色或黄棕色，栓皮松软常呈鳞片状剥落。内表面淡黄色或淡黄白色，有细纵纹。体轻，质脆，易折断。有浓厚特异香气，味初苦，而后有刺激感	利水消肿，祛风湿，强筋骨
地骨皮	茄科植物枸杞 *Lycium chinense* Mill. 或宁夏枸杞 *L. barbarum* L. 的干燥根皮	呈筒状或槽状。外表面灰黄色至棕黄色，有不规则纵裂纹，易成鳞片状剥落。内表面黄白色至灰黄色，有细纵纹。体轻，质脆，易折断，断面不平坦，外层黄棕色，内层灰白色。气微，味微甘而后苦	凉血除蒸，清肺降火

同步训练

一、选择题

（一）A 型题（单项选择题）

1. 牡丹皮的主要功效是（ ）。

    A. 软坚散结　　　　　　B. 清肺降火　　　　　　C. 清热化湿

    D. 清热凉血　　　　　　E. 消食化积

2. 属于木兰科植物的天然药物是（ ）。

    A. 牡丹皮　　　　　　　B. 厚朴　　　　　　　　C. 杜仲

    D. 通草　　　　　　　　E. 大血藤

3. 鸡肠朴是指（　　）。

   A. 枝朴　　　　　　　　　　B. 根朴　　　　　　　　　　C. 筒朴

   D. 靴筒朴　　　　　　　　　E. 厚朴花

4. 属于樟科植物的天然药物是（　　）。

   A. 杜仲　　　　　　　　　　B. 厚朴　　　　　　　　　　C. 牡丹皮

   D. 肉桂　　　　　　　　　　E. 秦皮

5. 属于木犀科植物的天然药物是（　　）。

   A. 牡丹皮　　　　　　　　　B. 厚朴　　　　　　　　　　C. 杜仲

   D. 黄柏　　　　　　　　　　E. 秦皮

6. 断面有细密、银白色、富弹性的橡胶丝相连的天然药物是（　　）。

   A. 厚朴　　　　　　　　　　B. 牡丹皮　　　　　　　　　C. 杜仲

   D. 秦皮　　　　　　　　　　E. 黄柏

7. 浸出液在日光下可见碧蓝色荧光的天然药物是（　　）。

   A. 杜仲　　　　　　　　　　B. 厚朴　　　　　　　　　　C. 肉桂

   D. 牡丹皮　　　　　　　　　E. 秦皮

8. 新鲜药材断面置紫外光灯下观察显亮黄色荧光的天然药物是（　　）。

   A. 牡丹皮　　　　　　　　　B. 厚朴　　　　　　　　　　C. 杜仲

   D. 黄柏　　　　　　　　　　E. 秦皮

（二）X 型题（多项选择题）

1. 厚朴干皮的性状特征为（　　）。

   A. 外表面灰棕色或灰褐色，粗糙

   B. 内表面紫棕色或深紫褐色，较平滑

   C. 内表面划之显油痕

   D. 质坚硬，不易折断

   E. 断面内层有的可见多数小亮星

2. 黄柏的性状特征有（　　）。

   A. 呈板片状或浅槽状

   B. 外表面黄褐色或黄棕色，平坦或具纵沟纹

   C. 内表面划之显油痕

   D. 内表面暗黄色或淡棕色，具细密的纵棱纹

   E. 气微，味淡，嚼之有黏性

3. 肉桂的性状特征有（　　）。

   A. 呈槽状或卷筒状

   B. 外表面有不规则的细皱纹和横向突起的皮孔

   C. 内表面划之显油痕

   D. 质硬而脆，易折断

   E. 气香浓烈，味甜、辣

4. 厚朴横切面的显微特征有（　　）。

   A. 木栓层为 10 余列细胞

   B. 皮层内侧有石细胞环带

   C. 皮层外侧散有多数油细胞和石细胞群

D. 韧皮部射线宽 1～3 列细胞

E. 纤维多数个成束

5. 肉桂横切面的显微特征有（　　　）。

  A. 木栓细胞数列，最内层细胞外壁增厚，木化

  B. 皮层散有石细胞和分泌细胞

  C. 中柱鞘部位有石细胞群，断续排列成环

  D. 韧皮部射线宽 1～2 列细胞，含细小草酸钙针晶

  E. 薄壁细胞含淀粉粒

6. 秦皮的功效是（　　　）。

  A. 活血通络　　　　　　B. 健脾利湿　　　　　　C. 清热燥湿

  D. 止带，明目　　　　　E. 收涩止痢

7. 黄柏的功效是（　　　）。

  A. 清心除烦　　　　　　B. 泻火除蒸　　　　　　C. 利尿通淋

  D. 解毒疗疮　　　　　　E. 清热燥湿

8. 肉桂的功效是（　　　）。

  A. 补火助阳　　　　　　B. 引火归原　　　　　　C. 活血补血

  D. 温通经脉　　　　　　E. 散寒止痛

二、填空题

1. 皮类天然药物通常以木本植物的_____、_____或_____的形成层以外的部分入药。

2. 皮类天然药物分为树皮和_____两类，树皮又包括_____和_____。

3. 皮类天然药物性状鉴定时一般应观察其_____、_____、_____、_____、_____等特征。

4. 厚朴四川、湖北产者质量最好，习称_____，也称_____；浙江产者，习称_____。

5. 秦皮为木犀科植物_____、_____、_____或_____的干燥枝皮或干皮。

6. 依据采收年限和加工方法的不同，肉桂商品可分为：_____、_____、_____和_____。

三、问答题

1. 试述厚朴的来源、主要鉴别特征和功效与应用。

2. 试述肉桂的来源、主产地、主要鉴别特征和功效与应用。

3. 比较黄柏和关黄柏的来源和性状。

（余卫强）

同步训练参考答案

一、选择题

二、填空题

第九章 叶类天然药物

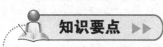

知识要点 ▶▶

　　叶类天然药物的来源、主要性状特征和功效；番泻叶的主产地、显微和理化鉴别特征、主要化学成分、应用。

第一节 概 述

　　叶类天然药物一般以完整而已长成的干燥叶入药，大多为单叶（如枇杷叶、艾叶），少数为复叶的小叶（如番泻叶），也有的带嫩枝（如侧柏叶）。

一、性状鉴定

　　叶类天然药物大多是干燥品，质地较薄，经过采制、干燥和包装等过程容易皱缩或破碎，观察时常需要用水湿润后展开识别。一般应注意其形状、大小、色泽、叶端、叶基、叶脉、叶缘、上下表面、质地、气味等。此外，也需注意叶柄的形状、长短，叶鞘、托叶和附属物的有无等。观察叶片表面特征时，可借助放大镜或解剖镜。鉴别气味时，可直接闻，也可揉搓或用热水浸润后检查。

二、显微鉴定

　　一般应制作横切片、表面片及粉末片进行观察。
　　观察叶的横切片时，应注意其上、下表皮细胞的特征和附属物，栅栏组织的分布及分化程度，中脉维管束的类型及数目等。观察叶的表面片时，应注意角质层、蜡被、毛茸、气孔等的特征。观察粉末时，需注意表皮细胞、气孔、毛茸、厚壁组织、分泌组织、结晶体等的特征。

第二节 常用叶类天然药物

一、淫羊藿 Epimedii Folium

　　【来源】　本品为小檗科植物淫羊藿 *Epimedium brevicornum* Maxim.、箭叶淫羊藿 *E. sagittatum*（Sieb. et Zuce.）Maxim.、柔毛淫羊藿 *E. pubescens* Maxim. 或朝鲜淫羊藿 *E. koreanum* Nakai 的干燥叶。
　　【产地】　主产于四川、甘肃、陕西、河南、贵州、湖北、辽宁等地。
　　【采收加工】　夏、秋季茎叶茂盛时采收，晒干或阴干。
　　【性状】
　　（1）淫羊藿　二回三出复叶；小叶片卵圆形，长3~8cm，宽2~6cm；先端微尖，顶生小叶基部心形，两侧小叶较小，偏心形，外侧较大，呈耳状，边缘具黄色刺毛状细锯齿；上表面黄绿色，下表面灰绿色，主脉7～9条，基部有稀疏细长毛，细脉两面突起，网脉明显；小叶柄长1～5cm。叶片近革质。气微，味微苦。

（2）箭叶淫羊藿　三出复叶，小叶片长卵形至卵状披针形，长4～12cm，宽2.5～5cm；先端渐尖，两侧小叶基部明显偏斜，外侧呈箭形。下表面疏被粗短伏毛或近无毛。叶片革质。

（3）柔毛淫羊藿　叶下表面及叶柄密被绒毛状柔毛。

（4）朝鲜淫羊藿　小叶较大，长4～10cm，宽3.5～7cm，先端长尖。叶片较薄。

以色青绿、无枝梗、叶整齐不碎者为佳。

【化学成分】　含淫羊藿苷等多种黄酮类化合物。尚含多糖、挥发油等成分。

【炮制】

（1）淫羊藿　除去杂质，喷淋清水，稍润，切丝，干燥。

本品呈丝片状。上表面绿色、黄绿色或浅黄色，下表面灰绿色，网脉明显，中脉及细脉凸出，边缘具黄色刺毛状细锯齿。近革质。气微，味微苦。

（2）炙淫羊藿　取羊脂油加热熔化，加入淫羊藿丝，用文火炒至均匀有光泽，取出，放凉。

每100kg淫羊藿用羊脂油（炼油）20kg。

本品形如淫羊藿丝。表面浅黄色显油亮光泽。微有羊脂油气。

【功效与应用】　性温，味辛、甘。补肾阳，强筋骨，祛风湿。用于肾阳虚衰，阳痿遗精，筋骨痿软，风湿痹痛，麻木拘挛。用量6～10g。

【附注】　巫山淫羊藿　为小檗科植物巫山淫羊藿 E. wushanense T. S. Ying 的干燥叶。为三出复叶，小叶片披针形至狭披针形，长9～23cm，宽1.8～4.5cm，先端渐尖或长渐尖，边缘具刺齿，侧生小叶基部的裂片偏斜，内边裂片小，圆形，外边裂片大，三角形，渐尖。下表面被绵毛或秃净。近革质。气微，味微苦。补肾阳，强筋骨，祛风湿。用于肾阳虚衰，阳痿遗精，筋骨痿软，风湿痹痛，麻木拘挛，绝经期眩晕。用量3～9g。

二、大青叶　Isatidis Folium

【来源】　本品为十字花科植物菘蓝 Isatis indigotica Fort. 的干燥叶。

【产地】　主产于黑龙江、甘肃、陕西、河南、河北、山西、内蒙古等地。

【采收加工】　夏、秋两季分2～3次采收，除去杂质，晒干。

【性状】　多皱缩卷曲，有的破碎。完整叶片展平后呈长椭圆形至长圆状倒披针形，长5～20cm，宽2～6cm；上表面暗灰绿色，有的可见色较深稍突起的小点；先端钝，全缘或微波状，基部狭窄下延至叶柄呈翼状；叶柄长4～10cm，淡棕黄色。质脆。气微，味微酸、苦、涩。

以完整、色暗灰绿者为佳。

【化学成分】　鲜叶含菘蓝苷（约1%）、靛玉红、色胺酮等成分，其中菘蓝苷易水解为吲哚醇，再经空气氧化成靛蓝。

【炮制】　除去杂质，抢水洗，切碎，干燥。

本品为不规则的碎段。叶片暗灰绿色，叶上表面有的可见色较深稍突起的小点；叶柄碎片淡棕黄色。质脆。气微，味微酸、苦、涩。

【功效与应用】　性寒，味苦。清热解毒，凉血消斑。用于温病高热，神昏，发斑发疹，痄腮，喉痹，丹毒，痈肿。用量9～15g。

【附注】

(1) 蓼大青叶　为蓼科植物蓼蓝 *Polygonum tinctorium* Ait. 的干燥叶。多皱缩、破碎，完整者展平后呈椭圆形，长 3～8cm，宽 2～5cm。蓝绿色或黑蓝色，先端钝，基部渐狭，全缘。叶脉浅黄棕色，于下表面略突起。叶柄扁平，偶带膜质托叶鞘。质脆。气微，味微涩而稍苦。清热解毒，凉血消斑。用于温病发热，发斑发疹，肺热咳喘，喉痹，疟腮，丹毒，痈肿。用量 9～15g。

(2) 全国各地所用的"大青叶"尚有爵床科植物马蓝、马鞭草科植物路边青的叶。这两个品种药典尚未收载作大青叶药用。

三、枇杷叶　Eriobotryae Folium

【来源】　本品为蔷薇科植物枇杷 *Eriobotrya japonica* (Thunb.) Lindl. 的干燥叶。

【产地】　主产于江苏、浙江、广东、福建等地。

【采收加工】　全年均可采收，晒至七八成干时，扎成小把，再晒干。

【性状】　呈长圆形或倒卵形，长 12～30cm，宽 4～9cm。先端尖，基部楔形，边缘有疏锯齿，近基部全缘。上表面灰绿色、黄棕色或红棕色，较光滑；下表面密被黄色绒毛，主脉于下表面显著突起，侧脉羽状；叶柄极短，被棕黄色绒毛。革质而脆，易折断。气微，味微苦（图 9-1）。

以完整、叶大、色绿者为佳。

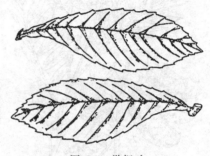

图 9-1　枇杷叶

【化学成分】　含皂苷、苦杏仁苷、熊果酸、齐墩果酸、鞣质等。

【炮制】

(1) 枇杷叶　除去绒毛，用水喷润，切丝，干燥。

本品呈丝条状。表面灰绿色、黄棕色或红棕色，较光滑。下表面可见绒毛，主脉突出。革质而脆。气微，味微苦。

(2) 蜜枇杷叶　取枇杷叶丝，照蜜炙法炒至不粘手。

每 100kg 枇杷叶丝，用炼蜜 20kg。

本品形如枇杷叶丝，表面黄棕色或红棕色，微显光泽，略带黏性。具蜜香气，味微甜。

【功效与应用】　性微寒，味苦。清肺止咳，降逆止呕。用于肺热咳嗽，气逆喘急，胃热呕逆，烦热口渴。用量 6～10g。

四、番泻叶*　Sennae Folium

【来源】　本品为豆科植物狭叶番泻 *Cassia angustifolia* Vahl. 或尖叶番泻 *C. acutifolia* Delile 的干燥小叶。

【植物形态】

(1) 狭叶番泻　矮小灌木，高 1～1.5m。叶互生，偶数羽状复叶，小叶 4～8 对。总状花序腋生或顶生；花萼 5，长卵形，略不等大；花瓣 5，倒卵形，黄色；雄蕊 10，不等长。荚果扁平长方形，背缝顶端有清楚的尖突。种子 6～8 枚（图 9-2）。

(2) 尖叶番泻　与狭叶番泻相似。花较小。荚果较宽，背缝顶端尖突不明显。种子 6～7 枚。

【产地】　主产于印度、埃及等国。我国广东、海南、云南等地也有栽培。

【采收加工】 狭叶番泻于开花前摘叶片，阴干，分级，用水压机打包。尖叶番泻于9月果实将成熟时，剪下枝条，摘取叶片，晒干，按全叶、碎叶分别包装。

【性状】

（1）狭叶番泻 呈长卵形或卵状披针形，长1.5～5cm，宽0.4～2cm，叶端急尖，叶基稍不对称，全缘。上表面黄绿色，下表面浅黄绿色，无毛或近无毛，叶脉稍隆起。革质。气微弱而特异，味微苦，稍有黏性（图9-3）（彩图39）。

（2）尖叶番泻 呈披针形或长卵形，略卷曲，叶端短尖或微突，叶基不对称，两面均有细短毛茸（图9-3）。

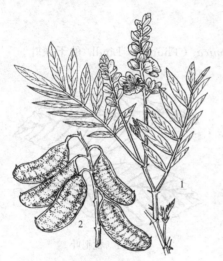

图9-2 狭叶番泻
1—花枝；2—荚果

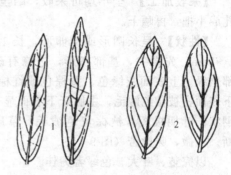

图9-3 番泻叶
1—狭叶番泻叶；2—尖叶番泻叶

以叶片大、完整、色绿、梗少、无杂质者为佳

【显微特征】

（1）横切面 两种叶的横切面特征大致相同。①表皮细胞类长方形，外被角质层；上表皮细胞内含黏液质，上下表皮均有气孔和非腺毛。②叶肉组织为等面型，上表皮栅栏组织细胞长柱状，通过中脉；下表皮栅栏组织细胞较短；海绵组织细胞中常含有草酸钙簇晶。③主脉维管束外韧型，上下两侧均有微木化的纤维束，其外的薄壁细胞含草酸钙方晶，形成晶纤维（图9-4）。

（2）粉末 淡绿色或黄绿色。①晶纤维多，草酸钙方晶直径12～15μm。②非腺毛单细胞，长100～350μm，直径12～25μm，壁厚，有疣状突起。③草酸钙簇晶存在于叶肉薄壁细胞中，直径9～20μm。④上下表皮细胞表面观呈多角形，垂周壁平直；上下表皮均有气孔，主为平轴式，副卫细胞大多为2个，也有3个的（图9-5）。

【化学成分】 主含番泻苷A、番泻苷B、番泻苷C、番泻苷D、芦荟大黄素双蒽酮苷、大黄酸葡萄糖苷、芦荟大黄素葡萄糖苷及少量大黄酸、芦荟大黄素等。

【理化鉴别】

（1）取本品粉末少许，加氢氧化钠溶液显红色（检查蒽醌衍生物）。

（2）取本品粉末25mg，加水50ml及盐酸2ml，置水浴中加热15分钟，放冷，加乙醚40ml，振摇提取，分取醚层，通过无水硫酸钠层脱水，滤过，取滤液5ml，蒸干，放冷，加氨试液5ml，溶液显黄色或橙色，置水浴中加热2分钟后，变为紫红色（检查蒽苷类）。

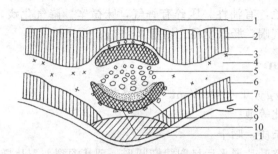

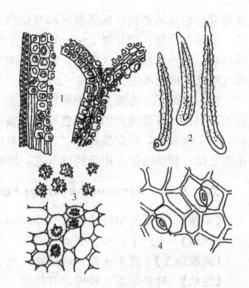

图 9-4　番泻叶横切面简图

1—表皮；2,6—栅栏组织；3—草酸钙簇晶；4—海绵
组织；5—导管；7—草酸钙方晶；8—非腺毛；
9—韧皮部；10—厚角组织；11—纤维束

图 9-5　番泻叶粉末

1—晶纤维；2—非腺毛；
3—草酸钙簇晶；4—气孔

【功效与应用】　性寒，味甘、苦。泻热行滞，通便，利水。用于热结积滞，便秘腹痛，水肿胀满。用量 2～6g。后下，或开水泡服。孕妇慎用。

【附注】　耳叶番泻叶　为豆科植物耳叶番泻 *C.auriculata* L. 的干燥小叶。呈卵圆形或倒卵圆形，叶端钝圆或微凹下，具短刺，长 10～25mm，宽 5～15mm。灰黄绿色或带红棕色，密被长茸毛。多不平展，易碎。本品含蒽苷极少，不具泻下作用，不可供药用。

五、紫苏叶　Perillae Folium

【来源】　本品为唇形科植物紫苏 *Perilla frutescens* （L.） Britt. 的干燥叶（或带嫩枝）。

【产地】　主产于江苏、浙江、河北、广东、广西等地。

【采收加工】　夏季枝叶茂盛时采收，除去杂质，晒干。

【性状】　叶片多皱缩卷曲、碎破，完整者展平后呈卵圆形，长 4～11cm，宽 2.5～9cm。先端长尖或急尖，基部圆形或宽楔形，边缘具圆锯齿。两面紫色或上表面绿色、下表面紫色，疏生灰白色毛，下表面有多数凹点状的腺鳞。叶柄长 2～7cm，紫色或紫绿色，质脆。带嫩枝者，枝的直径 2～5mm，紫绿色，断面中部有髓。气清香，味微辛。

以叶大、完整、色紫、香气浓者为佳。

【化学成分】　含挥发油约 0.5%，油中主要成分为紫苏醛、紫苏醇、紫苏酮等。

【炮制】　除去杂质和老梗；或喷淋清水，切碎，干燥。

本品呈不规则的段或未切叶。叶多皱缩卷曲、破碎，完整者展平后呈卵圆形，边缘具圆锯齿。两面紫色或上表面绿色、下表面紫色，疏生灰白色毛。叶柄紫色或紫绿色。带嫩枝者，枝的直径 2～5mm，紫绿色，切面中部有髓。气清香，味微辛。

【功效与应用】　性温，味辛。解表散寒，行气和胃。用于风寒感冒，咳嗽呕恶，妊娠呕吐，鱼蟹中毒。用量 5～10g。

【附注】

（1）紫苏梗　为紫苏的干燥茎。呈方柱形，四棱钝圆，长短不一，直径 0.5～1.5cm。

表面紫棕色或暗紫色，四面有纵沟及细纵纹，节部稍膨大，有对生的枝痕和叶痕。体轻，质硬，断面裂片状。切片厚2～5mm，常呈斜长方形，木部黄白色，射线细密，呈放射状，髓部白色，疏松或脱落。气微香，味淡。理气宽中，止痛，安胎。用于胸膈痞闷，胃脘疼痛，嗳气呕吐，胎动不安。用量5～10g。

（2）紫苏子　为紫苏的干燥成熟果实。呈卵圆形或类球形，直径约1.5mm。表面灰棕色或灰褐色，有微隆起的暗紫色网纹，基部稍尖，有灰白色点状果梗痕。果皮薄而脆，易压碎。种子黄白色，种皮膜质，子叶2，类白色，有油性。压碎有香气，味微辛。降气化痰，止咳平喘，润肠通便。用于痰壅气逆，咳嗽气喘，肠燥便秘。用量3～10g。

六、艾叶　Artemisiae Argyi Folium

【来源】　本品为菊科植物艾 *Artemisia argyi* Levi. et Vant. 的干燥叶。

【产地】　主产于山东、安徽、湖北、河北等地。

【采收加工】　夏季花未开时采摘，除去杂质，晒干。

【性状】　叶多皱缩、破碎，有短柄。完整叶片展平后呈卵状椭圆形，羽状深裂，裂片椭圆状披针形，边缘有不规则的粗锯齿；上表面灰绿色或深黄绿色，有稀疏的柔毛和腺点；下表面密生灰白色绒毛。质柔软。气清香，味苦。

以色青、背面灰白色、绒毛多、质柔软而韧、香气浓郁者为佳。

【化学成分】　含挥发油，油中主要成分为桉油精、水芹烯、樟脑等。

【炮制】

（1）艾叶　除去杂质及梗，筛去灰屑。

（2）醋艾炭　取净艾叶，照炒炭法炒至表面焦黑色，喷醋，炒干。

每100kg艾叶，用醋15kg。

本品呈不规则的碎片，表面黑褐色，有细条状叶柄。具醋香气。

【功效与应用】　性温，味辛、苦，有小毒。温经止血，散寒止痛；外用祛湿止痒。用于吐血，衄血，崩漏，月经过多，胎漏下血，少腹冷痛，经寒不调，宫冷不孕；外治皮肤瘙痒。醋艾炭温经止血，用于虚寒性出血。用量3～9g。外用适量，供灸治或熏洗用。

附　其他叶类天然药物简表（表9-1）

表9-1　其他叶类天然药物简表

药名	来源	主要性状特征	功效
石韦	水龙骨科植物庐山石韦 *Pyrrosia sheareri*（Bak.）Ching、石韦 *P. lingua*（Thunb.）Farwell 或有柄石韦 *P. petiolosa*（Christ）Ching 的干燥叶	庐山石韦　叶片略皱缩，展平后呈披针形。先端渐尖，基部耳状偏斜，全缘，边缘常向内卷曲；上表面黄绿色或灰绿色，散布有黑色圆形小凹点；下表面密生红棕色星状毛，有的侧脉间布满棕色圆点状的孢子囊群。叶柄具四棱，略扭曲，有纵槽。叶片革质。气微，味微涩苦 石韦　叶片披针形或长圆披针形。基部楔形，对称。孢子囊群在侧脉间，排列紧密而整齐 有柄石韦　叶片多卷曲呈筒状，展平后呈长圆形或卵状长圆形。基部楔形，对称；下表面侧脉不明显，布满孢子囊群	利尿通淋，清肺止咳，凉血止血
侧柏叶	柏科植物侧柏 *PLatycladus orientalis*（L.）Franco 的干燥枝梢和叶	多分枝，小枝扁平。叶细小鳞片状，交互对生，贴伏于枝上，深绿色或黄绿色。质脆，易折断。气清香，味苦涩、微辛	凉血止血，化痰止咳，生发乌发

续表

药名	来源	主要性状特征	功效
桑叶	桑科植物桑 *Morus alba* L. 的干燥叶	多皱缩、破碎。完整者有柄,叶片展平后呈卵形或宽卵形。先端渐尖,基部截形、圆形或心形,边缘有锯齿或钝锯齿。上表面黄绿色或浅黄棕色;下表面颜色稍浅,叶脉突出,小脉网状,脉上被疏毛,脉基具簇毛。质脆。气微,味淡、微苦涩	疏散风热,清肺润燥,清肝明目
枸骨叶	冬青科植物枸骨 *Ilex cornuta Lindl.* ex Paxt. 的干燥叶	呈类长方形或矩圆状长方形。先端具 3 枚较大的硬刺齿,顶端 1 枚常反曲,基部平截或宽楔形;长卵圆形叶常无刺齿。上表面黄绿色或绿褐色,有光泽,下表面灰黄色或灰绿色。叶脉羽状,叶柄短。革质,硬而厚。气微,味微苦	清热养阴,益肾,平肝
罗布麻叶	夹竹桃科植物罗布麻 *Apocynum venetum* L. 的干燥叶	多皱缩卷曲,完整叶片展平后呈椭圆状披针形或卵圆状披针形。淡绿色或灰绿色,先端钝,有小芒尖,基部钝圆或楔形,边缘具细齿,常反卷,两面无毛,叶脉于下表面突起;叶柄细。质脆。气微,味淡	平肝安神,清热利水

同步训练

一、选择题

(一) A 型题 (单项选择题)

1. 大青叶的主要功效是 (　　)。
    A. 清肝明目　　　　　　　B. 清热解毒　　　　　　　C. 清热化湿
    D. 化痰止咳　　　　　　　E. 消食化积

2. 属于小檗科植物的天然药物是 (　　)。
    A. 石韦　　　　　　　　　B. 淫羊藿　　　　　　　　C. 紫苏叶
    D. 通草　　　　　　　　　E. 桑叶

3. 属于蔷薇科植物的天然药物是 (　　)。
    A. 大青叶　　　　　　　　B. 紫苏叶　　　　　　　　C. 枸骨叶
    D. 枇杷叶　　　　　　　　E. 桑叶

4. 番泻叶的主要功效是 (　　)。
    A. 清肝明目　　　　　　　B. 消食化积　　　　　　　C. 化痰止咳
    D. 清热化湿　　　　　　　E. 泻热行滞

5. 属于唇形科植物的天然药物是 (　　)。
    A. 枸骨叶　　　　　　　　B. 紫苏叶　　　　　　　　C. 大青叶
    D. 枇杷叶　　　　　　　　E. 桑叶

6. 属于菊科植物的天然药物是 (　　)。
    A. 枸骨叶　　　　　　　　B. 番泻叶　　　　　　　　C. 枇杷叶
    D. 大青叶　　　　　　　　E. 艾叶

7. 属于豆科植物的天然药物是 (　　)。
    A. 番泻叶　　　　　　　　B. 淫羊藿　　　　　　　　C. 紫苏叶
    D. 通草　　　　　　　　　E. 桑叶

8. 以叶大、完整、色紫、香气浓者为佳的天然药物是 (　　)。
    A. 大青叶　　　　　　　　B. 枇杷叶　　　　　　　　C. 枸骨叶

D. 紫苏叶　　　　　　　　　　E. 桑叶

（二）X 型题（多项选择题）

1. 番泻叶横切面的显微特征为（　　）。

　　A. 上下表皮均有气孔和非腺毛

　　B. 表皮细胞类长方形，上表皮细胞内含黏液质

　　C. 上表皮栅栏组织细胞长柱状

　　D. 下表皮栅栏组织细胞较短

　　E. 主脉维管束内韧型

2. 艾叶的性状特征为（　　）。

　　A. 完整叶片展平后呈卵状椭圆形

　　B. 叶多皱缩、破碎，有短柄

　　C. 上表面有稀疏的柔毛和腺点

　　D. 下表面有多数凹点状的腺鳞

　　E. 下表面密生灰白色绒毛

3. 番泻叶粉末的显微特征有（　　）。

　　A. 晶纤维多

　　B. 淡绿色或黄绿色

　　C. 草酸钙簇晶存在于叶肉薄壁细胞中

　　D. 上下表皮细胞表面观呈多角形

　　E. 上下表皮均有气孔，主为平轴式

4. 大青叶的性状特征为（　　）。

　　A. 多皱缩卷曲，有的破碎

　　B. 完整叶片展平后呈长椭圆形至长圆状倒披针形

　　C. 上表面暗灰黄色

　　D. 先端钝，全缘或微波状，基部狭窄下延至叶柄呈翼状

　　E. 叶柄长 4～10cm，淡棕黄色

5. 枇杷叶的功效是（　　）。

　　A. 清热燥湿　　　　　　　B. 健脾利湿　　　　　　　C. 活血通络

　　D. 降逆止呕　　　　　　　E. 清肺止咳

6. 淫羊藿的功效有（　　）。

　　A. 补肾阳　　　　　　　　B. 强筋骨　　　　　　　　C. 活血补血

　　D. 祛风湿　　　　　　　　E. 散寒止痛

7. 紫苏叶的功效有（　　）。

　　A. 降逆止呕　　　　　　　B. 解表散寒　　　　　　　C. 清热燥湿

　　D. 活血补血　　　　　　　E. 行气和胃

二、填空题

1. 叶类天然药物大多是_____，质地较薄，经过采制、干燥和包装等过程容易_____，观察时常需要_____后展开识别。

2. 淫羊藿为小檗科植物_____、_____、_____或_____的干燥叶。

3. 大青叶为_____科植物_____的干燥叶。

4. 番泻叶为豆科植物_____或_____的干燥小叶。

三、问答题

1. 试述番泻叶的主要鉴别特征、功效与应用。
2. 试述大青叶的主要性状特征、功效与应用。

（余卫强）

同步训练参考答案

一、选择题

二、填空题

第十章　花类天然药物

知识要点 ▶▶

　　花类天然药物的来源、主要性状特征和功效；金银花、红花等重点天然药物的主产地、显微和理化鉴别特征、主要化学成分、应用。

第一节　概　　述

　　花类天然药物通常以完整花、花序或花的某一部分入药。完整花有的是已开放的花（如洋金花、红花），有的是未开放的花蕾（如辛夷、槐米、丁香、金银花）。花序也有用已开放的（如菊花、旋覆花），或用未开放的（如款冬花）。花的某一部分，包括雄蕊（如莲须）、柱头（如西红花）、花粉粒（如蒲黄）、花柱（如玉米须）等。

一、性状鉴定

　　花类天然药物常干缩、破碎，可放入水中浸泡，以便观察其形状。以完整花入药者，应注意观察花托、萼片、花瓣、雄蕊和雌蕊的数目及其着生位置、形状、颜色、被毛与否、气味等；以花序入药者，还需注意花序类别、总苞片或苞片等。当花或花序很小，肉眼不易辨认清楚时，可借助放大镜、解剖镜观察。

二、显微鉴定

　　花类天然药物显微鉴定时，除花梗和膨大花托制作横切片外，一般只制作表面片和粉末片进行观察。

　　1. 花梗和花托

　　花梗组织结构和茎相似。花托个体发育和基本结构很像茎端。花托的形状变化较大，大小和结构因植物种类不同而不一致。

　　2. 苞片

　　基本结构和叶相似。其表皮上的气孔和毛茸为主要鉴别依据。通常叶肉组织分化不明显，多呈海绵组织状。

　　3. 花被

　　花萼和花冠的内部结构和叶相似，由表皮组织、叶肉组织和稍分枝的维管系统组成。

　　（1）花萼　在形态和结构上与叶相似。气孔和毛茸为主要鉴别依据。栅栏组织和海绵组织分化不明显，多呈海绵组织状。

　　（2）花冠　上表皮常呈乳头状或绒毛状，无气孔；下表皮细胞不呈乳头状，细胞壁有时呈波浪状弯曲，偶见气孔和毛茸。相当于叶肉的部位，花冠比花萼更加简化，由数层排列疏松的大型薄壁细胞组成。有的可见分泌组织和贮藏的物质，如丁香有油室，红花有管道状分泌细胞，内贮红棕色物质，金银花含草酸钙簇晶。维管组织不发达，有时只有少数螺纹导管。

4. 雄蕊

（1）花丝　结构简单，角质化的表皮上有毛茸和气孔，有的表皮细胞呈乳突状突起，表皮内常有薄壁细胞。

（2）花药　花药具有两种易于鉴别的结构特征，即花粉囊内壁细胞和花粉粒。其形态结构常为天然药物鉴别的依据（详见第二章第三节相关内容）。

5. 雌蕊

（1）子房　子房壁的结构和叶片相似。子房壁内外均有表皮层，可见毛茸或各种不同形状的突起，在内外表皮之间为薄壁组织，无栅栏组织和海绵组织的分化，有维管束。

（2）花柱　其构造与子房壁相似，最外层是表皮，有时可具有毛茸，如红花。其内方为薄壁组织组成的通道组织。

（3）柱头　柱头表皮细胞常延长成乳头状的突起，如金银花；或分化成毛茸，如番红花；也有不突起的，如洋金花等。

第二节　常用花类天然药物

一、辛夷　Magnoliae Flos

【来源】　本品为木兰科植物望春花 *Magnolia biondii* Pamp. 、玉兰 *M. denudata* Desr. 或武当玉兰 *M. sprengeri* Pamp. 的干燥花蕾。

【产地】　主产于河南、四川、安徽、湖北等地。

【采收加工】　冬末春初花未开放时采收，除去枝梗，阴干。

【性状】

（1）望春花　呈长卵形，似毛笔头，长 1.2～2.5cm，直径 0.8～1.5cm。基部常具短梗，长约 5mm，梗上有类白色点状皮孔。苞片 2～3 层，每层2 片，两层苞片间有小鳞芽，苞片外表面密被灰白色或灰绿色茸毛，内表面类棕色，无毛。花被片 9，棕色，外轮花被片 3，条形，约为内两轮长的 1/4，呈萼片状，内两轮花被片 6，每轮 3，轮状排列。雄蕊和雌蕊多数，螺旋状排列。体轻，质脆。气芳香，味辛凉而稍苦（图 10-1）。

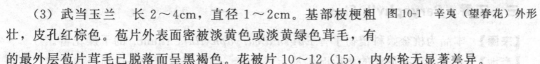

（2）玉兰　长 1.5～3cm，直径 1～1.5cm。基部枝梗较粗壮，皮孔浅棕色。苞片外表面密被灰白色或灰绿色茸毛。花被片 9，内外轮同型。

（3）武当玉兰　长 2～4cm，直径 1～2cm。基部枝梗粗　图 10-1　辛夷（望春花）外形
壮，皮孔红棕色。苞片外表面密被淡黄色或淡黄绿色茸毛，有的最外层苞片茸毛已脱落而呈黑褐色。花被片 10～12（15），内外轮无显著差异。

以完整、紧实、无枝梗、香气浓者为佳。

【化学成分】　含挥发油（1%～5%），主要成分为桉油精、丁香酚等。另含木兰脂素、

辛夷脂素等木脂素类成分。

【功效与应用】 性温，味辛。散风寒，通鼻窍。用于风寒头痛，鼻塞流涕，鼻衄，鼻渊。用量3～10g，包煎。外用适量。

二、槐花 Sophorae Flos

【来源】 本品为豆科植物槐 *Sophora japonica* L. 的干燥花及花蕾。

【产地】 主产河北、山东、河南、辽宁及江苏等地。

【采收加工】 夏季花开放或花蕾形成时采收，及时干燥，除去枝、梗及杂质。前者习称"槐花"，后者习称"槐米"。

【性状】

(1) 槐花 皱缩而卷曲，花瓣多散落。完整者花萼钟状，黄绿色，先端5浅裂；花瓣5，黄色或黄白色，1片较大，近圆形，先端微凹，其余4片长圆形。雄蕊10，其中9个基部连合，花丝细长。雌蕊圆柱形，弯曲。体轻。气微，味微苦（图10-2）。

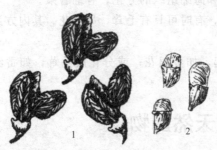

图 10-2 槐的花及花蕾
1—槐花；2—槐米

以花干燥、微开放、整齐不碎、色浅黄、无梗、无杂质者为佳。

(2) 槐米 呈卵形或椭圆形，长2～6mm，直径约2mm。花萼下部有数条纵纹。萼的上方为黄白色未开放的花瓣。花梗细小。体轻，手捻即碎。气微，味微苦涩（图10-2）。

以紧实、粒大、黄绿色者为佳。

【化学成分】 含芸香苷（芦丁）、槲皮素、槐花米甲素等黄酮类成分，另含槐花米乙素、槐花米丙素等甾醇类成分。

【炮制】

(1) 槐花 除去杂质及灰屑。

(2) 炒槐花 取净槐花，照清炒法炒至表面深黄色。

(3) 槐花炭 取净槐花，照炒炭法炒至表面焦褐色。

【功效与应用】 性微寒，味苦。凉血止血，清肝泻火。用于便血，痔血，血痢，崩漏，吐血，衄血，肝热目赤，头痛眩晕。用量5～10g。

【附注】 槐角 为槐的干燥成熟果实。呈连珠状，长1～6cm，直径0.6～1cm。表面黄绿色或黄褐色，皱缩而粗糙，背缝线一侧呈黄色。质柔润，干燥皱缩，易在收缩处折断，断面黄绿色，有黏性。种子1～6粒，肾形，长约8mm，表面光滑，棕黑色，一侧有灰白色圆形种脐；质坚硬，子叶2，黄绿色。果肉气微，味苦，种子嚼之有豆腥气。清热泻火，凉血止血。用于肠热便血，痔肿出血，肝热头痛，眩晕目赤。用量6～9g。

三、丁香 Caryophylli Flos

【来源】 本品为桃金娘科植物丁香 *Eugenia caryophyllata* thunb. 的干燥花蕾。

【产地】 主产于坦桑尼亚的桑给巴尔及斯里兰卡、印度尼西亚、马达加斯加等国。我国海南、广东等地有引种栽培。

【采收加工】 当花蕾由绿色转红时采摘，晒干。

知识链接

丁香的古籍记载

《开宝本草》、《梦溪笔谈》、《诸蕃志》等我国古籍对丁香多有记载。《开宝本草》记载："丁香，二月、八月采。按广州送丁香图，树高丈余，叶似栎叶，花圆细，黄色，凌冬不凋。"《诸蕃志》记载："丁香出大食、阇婆诸国，其状似丁字，因以名之。能辟口气，郎官咀以奏事"。

【性状】 略呈研棒状，长 1~2cm。花冠圆球形，直径 0.3~0.5cm，花瓣 4，覆瓦状抱合，棕褐色或褐黄色，花瓣内为雄蕊和花柱，搓碎后可见众多黄色细粒状的花药。萼筒圆柱状，略扁，有的稍弯曲，长 0.7~1.4cm，直径 0.3~0.6cm，红棕色或棕褐色，上部有 4 枚三角状的萼片，十字状分开。质坚实，富油性。气芳香浓烈，味辛辣、有麻舌感（图 10-3）。

以完整、饱满、红棕色、油性足、气香浓者为佳。

【化学成分】 含挥发油（丁香油）14%~21%，油中主要成分为丁香酚。

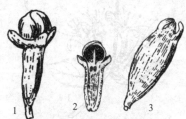

图 10-3 丁香的花蕾与果实
1—花蕾（丁香）；2—花蕾纵切面；
3—果实（母丁香）

【炮制】 除去杂质，筛去灰屑。用时捣碎。

【功效与应用】 性温，味辛。温中降逆，补肾助阳。用于脾胃虚寒，呃逆呕吐，食少吐泻，心腹冷痛，肾虚阳痿。用量 1~3g，内服或研末外敷。不宜与郁金同用。

【附注】 母丁香 为丁香的干燥近成熟果实。呈卵圆形或长椭圆形，长 1.5~3cm，直径 0.5~1cm。表面黄棕色或褐棕色，有细皱纹；顶端有四个宿存萼片向内弯曲成钩状；基部有果梗痕；果皮与种仁可剥离，种仁由两片子叶合抱而成，棕色或暗棕色，显油性，中央具一明显的纵沟；内有胚，呈细杆状。质较硬，难折断。气香，味麻辣。功效与应用和丁香相同，但作用较弱。

四、金银花* Lonicerae Japonicae Flos

【来源】 本品为忍冬科植物忍冬 *Lonicera japonica* Thunb. 的干燥花蕾或带初开的花。

知识链接

金银花名字的来历

"金银花"一名出自《本草纲目》："花初开者，蕊瓣俱色白；经二三日，则色变黄。新旧相参，黄白相映，故乎金银花。"金银花的别名也叫金花、银花、二花、二宝花、双花，取其花的颜色特征而命名。

【植物形态】 为多年生半常绿木质藤本。幼枝密被短柔毛。单叶对生，卵圆形至长卵圆形，全缘；嫩叶两面均被柔毛，老叶上面无毛。花成对腋生；苞片叶状，2 枚；萼筒短小，5 齿裂；花冠初开时白色，后渐变为金黄色，外被毛茸；花冠筒细长，上唇 4 浅裂，下唇狭

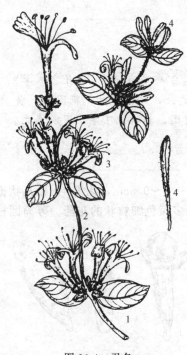

图 10-4 忍冬
1—花枝；2—茎藤；3—花；4—花蕾

而不裂；雄蕊 5，雌蕊 1，伸出花冠外；子房下位。浆果球形，成熟时黑色（图 10-4）。

【产地】 主产河南、山东、河北，均为栽培。以河南省新密市产者最佳，习称"密银花"；山东产者称"东银花"、"济银花"，产量大，质量也较好。

【采收加工】 夏初花开放前采收，干燥。

【性状】 花蕾呈棒状，上粗下细，略弯曲，长 2～3cm，上部直径约 3mm，下部直径约 1.5mm。表面黄白色或绿白色（贮久色渐深），密被短柔毛。偶见叶状苞片。花萼绿色，先端 5 裂，裂片有毛，长约 2mm。开放者花冠筒状，先端二唇形；雄蕊 5 枚，附于筒壁，黄色；雌蕊 1 枚，子房无毛。气清香，味淡、微苦（彩图 40）。

以花蕾多、色浅、肥大、气清香者为佳。

【显微鉴定】 粉末 浅黄色。①腺毛有两种：一种头部类圆形或略扁圆形，6～20 细胞，柄部 2～4 个细胞；另一种头部倒圆锥形，顶端平坦，侧面观 10～33 细胞，柄 1～5 细胞。两者腺头的细胞中均含黄棕色分泌物。②非腺毛大多为单细胞；一种壁薄，长而弯曲，壁疣明显；另一种壁厚，壁疣少或光滑，偶见角质螺纹。③花粉粒类球形，外壁表面有细密短刺及圆形颗粒状雕纹，具 3 个萌发孔。④薄壁细胞中含细小草酸钙簇晶。⑤柱头顶端的表皮细胞呈绒毛状（图 10-5）。

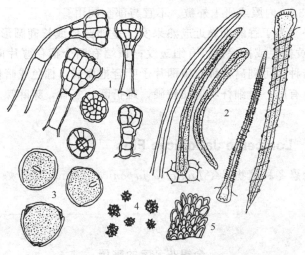

图 10-5 金银花粉末
1—腺毛；2—非腺毛；3—花粉粒；
4—草酸钙簇晶；5—柱头顶端表皮细胞

【化学成分】 含绿原酸、异绿原酸，是金银花抗菌的主要有效成分。黄酮类有木犀草苷、木犀草素等。另含皂苷、挥发油等。

【理化鉴别】 取本品粉末 0.2g，加甲醇 5ml，放置 12 小时，滤过，取滤液作为供试品溶液。另取绿原酸对照品，加甲醇制成每 1ml 含 1mg 的溶液，作为对照品溶液。照薄层色谱法试验，吸取供试品溶液 10～20μl、对照品溶液 10μl，分别点于同一硅胶 H 薄层板上，以乙酸丁酯-甲酸-水（7∶2.5∶2.5）的上层溶液为展开剂，展开，取出，晾干，置紫外光灯（365nm）下检视。供试品色谱中，在与对照品色谱相应的位置上，显相同颜色的荧光斑点。

【**功效与应用**】　性寒，味甘。清热解毒，疏散风热。用于痈肿疔疮，喉痹，丹毒，热毒血痢，风热感冒，温病发热。用量6～15g。

【**附注**】

（1）山银花　为忍冬科植物灰毡毛忍冬 *L. macranthoides* Hand.-Mazz.、红腺忍冬 *L. hypoglauca* Miq.、华南忍冬 *L. confusa* DC. 或黄褐毛忍冬 *L. fulvolomentosa* Hsu et S. C. Cheng 的干燥花蕾或带初开的花。灰毡毛忍冬花蕾呈棒状而稍弯曲，表面绿棕色至黄白色。总花梗集结成簇，开放者花冠裂片不及全长之半。质稍硬，手捏之稍有弹性。气清香。味微苦、甘。红腺忍冬花蕾表面黄白至黄棕色，无毛或疏被毛，萼筒无毛，先端5裂，裂片长三角形，被毛，开放者花冠下唇反转，花柱无毛。华南忍冬萼筒和花冠密被灰白色毛，子房有毛。黄褐毛忍冬花冠表面淡黄棕色或黄棕色，密被黄色茸毛。功效与应用和金银花相同。

（2）忍冬藤　为忍冬的干燥茎枝。呈长圆柱形，多分枝，常缠绕成束，直径1.5～6mm。表面棕红色至暗棕色，有的灰绿色，光滑或被茸毛；外皮易剥落。枝上多节，节间长6～9cm，有残叶和叶痕。质脆，易折断，断面黄白色，中空。气微，老枝味微苦，嫩枝味淡。清热解毒，疏风通络。用于温病发热，热毒血痢，痈肿疮疡，风湿热痹，关节红肿热痛。用量9～30g。

五、红花* Carthami Flos

【**来源**】　本品为菊科植物红花 *Carthamus tinctorius* L. 的干燥花。

【**植物形态**】　一年生草本植物。茎直立，上部多分枝。叶互生，长椭圆形，顶端尖，边缘羽状齿裂，齿端有尖刺，两面无毛，基部抱茎，无柄。头状花序顶生，总苞片数轮；花全为管状花，刚开放时呈黄色，后渐转为橙红色，成熟时深红色；聚药雄蕊；雌蕊1。瘦果椭圆形或卵形，无冠毛或冠毛鳞片状（图10-6）。

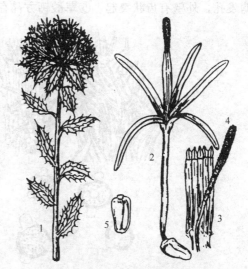

图 10-6　红花原植物
1—花枝；2—花；3—雄蕊；4—柱头；5—果实

👆 知识链接

菊科植物特征

草本，稀木本。有的种类具有乳汁或树脂道，叶互生，少数对生或轮生。花聚成头状花序，外有1层或数层总苞片围绕；花萼退化成冠毛状，鳞片状，刺状或缺；花冠管状，舌状或假舌状等。头状花序中的小花有的全为舌状花（舌状花亚科）；也有的全为管状花或中央为管状花，外围为舌状花（管状花亚科）。聚药雄蕊；子房下位，2心皮1室，1胚珠；瘦果。

【产地】 主产于新疆、云南、甘肃、河南、四川、浙江等地，以新疆产量最大，河南产者质量最优。

【采收加工】 夏季花由黄变红时采摘，阴干或晒干。

【性状】 为不带子房的管状花，长 1～2cm。表面红黄色或红色。花冠筒细长，先端 5 裂，裂片呈狭条形，长 5～8mm；雄蕊 5，花药聚合成筒状，黄白色；柱头长圆柱形，顶端微分叉。质柔软。气微香，味微苦（图 10-7）（彩图 41）。

以色红黄、鲜艳、质柔软者为佳。

【显微鉴定】 粉末 橙黄色。①花冠、花丝、柱头碎片多见，有长管状分泌细胞常位于导管旁，直径约至 66µm，含黄棕色至红棕色分泌物。②花冠裂片顶端表皮细胞外壁突起呈短绒毛状。③柱头和花柱上部表皮细胞分化成圆锥形单细胞毛，先端尖或稍钝。④花粉粒类圆形、椭圆形或橄榄形，直径约至 60µm，具 3 个萌发孔，外壁有齿状突起。⑤草酸钙方晶存在于薄壁细胞中，直径 2～6µm（图 10-8）。

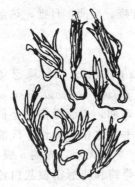

图 10-7 红花

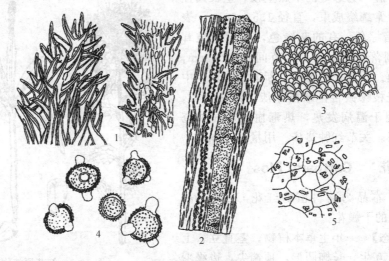

图 10-8 红花粉末

1—柱头及花柱碎片；2—分泌细胞；3—花冠裂片顶端表皮细胞；
4—花粉粒；5—草酸钙方晶

【化学成分】 主要含黄酮类成分，如红花黄色素、羟基红花黄色素 A、红花苷、红花醌苷、槲皮素、山柰素等。另含挥发油、多糖等。

知识链接

红花的染色功能

红花中含有黄色和红色两种色素。其中黄色素溶于水和酸性溶液，常用于食物色素的安全添加剂；而红色素易溶解于碱性水溶液，在中性或弱酸性溶液中会产生沉淀，形成鲜红的色淀沉积在纤维上，使衣物具有一定牢度的红色。

【理化鉴别】 取红花粉末 1g，加稀乙醇 10ml，浸渍。取浸出液，于浸出液内悬挂一滤纸条，5分钟后将滤纸条放在水中，随即取出，滤纸条上部显淡黄色，下部显淡红色。

【功效与应用】 性温，味辛。活血通经，散瘀止痛。用于经闭，痛经，恶露不行，癥瘕痞块，胸痹心痛，瘀滞腹痛，胸胁刺痛，跌扑损伤，疮疡肿痛。用量3～10g。孕妇慎用。

六、菊花 Chrysanthemi Flos

【来源】 本品为菊科植物菊 *Chrysanthemum morifolium* Ramat. 的干燥头状花序。

【产地】 主产安徽、浙江、河南、四川、河北等地。

【采收加工】 9～11月花盛开时分批采收，阴干或焙干，或熏、蒸后晒干。药材按产地和加工方法不同分为："亳菊"，为阴干品，主产于安徽亳州；"滁菊"，为生晒品，主产于安徽滁州；"贡菊"，为烘干品，主产于安徽歙县；"杭菊"，为蒸晒品，主产于浙江桐乡、江苏射阳。

【性状】

(1) 亳菊 呈倒圆锥形或圆筒形，有时稍压扁呈扇形，直径1.5～3cm，离散。总苞碟状；总苞片3～4层，卵形或椭圆形，草质，黄绿色或褐绿色，外面被柔毛，边缘膜质。花托半球形，无托片或托毛。舌状花数层，雌性，位于外围，类白色，劲直，上举，纵向折缩，散生金黄色腺点；管状花多数，两性，位于中央，为舌状花所隐藏，黄色，顶端5齿裂。瘦果不发育，无冠毛。体轻，质柔润，干时松脆。气清香，味甘、微苦（图10-9）。

(2) 滁菊 呈不规则球形或扁球形，直径1.5～2.5cm。舌状花类白色，不规则扭曲，内卷，边缘皱缩，有时可见淡褐色腺点；管状花大多隐藏。

(3) 贡菊 呈扁球形或不规则球形，直径1.5～2.5cm。舌状花白色或类白色，斜升，上部反折，边缘稍内卷而皱缩，通常无腺点；管状花少，外露。

(4) 杭菊 呈碟形或扁球形，直径2.5～4cm，常数个相连成片。舌状花类白色或黄色，平展或微折叠，彼此粘连，通常无腺点；管状花多数，外露（图10-9）。

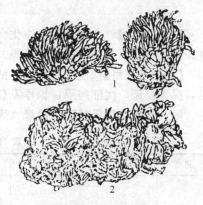

图 10-9 菊花外形
1—亳菊；2—杭菊

均以花序完整、颜色鲜艳、气清香者为佳。

【化学成分】 含挥发油约0.2%，油中主要成分为菊酮、龙脑等；另含绿原酸、木犀草苷、3,5-O-二咖啡酰基奎宁酸。

【功效与应用】 性微寒，味甘、苦。散风清热，平肝明目，清热解毒。用于风热感冒，头痛眩晕，目赤肿痛，眼目昏花，疮痈肿毒。用量5～10g。

【附注】 野菊花 为菊科植物野菊 *C. indicum* L. 的干燥头状花序。呈类球形，直径0.3～1cm，棕黄色。总苞由4～5层苞片组成，外层苞片卵形或条形，外表面中部灰绿色或浅棕色，通常被白毛，边缘膜质；内层苞片长椭圆形，膜质，外表面无毛。总苞基部有的残留总花梗。舌状花1轮，黄色至棕黄色，皱缩卷曲；管状花多数，深黄色。体轻。气芳香，味苦。清热解毒，泻火平肝。用于疔疮痈肿，目赤肿痛，头痛眩晕。用量9～15g。外用适量，煎汤外洗或制膏外涂。

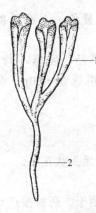

图 10-10　西红花
1—柱头；2—花柱

七、西红花　Croci Stigma

【来源】　本品为鸢尾科植物番红花 *Crocus sativus* L. 的干燥柱头。

【产地】　主产于伊朗、西班牙、意大利、德国、法国、希腊及印度、日本等国。我国上海、江苏、浙江等地有少量栽培。

【采收加工】　10月中旬至11月上旬开花，当花朵呈半开时采摘，阴干。

【性状】　呈线形，三分枝，长约3cm。暗红色，上部较宽而略扁平，顶端边缘显不整齐的齿状，内侧有一短裂隙，下端有时残留一小段黄色花柱。体轻，质松软，无油润光泽，干燥后质脆易断。气特异，微有刺激性，味微苦（图10-10）。

以柱头色暗红、黄色花柱少者为佳。

知识链接

西红花水试鉴别

取本品浸水中，可见橙黄色成直线下降，并逐渐扩散，水被染成黄色，无沉淀。柱头呈喇叭状，有短缝；在短时间内，用针拨之不破碎。

【化学成分】　含胡萝卜素类化合物约2%，主要为西红花苷Ⅰ、西红花苷Ⅱ、西红花苷Ⅲ、西红花苷Ⅳ、西红花二甲酯等。另含挥发油0.4%～1.3%。

【功效与应用】　性平，味甘。活血化瘀，凉血解毒，解郁安神。用于经闭癥瘕，产后瘀阻，温毒发斑，忧郁痞闷，惊悸发狂。用量1～3g，煎服或沸水泡服。孕妇慎用。

附　其他花类天然药物简表（表10-1）

表 10-1　其他花类天然药物简表

药名	来源	主要性状特征	功效
洋金花	茄科植物白花曼陀罗 *Darura metel* L. 的干燥花	多皱缩成条状。花萼呈筒状，长为花冠的2/5，灰绿色或灰黄色，先端5裂，基部具纵脉纹5条，表面微有茸毛；花冠呈喇叭状，淡黄色或黄棕色，先端5浅裂，裂片有短尖，短尖下有明显的纵脉纹3条，两裂片之间微凹；雄蕊5，花丝贴生于花冠筒内，长为花冠的3/4；雌蕊1，柱头棒状。烘干品质柔韧，气特异；晒干品质脆，气微，味微苦	平喘止咳，解痉定痛
旋覆花	菊科植物旋覆花 *Inula japonica* Thunb. 或欧亚旋覆花 *I. britannica* L. 的干燥头状花序	呈扁球形或类球形。总苞由多数苞片组成，苞片披针形或条形，灰黄色；总苞基部有时残留花梗，苞片及花梗表面被白色茸毛；舌状花1列，黄色，多卷曲，常脱落；管状花多数，棕黄色；子房顶端有多数白色冠毛。有的可见椭圆形小瘦果。体轻，易散碎。气微，味微苦	降气，消痰，行水，止呕
款冬花	菊科植物款冬 *Tussilago farfara* L. 的干燥花蕾	呈长圆棒状。单生或2～3个基部连生。上端较粗，下端渐细或带有短梗，外面被有多数鱼鳞状苞片。苞片外表面紫红色或淡红色，内表面密被白色絮状茸毛。体轻，撕开后可见白色茸毛。气香，味微苦而辛	润肺下气，止咳化痰

药名	来源	主要性状特征	功效
蒲黄	香蒲科植物水烛香蒲 *Typha angustifolia* L.、东方香蒲 *T. orientalis* Presl 或同属植物的干燥花粉	为黄色粉末。体轻,放水中则漂浮水面,手捻有滑腻感,易附着手指上。气微,味淡	止血,化瘀,通淋

同步训练

一、选择题

（一）A 型题（单项选择题）

1. 属于豆科植物的天然药物是（　　）。
   A. 辛夷　　　　　　　　　B. 槐花　　　　　　　　　C. 杜仲
   D. 通草　　　　　　　　　E. 丁香

2. 辛夷的主要功效是（　　）。
   A. 强筋骨,祛风湿　　　　B. 清肺降火　　　　　　　C. 清热化湿
   D. 散风寒,通鼻窍　　　　E. 消食化积

3. 西红花的入药部位是（　　）。
   A. 雄蕊　　　　　　　　　B. 柱头　　　　　　　　　C. 花粉粒
   D. 花序　　　　　　　　　E. 花蕾

4. 属于桃金娘科植物的天然药物是（　　）。
   A. 金银花　　　　　　　　B. 厚朴　　　　　　　　　C. 菊花
   D. 丁香　　　　　　　　　E. 秦皮

5. 花蕾呈长卵形、似毛笔头的天然药物是（　　）。
   A. 辛夷　　　　　　　　　B. 杜仲　　　　　　　　　C. 槐花
   D. 通草　　　　　　　　　E. 丁香

6. 属于忍冬科植物的天然药物是（　　）。
   A. 红花　　　　　　　　　B. 菊花　　　　　　　　　C. 杜仲
   D. 槐花　　　　　　　　　E. 金银花

7. 属于鸢尾科植物的天然药物是（　　）。
   A. 辛夷　　　　　　　　　B. 槐花　　　　　　　　　C. 菊花
   D. 西红花　　　　　　　　E. 蒲黄

8. 属于木兰科植物的天然药物是（　　）。
   A. 红花　　　　　　　　　B. 菊花　　　　　　　　　C. 辛夷
   D. 西红花　　　　　　　　E. 洋金花

（二）X 型题（多项选择题）

1. 以未开放的花蕾入药的有（　　）。
   A. 金银花　　　　　　　　B. 丁香　　　　　　　　　C. 槐米
   D. 西红花　　　　　　　　E. 辛夷

2. 红花的性状特征为（　　）。
   A. 表面红黄色或红色
   B. 花冠筒细长,先端 5 裂,裂片呈狭条形

    C. 气微香，味微苦

    D. 雄蕊 5，花药聚合成筒状，黄白色

    E. 柱头长圆柱形，顶端微分叉

3. 金银花的性状特征为（   ）。

    A. 呈棒状，上粗下细，略弯曲

    B. 表面黄白色或绿白色

    C. 雌蕊 5 枚，子房无毛

    D. 花萼绿色，先端 5 裂，裂片有毛

    E. 气清香，味淡、微甘

4. 西红花的性状特征有（   ）。

    A. 呈线形，三分枝

    B. 上部较宽而略扁平

    C. 顶端边缘显不整齐的齿状

    D. 下端有时残留一小段黄色花柱

    E. 气香浓烈，味甜、辣

5. 红花粉末的显微特征有（   ）。

    A. 有长管状分泌细胞常位于导管旁

    B. 草酸钙方晶存在于薄壁细胞中

    C. 花粉粒具 3 个萌发孔，外壁有齿状突起

    D. 花冠裂片顶端表皮细胞外壁突起呈短绒毛状

    E. 花粉粒类圆形、椭圆形或橄榄形

6. 属于菊科植物的天然药物是（   ）。

    A. 金银花   B. 红花   C. 菊花

    D. 西红花   E. 野菊花

7. 西红花的功效有（   ）。

    A. 活血化瘀   B. 凉血解毒   C. 解郁安神

    D. 解毒疗疮   E. 清热燥湿

8. 菊花的功效有（   ）。

    A. 补火助阳   B. 平肝明目   C. 活血补血

    D. 清热解毒   E. 散风清热

二、填空题

1. 辛夷为木兰科植物_____、_____或_____的干燥花蕾。

2. 金银花为忍冬科植物忍冬的_____或_____。

3. 菊花药材按产地和加工方法不同分为_____、_____、_____、_____。

4. 西红花为_____科植物番红花的_____。

5. 菊花为_____科植物菊的_____。

三、问答题

1. 试述金银花的主要性状特征、显微特征和功效与应用。

2. 比较红花和西红花的来源、主要性状特征和功效与应用。

3. 试述红花的显微特征和理化鉴别。

（余卫强）

同步训练参考答案

一、选择题

二、填空题

第十一章　果实与种子类天然药物

 知识要点 ▶▶

　　果实与种子类天然药物的来源、主要性状特征和功效；五味子、苦杏仁、小茴香、马钱子等重点天然药物的主产地、显微和理化鉴别特征、主要化学成分、应用。

第一节　概　　述

　　果实与种子类天然药物是指以植物的果实或种子为药用部位的一类天然药物。在商品药材中两者并未严格区分，大多数是果实与种子一起入药，如栀子、枸杞子等；少数用种子，但以果实的形式贮存、销售，临用时再剥去果皮，如砂仁。这两类天然药物关系密切，但外形和组织构造又有区别，故列入一章，分别概述。

一、果实类天然药物

　　果实类天然药物是采用完全成熟或将近成熟的果实。少数为完整果穗，如桑椹。多数为完整的果实，如五味子、乌梅。有的为果实的一部分，如山茱萸为果肉；大腹皮为果皮；丝瓜络为中果皮部分的维管束；柿蒂为果实上的宿萼；甜瓜蒂为带有部分果皮的果柄。

　　（一）性状鉴定

　　通常观察其形状、大小、颜色、顶端、基部、表面、质地、破断面及气味等。其中形状、表面、破断面、气味等是鉴别的重点。果实类天然药物常呈类球形、长椭圆形，如五味子、山楂等；有的呈半球形或半椭圆形，如枳壳、木瓜等；有的呈不规则多角形，如八角茴香。表面常有各种纹理、皱纹或光泽；有的具凹下的油点，如吴茱萸；有的具隆起的棱线，如小茴香；或具纵直的棱角，如使君子；顶端常有花柱基，基部残留果梗或果梗痕；有的具宿萼或花被，如蔓荆子、地肤子。

　　一些果实类天然药物常具有特殊的气味。如枳壳、吴茱萸等具有香气、枸杞子味甜、鸦胆子味极苦、乌梅味极酸等。剧毒天然药物如巴豆、马钱子等，则不宜轻易口尝。

　　（二）显微鉴定

　　果实由果皮及种子组成，果皮的构造包括外果皮、中果皮及内果皮三部分。

1. 外果皮

外果皮与叶的下表皮相当。常为一列表皮细胞，外被角质层或蜡被，偶有气孔或毛茸。有的表皮细胞中含有色素物质，如花椒；有的表皮细胞间嵌有油细胞，如五味子。

2. 中果皮

中果皮与叶肉组织相当，有维管束分布，有的含石细胞、纤维，如连翘、马兜铃等；有的含油细胞或油室或油管，如陈皮、小茴香、花椒等。

3. 内果皮

内果皮与叶的上表皮相当，多由1层薄壁细胞排列组成，有的具有多层石细胞，如核果的内果皮由多层石细胞组成；有的内果皮由多数的5～8个长短不等的扁平细胞镶嵌状排列，如伞形科植物。

二、种子类天然药物

种子类天然药物是采用成熟种子入药。多数为完整的种子，少数为种子的一部分，如龙眼肉为假种皮、绿豆衣为种皮、肉豆蔻为除去种皮的种仁、莲子心为除去子叶的胚。

（一）性状鉴定

注意观察种子的形状、大小、颜色、表面纹理、种脐、合点和种脊的位置及形态，以及质地、纵横剖面、气和味等。

形状大多呈不规则圆球形、类圆球形或扁圆球形，少数种子呈梭形、纺锤形或心形。种皮的表面常有各种纹理；通常可见合点、种脐和种脊，少数种子还有种阜存在。种皮内为种仁部分，有的种子具发达的胚乳，也有无胚乳而其子叶特别肥厚。有的种子遇水显黏性。

（二）显微鉴定

种子的构造包括种皮、胚乳和胚三个部分，主要鉴别特征为种皮。

1. 种皮

多数种子只有一层种皮，也有两层种皮的，即有内、外种皮的区分。种皮结构复杂，由以下一种或数种组织构成。

（1）表皮层　位于种皮的最外层，通常是由一层薄壁细胞组成。有的细胞含色素或充满黏液质；有的种皮表皮细胞单独或成群地散列着石细胞；有的种皮表皮全由石细胞组成；有的表皮细胞部分或全部分化成非腺毛；有的表皮细胞成为狭长的栅栏细胞。

（2）栅状细胞层　有的种子的表皮下方有1层或2～3层狭长的柱状细胞组成，壁多木化增厚，如决明子；有的在栅栏细胞的外缘处，可见一条折光率较强的光辉带，如牵牛。

（3）油细胞层　有的种子在表皮层下有数层内贮挥发油的细胞，如砂仁、益智等。

（4）色素层　有的种皮表皮层含色素物质，使种子具不同颜色。有的种子的内层细胞或种皮细胞中也含色素物质，如白豆蔻等。

（5）石细胞层　除种子的表皮层有时有石细胞外，也有表皮的内层或种皮的最内层为石细胞，如栝楼、白豆蔻等。

2. 胚

胚的各部分是由薄壁细胞组成，含有淀粉粒、糊粉粒和脂肪油。不同类型的糊粉粒形态、大小也常有不同。有时有小簇晶存在，有的种子的子叶含有分泌腔和草酸钙簇晶，是种子类天然药物重要的鉴别依据。

3. 胚乳

由贮存大量的脂肪油和糊粉粒的薄壁细胞组成，有时细胞中也含淀粉粒。胚乳细胞中有时含草酸钙晶体，有时糊粉粒中也有小簇晶存在，如小茴香等。少数种子有发达的外胚乳，也有少数种子的种皮内层和外胚乳常插入胚乳中形成错入组织，如槟榔等。也有少数种子的外胚乳内层细胞向内伸入，与类白色的胚乳交错形成错入组织，如肉豆蔻等。

第二节　果实种子类天然药物

一、五味子* Schisandrae Chinensis Fructus

【来源】　本品为木兰科植物五味子 *Schisandra chinensis*（Turcz.）Baill. 的干燥成熟果实。习称"北五味子"。

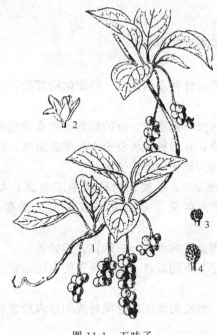

知识链接

五味子的本草记载

始载于《神农本草经》，列为上品。唐·《新修本草》载："五味，皮肉甘酸，核中辛苦，都有咸味，此则五味具也。"《本草纲目》载："五味今有南北之分，南产者色红，北产者色黑，入滋补药必用北产者乃良。"

【植物形态】　落叶木质藤本。单叶于幼枝上互生，于老茎的短枝上簇生；叶片广椭圆形或倒卵形，长 5～10cm，宽 2～5cm，先端急尖或渐尖，基部楔形，边缘疏生细齿。花单性异株，单生或簇生于叶腋，有长柄，下垂；花被片 6～9，乳白色或粉红色；雄花雄蕊 4～6；雌花心皮 17～40，覆瓦状排列于花托上，花后花托显著延长，果熟时呈穗状聚合果。浆果球形，肉质，深红色。花期 5～7 月，果期7～9 月（图 11-1）。

【产地】　主产于辽宁、吉林、黑龙江等地，河北亦产。

【采收加工】　秋季果实成熟时采摘，晒干或蒸后晒干，除去果梗和杂质。

【性状】　呈皱缩不规则的圆球形或扁球形，直径 5～8mm。表面紫红色或暗红色，显油性或出现"白霜"。果肉柔软。种子 1～2 粒，呈肾形，长 4～5mm，宽 3～4mm，表面棕黄色，有光泽，种皮薄而脆。果肉气微，味酸，种子破碎后，有香气，味辛、微苦（图 11-2）（彩图 42）。

图 11-1　五味子
1—植株一部分；2—花；3—雄蕊；4—雌蕊

以粒大、果皮紫红、肉厚、柔润者为佳。

【显微特征】

（1）横切面　外果皮为 1 列方形或长方形细胞，壁稍厚，外被角质层，散有油细胞；中果皮有 10 余列薄壁细胞，含淀粉粒，散有小型外韧型维管束；内果皮为 1 列小方形薄壁细胞。种皮最外层为 1 列径向延长的石细胞，壁厚，纹孔及孔沟细密；其下为数列类圆形、三

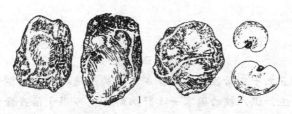

图 11-2　五味子药材
1—果实；2—种子

角形或多角形石细胞，纹孔较大；石细胞层下为数列薄壁细胞，种脊部位有维管束；油细胞层为 1 列长方形细胞，含棕黄色油滴；再下为 3～5 列小型细胞；种皮内表皮为 1 列小细胞，壁稍厚，胚乳细胞含脂肪油滴及糊粉粒（图 11-3）。

（2）粉末　暗紫色。①种皮表皮石细胞表面观呈多角形或长多角形，直径 18～50μm，壁厚，孔沟极细密，胞腔内含深棕色物。②种皮内层石细胞呈多角形、类圆形或不规则形，直径约至 83μm，壁稍厚，纹孔较大。③果皮表皮细胞表面观类多角形，垂周壁略呈连珠状增厚，表面有角质线纹；表皮中散有油细胞。④中果皮细胞皱缩，含暗棕色物，并含淀粉粒。⑤胚乳细胞多角形，壁薄，内含脂肪油和糊粉粒（图 11-4）。

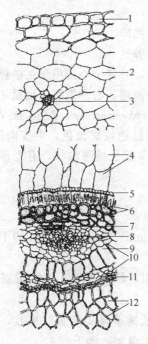

图 11-3　五味子横切面
1—外果皮；2—中果皮；3—维管束；4—中果皮
薄壁细胞；5—内果皮；6—种皮石细胞；7—纤维
束；8—种脊纤维束；9—油细胞；10—薄壁细胞；
11—种皮内表皮细胞；12—胚乳组织

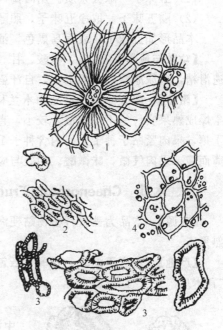

图 11-4　五味子粉末显微特征
1—果皮碎片（示油细胞、角质线纹）；
2—种皮外层石细胞；3—种皮内
层石细胞；4—胚乳细胞

【化学成分】　含多种木脂素类化合物，主要为五味子素（五味子醇甲）、γ-五味子素、去氧五味子素（五味子甲素）、戈米辛 A～H 等。

种子含挥发油 2%，果肉含挥发油 0.3%。尚含多种有机酸、维生素 C 等。

👆 知识链接

双 环 醇

双环醇是通过五味子中活性产物的合成与结构改造研发出的国家一类新药，也是我国第一个拥有自主知识产权的国家一类肝病新药。可用于治疗慢性肝炎所致的氨基转移酶升高，具有明显的肝细胞保护作用和一定的抗肝炎病毒作用。

【理化鉴别】 取本品粉末 1g，加三氯甲烷 20ml，置水浴上加热回流 30 分钟，滤过，滤液蒸干，残渣加三氯甲烷 1ml 使溶解，作为供试品溶液。另取五味子对照药材 1g，同法制成对照药材溶液。再取五味子甲素对照品，加三氯甲烷制成每 1ml 含 1mg 的溶液，作为对照品溶液。吸取上述三种溶液各 2μl 分别点于同一硅胶 GF$_{254}$ 薄层板上，以石油醚（30～60℃）-甲酸乙酯-甲酸（15：5：1）的上层溶液为展开剂，展开，取出，晾干，置紫外光灯（254nm）下检视。供试品色谱中，在与对照药材和对照品色谱相应的位置上，显相同颜色的斑点。

【炮制】

（1）五味子 除去杂质。用时捣碎。

（2）醋五味子 取净五味子，照醋蒸法蒸至黑色。用时捣碎。

本品形如五味子，表面乌黑色，油润，稍有光泽，有醋香气。

【功效与应用】 性温，味酸、甘。收敛固涩，益气生津，补肾宁心。用于久咳虚喘，梦遗滑精，遗尿尿频，久泻不止，自汗盗汗，津伤口渴，内热消渴，心悸失眠。用量 2～6g。

【附注】 南五味子 本品为木兰科植物华中五味子 *S. sphenantthera* Rehd. et Wils. 的干燥成熟果实。呈不规则形，较小，直径 2～5mm。表面暗红色或棕褐色，果皮肉质较薄，干瘪，果肉紧贴于种子上。内含种子 1～2 粒，稍小，表面黄棕色呈颗粒状，有光泽，种皮薄而脆。果肉气微，味微酸。功效与应用同五味子。

二、木瓜　Chaenomelis Fructus

【来源】 本品为蔷薇科植物贴梗海棠 *Chaenomeles speciosa*（Sweet）Nakai 的干燥近成熟果实。

【产地】 主产于湖北、安徽、云南、浙江、重庆、四川、陕西等地。以安徽宣城产的"宣木瓜"最为有名。

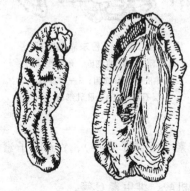

图 11-5　木瓜

【采收加工】 夏、秋两季果实绿黄时采收，置沸水中烫至外皮灰白色，对半纵剖，晒干。

【性状】 长圆形，多纵剖成两半，长 4～9cm，宽 2～5cm，厚 1～2.5cm。外表面紫红色或红棕色，有不规则的深皱纹；剖面边缘向内卷曲，果肉红棕色，中心部分凹陷，棕黄色；种子扁长三角形，多脱落。质坚硬。气微清香，味酸（图 11-5）。

【化学成分】 果实含齐墩果酸、熊果酸，以及皂苷、黄酮类和苹果酸、酒石酸、枸橼酸等大量有机酸。

【炮制】 洗净，润透或蒸透后切薄片，晒干。

本品呈类月牙形薄片。外表紫红色或棕红色，有不规则的深皱纹。切面棕红色。气微清香，味酸。

【功效与主治】 性温，味酸。舒筋活络，和胃化湿。用于湿痹拘挛，腰膝关节酸重疼痛，暑湿吐泻，转筋挛痛，脚气水肿。用量 6～9g。

三、山楂 Crataegi Fructs

【来源】 本品为蔷薇科植物山里红 *Crataegus pinnatifida* Bge. *var. major* N. E. Br. 或山楂 *C. pinnatifida* Bge. 的干燥成熟果实。

【产地】 主产于山东、河南、河北、山西、辽宁等地。

【采收加工】 秋季果实成熟时采收，切片，干燥。

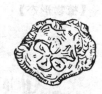

【性状】 呈圆形片，皱缩不平，直径 1～2.5cm，厚 0.2～0.4cm。外皮红色，具皱纹，有灰白色小斑点。果肉深黄色至浅棕色。中部横切片具 5 粒浅黄色果核，但核多脱落而中空。有的片上可见短而细的果梗或花萼残迹。气微清香，味酸、微甜（图 11-6）。

以片大、肉厚、皮红、核少者为佳。

【化学成分】 有机酸类：熊果酸、齐墩果酸等三萜类成分；枸橼酸、山楂酸等其他酸类成分。黄酮类：金丝桃苷、槲皮素、牡荆素等。

图 11-6 山楂

【炮制】

(1) 净山楂 除去杂质及脱落的核。

(2) 炒山楂 取净山楂，照清炒法炒至色变深。

本品形如山楂片，果肉黄褐色，偶见焦斑。气清香，味酸、微甜。

(3) 焦山楂 取净山楂，照清炒法炒至表面焦褐色，内部黄褐色。

本品形如山楂片，表面焦褐色，内部黄褐色。有焦香气。

【功效与应用】 性微温，味酸、甘。消食健胃，行气散瘀，化浊降脂。用于肉食积滞，胃脘胀满，泻痢腹痛，瘀血经闭，产后瘀阻，心腹刺痛，胸痹心痛，疝气疼痛，高脂血症。焦山楂消食导滞作用增强。用于肉食积滞，泻痢不爽。用量 9～12g。

【附注】

(1) 南山楂 为蔷薇科植物野山楂 *Crataegus cuneata* Sieb. Et Zucc. 的成熟果实。呈类圆球形或扁球形，个较小，直径 0.8～1.2cm，表面黄色或棕红色，有细皱纹及小斑点。顶端有宿存花萼，基部有果柄痕，皮坚硬，不易破碎，果肉薄，棕红色，有 3～5 粒种子，种子内侧两面平滑。气微，味酸涩。药材常切成半圆形或压成扁平破裂状。

(2) 山楂叶 为山里红或山楂的干燥叶。多已破碎，完整者展开后呈宽卵形，绿色至棕黄色，先端渐尖，基部宽楔形，具 2～6 羽状裂片，边缘具尖锐重锯齿。气微，味涩、微苦。活血化瘀，理气通脉，化浊降脂。用于气滞血瘀，胸痹心痛，胸闷憋气．心悸健忘，眩晕耳鸣，高脂血症。

四、苦杏仁 * Armeniacae Semen Amarum

【来源】 本品为蔷薇科植物山杏 *Prunus armeniaca* L. var. ansu Maxim、西伯利亚杏 *P. sibirica* L. 、东北杏 *P. mandshurica*（Maxim.）Koehne 或杏 *P. armeniaca* L. 的干燥成熟种子。

知识链接

蔷薇科植物特征

　　草本、灌木或乔木。单叶或复叶，多互生，常具托叶。花两性，辐射对称，单生或排成伞房、圆锥等花序；花托凸起、平展或下凹；花萼下部与花托愈合成盘状、杯状、坛状、壶状的萼筒；萼片、花瓣多各为 5，雄蕊常多数；子房上位或下位。菁葖果、瘦果、核果或梨果。

【植物形态】

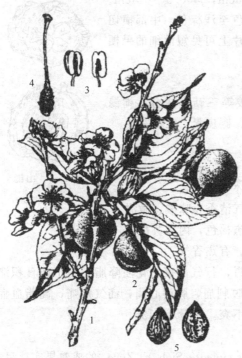

图 11-7　杏
1—花枝；2—果枝；3—雄蕊；4—雌蕊；5—种子

　　(1) 山杏　落叶乔木，高达 10m，树皮暗灰色。单叶互生，叶片广卵形或宽椭圆形，先端长渐尖，基部楔形，边缘具细锯齿，无毛或下面微被毛；花常 2 朵并生，先叶开放，粉红色。核果近球形，直径约 2cm，侧面有一浅沟，熟时红色，果肉薄，果核具网纹，边缘薄而锐；种子 1 枚，扁心形，味苦。花期 3～4 月，果期 4～6 月。

　　(2) 西伯利亚杏　落叶灌木或小乔木，高 2～5m；叶片卵形，基部圆形或阔楔形；花单生或 2 朵并生，白色或粉红色；核果近球形，成熟时黄色带红晕，果核粗糙，两侧外展而锐利。

　　(3) 东北杏　高大乔木，高达 15m；叶缘有粗而深的重锯齿；花通常单生，偶有 2 朵并生，白色；核果扁圆形，果核粗糙，两侧扁平。

　　(4) 杏　落叶乔木，高达 10m；叶片卵圆形，先端微尖，基部楔形或近截形；核果心状卵圆形，黄色。果肉多汁，果核平滑，两侧各有 1 棱（图 11-7）。

【产地】　主产于河北、山西、河南、陕西、辽宁、吉林等地。

【采收加工】　夏季采收成熟果实，除去果肉和核壳，取出种子，晒干。

【性状】　呈扁心形，长 1～1.9cm，宽 0.8～1.5cm，厚 0.5～0.8cm。表面黄棕色至深棕色，一端尖，另端钝圆，肥厚，左右不对称，尖端一侧有短线形种脐，圆端合点处向上具多数深棕色的脉纹。种皮薄，子叶 2，乳白色，富油性。气微，味苦（图 11-8）（彩图 43）。

【显微特征】

　　(1) 横切面　种皮表皮细胞 1 列，间有近圆形橙黄色石细胞，常单个或 3～5 个成群，突出表皮外，埋于表皮的部分有大的纹孔。表皮下为多列薄壁细胞，有小型维管束。外胚乳为 1 列颓废细胞，内胚乳细胞含糊粉粒及脂肪油。子叶薄壁细胞亦含糊粉粒及脂肪油（图 11-9）。

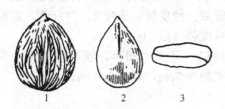

图 11-8 苦杏仁
1—全形；2—纵切面；3—横断面

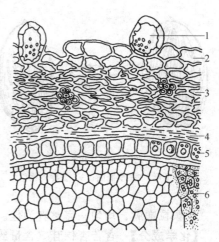

图 11-9 苦杏仁横切面
1—石细胞；2—表皮；3—薄壁细胞；
4—外胚乳；5—内胚乳；6—子叶细胞

（2）山杏种子粉末 黄白色。①种皮石细胞单个散在或数个成群，淡黄色或黄棕色，表面观呈类圆形、类多角形，纹孔大而密；侧面观多呈类贝壳形、卵圆形或类圆形，底部较宽，18～60μm，层纹无或少见，孔沟甚密；上部壁厚 5～10μm，层纹明显，孔沟少。②种皮外表皮薄壁细胞黄棕色或棕色，多皱缩，细胞界限不清，常与石细胞相连。③子叶细胞含糊粉粒及油滴，较大的糊粉粒中有细小的草酸钙簇晶，直径 2～6μm。④内胚乳细胞多角形，常有糊粉粒及油滴。⑤螺纹导管偶见。

【化学成分】 含苦杏仁苷约 3％，脂肪油约 50％，并含苦杏仁酶等。

【理化鉴别】 取本品数粒，捣碎，置试管中，加水数滴使湿润，试管中悬挂一条在碳酸钠溶液中湿润的三硝基苯酚试纸条，用软木塞塞紧，置温水浴中，10 分钟后，试纸显砖红色（苦味酸钠反应）。

【炮制】

（1）苦杏仁 用时捣碎。

（2）燀苦杏仁 取净苦杏仁，照燀法去皮。用时捣碎。

本品呈扁心形。表面乳白色或黄白色，一端尖，另端钝圆，肥厚，左右不对称，富油性。有特异的香气，味苦。

（3）炒苦杏仁 取燀苦杏仁，照清炒法炒至黄色。用时捣碎。

【功效与应用】 性微温，味苦；有小毒。降气止咳平喘，润肠通便。用于咳嗽气喘，胸满痰多，肠燥便秘。用量 5～10g，生品入煎剂后下。内服不宜过量，以免中毒。

【附注】 甜杏仁 为杏、山杏等的栽培品种味淡的种子。与苦杏仁外形相似，但形体较大，基部略对称，子叶结合面常不显空隙，苦杏仁苷含量约为 0.17％、脂肪油 40％～60％。止咳作用较弱，具润肠通便作用。北方多作副食品用。

五、桃仁 Persicae Semen

【来源】 本品为蔷薇科植物桃 *Prunus persica* （L.）Batsch 或山桃 *P. davidiana* （Carr.）Franch. 的干燥成熟种子。

【产地】 主产于山东、山西、河北、河南、甘肃、辽宁等地。

【采收加工】 果实成熟后采收，除去果肉和核壳，取出种子，晒干。

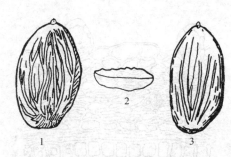

图 11-10 桃仁

1—全形；2—横断面；3—去种皮桃仁

【性状】

(1) 桃仁 呈扁长卵形，长 1.2～1.8cm，宽 0.8～1.2cm，厚 0.2～0.4cm。表面黄棕色至红棕色，密布颗粒状突起。一端尖，中部膨大，另端钝圆稍偏斜，边缘较薄。尖端一侧有短线形种脐，圆端有颜色略深不甚明显的合点，自合点处散出多数纵向维管束。种皮薄，子叶 2，类白色，富油性。气微，味微苦（图 11-10）。

(2) 山桃仁 呈类卵圆形，较小而肥厚，长约 0.9cm，宽约 0.7cm，厚约 0.5cm。

以颗粒饱满、均匀、完整者为佳。

【化学成分】 含苦杏仁苷，含量约为苦杏仁的 1/2。并含苦杏仁酶及多量脂肪油。

【炮制】

(1) 桃仁 除去杂质。用时捣碎。

(2) 燀桃仁 取净桃仁，照燀法去皮。用时捣碎。

本品呈扁长卵形，长 1.2～1.8cm，宽 0.8～1.2cm，厚 0.2～0.4cm。表面浅黄白色，一端尖，中部膨大，另端钝圆稍偏斜，边缘较薄。子叶 2，富油性。气微香，味微苦。

(3) 燀山桃仁 呈类卵圆形，较小而肥厚，长约 1cm，宽约 0.7cm，厚约 0.5cm。

(4) 炒桃仁 取燀桃仁，照清炒法炒至黄色。用时捣碎。

本品呈扁长卵形，长 1.2～1.8cm，宽 0.8～1.2cm，厚 0.2～0.4cm。表面黄色至棕黄色，可见焦斑。一端尖，中部膨大，另端钝圆稍偏斜，边缘较薄。子叶 2，富油性。气微香，味微苦。

(5) 炒山桃仁 2 枚子叶多分离，完整者呈类卵圆形，较小而肥厚。长约 1cm，宽约 0.7cm，厚约 0.5cm。

【功效与应用】 性平，味苦、甘。活血祛瘀，润肠通便，止咳平喘。用于经闭痛经，癥瘕痞块，肺痈肠痈，跌扑损伤，肠燥便秘，咳嗽气喘。用量 5～10g。孕妇慎用。

六、决明子 Cassiae Semen

【来源】 本品为豆科植物决明 *Cassia obtusifolia* L. 或小决明 *C. tora* L. 的干燥成熟种子。

【产地】 主产于河南、河北、湖北、广西、安徽、四川等地。全国大部分地区均有栽培。

【采收加工】 秋季采收成熟果实，晒干，打下种子，除去杂质。

【性状】

(1) 决明 略呈菱方形或短圆柱形，两端平行倾斜，长 3～7mm，宽 2～4mm。表面绿棕色或暗棕色，平滑有光泽。一端较平坦，另端斜尖，背腹面各有 1 条突起的棱线，棱线两侧各有 1 条斜向对称而色较浅的线形凹纹。质坚硬，不易破碎。种皮薄，子叶 2，黄色，呈"S"形折曲并重叠。气微，味微苦。

(2) 小决明 呈短圆柱形，较小，长 3～5mm，宽 2～3mm。表面棱线两侧各有 1 片宽广的浅黄棕色带。

【化学成分】 含蒽醌衍生物大黄酚、大黄素、大黄素甲醚、芦荟大黄素、决明素、橙黄决明素等。

【炮制】

（1）决明子　除去杂质，洗净，干燥。用时捣碎。

（2）炒决明子　取净决明子，照清炒法炒至微鼓起、有香气。用时捣碎。

本品形如决明子，微鼓起，表面绿褐色或暗棕色，偶见焦斑。微有香气。

【功效与应用】　性微寒，味甘、苦、咸。清热明目，润肠通便。用于目赤涩痛，羞明多泪，头痛眩晕，目暗不明，大便秘结。用量9～15g。

七、枳壳　Aurantii Fructus

【来源】　本品为芸香科植物酸橙 *Citrus aurantium* L. 及其栽培变种的干燥未成熟果实。

【产地】　主产于江西、湖南、重庆、湖北、四川、浙江等地。

【采收加工】　7月果皮尚绿时采收，自中部横切为两半，晒干或低温干燥。

【性状】　呈半球形，直径3～5cm。外果皮棕褐色至褐色，有颗粒状突起，突起的顶端有凹点状油室；有明显的花柱残迹或果梗痕。切面中果皮黄白色，光滑而稍隆起，厚0.4～1.3cm，边缘散有1～2列油室，瓤囊7～12瓣，少数至15瓣，汁囊干缩呈棕色至棕褐色，内藏种子。质坚硬，不易折断。气清香，味苦、微酸。（图11-11）

以外皮绿褐、个大、果肉厚、质坚硬、香气浓者为佳。

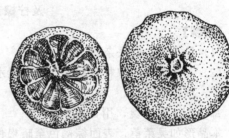

图11-11　枳壳

【化学成分】　外层果皮含挥发油1.5%～2.5%，油中主要含有右旋柠檬烯（约90%）。另含黄酮类，主要有柚皮柑、橙皮苷、新橙皮苷等。生物碱类主要有辛弗林、N-甲基酪胺等。

【炮制】

（1）枳壳　除去杂质，洗净，润透，切薄片，干燥后筛去碎落的瓤核。

本品呈不规则弧状条形薄片。切面外果皮棕褐色至褐色，中果皮黄白色至黄棕色，近外缘有1～2列点状油室，内侧有的有少量紫褐色瓤囊。

（2）麸炒枳壳　取枳壳片，照麸炒法炒至色变深。

本品形如枳壳片，色较深，偶有焦斑。

【功效与应用】　性微寒，味苦、辛、酸。理气宽中，行滞消胀。用于胸胁气滞，胀满疼痛，食积不化，痰饮内停，脏器下垂。用量3～10g。孕妇慎用。

【附注】

（1）酸橙栽培变种主要有黄皮酸橙 *C. aurantium* 'Huangpi'、代代花 *C. aurantium* 'Daidai'、朱栾 *C. aurantium* 'Chuluan'、塘橙 *C. aurantiu* 'Tangcheng'。

（2）枳实　为酸橙 *Citrus aurantium* L. 及其栽培变种或甜橙 *C. sinensis* Osbeck 的干燥幼果。本品呈半球形，少数为球形，直径0.5～2.5cm。外果皮黑绿色或暗棕绿色，具颗粒状突起和皱纹，有明显的花柱残迹或果梗痕。切面中果皮略隆起，厚0.3～1.2cm，黄白色或黄褐色，边缘有1～2列油室，瓤囊棕褐色。质坚硬。气清香，味苦、微酸。性微寒，味苦、辛、酸。破气消积，化痰散痞。用量3～10g。孕妇慎用。

八、吴茱萸　Evodiae Fructus

【来源】　本品为芸香科植物吴茱萸 *Evodia rutaecarpa*（Juss.）Benth.、石虎

E. rutaecarpa（Juss.）Benth. var. *officinalis*（Dode）Huang 或 疏 毛 吴 茱 萸 *E. rutaecarpa*（Juss.）Benth. var. *bodinieri*（Dode）Huang 的干燥近成熟果实。

【产地】 主产于江西、贵州、湖南、广西、重庆、湖北、云南等地。

【采收加工】 8～11月果实尚未开裂时，剪下果枝，晒干或低温干燥，除去枝、叶、果梗等杂质。

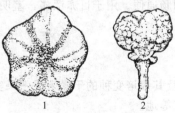

图 11-12 吴茱萸

1—顶面观（放大）；2—侧面观

【性状】 呈球形或略呈五角状扁球形，直径 2～5mm。表面暗黄绿色至褐色，粗糙，有多数点状突起或凹下的油点。顶端有五角星状的裂隙，基部残留被有黄色茸毛的果梗。质硬而脆，横切面可见子房 5 室，每室有淡黄色种子 1 粒。气芳香浓郁，味辛辣而苦（图 11-12）。

【化学成分】 含挥发油，油中主成分为吴茱萸烯，是其香气成分。尚含吴茱萸碱、吴茱萸次碱等生物碱类及柠檬苦素等。

【炮制】

(1) 吴茱萸　除去杂质。

(2) 制吴茱萸　取甘草捣碎，加适量水，煎汤，去渣，加入净吴茱萸，闷润吸尽后，炒至微干，取出，干燥。

每 100kg 吴茱萸，用甘草 6kg。

本品形如吴茱萸，表面棕褐色至暗褐色。

【功效与应用】 性热，味辛、苦。有小毒。散寒止痛，降逆止呕，助阳止泻。用于厥阴头痛，寒疝腹痛，寒湿脚气，经行腹痛，脘腹胀痛，呕吐吞酸，五更泄泻。用量 2～5g。

知识链接

厥阴头痛

头痛病症之一。①指伤寒厥阴病头痛。主症为头痛项痛，干呕，吐涎沫，四肢厥冷等。宜用吴茱萸汤治疗。②指头痛表现在厥阴经脉循行部位者。主症为痛在头顶。用吴茱萸为引经药治疗。

九、酸枣仁　Ziziphi Spinosae Semen

【来源】 本品为鼠李科植物酸枣 *Ziziphus jujaba* Mill. var. *spinosa*（Bunge）Hu ex H. F. Chou 的干燥成熟种子。

【产地】 主产于河北、山东、河南、山西、陕西、内蒙古等地。

【采收加工】 秋末冬初采收成熟果实，除去果肉和核壳，收集种子，晒干。

【性状】 呈扁圆形或扁椭圆形，长 5～9mm，宽 5～7mm，厚约 3mm。表面紫红色或紫褐色，平滑有光泽，有的有裂纹。有的两面均呈圆隆状突起；有的一面较平坦，中间或有 1 条隆起的纵线纹，另一面稍突起。一端凹陷，可见线形种脐；另端有细小突起的合点。种皮较脆，胚乳白色，子叶 2，浅黄色，富油性。气微，味淡（图 11-13）。

以粒大、饱满、完整、有光泽、外皮红棕色、无核壳者为佳。

【化学成分】 含酸枣仁皂苷 A 和酸枣仁皂苷 B，水解得酸枣仁皂苷元；皂苷元在酸性

水解反应过程中能转变为伊比林内酯。并含斯
皮诺素等黄酮类成分。

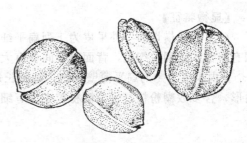

图 11-13 酸枣仁

【炮制】

（1）酸枣仁 除去残留核壳。用时捣碎。

（2）炒酸枣仁 取净酸枣仁，照清炒法炒
至鼓起，色微变深。用时捣碎。

本品形如酸枣仁。表面微鼓起，微具焦斑。
略有焦香气，味淡。

【功效与应用】 性平，味甘、酸。养心补肝，宁心安神，敛汗，生津。用于虚烦不眠，
惊悸多梦，体虚多汗，津伤口渴。用量 10～15g。

十、小茴香* Foeniculi Fructus

【来源】 本品为伞形科植物茴香 *Foeniculum vulgare* Mill. 的干燥成熟果实。

【植物形态】 多年生草本，高 0.6～2m，全株被白粉，有强烈的香气。茎直立，上部
有分枝，有棱。叶互生，叶片三至四回羽状分裂，最终裂片丝状，叶柄长，基部鞘状抱茎。
复伞形花序顶生，花小，黄色。双悬果长圆形，黄绿色，分果有 5 条隆起的纵棱。花期 6～
8 月，果期 8～10 月（图 11-14）。

【产地】 主产于甘肃、宁夏、山西、内蒙古等地。我国大部分地区均有栽培。

【采收加工】 秋季果实初熟时采割植株，晒干，打下果实，除去杂质。

【性状】 为双悬果，呈圆柱形，有的稍弯曲，长 4～8mm，直径 1.5～2.5mm。表面黄
绿色或淡黄色，两端略尖，顶端残留有黄棕色突起的柱基，基部有时有细小的果梗。分果呈
长椭圆形，背面有纵棱 5 条，接合面平坦而较宽。横切面略呈五边形，背面的四边约等长。
具特异香气，味微甜、辛（图 11-15）（彩图 44）。

以颗粒饱满、色黄绿、香气浓郁者为佳。

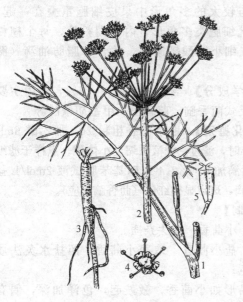

图 11-14 茴香

1—叶；2—果序；3—根；4—花；5—未成熟果实

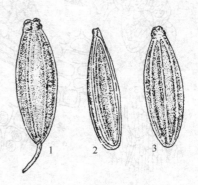

图 11-15 小茴香

1—果实全形；2—分果（腹面）；

3—分果（背面）

【显微特征】

(1) 分果横切面　外果皮为1列扁平细胞，外被角质层。中果皮纵棱处有维管束，其周围有多数木化网纹细胞，背面纵棱间各有大的椭圆形棕色油管1个，接合面有油管2个，共6个。内果皮为1列扁平薄壁细胞，细胞长短不一。种皮细胞扁长，含棕色物。胚乳细胞多角形，含多数糊粉粒，每个糊粉粒中含有细小草酸钙簇晶（图11-16）。

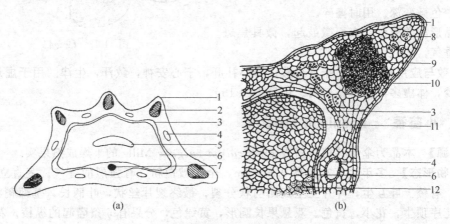

图 11-16　小茴香横切面

(a) 简图；(b) 详图

1—外果皮；2—维管束；3—内果皮；4—油管；5—胚；6—内胚乳；7—种脊维管束；
8—网纹细胞；9—木质部；10—韧皮部；11—种皮；12—糊粉粒

(2) 粉末　黄棕色。①网纹细胞类长方形或类长圆形，壁厚，微木化，具大型的卵圆形或类矩圆形网状纹孔。②油管碎片黄棕色或深红棕色，分泌细胞多角形，含深色分泌物。③内果皮镶嵌层细胞表面观狭长，壁菲薄，常5～8个细胞为一组，以其长轴相互作不规则方向嵌列，常与较大的多角形中果皮细胞重叠在一起。④内胚乳细胞类多角形，内含糊粉粒，每个糊粉粒中有1细小草酸钙簇晶，并含有脂肪油滴（图11-17）。

【化学成分】　含挥发油3%～8%，油中主要成分为反式茴香脑、茴香酮、甲基胡椒酚等。

【理化鉴别】　取小茴香粗粉2g，加乙醚6ml，冷浸4小时，滤过，滤液浓缩至小体积，点样于滤纸上，干后滴加0.4%2,4-二硝基苯肼试液-2mol/L盐酸2～3滴，斑点显橘红色（茴香脑反应）。

【炮制】

(1) 小茴香　除去杂质。

(2) 盐小茴香　取净小茴香，照盐水炙法炒至微黄色。

本品形如小茴香，微鼓起，色泽加深，偶有焦斑。味微咸。

【功效与应用】　性温，味辛。散寒止痛，理气和胃。用于寒疝腹痛，睾丸偏坠，痛经，少腹

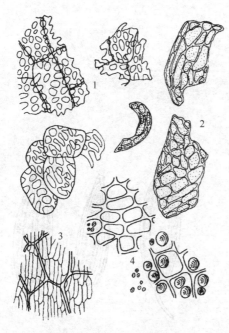

图 11-17　小茴香粉末

1—网纹细胞；2—油管碎片；
3—镶嵌状细胞；4—内胚乳细胞

冷痛，脘腹胀痛，食少吐泻。盐小茴香暖肾散寒止痛。用于寒疝腹痛，睾丸偏坠，经寒腹痛。用量 3～6g。

【附注】　同科植物莳萝 *Anethum graveolens* L. 的果实在吉林、甘肃、内蒙古、四川、贵州、山西、广西等地有的误作小茴香用。应注意鉴别。外形较小而圆，呈广椭圆形，扁平，侧棱延展成翅。

十一、连翘　Forsythiae Fructus

【来源】　本品为木犀科植物连翘 *Forsythia suspensa*（Thunb.）Vahl 的干燥果实。

【产地】　主产山西、河南、陕西、湖北等地。多为野生。

【采收加工】　秋季果实初熟尚带绿色时采收，除去杂质，蒸熟，晒干，习称"青翘"；果实熟透时采收，晒干，除去杂质，习称"老翘"或"黄翘"。

【性状】　呈长卵形至卵形，稍扁，长 1.5～2.5cm，直径 0.5～1.3cm。表面有不规则的纵皱纹和多数突起的小斑点，两面各有 1 条明显的纵沟。顶端锐尖，基部有小果梗或已脱落。青翘多不开裂，表面绿褐色，突起的灰白色小斑点较少；质硬；种子多数，黄绿色，细长，一侧有翅。老翘自顶端开裂或裂成两瓣，表面黄棕色或红棕色，内表面多为浅黄棕色，平滑，具一纵隔；质脆；种子棕色，多已脱落。气微香，味苦（图 11-18）。

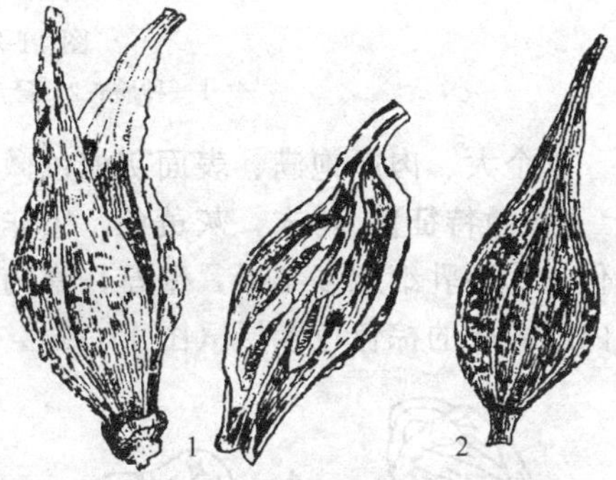

"青翘"以色较绿、不开裂者为佳；"老翘"以色较黄、瓣大、壳厚者为佳。

图 11-18　连翘
1—老翘；2—青翘

【化学成分】　含连翘苷、连翘苷元、连翘酯苷 A、连翘酯苷 B、连翘酯苷 C、连翘酯苷 D、连翘酯苷 E、连翘酚、齐墩果酸等。

【炮制】　除去杂质。

【功效与应用】　性微寒，味苦。清热解毒，消肿散结，疏散风热。用于痈疽，瘰疬，乳痈，丹毒，风热感冒，温病初起，温热入营，高热烦渴，神昏发斑，热淋涩痛。用量6～15g。

十二、马钱子*　Strychni Semen

【来源】　本品为马钱科植物马钱 *Strychnos nux-vomica* L. 的干燥成熟种子。

【植物形态】　乔木，高 10～13m。叶对生，具短柄；叶片广卵形或椭圆形，先端急尖或微凹，基部楔形，全缘，革质，有光泽，主脉 5 条。聚伞花序顶生，花小，近于无梗；花萼先端 5 裂；花冠筒状，白色，先端 5 裂。浆果球形，成熟时橙色，表面光滑。花期 3～6 月，果期 5～10 月，种子呈圆盘形（图 11-19）。

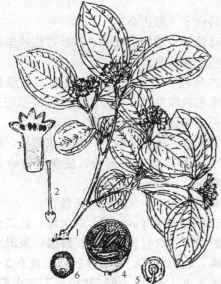

图 11-19　马钱
1—花枝；2—花萼与雌蕊；3—花冠与雄蕊；
4—果实横切面；5—种子；6—种子纵切面

【产地】　主产于印度、泰国、缅甸等国。

【采收加工】　冬季采收成熟果实，取出种子，洗净附着的果肉，晒干。

【性状】 呈纽扣状圆板形，常一面隆起，一面稍凹下，直径 1.5～3cm，厚 0.3～0.6cm。表面密被灰棕或灰绿色绢状茸毛，自中间向四周呈辐射状排列，有丝样光泽。边缘稍隆起，较厚，有突起的珠孔，底面中心有突起的圆点状种脐。质坚硬，平行剖面可见淡黄白色胚乳，角质状，子叶心形，叶脉 5～7 条。气微，味极苦（图 11-20）（彩图 45）。

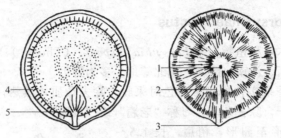

图 11-20 马钱子药材及剖面
1—种脐；2—隆起线纹；3—珠孔；4—胚乳；5—胚

以个大、肉厚饱满、表面灰棕色微带绿、有细密毛茸、质坚硬无破碎者为佳。

【显微特征】 粉末 灰黄色。①非腺毛单细胞，基部膨大似石细胞，壁极厚，多碎断，木化。②胚乳细胞多角形，壁厚，隐约可见胞间连丝，内含脂肪油及糊粉粒。此外，可见种皮内层颓废的棕色色素层（图 11-21）。

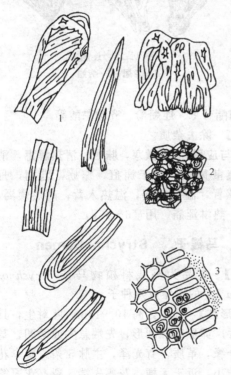

图 11-21 马钱子粉末
1—非腺毛；2—胚乳细胞；3—色素层

【化学成分】 含吲哚类生物碱，主要为番木鳖碱（士的宁）、马钱子碱，并含多种微量生物碱，如 α-可鲁伯林、β-可鲁勃林、异番木鳖碱等。

【理化鉴别】 取胚乳切片，加 1% 钒酸铵的硫酸液 1 滴，显紫色（番木鳖碱反应）；另取切片，加发烟硝酸 1 滴，显橙红色（马钱子碱反应）。

【炮制】

（1）生马钱子 除去杂质。

（2）制马钱子 取净马钱子，照砂炒法炒至鼓起并显棕褐色或深棕色。

本品形如马钱子，两面均膨胀鼓起，边缘较厚。表面棕褐色或深棕色，质坚脆，平行剖面可见棕褐色或深棕色的胚乳。微有香气，味极苦。

（3）马钱子粉 取制马钱子，粉碎成细粉，测定番木鳖碱含量后，加适量淀粉，使含量符合规定，混匀，即得。

本品为黄褐色粉末。气微香，味极苦。

【功效与应用】 性温，味苦；有大毒。通络止痛，散结消肿。用于跌打损伤，骨折肿痛，风湿顽痹，麻木瘫痪，痈疽疮毒，咽喉肿痛。用量 0.3～0.6g，炮制后入丸、散用。孕妇禁用；不宜多服、久服及生用；运动员慎用；有毒成分能经皮肤吸收，外用不宜大面积涂敷。

【附注】 国产云南马钱 S. pierriana A. W. Hill. 主产于云南南部。种子扁长圆形，边缘薄而向上翘，子叶卵形，叶脉 3 条。种子表面毛茸灰黄色，较疏松粗糙。功效与马钱子相同。另有同属植物海南马钱 *S. hainanensis* Merr. et Chum. 和密花马钱 *S. confertiflora* Marr. et Chum. 的种子中亦含有马钱子碱和番木鳖碱。

十三、枸杞子　Lycii Fructus

【来源】　本品为茄科植物宁夏枸杞 *Lycium barbarum* L. 的干燥成熟果实。

【产地】　主产于宁夏、内蒙古、新疆、甘肃、青海、河北等地，以宁夏中卫市中宁县产的枸杞子质量最优。

【采收加工】　夏、秋两季果实呈红色时采收，热风烘干，除去果梗。或晾至皮皱后，晒干，除去果梗。

【性状】　本品呈类纺锤形或椭圆形，长 6～20mm，直径 3～10mm。表面红色或暗红色，顶端有小突起状的花柱痕，基部有白色的果梗痕。果皮柔韧，皱缩；果肉肉质，柔润。种子 20～50 粒，类肾形，扁而翘，长 1.5～1.9mm，宽 1～1.7mm，表面浅黄色或棕黄色。气微，味甜（图 11-22）。

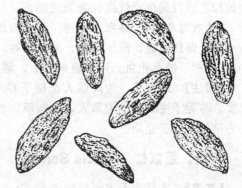

图 11-22　枸杞子

以粒大、肉厚、籽少、色红、质柔、味甜者为佳。

【化学成分】　含枸杞多糖、甜菜碱、胡萝卜素，还含酸浆红素、多种维生素、多种氨基酸等。

【功效与应用】　性平，味甘。滋补肝肾，益精明目。用于虚劳精亏，腰膝酸痛，眩晕耳鸣，阳痿遗精，内热消渴，血虚萎黄，目昏不明。用量 6～12g。

【附注】　地骨皮　为茄科植物枸杞 *L. chinense* Mill. 或宁夏枸杞的干燥根皮。呈筒状或槽状，长 3～10cm，宽 0.5～1.5cm，厚 0.1～0.3cm。外表面灰黄色至棕黄色，粗糙，有不规则纵裂纹，易成鳞片状剥落。内表面黄白色至灰黄色，较平坦，有细纵纹。体轻，质脆，易折断，断面不平坦，外层黄棕色，内层灰白色。气微，味微甘而后苦。性寒，味甘。凉血除蒸，清肺降火。用于阴虚潮热，骨蒸盗汗，肺热咳嗽，咯血，衄血，内热消渴。用量 9～15g。

十四、栀子　Gardeniae Fructus

【来源】　本品为茜草科植物栀子 *Gardenia jasminoides* Ellis 的干燥成熟果实。

【产地】　主产于江西、湖南、河南、重庆、湖北、四川等地。

【采收加工】　10 月中、下旬，果皮变为黄绿色时采收，除去果柄杂物，直接将其晒干或烘干。

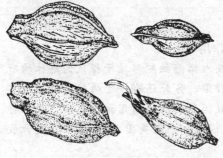

图 11-23　栀子

【性状】　呈长卵圆形或椭圆形，长 1.5～3.5cm，直径 1～1.5cm。表面红黄色或棕红色，具 6 条翅状纵棱，棱间常有 1 条明显的纵脉纹，并有分枝。顶端残存萼片，基部稍尖，有残留果梗。果皮薄而脆，略有光泽；内表面色较浅，有光泽，具 2～3 条隆起的假隔膜。种子多数，扁卵圆形，集结成团，深红色或红黄色，表面密具细小疣状突起。气微，味微酸而苦（图 11-23）。

【化学成分】 含栀子苷、羟异栀子苷、山栀苷、栀子新苷等环烯醚萜苷类，绿原酸等有机酸，栀子素等黄酮类。

【炮制】

（1）栀子 除去杂质，碾碎。

本品呈不规则的碎块。果皮表面红黄色或棕红色，有的可见翅状纵横。种子多数，扁卵圆形，深红色或红黄色。气微，味微酸而苦。

（2）炒栀子 取净栀子，照清炒法炒至黄褐色。

本品形如栀子碎块，黄褐色。

（3）焦栀子 取净栀子，或碾碎，置热锅中，用中火照清炒法炒至表面焦褐色或焦黑色，果皮内面和种子表面为黄棕色或棕褐色，取出，放凉。

本品形状同栀子或为不规则的碎块，表面焦褐色或焦黑色。果皮内表面棕色，种子表面为黄棕色或棕褐色。气微，味微酸而苦。

【功效与应用】 性寒，味苦。泻火除烦，清热利湿，凉血解毒；外用消肿止痛。用于热病心烦，湿热黄疸，淋证涩痛，血热吐衄，目赤肿痛，火毒疮疡；外治扭挫伤痛。用量 6～10g。焦栀子凉血止血。用于血热吐血，衄血，尿血，崩漏。用量 6～9g。

【附注】 水栀子 为同属大花栀子 G. jasminoides Ellis var. grandiflora Nakai 的干燥果实。与栀子主要区别为果大，长圆形，长 3～7cm，棱高。不作内服，外敷作伤科药；主要为染料，供工业用。

十五、薏苡仁 Coicis Semen

【来源】 本品为禾本科植物薏苡 Coix lacryma-jobi L. var. ma-yuen （Roman.） Stapf. 的干燥成熟种仁。

【产地】 全国大部分地区均有出产。以福建浦城产的"浦薏米"、河北安国（祁州）产的"祁薏米"、辽宁辽阳产的"关薏米"最为著名。现主产区为贵州、云南、广西等地。

【采收加工】 秋季果实成熟时采割植株，晒干，打下果实，再晒干，除去外壳、黄褐色种皮及杂质，收集种仁。

【性状】 呈宽卵形或长椭圆形，长 4～8mm，宽 3～6mm。表面乳白色，光滑，偶有残存的黄褐色种皮。一端钝圆，另端较宽而微凹，有 1 淡棕色点状种脐。背面圆凸，腹面有 1 条较宽而深的纵沟。质坚实，断面白色，粉性。气微，味微甜（图 11-24）。

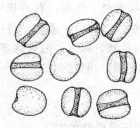

图 11-24 薏苡仁

【化学成分】 含甘油三油酸酯等油脂类成分；薏苡仁多糖 A、薏苡仁多糖 B、薏苡仁多糖 C；多种氨基酸。

知识链接

薏苡仁油的抗癌作用

药理研究表明，薏苡仁油对多种移植性肿瘤及人体癌细胞移植于裸鼠的癌体均有较明显的抑癌作用，其具有一定的免疫功能增强作用，另外还有一定的镇痛效应。其抗癌活性成分为甘油三油酸酯等甘油三酯组分。我国研制的注射用薏苡仁油（康莱特注射液）已在 10 多个国家获得发明专利，也是我国第一个经美国 FDA 批准在美开展临床研究的抗肿瘤注射剂。

【炮制】

(1) 薏苡仁 除去杂质。

本品性状同药材。

(2) 麸炒薏苡仁 取净薏苡仁，照麸炒法炒至微黄色。

本品形如薏苡仁，微鼓起，表面微黄色。

【功效与应用】 性凉，味甘、淡。利水渗湿，健脾止泻，除痹，排脓，解毒散结。用于水肿，脚气，小便不利，脾虚泄泻，湿痹拘挛，肺痈，肠痈，赘疣，癌肿。用量 9～30g。孕妇慎用。

十六、槟榔 Arecae Semen

【来源】 本品为棕榈科植物槟榔 *Areca catechu* L. 的干燥成熟种子。

【产地】 主产于海南。云南南部、广东、福建、广西、台湾南部有栽培。进口商品来自印度尼西亚、缅甸、印度、马来西亚等东南亚国家。

【采收加工】 春末至秋初采收成熟果实，用水煮后，干燥，除去果皮，取出种子，干燥。

【性状】 呈扁球形或圆锥形，高 1.5～3.5cm，底部直径 1.5～3cm。表面淡黄棕色或淡红棕色，具稍凹下的网状沟纹，底部中心有圆形凹陷的珠孔，其旁有 1 明显疤痕状种脐。质坚硬，不易破碎，断面可见棕色种皮与白色胚乳相间的大理石样花纹。气微，味涩、微苦（图 11-25）。

以个大、体重、坚实、断面颜色鲜艳、无破裂者为佳。

【化学成分】 含生物碱，主要为槟榔碱、槟榔次碱、去甲基槟榔碱、去甲基槟榔次碱等，均与鞣酸结合存在；尚含鞣质、脂肪油及槟榔红色素。槟榔碱为杀虫有效成分。

【炮制】

(1) 槟榔 除去杂质，浸泡，润透，切薄片，阴干。

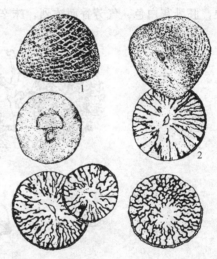

图 11-25 槟榔
1—药材；2—饮片

本品呈类圆形的薄片，切面可见棕色种皮与白色胚乳相间的大理石样花纹。气微，味涩、微苦。

(2) 炒槟榔 取槟榔片，照清炒法炒至微黄色。

本品形如槟榔片，表面微黄色，可见大理石样花纹。

(3) 焦槟榔 取槟榔片，照清炒法炒至焦黄色。

本品呈类圆形薄片，直径 1.5～3cm，厚 1～2mm。表面焦黄色，可见大理石样花纹。质脆，易碎。气微，味涩、微苦。

【功效与应用】 性温，味苦、辛。杀虫，消积，行气，利水，截疟。用于绦虫病、蛔虫病、姜片虫病，虫积腹痛，积滞泻痢，里急后重，水肿脚气，疟疾。用量 3～10g；驱绦虫、姜片虫 30～60g。焦槟榔消食导滞，用于食积不消，泻痢后重。用量 3～10g。

【附注】 大腹皮 为槟榔的干燥果皮。冬季至次春采收未成熟的果实，煮后干燥，纵剖两瓣，剥取果皮，习称"大腹皮"；春末至秋初采收成熟果实，煮后干燥，剥取果皮，打松，晒干，称为"大腹毛"。性微温，味辛。行气宽中，行水消肿。用于湿阻气滞，脘腹胀闷，大便不爽，水肿胀满，脚气浮肿，小便不利。用量5～10g。

十七、砂仁 Amomi Fructus

【来源】 本品为姜科植物阳春砂 *Amomum villosum* Lour.、绿壳砂 *A. villosum* Lour. var. *xanthioides* T. L. Wu et Senjen 或海南砂 *A. longiligulare* T. L. Wu 的干燥成熟果实。

【产地】 阳春砂主产于广东省，以阳春产者最有名；广西亦产，多为栽培。绿壳砂主产于云南。海南砂主产于海南、广西。

【采收加工】 夏、秋两季果实成熟时采收，晒干或低温干燥。

【性状】

(1) 阳春砂、绿壳砂 呈椭圆形或卵圆形，有不明显的三棱，长1.5～2cm，直径1～1.5cm。表面棕褐色，密生刺状突起，顶端有花被残基，基部常有果梗。果皮薄而软。种子集结成团，具三钝棱，中有白色隔膜，将种子团分成3瓣，每瓣有种子5～26粒。种子为不规则多面体，直径2～3mm；表面棕红色或暗褐色，有细皱纹，外被淡棕色膜质假种皮；质硬，胚乳灰白色。气芳香而浓烈，味辛凉、微苦（图11-26）。

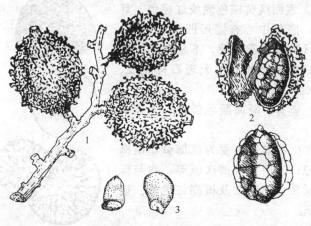

图11-26 砂仁（阳春砂）
1—果序；2—种子团；3—种子

(2) 海南砂 呈长椭圆形或卵圆形，有明显的三棱，长1.5～2cm，直径0.8～1.2cm。表面被片状、分枝的软刺，基部具果梗痕。果皮厚而硬。种子团较小，每瓣有种子3～24粒；种子直径1.5～2mm。气味稍淡。

均以个大、坚实饱满、气味浓者为佳。

【化学成分】 主含挥发油，油中主要成分为乙酸龙脑酯、樟脑、樟烯、柠檬烯等。另含皂苷和黄酮类成分。

【炮制】 除去杂质，用时捣碎。

【功效与应用】 性温，味辛。化湿开胃，温脾止泻，理气安胎。用于湿浊中阻，脘痞不饥，脾胃虚寒，呕吐泄泻，妊娠恶阻，胎动不安。用量3～6g，后下。

【附注】 同科山姜属的山姜 *Alpinia japonica* Miq. 及华山姜 *A. chinensis* Rosc. 等植物的种子团，习称"土砂仁"或"建砂仁"。主要在福建等地使用。药材多为种子团或散落的种子，并常残留棕黄色光滑的果皮碎片。本品不宜作砂仁使用，应注意鉴别。

十八、豆蔻 Amomi Fructus Rotundus

【来源】 本品为姜科植物白豆蔻 *Amomum kravanh* Pierre ex Gagnep. 或爪哇白豆蔻 *A. compactum* Soland ex Maton 的干燥成熟果实。按产地不同分为"原豆蔻"和"印尼白蔻"。

【产地】 原豆蔻由泰国、越南、柬埔寨、缅甸等国进口,我国广东、云南有少量栽培。印尼白蔻多由印度尼西亚进口,我国海南、云南也有栽培。

【采收加工】 夏、秋间果实成熟时采收,晒干或低温干燥。

【性状】

(1) 原豆蔻 呈类球形,直径 1.2～1.8cm。表面黄白色至淡黄棕色,有 3 条较深的纵向槽纹,顶端有突起的柱基,基部有凹下的果柄痕,两端均具浅棕色绒毛。果皮体轻,质脆,易纵向裂开,内分 3 室,每室含种子约 10 粒;种子呈不规则多面体,背面略隆起,直径 3～4mm,表面暗棕色,有皱纹,并被有残留的假种皮。气芳香,味辛凉略似樟脑(图 11-27)。

(2) 印尼白蔻 个略小。表面黄白色,有的微显紫棕色。果皮较薄。种子瘦瘪。气味较弱。

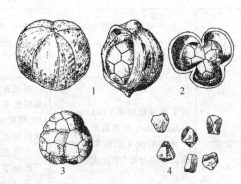

图 11-27 豆蔻
1—果实;2—果实剖面;3—种子团;4—种子

【化学成分】 含挥发油,油中主成分为桉油精。还含皂苷、色素及脂肪油。

【炮制】 除去杂质。用时捣碎。

【功效与应用】 性温,味辛。化湿行气,温中止呕,开胃消食。用于湿浊中阻,不思饮食,湿温初起,胸闷不饥,寒湿呕逆,胸腹胀痛,食积不消。用量 3～6g,后下。

附 其他果实与种子类天然药物简表 (表 11-1)

表 11-1 其他果实与种子类天然药物简表

药名	来源	主要性状特征	功效
葶苈子	十字花科植物播娘蒿 *Descurainia Sophia* (L.) Webb ex Prantl 或独行菜 *Lepidium apetalum* Willd. 的干燥成熟种子。前者习称"南葶苈子",后者习称"北葶苈子"	南葶苈子 长圆形略扁,长 0.8～1.2mm,宽约 0.5mm。表面棕色或红棕色,微有光泽,具纵沟 2 条,其中 1 条较明显。一端钝圆,另端微凹或较平截,种脐类白色,位于凹入端或平截处。气微,味微辛、苦,略带黏性 北葶苈子 扁卵形,长 1～1.5mm,宽 0.5～1mm。一端钝圆,另端尖而微凹,种脐位于凹入端。味微辛辣,黏性较强	泻肺平喘,行水消肿
金樱子	蔷薇科植物金樱子 *Rosa laevigata* Michx. 的干燥成熟果实	为花托发育而成的假果,倒卵形。表面红黄色或红棕色,有突起的棕色小点,系毛刺脱落后的残基。顶端有盘状花萼残基,中央有黄色柱基,下部渐尖。质硬。切开后,内有多数坚硬的小瘦果,内壁及瘦果均有淡黄色绒毛。气微,味甘、微涩	固精缩尿,固崩止带,涩肠止泻
乌梅	蔷薇科植物梅 *Prunus mume* (sieb.) Sieb. et Zucc. 的干燥近成熟果实	类球形或扁球形,表面乌黑色或棕黑色,皱缩不平,基部有圆形果梗痕。果核坚硬,椭圆形,棕黄色,表面有凹点;种子扁卵形,淡黄色。气微,味极酸	敛肺,涩肠,生津,安蛔

续表

药名	来源	主要性状特征	功效
肉豆蔻	肉豆蔻科植物肉豆蔻 Myristica fragrans Houtt. 的干燥种仁	卵圆形或椭圆形。表面灰棕色或灰黄色,有时外被白粉(石灰粉末)。全体有浅色纵行沟纹和不规则网状沟纹。种脊呈纵沟状,连接两端。质坚,断面显棕黄色相杂的大理石花纹,富油性。气香浓烈,味辛	温中行气,涩肠止泻
沙苑子	豆科植物扁茎黄芪 Astragalus complanatus R.Br. 的干燥成熟种子	略呈肾形而稍扁,长 2~2.5mm,宽 1.5~2mm,厚约 1mm。表面光滑,褐绿色或灰褐色。边缘一侧微凹处具圆形种脐。质坚硬,不易破碎。子叶 2,淡黄色,胚根弯曲。气微,味淡,嚼之有豆腥味	补肾助阳,固精缩尿,养肝明目
补骨脂	豆科植物补骨脂 Psoralea corylifolia L. 的干燥成熟果实	肾形,略扁。表面黑色、黑褐色或灰褐色,具细微网状皱纹。质坚硬。子叶 2,黄白色,有油性。气香,味辛、微苦	温肾助阳,纳气平喘,温脾止泻,外用消风祛斑
青皮	芸香科植物橘 Citrus reticulata Blanco 及其栽培变种的干燥幼果或未成熟果实的果皮。分别习称"个青皮"和"四花青皮"	四花青皮 果皮剖成 4 裂片,裂片长椭圆形。外表面灰绿色或黑绿色,密生多数油室;内表面类白色或黄白色,附黄白色或黄棕色小筋络。质稍硬,易折断,断面外缘有油室 1~2 列。气香,味苦、辛 个青皮 呈类球形。表面灰绿色或黑绿色,有细密凹下的油室,顶端有稍突起的柱基,基部有圆形果梗痕。质硬,断面果皮黄白色或淡黄棕色,外缘有油室 1~2 列。瓤囊 8~10 瓣,淡棕色。气清香,味酸、苦、辛	疏肝破气,消积化滞
陈皮	芸香科植物橘 Citrus reticulata Blanco 及其栽培变种的干燥成熟果皮。药材分为"陈皮"和"广陈皮"	陈皮 常剥成数瓣,基部相连,有的呈不规则的片状。外表面橙红色或红棕色,有细皱纹和凹下的点状油室;内表面浅黄白色,附黄白色或黄棕色筋络状纤维管束。质稍硬而脆。气香,味辛、苦。 广陈皮 常 3 瓣相连,形状整齐。点状油室较大,对光照视,透明清晰。质较柔软	理气健脾,燥湿化痰
巴豆	大戟科植物巴豆 Croton tigLium L. 的干燥成熟果实	卵圆形,一般具 3 棱。表面灰黄色或稍深,粗糙,有纵线 6 条,顶端平截,基部有果梗痕。破开果壳,可见 3 室,每室有种子 1 粒,种子呈略扁的椭圆形。种仁黄白色,油质。气微,味辛辣	生巴豆 外用蚀疮 巴豆霜 峻下冷积,逐水退肿,豁痰利咽;外用蚀疮
胖大海	梧桐科植物胖大海 Sterculia lychnophora Hance 的干燥成熟种子	纺锤形或椭圆形。先端钝圆,基部略尖而歪,具浅色的圆形种脐。表面棕色或暗棕色,微有光泽,具不规则的干缩皱纹。外层种皮极薄,易脱落。中层种皮较厚,黑褐色,遇水膨胀成海绵状。气微,味淡,嚼之有黏性	清热润肺,利咽开音,润肠通便
山茱萸	山茱萸科植物山茱萸 Cornus officinalis Sieb. et Zucc. 的成熟果肉	不规则的片状或囊状。表面紫红色至紫黑色,皱缩,有光泽。质柔软。气微,味酸、涩、微苦	补益肝肾,收涩固脱
女贞子	木犀科植物女贞 Ligustrum lucidum Ait. 的干燥成熟果实	卵形、椭圆形或肾形。表面黑紫色或灰黑色,皱缩不平。外果皮薄,中果皮较松软,内果皮木质,具纵棱,破开后种子通常为 1 粒,肾形,紫黑色,油性。气微,味甘、微苦涩	滋补肝肾,明目乌发
菟丝子	旋花科植物南方菟丝子 Cuscuta australis. 或菟丝子 C. chinensis Lam. 的干燥成熟种子	类球形,表面灰棕色至棕褐色,粗糙,种脐线形或扁圆形。质坚实,不易以指甲压碎。气微,味淡。加沸水浸泡后,表面有黏性;加热煮至种皮破裂时,可露出黄白色卷旋状的胚,形如吐丝。	补益肝肾,固精缩尿,安胎,明目,止泻;外用消风祛斑

续表

药名	来源	主要性状特征	功效
牵牛子	旋花科植物裂叶牵牛 *Pharbitis nil*（L.）Choisy 或圆叶牵牛 *P. purpurea*（L.）Voigt 的干燥成熟种子	似橘瓣状，表面灰黑色或淡黄白色，背面有一条浅纵沟，腹面棱线的下端有一点状种脐，微凹。质硬，横切面可见淡黄色或黄绿色皱缩折叠的子叶，微显油性。气微，味辛、苦，有麻感	泻水通便，消痰涤饮，杀虫攻积
牛蒡子	菊科植物牛蒡 *Arctium lappa* L. 的干燥成熟果实	长倒卵形，略扁，微弯曲。表面灰褐色，带紫黑色斑点，有数条纵棱，通常中间 1～2 条较明显。顶端钝圆，稍宽，顶面有圆环，中间具点状花柱残迹；基部略窄。果皮较硬，子叶 2，淡黄白色，富油性。气微，味苦后微辛而稍麻舌	疏散风热，宣肺透疹，解毒利咽
草果	姜科植物草果 *Amomum tsao-ko* Crevost et Lemaire 的干燥成熟果实	长椭圆形，具 3 钝棱。表面棕色至红棕色，具纵沟及棱线。果皮质坚韧，易纵向撕裂。剥去外皮，中间有黄棕色隔膜，将种子团分成 3 瓣，每瓣有种子，多为 8～11 粒。种子圆锥状多面体，表面棕色至红棕色。质硬，胚乳灰白色至黄白色。有特异香气，味辛、微苦	燥湿温中，截疟除痰
益智	姜科植物益智 Alpiniae oxyphylla Miq. 的干燥成熟果实	椭圆形，两端略尖。表面棕色或灰棕色，表面灰褐色或灰黄色，外被淡棕色膜质的假种皮；质硬，胚乳白色。有特异香气，味辛、微苦	暖肾固精缩尿，温脾止泻摄唾

同步训练

一、选择题

（一）A 型题（单项选择题）

1. 五味子为下列哪科植物的果实。（　　）
   A. 樟科　　　　　　　B. 木兰科　　　　　　C. 毛茛科
   D. 芸香科　　　　　　E. 伞形科

2. 五味子粉末镜检中糊粉粒存在于（　　）。
   A. 外果皮细胞中　　　B. 中果皮细胞中　　　C. 内果皮细胞中
   D. 种皮细胞中　　　　E. 胚乳细胞中

3. 呈扁心形，基部钝圆，左右不对称，味苦的天然药物是（　　）。
   A. 桃仁　　　　　　　B. 甜杏仁　　　　　　C. 五味子
   D. 苦杏仁　　　　　　E. 小茴香

4. 半球形，外果皮棕褐色至褐色，有颗粒状突起，突起的顶端有凹点状油室。切面中果皮黄白色，边缘散有 1～2 列油室，瓤囊 7～12 瓣，有此特征的天然药物是（　　）。
   A. 木瓜　　　　　　　B. 砂仁　　　　　　　C. 枳壳
   D. 槟榔　　　　　　　E. 连翘

5. 来源于鼠李科植物种子的天然药物是（　　）。
   A. 枳壳　　　　　　　B. 苦杏仁　　　　　　C. 桃仁
   D. 丁香　　　　　　　E. 酸枣仁

6. 小茴香分果横切面可见中果皮中油管数目共有（　　）。
   A. 2 个　　　　　　　B. 4 个　　　　　　　C. 3 个
   D. 6 个　　　　　　　E. 5 个

7. 小茴香不具有的特征是（　　）。

A. 双悬果，呈圆柱形　　　　B. 分果背面有 5 条纵棱　　　C. 中果皮有 6 个油管

D. 分果背面侧棱延展成翅　　E. 有特异香气，味微甜、辛

8. 内胚乳细胞含糊粉粒，糊粉粒中有草酸钙小簇晶的天然药物是（　　　）。

A. 马钱子　　　　　　　　　B. 小茴香　　　　　　　　　C. 五味子

D. 砂仁　　　　　　　　　　E. 连翘

9. 粉末镜检可察见镶嵌层细胞的天然药物是（　　　）。

A. 马钱子　　　　　　　　　B. 决明子　　　　　　　　　C. 枳壳

D. 小茴香　　　　　　　　　E. 五味子

10. 以果肉入药的天然药物是（　　　）。

A. 吴茱萸　　　　　　　　　B. 连翘　　　　　　　　　　C. 马钱子

D. 山茱萸　　　　　　　　　E. 山楂

11. 马钱子胚乳滴加 1‰钒酸铵的硫酸液显（　　　）。

A. 橙红色　　　　　　　　　B. 紫色　　　　　　　　　　C. 樱红色

D. 淡红色　　　　　　　　　E. 橙黄色

12. 呈纽扣状圆板形，常一面隆起，一面稍凹下，表面密被灰棕或灰绿色绢状茸毛，味极苦，有剧毒，此天然药物是（　　　）。

A. 巴豆　　　　　　　　　　B. 连翘　　　　　　　　　　C. 苦杏仁

D. 马钱子　　　　　　　　　E. 栀子

13. 马钱子的功效为（　　　）。

A. 清热解毒，消肿散结　　　B. 清利湿热，通淋消肿　　　C. 通络止痛，消肿散结

D. 祛风痰，散结止痛　　　　E. 祛风湿，强筋骨

14. 枸杞子的道地产地为（　　　）。

A. 宁夏　　　　　　　　　　B. 内蒙古　　　　　　　　　C. 陕西

D. 广西　　　　　　　　　　E. 西藏

15. 牛蒡子的入药部位是（　　　）。

A. 果肉　　　　　　　　　　B. 种仁　　　　　　　　　　C. 果皮

D. 果实　　　　　　　　　　E. 种子

16. 属禾本科植物种仁的天然药物是（　　　）。

A. 肉豆蔻　　　　　　　　　B. 酸枣仁　　　　　　　　　C. 桃仁

D. 杏仁　　　　　　　　　　E. 薏苡仁

17. 下列关于天然药物阳春砂的性状，除哪一点外均正确。（　　　）

A. 呈椭圆形或卵圆形，具不明显的三钝棱

B. 表面黄棕色，有网状纹理

C. 果皮薄而软

D. 种子集结成团

E. 种子为不规则多面体

18. 砂仁来源于（　　　）。

A. 百合科　　　　　　　　　B. 茄科　　　　　　　　　　C. 姜科

D. 天南星科　　　　　　　　E. 百部科

19. 断面呈棕白相间的大理石样花纹的天然药物是（　　　）。

A. 牵牛子　　　　　　　　　B. 牛蒡子　　　　　　　　　C. 槟榔

D. 薏苡仁　　　　　　　　　E. 豆蔻

（二）X 型题（多项选择题）

1. 五味子的性状特征有（　　）。
　　A. 不规则的球形或扁球形　　B. 紫红色，显油性　　C. 果肉柔软
　　D. 种子 1～2 粒，肾形　　E. 果肉气微，味酸
2. 蔷薇科植物的种子类天然药物有（　　）。
　　A. 乌梅　　B. 苦杏仁　　C. 桃仁
　　D. 木瓜　　E. 金樱子
3. 来源于芸香科植物的天然药物有（　　）。
　　A. 补骨脂　　B. 吴茱萸　　C. 陈皮
　　D. 巴豆　　E. 枳壳
4. 来源于木犀科植物的天然药物有（　　）。
　　A. 青皮　　B. 马钱子　　C. 连翘
　　D. 女贞子　　E. 栀子
5. 种子类天然药物有（　　）。
　　A. 女贞子　　B. 酸枣仁　　C. 葶苈子
　　D. 五味子　　E. 胖大海
6. 下列关于马钱子的描述正确的是（　　）。
　　A. 为马钱科植物马钱的干燥浆果
　　B. 表面的茸毛由中央向四周呈辐射状排列
　　C. 底面中央有突起的圆点状种脐
　　D. 非腺毛单细胞，壁极厚
　　E. 用量为 0.3～0.6g，需炮制后入丸、散用
7. 马钱子的使用注意有（　　）。
　　A. 不宜多服、久服及生用　　B. 运动员慎用　　C. 外用不宜大面积涂敷
　　D. 孕妇禁用　　E. 孕妇慎用
8. 来源于棕榈科植物的天然药物有（　　）。
　　A. 菟丝子　　B. 大腹皮　　C. 牵牛子
　　D. 槟榔　　E. 薏苡仁
9. 以下哪几项不是砂仁的功效。（　　）
　　A. 理气安胎　　B. 健脾止泻　　C. 温脾止泻
　　D. 化湿开胃　　E. 清热利湿
10. 来源于姜科植物的天然药物有（　　）。
　　A. 豆蔻　　B. 草果　　C. 砂仁
　　D. 槟榔　　E. 益智

二、填空题

1. 五味子为 _____ 科植物五味子的 _____，习称 _____；华中五味子果实习称 _____。
2. 苦杏仁为蔷薇科植物 _____、_____、_____ 或 _____ 的干燥成熟 _____。
3. 桃仁为蔷薇科植物 _____ 或 _____ 的干燥成熟 _____。具有 _____、_____、止咳平喘的功效。
4. 山楂的炮制品有 _____、_____、_____ 三种。
5. 枳壳具有 _____、_____ 的功效。
6. 陈皮为 _____ 科植物 _____ 及其 _____ 的干燥成熟 _____。药材分为

"_____"和"_____"。

7. 小茴香的功效是_____、_____。盐小茴香_____。

8. 连翘的功效为_____、_____、_____。

9. 马钱子来源于马钱科植物_____的干燥成熟_____。其粉末镜检可见多角形的_____细胞，内含_____及_____。

10. 枸杞子质量以_____、_____、_____、_____、_____、_____者为佳。

11. 栀子的功效为_____、_____、_____；外用_____。

12. 薏苡仁来源于_____科植物，其药用部位为干燥_____，其功效为_____、_____、_____、_____、_____。

13. 槟榔来源于_____科植物槟榔的干燥成熟_____。

14. 砂仁为_____植物_____、_____或_____的干燥成熟果实。

三、问答题

1. 比较五味子与南五味子的来源、性状。

2. 试述五味子粉末的显微特征。

3. 试述五味子的功效与应用。

4. 对比苦杏仁与桃仁的来源与性状特征。

5. 简述小茴香分果横切面的显微特征。

6. 试述马钱子的主要化学成分与理化鉴别方法。

7. 简述砂仁的主要性状特征和功效。

（马　春）

同步训练参考答案

一、选择题

二、填空题

1~8　　　　　　　　　　　　9~14

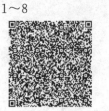 

第十二章　全草类天然药物

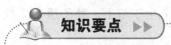

知识要点 ▶▶

　　全草类天然药物的来源、主要性状特征和功效；麻黄、薄荷等重点天然药物的主产地、显微和理化鉴别特征、主要化学成分、应用。

第一节　概　　述

　　全草类天然药物，是指用植物的全体入药的一类天然药物，大多为干燥的草本植物的地上部分，如广藿香、薄荷等；亦有少数带有根或根及根茎，如蒲公英等；或小灌木的草质茎，如麻黄等均列入全草类药材。

一、性状鉴定

　　全草类天然药物的鉴定，应按所包括的器官，如根、茎、叶、花、果实、种子等分别进行观察，这些器官的性状鉴定（草质茎除外）已在前面各章中分别进行了介绍，这里不再重复。全草类天然药物经过采收、加工及包装、运输易皱缩、破碎。如带有完整的叶、花或果实，可在水中浸泡后展开，按植物分类学的方法进行鉴定。

二、显微鉴定

　　进行显微鉴定时，根据药材所含有的药用部位，通常作根、根茎、茎、叶等的横切面，叶的表面制片，以及全药材或某些药用部位的粉末制片等。进行组织观察，应注意药材所含有的药用部位的构造特征，找出鉴别特征。粉末鉴定通常应注意观察下列特征：茎、叶的保护组织及毛茸、气孔轴式，叶肉组织等；全草中的机械组织、分泌组织、晶体或带花药材的花粉粒等情况。

第二节　常用全草类天然药物

一、麻黄* Ephedrae Herba

　　【来源】　本品为麻黄科植物草麻黄 *Ephedra sinica* Stapf、中麻黄 *E. intermedia* Schrenk et C. A. Mey. 或木贼麻黄 *E. equisetina* Bge. 的干燥草质茎。

　　【植物形态】

　　(1) 草麻黄　草本状小灌木，茎高 20~40cm，分枝较少，木质茎短小，匍匐状，草质茎绿色，长圆柱形，直立，小枝对生或轮生。膜质鳞叶鞘状，下部约 1/2 合生，上部 2 裂（稀 3 裂），裂片锐三角形，常向外反曲。雌雄异株，雄球花常聚成复穗状；雌球花单生枝

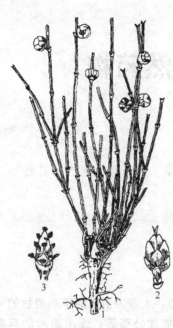

图 12-1 草麻黄
1—雌株；2—雌球花；3—雄球花

顶，雌花序成熟时苞片增厚成肉质，红色，呈浆果状。种子 2 枚，卵形。花期 5 月，种子成熟期 7 月（图 12-1）。

(2) 中麻黄　小灌木，高达 1m 以上。木质茎粗大直立，草质茎分枝较多，常对生或 3 枝轮生。膜质鳞叶鞘状，上部 3 裂（稀 2 裂），裂片钝三角形或三角形。雄球花常数个密集于节上，雌球花 2～3 个生于节上。种子通常 3 枚（稀 2）。

(3) 木贼麻黄　小灌木，高 70～100cm。木质茎粗大直立，草质茎纤细，分枝较多。膜质鳞叶鞘状，上部 2 裂，裂片三角形，不反曲。雄球花单生或 3～4 集生于节上，较小；雌球花也较窄小，成对或单生于节上。种子通常 1 粒。

【产地】　草麻黄主于内蒙古、山西、河北；中麻黄主产于甘肃、青海、新疆、内蒙古；木贼麻黄主产于陕西、河北、山西、新疆、宁夏。

【采收加工】　秋季采割绿色的草质茎，晒干。

【性状】

(1) 草麻黄　呈细长圆柱形，少分枝；直径 1～2mm。有的带少量棕色木质茎。表面淡绿色至黄绿色，有细纵脊线，触之微有粗糙感。节明显，节间长 2～6cm。节上有膜质鳞叶，长 3～4mm；裂片 2（稀 3），锐三角形，先端灰白色，反曲，基部连合成筒状，红棕色。体轻，质脆，易折断，断面略呈纤维性，周边绿黄色，髓部红棕色，近圆形。气微香，味涩、微苦（彩图 46）。

(2) 中麻黄　多分枝，直径 1.5～3mm，有粗糙感。节上膜质鳞叶长 2～3mm，裂片 3（稀 2），先端锐尖。断面髓部呈三角状圆形（彩图 47）。

(3) 木贼麻黄　较多分枝，直径 1～1.5mm，无粗糙感。节间长 1.5～3cm。膜质鳞叶长 1～2mm；裂片 2（稀 3），上部为短三角形，灰白色，先端多不反曲，基部棕红色至棕黑色（彩图 48）。

均以干燥、茎粗、淡绿色、内心充实色红棕、味苦涩者为佳。

【显微特征】

(1) 草麻黄茎横切面　表皮细胞外被厚的角质层；脊线较密，有蜡质疣状凸起，两脊线间有下陷气孔。下皮纤维束位于脊线处，壁厚，非木化。皮层较宽，纤维成束散在。中柱鞘纤维束新月形。维管束外韧型，8～10 个。形成层环类圆形。木质部呈三角状。髓部薄壁细胞含棕色块；偶有环髓纤维。表皮细胞外壁、皮层薄壁细胞及纤维均有多数微小草酸钙砂晶或方晶（图 12-2）。

(2) 中麻黄茎横切面　维管束 12～15 个。形成层环类三角形，环髓纤维成束或单个散在。

(3) 木贼麻黄茎横切面　维管束 8～10 个。形成层环类圆形，无环髓纤维。

(4) 草麻黄粉末　黄棕色或黄绿色。①表皮细胞类长方形，外壁布满草酸钙砂晶，气孔特异内陷，保卫细胞侧面观呈电话听筒状或哑铃形。②角质层呈不规则条状或类球形突起。③皮层纤维细长，壁极厚，壁上布满砂晶，形成嵌晶纤维。④螺纹导管、具缘纹孔导管直径 10～15μm，导管分子斜面相接，接合面有多数穿孔，称麻黄式穿孔板。⑤薄壁细胞中常见红棕色块状物（图 12-3）。

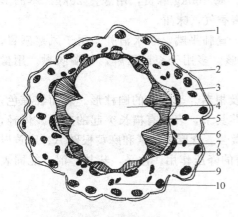

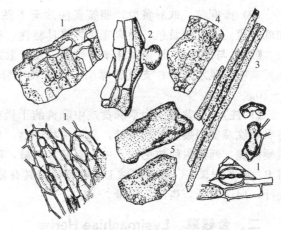

图 12-2 草麻黄茎横切面

1—表皮；2—气孔；3—皮层；4—髓；5—形成层；
6—木质部；7—韧皮部；8—中柱鞘纤维；
9—皮纤维；10—皮层纤维

图 12-3 草麻黄粉末

1—表皮细胞及气孔；2—角质层突起部分；
3—嵌晶纤维；4—皮层薄壁细胞；
5—棕色块

【化学成分】 含多种有机胺类生物碱，主要活性成分为 *l*-麻黄碱，其次为 *d*-伪麻黄碱以及 *l*-N-甲基麻黄碱等。另含少量挥发油。

知识链接

麻黄碱与冰毒

麻黄中含有的麻黄碱有显著的中枢兴奋作用，长期使用可引起病态嗜好及耐受性。麻黄碱是合成苯丙胺类毒品也就是制作冰毒最主要的原料。冰毒是国际上滥用最严重的中枢兴奋剂之一。冰毒即甲基苯丙胺，又称甲基安非他明、去氧麻黄碱，为纯白色晶体，晶莹剔透，外观似冰，俗称"冰毒"。

吸食冰毒可产生强烈的依赖性，在人体内的作用快而强。冰毒使用过量可产生惊厥、脑出血、昏迷致死。慢性中毒可造成体重减轻和精神异常。同时，也会发生其他滥用感染合并症，包括肝炎、败血症、性病和艾滋病等。因此，人人都应该关爱生命，远离毒品。

我国不生产苯丙胺类药物，也严禁在临床上使用。

【理化鉴别】

(1) 本品粉末进行微量升华，可得细小针状或颗粒状的结晶。

(2) 取本品粉末 0.2g，加水 5ml 与稀盐酸 1~2 滴，煮沸 2~3 分钟，滤过。滤液置分液漏斗中，加氨试液数滴使呈碱性，再加三氯甲烷 5ml，振摇提取。分取三氯甲烷液，置 2 支试管中，一管加氨制氯化铜试液与二硫化碳各 5 滴，振摇，静置，三氯甲烷层显深黄色；另一管为空白，以三氯甲烷 5 滴代替二硫化碳 5 滴，振摇后三氯甲烷层无色或显微黄色。

【炮制】

(1) 麻黄 除去木质茎、残根及杂质，切段。

本品呈圆柱形的段。表面淡黄绿色至黄绿色，粗糙，有细纵脊线，节上有细小鳞叶。切面中心显红黄色。气微香，味涩、微苦。

（2）蜜麻黄　取麻黄段，照蜜炙法炒至不粘手。每100kg麻黄，用炼蜜20kg。本品形如麻黄段。表面深黄色，微有光泽，略具黏性。有蜜香气，味甜。

【功效与应用】　性温，味辛、微苦。发汗散寒，宣肺平喘，利水消肿。用于风寒感冒，胸闷喘咳，风水浮肿；支气管哮喘。蜜麻黄润肺止咳。多用于表证已解，气喘咳嗽。用量2～10g。

【附注】　麻黄根　为草麻黄或中麻黄的干燥根及根茎。呈弯曲的圆柱形。表面红棕色，有纵皱纹及支根痕。外皮粗糙，易成片状剥落。根茎具节，表面有横长突起的皮孔。体轻，质硬而脆，断面射线放射状，中心有髓。气微，味微苦。含麻黄根素和麻黄根碱A、麻黄根碱B、麻黄根碱C、麻黄根碱D。麻黄根碱具有显著的降压作用。性平，味甘、涩。能固表止汗。用于自汗，盗汗。用量3～9g。

二、金钱草　Lysimachiae Herba

【来源】　为报春花科植物过路黄 *Lysimachia christinae* Hance 的干燥全草。

【产地】　主产于四川、陕西、河南、湖北等地。

【采收加工】　夏、秋两季采收，除去杂质，晒干。

【性状】　常缠结成团，无毛或被疏柔毛。茎扭曲，表面棕色或暗棕红色，有纵纹，下部茎节上有时具须根，断面实心。叶对生，多皱缩，展平后呈宽卵形或心形，长1～4cm，宽1～5cm，基部微凹，全缘；上表面灰绿色或棕褐色，下表面色较浅，主脉明显突起，用水浸后，对光透视可见黑色或褐色条纹；叶柄长1～4cm。有的带花，花黄色，单生叶腋，具长梗。蒴果球形。气微，味淡。

【化学成分】　含槲皮素、山柰素等黄酮类成分，还含甾醇、氨基酸、挥发油等。

【炮制】　除去杂质，抢水洗，切段，干燥。

本品为不规则的段。茎棕色或暗棕红色，有纵纹，实心。叶对生，展平后呈宽卵形或心形，上表面灰绿色或棕褐色，下表面色较浅，主脉明显突出，用水浸后，对光透视可见黑色或褐色的条纹。偶见黄色花，单生叶腋。气微，味淡。

【功效与应用】　性微寒，味甘、咸。利湿退黄，利尿通淋，解毒消肿。用于湿热黄疸，胆胀胁痛，石淋，热淋，小便涩痛，痈肿疔疮，蛇虫咬伤。用量15～60g。

【附注】　广金钱草　为豆科植物广金钱草 *Desmodium styracifolium*（Osb.）Merr. 的干燥地上部分。茎呈圆柱形，长可达1m；密被黄色伸展的短柔毛；质稍脆，断面中部有髓。叶互生，小叶1或3，圆形或矩圆形，直径2～4cm；先端微凹，基部心形或钝圆，全缘；上表面黄绿色或灰绿色，无毛，下表面具灰白色紧贴的绒毛，侧脉羽状；叶柄长1～2cm，托叶1对，披针形，长约0.8cm。清热除湿，利尿通淋。用于热淋，砂淋，石淋，小便涩痛，水肿尿少，黄疸尿赤，尿路结石。用量15～30g。

三、广藿香　Pogostemonis Herba

【来源】　本品为唇形科植物广藿香 *Pogostemon cablin*（Blanco）Benth. 的干燥地上部分。

【产地】　主产于广东及广西、海南，均为栽培品。

【采收加工】　枝叶茂盛时采割，日晒夜闷，反复至干。

【性状】　茎略呈方柱形，多分枝，枝条稍曲折，长30～60cm，直径0.2～0.7cm；表面被柔毛；质脆，易折断，断面中部有髓；老茎类圆柱形，直径1～1.2cm，被灰褐色栓皮。叶对生，皱缩成团，展平后叶片呈卵形或椭圆形，长4～9cm，宽3～7cm；两面均被灰白色绒毛；先端短尖或钝圆，基部楔形或钝圆，边缘具大小不规则的钝齿；叶柄细，长 2～5cm，被柔毛。气香特异，味微苦（图 12-4）。

以茎叶粗壮、不带须根、香气浓郁者为佳。叶不得少于 20%。

【化学成分】　含挥发油，油中主要成分为百秋李醇（广藿香醇），主要抗真菌成分为广藿香酮。

【炮制】　除去残根和杂质，先抖下叶，筛净另放；茎洗净，润透，切段，晒干，再与叶混匀。

本品呈不规则的段。茎略呈方柱形，表面灰褐色、灰黄色或带红棕色，被柔毛。切面有白色髓。叶破碎或皱缩成团，完整者展平后呈卵形或椭圆形，两面均被灰白色绒毛；基部楔形或钝圆，选缘具大小不规则的钝齿；叶柄细，被柔毛。气香特异，味微苦。

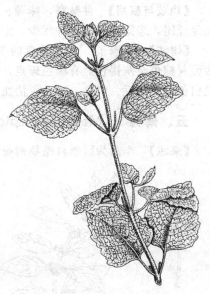

图 12-4　广藿香

【功效与应用】　性微温，味辛。芳香化浊，和中止呕，发表解暑。用于湿浊中阻，脘痞呕吐，暑湿表证，湿温初起，发热倦怠，胸闷不舒，寒湿闭暑，腹痛吐泻，鼻渊头痛。用量 3～10g。

【附注】　藿香　为唇形科植物藿香 *Agastache rugosa* （Fisch. et Mey. ） O. Ktze. 的地上部分。又称"土藿香"。茎方形，略带红色，上部微被柔毛。叶对生，心状卵形或长圆状披针形，长 2.5～11cm，宽 1.5～6.5cm，边缘有不整齐钝锯齿，下面有短柔毛和腺点。轮伞花序组成顶生的假穗状花序。功效同广藿香。

四、益母草　Leonuri Herba

【来源】　本品为唇形科植物益母草 *Leonurus japonicus* Houtt. 的新鲜或干燥地上部分。

【产地】　全国各地均有野生或栽培，以河南、湖北、陕西等地产量较大。

【采收加工】　鲜品春季幼苗期至初夏花前期采割；干品夏季茎叶茂盛、花未开或初开时采割，晒干，或切段晒干。

【性状】

（1）鲜益母草　幼苗期无茎，基生叶圆心形。花前期茎呈方柱形，上部多分枝，四面凹下成纵沟；表面青绿色；质鲜嫩，断面中部有髓。叶交互对生，有柄；叶片青绿色，质鲜嫩，揉之有汁；裂片全缘或具少数锯齿。气微，味微苦。

（2）干益母草　茎表面灰绿色或黄绿色。体轻，质韧，断面中部有髓。叶片灰绿色，多皱缩、破碎，易脱落。轮伞花序腋生，小花淡紫色，花萼筒状，花冠二唇形。切段者长约 2cm。

以质嫩、叶多、色灰绿者为佳；质老、枯黄、无叶者不可供药用。

【化学成分】　全草含益母草碱、水苏碱等生物碱，尚含挥发油、黄酮类成分。

【炮制】

（1）鲜益母草　除去杂质，迅速洗净。

（2）干益母草　除去杂质，迅速洗净，略润，切段，干燥。

本品呈不规则的段。茎方形，四面凹下成纵沟，灰绿色或黄绿色。切面中部有白髓。叶片灰绿色，多皱缩、破碎。轮伞花序腋生，花黄棕色，花萼筒状，花冠二唇形。气微，味微苦。

【功效与应用】 性微寒，味苦、辛。活血调经，利尿消肿，清热解毒。用于月经不调，痛经经闭，恶露不尽，水肿尿少，疮疡肿毒。用量 9～30g；鲜品 12～40g。孕妇慎用。

【附注】 茺蔚子 为益母草的干燥成熟果实。呈三棱形，长 2～3mm，宽约 1.5mm。表面灰棕色至灰褐色，有深色斑点，一端稍宽，平截状，另一端渐窄而钝尖。果皮薄，子叶类白色，富油性。气微，味苦。活血调经，清肝明目。用量 5～10g。瞳孔散大者慎用。

五、薄荷* Menthae Haplocalycis Herba

【来源】 本品为唇形科植物薄荷 *Mentha haplocalyx* Briq. 的干燥地上部分。

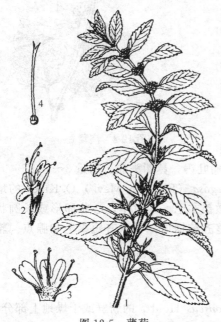

【植物形态】 多年生草本，高 10～80cm，全株具清凉香气。根状茎匍匐，茎直立或基部外倾，方形，被逆生长柔毛和腺鳞。叶对生，叶片卵形或长圆形，先端稍尖，基部楔形，边缘具细锯齿，两面有疏短毛。轮伞花序腋生；花萼钟形，先端 5 裂；花冠二唇形，淡紫色。小坚果卵圆形。花期 8～10 月，果期 9～11 月（图 12-5）。

【产地】 主产江苏、安徽、浙江、江西、四川、河北等地，以江苏产品质量最佳。

【采收加工】 夏、秋两季茎叶茂盛或花开至三轮时，选晴天，分次采割，晒干或阴干。

【性状】 茎呈方柱形，有对生分枝，长 15～40cm，直径 0.2～0.4cm；表面紫棕色或淡绿色，棱角处具茸毛，节间长 2～5cm；质脆，断面白色，髓部中空。叶对生，有短柄；叶片皱缩卷曲，完整者展平后呈宽披针形、长椭圆形或卵形，长 2～7cm，宽 1～3cm；上表面深绿色，下表面灰绿色，稀被茸毛，有凹点状腺鳞。轮伞花序腋生，花萼钟状，先端 5 齿裂，花冠淡紫色。揉搓后有特殊清凉香气，味辛凉（彩图 49）。

图 12-5 薄荷
1—植株；2—花；3—雄蕊；4—雌蕊

以叶多、色绿深、气味浓者为佳。

【显微特征】

(1) 茎横切面 四方形。表皮细胞 1 列，长方形，外被角质层，有腺鳞、腺毛和非腺毛。皮层为数列薄壁细胞，排列疏松，薄壁细胞中常含黄绿色油滴，可见簇针状橙皮苷结晶；四棱角处有厚角细胞。内皮层明显；韧皮部狭，形成层成环；木质部于四棱处发达，导管类多角形，木纤维多角形，射线宽窄不一。髓薄壁细胞大，中心常有空洞（图 12-6）。

(2) 叶粉末 绿色。①腺鳞头部顶面观圆形，侧面观扁球形，8 个细胞，直径约至 90μm，内含淡黄色分泌物，柄单细胞，极短，基部四周表皮细胞 10 余个，放射状排列。②表皮细胞垂周壁波状弯曲，下表皮气孔众多，为直轴式。③小腺毛头部及柄部均为单细胞。④非腺毛 1～8 细胞，常弯曲，壁厚，微具疣状突起（图 12-7）。

【化学成分】 含挥发油，油中主要含薄荷醇（薄荷脑），其次为薄荷酮、乙酰薄荷酯类等。

【理化鉴别】 取本品叶的粉末少量，经微量升华得油状物，略放置，镜检，渐见有针簇状薄荷醇结晶析出；加硫酸 2 滴及香草醛结晶少量，初显黄色至橙黄色，再加水 1 滴，即变为紫红色。

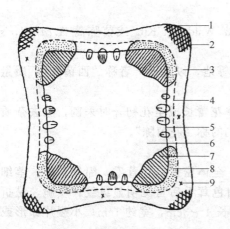

图 12-6　薄荷茎横切面

1—表皮；2—厚角组织；3—皮层；4—内皮
层；5—形成层；6—髓部；7—韧皮部；
8—木质部；9—橙皮苷结晶

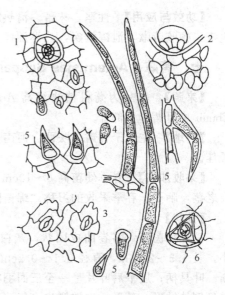

图 12-7　薄荷叶粉末

1—腺鳞顶面观；2—腺鳞侧面观；3—气孔；
4—小腺毛；5—非腺毛；6—腺鳞

【炮制】　除去老茎和杂质，略喷清水，稍润，切短段，及时低温干燥。

本品呈不规则的段。茎方柱形，表面紫棕色或淡绿色，具纵棱线，棱角处具茸毛。切面白色，中空。叶多破碎，上表面深绿色，下表面灰绿色，稀被茸毛。轮伞花序腋生，花萼钟状，先端 5 齿裂，花冠淡紫色。揉搓后有特殊清凉香气，味辛凉。

【功效与应用】　性凉，味辛。疏散风热，清利头目，利咽，透疹，疏肝行气。用于风热感冒，风温初起，头痛，目赤，喉痹，口疮，风疹，麻疹，胸胁胀闷。用量 3～6g，后下。

六、穿心莲　Andrographis Herba

【来源】　本品为爵床科植物穿心莲 *Andrographis paniculata*（Burm. f.）Nees 的干燥地上部分。

【产地】　主产于广西、广东、安徽等地，为栽培品。

【采收加工】　秋初茎叶茂盛时采割，晒干。

【性状】　茎呈方柱形，多分枝，长 50～70cm，节稍膨大；质脆，易折断。单叶对生，叶柄短或近无柄；叶片皱缩、易碎，完整者展开后呈披针形或卵状披针形，长 3～12cm，宽 2～5cm，先端渐尖，基部楔形下延，全缘或波状；上表面绿色，下表面灰绿色，两面光滑。气微，味极苦。

以色绿、叶多者为佳。《中国药典》（2010 年版）规定叶不得少于 30%。

【化学成分】　含穿心莲内酯、新穿心莲内酯、脱水穿心莲内酯等二萜内酯。另含黄酮类化合物。

【炮制】　除去杂质，洗净，切段，干燥。

本品呈不规则的段。茎方柱形，节稍膨大。切面不平坦，具类白色髓。叶片多皱缩或破碎，完整者展平后呈披针形或卵状披针形，先端渐尖，基部楔形下延，全缘或波状；上表面绿色，下表面灰绿色，两面光滑。气微，味极苦。

【功效与应用】 性寒，味苦。清热解毒，凉血，消肿。用于感冒发热，咽喉肿痛，口舌生疮，顿咳劳嗽，泄泻痢疾，热淋涩痛，痈肿疮疡，蛇虫咬伤。用量6～9g。外用适量。

七、茵陈 Artemisiae Scopariae Herba

【来源】 本品为菊科植物滨蒿 *Artemisia scoparia* Waldst. et Kit. 或茵陈蒿 *A. capillaris* Thunb. 的干燥地上部分。

【产地】 主产于甘肃、陕西、河南、山西、湖北等地，以陕西产者称"西茵陈"，质量最佳。

【采收加工】 春季幼苗高6～10cm时采收或秋季花蕾长成至花初开时采割，除去杂质及老茎，晒干。春季采收的习称"绵茵陈"，秋季采割的称"花茵陈"。

【性状】

（1）绵茵陈 多卷曲成团状，灰白色或灰绿色，全体密被白色茸毛，绵软如绒。茎细小，长1.5～2.5cm，直径0.1～0.2cm，除去表面白色茸毛后可见明显纵纹；质脆，易折断。叶具柄；展平后叶片呈一至三回羽状分裂，叶片长1～3cm，宽约1cm；小裂片卵形或稍呈倒披针形、条形，先端锐尖。气清香，味微苦。

以质嫩、绵软、色灰白、香气浓者为佳。

（2）花茵陈 茎呈圆柱形，多分枝，长30～100cm，直径2～8mm；表面淡紫色或紫色，有纵条纹，被短柔毛；体轻，质脆，断面类白色。叶密集，或多脱落；下部叶二至三回羽状深裂，裂片条形或细条形，两面密被白色柔毛；茎生叶一至二回羽状全裂，基部抱茎，裂片细丝状。头状花序卵形，多数集成圆锥状，长1.2～1.5mm，直径1～1.2mm，有短梗；总苞片3～4层，卵形，苞片3裂；外层雌花6～10个，可多达15个，内层两性花2～10个。瘦果长圆形，黄棕色。气芳香，味微苦。

【化学成分】 含滨蒿内酯（6,7-二甲氧基香豆素）、绿原酸。

【炮制】 除去残根和杂质，搓碎或切碎。绵茵陈筛去灰屑。

【功效与应用】 性微寒，味苦、辛。清利湿热，利胆退黄。用于黄疸尿少，湿温暑湿，湿疮瘙痒。用量6～15g。外用适量，煎汤熏洗。

八、青蒿 Artemisiae Annuae Herba

【来源】 本品为菊科植物黄花蒿 *Artemisia annua* L. 的干燥地上部分。

【产地】 主产于重庆、广西、河南、山东、湖南、湖北等地。全国各地均有分布。

【采收加工】 秋季花盛开时采割，除去老茎，阴干。

【性状】 茎呈圆柱形，上部多分枝，长30～80cm，直径0.2～0.6cm；表面黄绿色或棕黄色，具纵棱线；质略硬，易折断，断面中部有髓。叶互生，暗绿色或棕绿色，卷缩易碎，完整者展平后为三回羽状深裂，裂片和小裂片矩圆形或长椭圆形，两面被短毛。气香特异，味微苦（图12-8）。

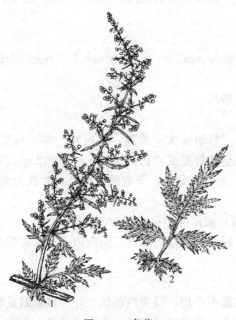

图12-8 青蒿
1—花枝；2—叶

以色绿、叶多、香气浓者为佳。

【化学成分】　含青蒿素等倍半萜内酯、黄酮类、香豆素类和挥发油。

> **知识链接**
>
> ### 青蒿素的发现是中国给人类的礼物
>
> 国际医学大奖——美国拉斯克奖将其 2011 年临床研究奖授予中国中医科学院终身研究员屠呦呦，以表彰她"发现了青蒿素——一种治疗疟疾的药物，在全球特别是发展中国家挽救了数百万人的生命"。这是中国科学家首次获得拉斯克奖。
>
> 20 世纪六七十年代，在科研条件极为艰苦的环境下，屠呦呦团队与国内其他机构合作，经过艰苦卓绝的努力并从《肘后备急方》等中医古典文献中获取灵感，先驱性地发现了青蒿素，开创了疟疾治疗新方法，世界数亿人因此受益。目前，一种以青蒿素为基础的复方药物已经成为疟疾的标准治疗方案，世界卫生组织将青蒿素和相关药剂列入其"基本药品"目录。

【炮制】　除去杂质，喷淋清水，稍润，切段，干燥。

【功效与应用】　性寒，味苦、辛。清虚热，除骨蒸，解暑热，截疟，退黄。用于温邪伤阴，夜热早凉，阴虚发热，骨蒸劳热，暑邪发热，疟疾寒热，湿热黄疸。用量 6～12g，后下。

九、石斛　Dendrobii Caulis

【来源】　本品为兰科植物金钗石斛 *Dendrobium nobile* Lindl.、鼓槌石斛 *D. chrysotoxum* Lindl. 或流苏石斛 *D. fimbriatum* Hook. 的栽培品及其同属植物近似种的新鲜或干燥茎。

【产地】　主产于广西、云南、贵州、四川等地。

【采收加工】　全年均可采收，鲜用者除去根和泥沙；干用者采收后，除去杂质，用开水略烫或烘软，再边搓边烘晒，至叶鞘搓净，干燥。

【性状】

（1）鲜石斛　呈圆柱形或扁圆柱形，长约 30cm，直径 0.4～1.2cm。表面黄绿色，光滑或有纵纹，节明显，色较深，节上有膜质叶鞘。肉质多汁，易折断。气微，味微苦而回甜，嚼之有黏性。

（2）金钗石斛　呈扁圆柱形，长 20～40cm，直径 0.4～0.6cm，节间长 2.5～3cm。表面金黄色或黄中带绿色，有深纵沟。质硬而脆，断面较平坦而疏松。气微，味苦

（3）鼓槌石斛　呈粗纺锤形，中部直径 1～3cm，具 3～7 节。表面光滑，金黄色，有明显凸起的棱。质轻而松脆，断面海绵状。气微，味淡，嚼之有黏性。

（4）流苏石斛　呈长圆柱形，长 20～150cm，直径 0.4～1.2cm，节明显，节间长 2～6cm。表面黄色至暗黄色，有深纵槽。质疏松，断面平坦或呈纤维性。味淡或微苦，嚼之有黏性。

鲜石斛以色青绿、肥满多汁、嚼之发黏者为佳。干石斛均以色金黄、有光泽、质柔韧者为佳。

【化学成分】　含石斛碱、石斛酮碱等生物碱。鲜茎含挥发油。此外，尚含毛兰素，具有

抗肿瘤作用。

【炮制】

（1）干石斛　除去残根，洗净，切段，干燥。

呈扁圆柱形或圆柱形的段。表面金黄色、绿黄色或棕黄色，有光泽，有深纵沟或纵棱，有的可见棕褐色的节。切面黄白色至黄褐色，有多数散在的筋脉点。气微，味淡或微苦，嚼之有黏性。

（2）鲜石斛　鲜品洗净，切段。

呈圆柱形或扁圆柱形的段。直径 0.4～1.2cm。表面黄绿色，光滑或有纵纹，肉质多汁。气微，味微苦而回甜，嚼之有黏性。

【功效与应用】　性微寒，味甘。益胃生津，滋阴清热。用于热病津伤，口干烦渴，胃阴不足，食少干呕，病后虚热不退，阴虚火旺，骨蒸劳热，目暗不明，筋骨痿软。用量 6～12g；鲜品 15～30g。

【附注】　铁皮石斛　本品为兰科植物铁皮石斛 *Dendrobium officinale* Kimura et Migo 的干燥茎。11 月至翌年 3 月采收，除去杂质，剪去部分须根，边加热边扭成螺旋形或弹簧状，烘干；或切成段，干燥或低温烘干，前者习称"铁皮枫斗"（耳环石斛），后者习称"铁皮石斛"。铁皮枫斗呈螺旋形或弹簧状，通常为 2～3 个旋纹，茎拉直后长3.5～8cm，直径 0.2～0.4cm。表面黄绿色或略带金黄色，有细纵皱纹，节明显，节上有时可见残留的灰白色叶鞘；一端可见茎基部留下的短须根。质坚实，易折断，断面平坦，灰白色至灰绿色，略角质状。气微，味淡，嚼之有黏性。铁皮石斛呈圆柱形的段，长短不等。功效同石斛。

附　其他全草类天然药物简表（表 12-1）

表 12-1　其他全草类天然药物简表

药名	来源	主要性状特征	功效
鱼腥草	三白草科植物蕺菜 *Houttuynia cordata* Thunb. 的新鲜全草或干燥地上部分	鲜鱼腥草　茎呈圆柱形；上部绿色或紫红色，下部白色，节明显，下部节上生有须根。叶互生，叶片心形；先端渐尖，全缘；上表面绿色，密生腺点，下表面常紫红色；叶柄细长，基部与托叶合生成鞘状。穗状花序顶生。具鱼腥气，味涩 干鱼腥草　茎呈扁圆柱形，扭曲，表面黄棕色，具纵棱数条；质脆，易折断。叶片卷折皱缩，展平后呈心形，上表面暗黄绿色至暗棕色，下表面灰绿色或灰棕色。穗状花序黄棕色	清热解毒，消痈排脓，利尿通淋
紫花地丁	堇菜科植物紫花地丁 *Viola yedoensis* Makino 的干燥全草	多皱缩成团。主根长圆锥形，淡黄棕色，有细纵皱纹。叶基生，灰绿色，展平后叶片呈披针形或卵状披针形。花茎纤细；花瓣 5，紫堇色或淡棕色；花距细管状。蒴果椭圆形或 3 裂，种子多数。气微，味微苦而稍黏	清热解毒，凉血消肿
苦地丁	罂粟科植物紫堇 *Corydalis bungeana* Turcz. 的干燥全草	皱缩成团。主根圆锥形，表面棕黄色。茎细，多分枝，表面灰绿色或黄绿色，具 5 纵棱，质软，断面中空。叶多皱缩破碎，暗绿色或灰绿色，完整叶片二至三回羽状全裂。花少见。蒴果扁长椭圆形，呈荚果状。种子扁心形，黑色，有光泽。气微，味苦	清热解毒，散结消肿

续表

药名	来源	主要性状特征	功效
半枝莲	唇形科植物半枝莲 *Scutellaria barbata* D. Don 的干燥全草	无毛或花轴上疏被毛。根纤细。茎丛生，较细，方柱形；表面暗紫色或棕绿色。叶对生；叶片多皱缩，展平后呈三角状卵形或披针形；先端钝，基部宽楔形，全缘或有少数不明显的钝齿；上表面暗绿色，下表面灰绿色。花单生于茎枝上部叶腋，花萼裂片钝或较圆，花冠二唇形，棕黄色或浅蓝紫色，被毛。果实扁球形，浅棕色。气微，味微苦	清热解毒，化瘀利尿
香薷	唇形科植物石香薷 *Mosla chinensis* Maxim. 或江香薷 *M. chinensis* 'Jiangxiangru'的干燥地上部分。前者习称"青香薷"，后者习称"江香薷"	青香薷　基部紫红色，上部黄绿色或淡黄色，全体密被白色茸毛。茎方柱形，基部类圆形，节明显，质脆，易折断。叶对生，多皱缩或脱落，叶片展平后呈长卵形或披针形，暗绿色或黄绿色。穗状花序顶生及腋生，苞片圆卵形或圆倒卵形，脱落或残存；花萼宿存，钟状，淡紫红色或灰绿色，先端5裂，密被茸毛。小坚果4，近圆球形，具网纹。气清香而浓，味微辛而凉 江香薷　表面黄绿色，质较柔软	发汗解表，化湿和中
荆芥	唇形科植物荆芥 *Schizonepeta tenuifolia* Briq. 的干燥地上部分	茎呈方柱形，上部有分枝。表面淡黄绿色或淡紫红色，被短柔毛；体轻，质脆，断面类白色。叶对生，叶片3～5羽状分裂，裂片细长。穗状轮伞花序顶生。花冠多脱落，宿萼钟状，先端5齿裂，淡棕色或黄绿色，被短柔毛；小坚果棕黑色。气芳香，味微涩而辛凉	解表散风，透疹，消疮
肉苁蓉	列当科植物肉苁蓉 *Cistanche deserticola* Y. C. Ma 或管花肉苁蓉 *C. tubulosa* (Schenk)Wight 的干燥带鳞叶的肉质茎	肉苁蓉　呈扁圆柱形，稍弯曲。表面棕褐色或灰棕色，密被覆瓦状排列的肉质鳞叶，通常鳞叶先端已断。体重，质硬，微有柔性，不易折断。断面棕褐色，有淡棕色点状维管束，排列成波状环纹。气微，味甜、微苦 管花肉苁蓉　呈类纺锤形、扁纺锤形或扁柱形，稍弯曲。表面棕褐色至黑褐色。断面颗粒状，灰棕色至灰褐色，散生点状维管束	补肾阳，益精血，润肠通便
车前草	车前科植物车前 *Plantago asiatica* L. 或平车前 *P. depressa* Willd. 的干燥全草	车前　根丛生，须状。叶基生，具长柄，叶片展平后呈卵状椭圆形或宽卵形。表面具明显弧形脉5～7条，先端钝或短尖，基部宽楔形，全缘或有不规则波状浅齿。穗状花序数条，花茎长。蒴果盖裂 平车前　主根直而长。叶片较狭，长椭圆形或椭圆状披针形	清热利尿通淋，祛痰，凉血，解毒
蒲公英	菊科植物蒲公英 *Taraxacum mongolicum* Hand.-Mazz.、碱地蒲公英 *T. borealisinense* Kitam. 或同属数种植物的干燥全草	皱缩卷曲的团块。根呈圆锥状，多弯曲；表面棕褐色，抽皱；根头部有棕褐色或黄白色的茸毛，有的已脱落。叶基生，呈倒披针形，绿褐色或暗灰绿色。花茎1至数条，每条顶生头状花序，花冠黄褐色或淡黄白色。有的可见多数具白色冠毛的长椭圆形瘦果。气微，味微苦	清热解毒，消肿散结，利尿通淋

同步训练

一、选择题

（一）A 型题（单项选择题）

1. 麻黄的来源是（　　）。

　　A. 草麻黄、中麻黄、木贼麻黄的草质茎

　　B. 草麻黄、中麻黄、丽江麻黄的草质茎

  C. 中麻黄、膜果麻黄、草麻黄的草质茎

  D. 草麻黄、中麻黄、木贼麻黄的地上茎

  E. 草麻黄、中麻黄、丽江麻黄的地上茎

2. 下列哪项不是麻黄粉末的特征。（ ）

  A. 气孔特异内陷，保卫细胞侧面观呈电话听筒状或哑铃形

  B. 角质层呈不规则条状或类球形突起

  C. 皮层纤维呈梭形，壁极厚，壁上布满方晶

  D. 髓部薄壁细胞中常见红棕色块状物

  E. 具有螺纹导、具缘纹孔导

3. 下列关于金钱草描述错误的是（ ）。

  A. 来源于报春花科

  B. 上表面灰绿色或棕褐色，下表面色较浅，主脉明显突起

  C. 叶对生，多皱缩，展平后呈宽卵形或心形

  D. 叶片用水浸后，对光透视可见黑色或褐色条纹

  E. 叶片上表面黄绿色或灰绿色，无毛，下表面具灰白色紧贴的绒毛

4. 广藿香主产于（ ）。

  A. 浙江、江苏   B. 广东及广西、海南   C. 广西、广东及云南

  D. 广东、江苏   E. 浙江、福建

5. 粉末进行微量升华，略放置镜检可见针簇状结晶的天然药物是（ ）。

  A. 广藿香   B. 益母草   C. 穿心莲

  D. 薄荷   E. 半枝莲

6. 下列全草类药物以茎叶粗壮、不带须根、香气浓郁者为佳的是（ ）。

  A. 石斛   B. 青蒿   C. 金钱草

  D. 广藿香   E. 麻黄

7. 益母草的功效为（ ）。

  A. 活血调经，利尿消肿，清热解毒

  B. 活血祛瘀，通经止痛，清心除烦，凉血消痈

  C. 清热燥湿，泻火解毒，止血，安胎

  D. 清热凉血，养阴生津

  E. 清热解毒，凉血，消肿

8. 穿心莲来源于（ ）。

  A. 唇形科   B. 爵床科   C. 菊科

  D. 兰科   E. 豆科

9. 蒲公英的入药部位是（ ）。

  A. 花   B. 地上部分   C. 根茎

  D. 全草   E. 果实

10. 石斛的功效是（ ）。

  A. 益胃生津，滋阴清热 B. 补脾养胃，生津益肺 C. 燥湿化痰，降逆止呕

  D. 活血定痛，化瘀止血 E. 养阴生津，润肺清心

（二）X 型题（多项选择题）

1. 麻黄粉末中应该具有（ ）。

  A. 晶鞘纤维   B. 草酸钙砂晶   C. 棕色块

D. 特异内陷气孔　　　　　　E. 具角质层突起的表皮

2. 麻黄的功效是（　　）。
　　A. 发汗散寒　　　　　　B. 通窍止痛　　　　　　C. 宣肺平喘
　　D. 凉血止血　　　　　　E. 利尿消肿

3. 来源于唇形科的天然药物是（　　）。
　　A. 麻黄　　　　　　　　B. 薄荷　　　　　　　　C. 荆芥
　　D. 广藿香　　　　　　　E. 半枝莲

4. 薄荷的性状鉴别特征包括（　　）。
　　A. 茎呈方柱形，有对生分枝
　　B. 叶对生，有短柄；叶片皱缩卷曲，完整者展平后呈宽披针形、长椭圆形或卵形
　　C. 叶片上表面深绿色，下表面灰绿色，稀被茸毛，有凹点状腺鳞
　　D. 轮伞花序腋生，花萼钟状，先端5齿裂，花冠淡紫色
　　E. 揉搓后有特殊清凉香气，味辛凉

5. 对薄荷茎的横切面显微特征的描述正确的是（　　）。
　　A. 表皮细胞1列，长方形
　　B. 外被角质层，有腺毛和非腺毛
　　C. 薄壁细胞中有草酸钙方晶
　　D. 内皮层不明显
　　E. 木质部于四棱处发达

6. 益母草的性状特征为（　　）。
　　A. 茎方形，四面凹下成纵沟，灰绿色或黄绿色
　　B. 断面中部有髓
　　C. 叶片灰绿色，多皱缩、破碎
　　D. 轮伞花序腋生
　　E. 气微，味微苦

7. 穿心莲的功效为（　　）。
　　A. 清热解毒　　　　　　B. 滋阴补血　　　　　　C. 清热凉血
　　D. 养阴生津　　　　　　E. 凉血，消肿

8. 茵陈的原植物为（　　）。
　　A. 滨蒿　　　　　　　　B. 黄花蒿　　　　　　　C. 艾蒿
　　D. 茵陈蒿　　　　　　　E. 菊蒿

9. 药用部位为全草的是（　　）。
　　A. 紫花地丁　　　　　　B. 蒲公英　　　　　　　C. 金钱草
　　D. 鱼腥草　　　　　　　E. 车前草

10. 来源于菊科的天然药物有（　　）。
　　A. 茵陈　　　　　　　　B. 青蒿　　　　　　　　C. 蒲公英
　　D. 金钱草　　　　　　　E. 石斛

11. 石斛的原植物有（　　）。
　　A. 金钗石斛　　　　　　B. 鼓槌石斛　　　　　　C. 流苏石斛
　　D. 铁皮石斛　　　　　　E. 石仙桃

二、填空题

1. 麻黄为_____科植物_____、_____、_____的干燥_____。

2. 麻黄的功效为_____、_____、_____。

3. 薄荷的功效是_____、_____、_____、_____、_____。

4. 薄荷粉末微量升华物加硫酸 2 滴及香草醛结晶少量，初显_____色，再加水 1 滴，即变为_____色。

5. 广藿香挥发油主要成分为_____，主要抗真菌成分为_____。

6. 穿心莲来源于_____科植物，其药用部位为_____。

7. 茵陈春季产者称为_____，秋季产者称为_____。

8. 石斛来源于_____科，其功效为_____、_____。

三、问答题

1. 试述麻黄的来源，三种麻黄性状的相同点与区别点。

2. 试述草麻黄的显微特征。

3. 简述薄荷的主要性状特征以及质量要求。

4. 试述薄荷的显微特征及理化鉴别方法。

（马　春）

同步训练参考答案

一、选择题

二、填空题

第十三章 藻、菌、地衣类天然药物

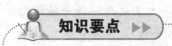

知识要点 ▶▶

　　藻、菌、地衣类天然药物的来源、主要性状特征和功效；冬虫夏草、茯苓等重点天然药物的主产地、显微和理化鉴别特征、主要化学成分、应用。

第一节　概　　述

　　藻类、菌类、地衣类是低等植物。它们的共同特征是：植物体结构简单，为单细胞、群体或多细胞个体；无根、茎、叶等器官的分化；生殖器官是单细胞；个体发育不经过胚的阶段，由配子结合成合子直接发育成新的植物体。

一、藻类植物

　　藻类植物是含光合色素的自养型原始低等植物。它们大多数生活在水中，少数生长在潮湿的土壤、岩石或树皮上。藻类植物体有单细胞的（如小球藻）、群体的（如团藻）和多细胞的丝状体（如水绵）、枝状体（如轮藻）及叶状体（如海带）等。细胞内含色素不同，故藻体能呈现不同的颜色。

二、菌类植物

　　菌类植物不含叶绿素，是异养性植物，营寄生或腐生生活。菌类植物种类极多，形态结构变化较大，通常分为细菌门、黏菌门和真菌门。菌类天然药物均为真菌门植物。真菌一般是由单细胞或多细胞、分枝或不分枝的菌丝组成，称菌丝体。每一根细丝或一个分枝叫菌丝，有些菌丝组成坚硬的块状休眠体，叫菌核，如茯苓。很多高等真菌在形成有性孢子的过程中，还会产生不同类型、不同形状和大小不等的子实体。有些真菌在产生子实体以前，先形成一种容纳子实体的褥座，称子座。

三、地衣类植物

　　地衣是一类特殊的植物有机体，是真菌和藻类高度结合的共生复合体。地衣类植物分布广泛，对空气污染很敏感，尤其是二氧化硫，因此，地衣是大气污染的指示植物。

第二节　常用藻、菌、地衣类天然药物

一、冬虫夏草*　　Cordyceps

【来源】　本品为麦角菌科真菌冬虫夏草菌 *Cordyceps sinensis*（Berk.）Sacc. 寄生在蝙

蝙蛾科昆虫幼虫上的子座及幼虫尸体的干燥复合体。

"冬虫夏草"的生长过程

冬虫夏草又叫"虫草"或"冬虫草"，是虫和草结合在一起长成的一种奇特的东西。虫是蝙蝠蛾科昆虫的幼虫，草是一种虫草真菌（冬虫夏草菌）。夏季，虫子的卵经孵化变成幼虫，钻入潮湿松软的土层。幼虫被冬虫夏草菌的子囊孢子侵袭，孢子在幼虫体内萌发菌丝生长，虫体逐渐变成充满菌丝的躯壳，埋藏在土层里。当年冰冻前在虫体头部长出子座，在冻土中越冬。翌年表土化冻，子座部分露出地面并逐渐长大。

【产地】　主产青海、西藏、四川、云南、甘肃等地。

【采收加工】　夏初子座出土，孢子未发散时挖取，晒至六七成干，除去似纤维状的附着物及杂质，晒干或低温干燥。

【性状】　由虫体与从虫头部长出的真菌子座相连而成。虫体似蚕，长 3～5cm，直径 0.3～0.8cm；表面深黄色至黄棕色，有环纹 20～30 个，近头部的环纹较细；足 8 对，近头部 3 对，中部 4 对，近尾部 1 对，中部 4 对明显。头部红棕色，尾如蚕尾。质脆，易折断，断面略平坦，淡黄白色。子座细长圆柱形，长 4～7cm，直径约 0.3cm；表面深棕色至棕褐色，有细纵皱纹，上部稍膨大；质柔韧，断面类白色。气微腥，味微苦（图 13-1）（彩图 50）。

以完整、虫体丰满肥大、外色黄亮、内部色白、子座短者为佳。

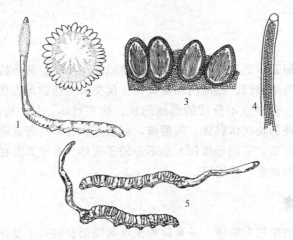

图 13-1　冬虫夏草
1—全形（上部为子座，下部为已毙幼虫）；2—子座横切面，示子囊壳；
3—子囊壳放大，示子囊；4—子囊放大，示子囊孢子；5—药材外形

【显微特征】　子座头部横切面：子座周围由子囊壳组成，子囊壳卵形至椭圆形，下半部埋于凹陷的子座内。子囊壳内有多数线形子囊，每个子囊内又有 2～8 个线形的子囊孢子。子座中央充满菌丝，其间有裂隙。具不育顶端（图 13-1）。

【化学成分】　含粗蛋白（25%～30%）、氨基酸、脂肪、D-甘露醇（虫草酸）、腺苷、

虫草素、麦角甾醇、虫草多糖等多种成分。腺苷、虫草酸和虫草素是冬虫夏草的主要活性物质。

【理化鉴别】 含量测定《中国药典》（2010 年版）规定，照高效液相色谱法测定，本品含腺苷（$C_{10}H_{13}N_5O_4$）不得少于 0.010％。

【功效与应用】 性平，味甘。补肾益肺，止血化痰。用于肾虚精亏，阳痿遗精，腰膝酸痛，久咳虚喘，劳嗽咯血。用量 3～9g。

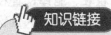

冬虫夏草的药理作用

冬虫夏草有多种药理作用，主要有：①免疫调节作用；②抗心律失常、抗心肌缺血、降血压、降血脂等调节心血管作用；③抗肿瘤作用；④抗疲劳作用；⑤镇咳祛痰平喘作用。

【附注】

（1）蛹草 *Cordyceps militaris* （L.）Link. 的干燥子座及虫体，药材习称"北虫草"。发现在吉林、河北、陕西、安徽等地伪充冬虫夏草。其主要区别为子座头部椭圆形，顶端钝圆，橙黄色或橙红色，柄细长，圆柱形。寄主为夜蛾科幼虫，常发育成蛹后才死，故虫体为略呈椭圆形的蛹。其主要化学成分与冬虫夏草基本相同。

（2）亚香棒虫草 *C. hawkesii* Gray 的干燥子座及虫体，发现于湖南、安徽、福建、广西等地。本品虫体蚕状，表面有类白色的菌膜，除去菌膜显褐色。子座单生或有分枝，黑色，有纵皱或棱。所含成分与冬虫夏草相似。民间常用作滋补品。但服用过多，个别人曾发生头晕、恶心的副作用。

（3）凉山虫草 *C. liangshanensis* Zang, Liu et Hu 的干燥子座及虫体，发现于四川。虫体似蚕，较粗，直径 0.6～1cm；表面被棕褐色菌膜，菌膜脱落处暗红棕色，断面类白色，周边红棕色。子座呈线性，纤细而长，长 10～30cm，表面黄棕色或黄褐色。

（4）唇形科植物地蚕 *Stachys geobombycis* C. Y. Wu 及草石蚕 *S. sieboldii* Miq. 的块茎伪充冬虫夏草。块茎呈梭形，略弯曲，有 3～15 环节；外表淡黄色。质脆，易折断，断面类白色。气微味甜，有黏性。此外，发现有用面粉、玉米粉、石膏等加工品伪充冬虫夏草。其外表显黄白色，虫体光滑，环纹明显，断面整齐，淡白色，体重，久嚼粘牙。遇碘液显蓝色。

二、灵芝 Ganoderma

【来源】 本品为多孔菌科真菌赤芝 *Ganoderma lucidum* （Leyss. ex Fr.）Karst. 或紫芝 *G. sinense* Zhao, Xu et Zhang 的干燥子实体。

【产地】 主产于山东、安徽、河南、吉林、广西、云南、江西等地。

【采收加工】 全年采收，除去杂质，剪除附有朽木、泥沙或培养基的下端菌柄，阴干或在 40～50℃烘干。

【性状】

（1）赤芝 外形呈伞状，菌盖肾形、半圆形或近圆形，宽 10～18cm，厚 1～2cm。皮壳坚硬，黄褐色至红褐色，有光泽，具环状棱纹和辐射状皱纹，边缘薄而平截，常稍内卷。菌

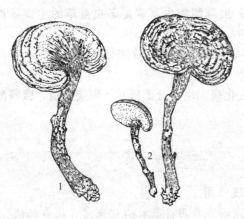

图 13-2 灵芝
1—赤芝；2—紫芝

肉白色至淡棕色。菌柄圆柱形，侧生，少偏生，长 7～15cm，直径 1～3.5cm，红褐色至紫褐色，光亮。孢子细小，黄褐色。气微香，味苦涩（图 13-2）。

（2）紫芝 皮壳紫黑色，有漆样光泽。菌肉锈褐色。菌柄长 17～23cm（图 13-2）。

（3）栽培品 子实体较粗壮、肥厚，直径 12～22cm，厚 1.5～4cm。皮壳外常被有大量粉尘样黄褐色孢子。

均以菌盖大、肥厚、坚实有光泽者为佳。

【化学成分】 含灵芝多糖、麦角甾醇、多种氨基酸、甘露醇等。

【功效与应用】 性平，味甘。补气安神，止咳平喘。用于心神不宁，失眠心悸，肺虚咳喘，虚劳短气，不思饮食。用量 6～12g。

【附注】 云芝 为多孔菌科真菌彩绒革盖菌 *Coriolus versicolor*（L. ex Fr.）Quel 的干燥子实体。菌盖单个呈扇形、半圆形或贝壳形，常数个叠生成覆瓦状或莲座状；直径 1～10cm，厚 1～4mm。表面密生灰、褐、蓝、紫黑等颜色的绒毛（菌丝），构成多色的狭窄同心性环带，边缘薄；腹面灰褐色、黄棕色或淡黄色，无菌管处呈白色，菌管密集，管口近圆形至多角形，部分管口开裂成齿。革质，不易折断，断面菌肉类白色，厚约 1mm；菌管单层，长 0.5～2mm，多为浅棕色，管口近圆形至多角形，每 1mm 有 3～5 个。气微，味淡。健脾利湿，清热解毒。用于湿热黄疸，胁痛，纳差，倦怠乏力。用量 9～27g。

三、茯苓* Poria

【来源】 本品为多孔菌科真菌茯苓 *Poria cocos*（Schw.）Wolf 的干燥菌核。

【产地】 主产安徽、湖北、云南、四川、河南、贵州、湖南等地。以安徽产量最大，云南野生品质量最优。

【采收加工】 多于 7～9 月采挖，挖出后除去泥沙，堆置"发汗"后，摊开晾至表面干燥，再"发汗"，反复数次至现皱纹、内部水分大部散失后，阴干，称为"茯苓个"；或将鲜茯苓按不同部位切制，阴干，分别称为"茯苓块"和"茯苓片"。

知识链接

赤茯苓、白茯苓与茯神

去茯苓皮后，内部显淡红色者为"赤茯苓"，功能偏于利湿清热，治湿热腹泻；切去赤茯苓后的白色部分为"白茯苓"；中有松根者为"茯神"，功能偏于宁心安神，治心悸、失眠。

【性状】

（1）茯苓个 呈类球形、椭圆形、扁圆形或不规则团块，大小不一。外皮薄而粗糙，棕褐色至黑褐色，有明显的皱缩纹理。体重，质坚实，断面颗粒性，有的具裂隙，外层淡棕色，内部白色，少数淡红色，有的中间抱有松根。气微，味淡，嚼之粘牙（图 13-3）（彩

图 51）。

以体重、质坚实、外皮色棕褐、纹细、无裂隙、断面白色细腻、粘牙力强者为佳。

（2）茯苓块　为去皮后切制的茯苓，呈立方块状或方块状厚片，大小不一。白色、淡红色或淡棕色（图 13-3）。

（3）茯苓片　为去皮后切制的茯苓，呈不规则厚片，厚薄不一。白色、淡红色或淡棕色。

【显微特征】　粉末　灰白色。①不规则颗粒状团块及分枝状团块无色，遇水合氯醛液渐溶化；②菌丝无色或淡棕色，细长，稍弯曲，有分枝，直径 $3 \sim 8 \mu m$，少数至 $16 \mu m$（图 13-4）。

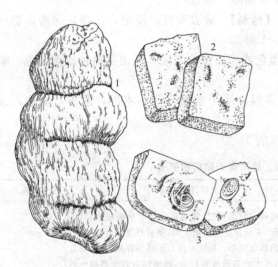

图 13-3　茯苓
1—茯苓个；2—茯苓块；
3—茯神

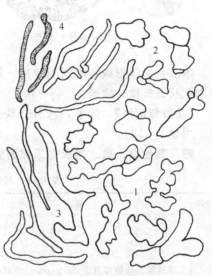

图 13-4　茯苓（菌核）粉末
1—分枝状团块；2—颗粒状团块；3—无色
菌丝；4—棕色菌丝

【化学成分】

（1）多聚糖类　茯苓聚糖，切断其支链成为茯苓次聚糖（常称为茯苓多糖），具抗肿瘤活性。

（2）三萜酸类　茯苓酸、齿孔酸等。

【理化鉴别】　取茯苓粉末少许，加碘化钾碘试液 1 滴，显深红色（多糖类的显色反应）。

【炮制】　取茯苓个，浸泡，洗净，润后稍蒸，及时削去外皮，切制成块或切厚片，晒干。

【功效与应用】　性平，味甘、淡。利水渗湿，健脾，宁心。用于水肿尿少，痰饮眩悸，脾虚食少，便溏泄泻，心神不安，惊悸失眠。用量 10～15g。

【附注】　茯苓皮　为茯苓削下的外皮，呈长条形或不规则块片，大小不一。外表面棕褐色至黑褐色，有疣状突起，内面淡棕色并常带有白色或淡红色的皮下部分。质较松软，略具弹性。性平，味甘、淡。利水消肿。用于水肿，小便不利。用量 15～30g。

四、猪苓　Polyporus

【来源】　本品为多孔菌科真菌猪苓 *Polyporus umbellatus*（Pers.）Fries 的干燥菌核。

【产地】　主产于陕西、云南、河南、甘肃、辽宁、黑龙江、吉林、山西、河北等地。

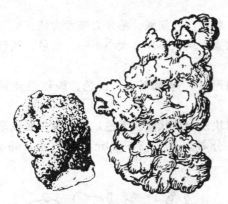

图 13-5 猪苓（菌核）外形

【采收加工】 春、秋两季采挖，除去泥沙，干燥。

【性状】 呈条形、类圆形或扁块状，有的有分枝，长 5～25cm，直径 2～6cm。表面黑色、灰黑色或棕黑色，皱缩或有瘤状突起。体轻，质硬，断面类白色或黄白色，略呈颗粒状。气微，味淡（图 13-5）。

以个大、皮黑、肉白、体较重者为佳。

【化学成分】 含猪苓多糖、麦角甾醇、α-羟基二十四碳酸、粗蛋白等。

【炮制】 除去杂质，浸泡，洗净，润透，切厚片，干燥。

本品呈类圆形或不规则的厚片。外表皮黑色或棕黑色，皱缩。切面类白色或黄白色，略呈颗粒状。气微，味淡。

【功效与应用】 性平，味甘、淡。利水渗湿。用于小便不利，水肿，泄泻，淋浊，带下。用量 6～12g。

附 其他藻、菌、地衣类天然药物简表（表 13-1）

表 13-1 其他藻、菌、地衣类天然药物简表

药名	来源	主要性状特征	功效
海藻	马尾藻科植物海蒿子 Sargassum pallidum（Turn.）C. Ag. 或羊栖菜 S. fusiforme.（Harv.）Setch. 的干燥藻体。前者习称"大叶海藻"，后者习称"小叶海藻"	大叶海藻　皱缩卷曲，黑褐色。主干呈圆柱状，具圆锥形突起，主枝自主干两侧生出，侧枝自主枝叶腋生出，具短小的刺状突起。初生叶披针形或倒卵形，全缘或具粗锯齿；次生叶条形或披针形，叶腋间有着生条状叶的小枝。气囊黑褐色，球形或卵圆形。质脆，潮润时柔软；水浸后膨胀，肉质，黏滑。气腥，味微咸 小叶海藻　较小，分枝互生，无刺状突起。叶条形或细匙形，先端稍膨大，中空。气囊腋生，纺锤形或球形。质较硬	消痰软坚散结，利水消肿
昆布	海带科植物海带 Laminaria japonica Aresch. 或翅藻科植物昆布 Ecklonia kurome Okam. 的干燥叶状体	海带　全体呈棕褐色或绿褐色，表面附有白霜。用水浸软则膨胀为扁平长带状，中部较厚，边缘较薄而成波状。类革质，残存柄部扁圆柱形。气腥，味咸 昆布　全体呈黑色，较薄。用水浸软则膨胀为扁平的叶状，两侧呈羽状深裂，裂片呈长舌形，边缘有小齿或全缘。质柔滑	消痰软坚散结，利水消肿
雷丸	白蘑科真菌雷丸 Omphalia lapidescens Schroet. 的干燥菌核	呈不规则球形或块状。表面黑棕色或灰褐色，有略隆起的网状细纹。质坚实，不易破碎，断面白色或浅灰黄色，似粉状或颗粒状，常有黄棕色大理石样纹理。气微，味微苦，嚼之有颗粒感，微带黏性，久嚼无渣	杀虫消积
松萝	松萝科植物松萝 Usnea diffracta Vain. 和长松萝 U. longissima Ach. 的干燥地衣体	松萝　呈二叉状分枝。表面灰绿色或黄绿色，粗枝表面有明显的环状裂纹。质柔韧，略有弹性，不易折断，断面可见中央有线状强韧的中轴。气微，味酸 长松萝　呈丝状，主轴单一，两侧侧枝密生，侧枝似蜈蚣足状	止咳平喘，活血通络，清热解毒

同步训练

一、选择题

（一）A 型题（单项选择题）

1. 昆布的主要功效是（　　）。
   A. 活血散瘀　　　　　B. 消食化积　　　　　C. 消痰软坚散结
   D. 止咳化痰　　　　　E. 清热化湿

2. 海藻的入药部位是（　　）。
   A. 叶柄　　　　　　　B. 叶片　　　　　　　C. 全草
   D. 地上部分　　　　　E. 藻体

3. 冬虫夏草的入药部位是（　　）。
   A. 子实体　　　　　　B. 虫体　　　　　　　C. 子座
   D. 虫体与子座的复合体　E. 菌核

4. 冬虫夏草性状叙述错误是（　　）。
   A. 全身有足 4 对　　　B. 全身有足 8 对　　　C. 全长 3～5cm
   D. 虫体表面土黄色　　　E. 虫体全身有 20～30 个环纹

5. 下列哪一项不是茯苓的性状特征。（　　）
   A. 呈类球形，椭圆形或不规则块状　　　B. 体轻，能浮于水面
   C. 外皮棕黑色粗糙有明显的皱纹　　　　D. 断面内部白色
   E. 中心有松木根

6. 除哪项外均属于茯苓的商品名。（　　）
   A. 茯苓块　　　　　　B. 茯苓根　　　　　　C. 茯神
   D. 茯苓个　　　　　　E. 赤茯苓

7. 猪苓的入药部位是（　　）。
   A. 菌丝　　　　　　　B. 子座　　　　　　　C. 子实体
   D. 菌落　　　　　　　E. 菌核

8. 灵芝的用药部位是（　　）。
   A. 虫瘿　　　　　　　B. 菌丝　　　　　　　C. 子实体
   D. 花粉　　　　　　　E. 菌核

（二）X 型题（多项选择题）

1. 冬虫夏草的性状特征是（　　）。
   A. 虫体表面深黄色至黄棕色　　　　　B. 中部 4 对足较明显
   C. 全长 3～5cm　　　　　　　　　　D. 虫体全身有 20～30 个环纹
   E. 子座呈细长圆柱形

2. 茯苓的性状特征是（　　）。
   A. 呈类球形、椭圆形、扁圆形或不规则团块　B. 体轻，能浮于水面
   C. 外皮棕褐色至黑褐色，粗糙，有明显的皱纹　D. 断面内部白色
   E. 有的中间抱有松根

3. 海藻的性状特征是（　　）。
   A. 皱缩卷曲，黑褐色　　　　　　　　B. 主干呈圆柱状 侧枝由主枝叶腋生出
   C. 初生叶披针形或倒卵形　　　　　　D. 次生叶条形或披针形

　　　　E. 气微，味咸

4. 猪苓的性状特征是（　　　）。

　　　A. 条形、类圆形或扁块状　　　　　　　　B. 表面黑色、灰黑色或棕黑色

　　　C. 体轻质硬　　　　　　　　　　　　　　　D. 断面棕黄色

　　　E. 气微，味苦

5. 松萝的功效是（　　　）。

　　　A. 止咳平喘　　　　　　　B. 健脾利湿　　　　　　　C. 活血通络

　　　D. 清热解毒　　　　　　　E. 补气安神

6. 灵芝的功效是（　　　）。

　　　A. 补气安神　　　　　　　B. 止咳平喘　　　　　　　C. 健脾利湿

　　　D. 清热解毒　　　　　　　E. 利水渗湿

二、填空题

1. 雷丸为_____科真菌雷丸的干燥_____，其功效是_____。

2. 冬虫夏草为麦角菌科真菌_____寄生在蝙蝠蛾科昆虫幼虫上的_____及_____。

3. 茯苓粉末加_____试液1滴，显_____色。

4. 茯苓粉末呈_____色，不规则_____状团块及_____状团块无色，遇水合氯醛液渐_____；菌丝无色或_____色。

5. 松萝为松萝科植物_____和_____的干燥_____。

三、名词解释

1. 菌核　　2. 子座　　3. 地衣

四、问答题

1. 试述冬虫夏草的来源、主要鉴别特征和功效应用。

2. 试述茯苓的来源、主要鉴别特征和功效应用。

3. 比较茯苓和猪苓的性状和功效。

（李建民）

同步训练参考答案

一、选择题

二、填空题

第十四章　其他植物类天然药物

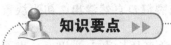

　　知识要点 ▶▶

　　其他植物类天然药物的来源、主要性状特征、主要化学成分和功效。

第一节　概　　述

　　其他植物类天然药物是指上述各章未能收载的植物类天然药物。包括：①树脂类，如乳香、没药等；②以植物体的某一部分或间接使用植物的某些制品为原料，经过不同的加工处理所得到的产品，如冰片、青黛等；③蕨类植物的成熟孢子，如海金沙；④植物体上因昆虫的寄生而形成的虫瘿，如五倍子等。

　　其他植物类天然药物的鉴别一般采用性状鉴别法，理化鉴别法也较常用，少数天然药物可采用显微鉴别法，如海金沙、五倍子。

第二节　常用其他植物类天然药物

一、乳香　Olibanum

　　【来源】　本品为橄榄科植物乳香树 *Boswellia carterii* Birdw. 及同属植物鲍达乳香树 *B. bhaw-dajiana* Birdw. 树皮渗出的树脂。分为索马里乳香和埃塞俄比亚乳香，每种乳香又分为乳香珠和原乳香。

　　【产地】　主产于埃塞俄比亚、肯尼亚、索马里、苏丹等国。

　　【采收加工】　乳香树干的皮部有离生树脂道，通常以春季为盛产期。采收时，于树干的皮部由下而上顺序切伤，开一狭沟，使树脂从伤口渗出，流入沟中，数天后凝成硬块，即可采取。落于地面者常黏附沙土杂质，品质较次。

　　【性状】　呈长卵形滴乳状、类圆形颗粒或黏合成大小不等的不规则块状物。大者长达2cm（乳香珠）或5cm（原乳香）。表面黄白色，半透明，被有黄白色粉末，久存则颜色加深。质脆，遇热软化。破碎面有玻璃样或蜡样光泽。具特异香气，味微苦。本品燃烧时显油性，冒黑烟，有香气；加水研磨成白色或黄白色乳状液。

　　以淡黄色、颗粒状、半透明、无杂质、气芳香者为佳。

　　【化学成分】　含树脂60％～70％、树胶27％～35％、挥发油3％～8％。

　　【炮制】　醋乳香　取净乳香，照醋炙法炒至表面光亮。

　　每100kg乳香，用醋5kg。

　　【功效与应用】　性温，味辛、苦。活血定痛，消肿生肌。用于胸痹心痛，胃脘疼痛，痛经经闭，产后瘀阻，癥瘕腹痛，风湿痹痛，筋脉拘挛，跌打损伤，痈肿疮疡。煎汤或入丸、散，用量3～5g；外用适量，研末调敷。孕妇及胃弱者慎用。

二、没药　Myrrha

【来源】　本品为橄榄科植物地丁树 *Commiphora myrrha* Engl. 或哈地丁树 *C. molmol* Engl. 的干燥树脂。分为天然没药和胶质没药。

【产地】　主产于索马里、肯尼亚、埃塞俄比亚等国。

【采收加工】　11月至次年2月间将树刺伤，树脂由伤口或裂缝口自然渗出。初为淡黄白色液体，在空气中渐变为红棕色硬块。采后拣去杂质。

【性状】　天然没药　呈不规则颗粒性团块，大小不等。大者直径长达6cm以上。表面黄棕色或红棕色，近半透明部分呈棕黑色，被有黄色粉尘。质坚脆，破碎面不整齐，无光泽。有特异香气，味苦而微辛。

胶质没药　呈不规则块状和颗粒，多黏结成大小不等的团块，大者直径长达6cm以上，表面棕黄色至棕褐色，不透明，质坚实或疏松，有特异香气，味苦而有黏性。

以红棕色、破碎面微透明、显油润、香气浓、味苦、无杂质者为佳。

【化学成分】　主含树脂、树胶、挥发油等。

【炮制】　醋没药　取净没药，照醋炙法，炒至表面光亮。

每100kg没药，用醋5kg。

本品呈不规则小块状或类圆形颗粒状，表面棕褐色或黑褐色，有光泽。具特异香气，略有醋香气，味苦而微辛。

【功效与应用】　性平，味辛、苦。散瘀定痛，消肿生肌。用于胸痹心痛，胃脘疼痛，痛经经闭，产后瘀阻，癥瘕腹痛，风湿痹痛，跌打损伤，痈肿疮疡。用量3～5g。炮制去油，多入丸、散用。孕妇及胃弱者慎用。

三、血竭　Draconis Sanguis

【来源】　本品为棕榈科植物麒麟竭 *Daemonorops draco* Bl. 果实渗出的树脂经加工制成。

【产地】　主产于印度尼西亚、马来西亚等国。

【采收加工】　采集果实，晒干，与贝壳置笼中强力振摇，将树脂撞落，筛去果皮、鳞片等杂质，用布包起树脂块，置热水中使之软化成团，取出放冷，即为原装血竭；从印度尼西亚输入血竭原料，在新加坡加入辅料如达玛树脂、原白树脂等加工而成的，称加工血竭，为商品主流。

【性状】

(1) 原装血竭　呈四方形或不定形块状，大小不等，表面铁黑色或红色，常附有因摩擦而成的红粉。断面有光泽或粗糙而无光泽，黑红色，研成粉末血红色。气微，味淡。

(2) 加工血竭　略呈类圆四方形或方砖形，表面暗红，有光泽，附有因摩擦而成的红粉。底部平圆，上部有包扎成型时留下的纵折纹。质硬而脆，破碎面红色，研粉为砖红色。气微，味淡。

血竭在水中不溶，在热水中软化。

均以外色黑似铁、研粉红似血、火燃呛鼻、有苯甲酸样香气者为佳。

> 知识链接
>
> **血竭的火试鉴别**
>
> 取血竭粉末，置白纸上，用火隔纸烘烤即熔化，但无扩散的油迹，对光照视呈鲜艳的红色。以火燃烧则产生呛鼻的烟气。

【化学成分】　含血竭素、血竭红素、去甲血竭素、去甲血竭红素、海松酸、异海松酸、去氢松香酸等成分。

【炮制】　除去杂质，打成碎粒或研成细末。

【功效与应用】　性平，味甘、咸。活血定痛，化瘀止血，生肌敛疮。用于跌打损伤，心腹瘀痛，外伤出血，疮疡不敛。研末，1～2g，或入丸剂。外用研末撒或入膏药用。

【附注】

（1）市售进口血竭有麒麟牌、手牌、皇冠牌、五星牌等，国内习用手牌和皇冠牌，以手牌质量最优。

（2）国产血竭（龙血竭）　为百合科植物海南龙血树 *Dracaena cambodiana* Pierre ex Gagnep. 的含脂木质部提取而得到的树脂。呈不规则块状，精制品呈片状。表面紫色，具光泽，局部有红色粉尘黏附。质硬，易碎，断面平滑，有玻璃样光泽。无臭，味微涩，嚼之有粘牙感。

（3）伪品　由松香、红色染料、石粉和泥土等混合制成。形似血竭；表面暗红色，略具光泽，用刀刮之起白色粉痕；有松香气，火烧之气更浓，味淡。

四、青黛　Indigo Naturalis

【来源】　本品为爵床科植物马蓝 *Baphicacanthus cusia*（Nees）Bremek.、蓼科植物蓼蓝 *Polygonum tinctorium* Ait. 或十字花科植物菘蓝 *Isatis indigotic* Fort. 的叶或茎叶经加工制得的干燥粉末、团块或颗粒。

【产地】　主产于福建、广东、河北、云南、江苏、安徽等地。

【采收加工】　夏、秋两季采收茎叶，置大缸或木桶内，加水浸泡2～3昼夜，至叶腐烂、茎脱皮时，捞去茎枝叶渣，每5kg茎叶加石灰0.5kg，充分搅拌，待浸液由乌绿色变为深紫红色时，捞取液面产生的蓝色泡沫状物，晒干。

【性状】　本品为深蓝色的粉末，体轻，易飞扬；或呈不规则多孔性的团块、颗粒，用手搓捻即成细末。微有草腥气，味淡。取本品少量，用火灼烧，有紫红色的烟雾产生。

以蓝色均匀、体轻能浮于水面、火烧产生紫红色烟雾时间长者为佳。

【化学成分】　主含靛蓝2.0%，靛玉红0.13%。

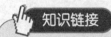
知识链接

靛玉红的抗癌作用

靛玉红对多种移植性动物肿瘤有抑制作用，能破坏白血病细胞；在本品的作用下，变性坏死的细胞多呈肿胀、溶解性坏死。实验研究发现，本品还能增强动物的单核巨噬细胞系统的吞噬能力。临床主要用于治疗慢性粒细胞性白血病，对于急性粒细胞性白血病也有一定疗效。

【功效与应用】　性寒，味咸。清热解毒，凉血消斑，泻火定惊。用于温毒发斑，血热吐衄，胸痛咯血，口疮，痄腮，喉痹，小儿惊痫。用量1～3g，宜入丸、散用。外用适量。

五、冰片（合成龙脑）　Borneolum Syntheticum

【来源】　本品为樟脑、松节油等经化学合成而得的结晶。习称"机制冰片"。

【产地】 主产于广东、上海、天津等地。

【性状】 为无色透明或白色半透明的片状松脆结晶；气清香，味辛、凉。具挥发性，点燃产生浓烟，并有带光的火焰。

本品在乙醇、三氯甲烷或乙醚中易溶，在水中几乎不溶。

【化学成分】 含消旋龙脑55%以上。

【功效与应用】 性微寒，味辛、苦。开窍醒神，清热止痛。用于热病神昏、惊厥，中风痰厥，气郁暴厥，中恶昏迷，胸痹心痛，目赤，口疮，咽喉肿痛，耳道流脓。用量0.15～0.3g，入丸、散用。外用研粉点敷患处。孕妇慎用。

【附注】

(1) 天然冰片（右旋龙脑） 为樟科植物樟 *Cinnamomum camphora* (L.) Presl 的新鲜枝、叶经提取加工制成的结晶。为白色的结晶性粉末或片状结晶。气清香，味辛、凉。有挥发性，点燃时有浓烟，火焰呈黄色。含右旋龙脑96%以上。本品自2005年版起收入《中国药典》。

(2) 艾片（左旋龙脑） 为菊科植物艾纳香 *Blumea balsamifera* (L.) DC. 的新鲜叶经提取加工制成的结晶。为白色半透明片状、块状或颗粒状结晶，质稍硬而脆，手捻不易碎。具清香气，味辛、凉，具挥发性，点燃时有黑烟，火焰呈黄色，无残迹遗留。含左旋龙脑85%以上。本品已收入《中国药典》（2010年版）。

(3) 龙脑冰片 为龙脑香科植物龙脑香 *Dryobalanops aromatica* Gaertn. f. 的树干经水蒸气蒸馏得到的结晶。主产印度尼西亚，商品现已少见。为类白色至淡灰棕色半透明块状或颗粒状结晶，质松脆，手捻易碎并挥散。气清香，味清凉。燃烧时几无黑烟。主含右旋龙脑。

六、五倍子 Galla Chinensis

【来源】 本品为漆树科植物盐肤木 *Rhus chinensis* Mill.、青麸杨 *R. potaninii* Maxim. 或红麸杨 *R. punjabensis* Stew. var. *sinica* (Diels) Rehd. et Wils. 叶上的虫瘿，主要由五倍子蚜 *Melaphis chinensis* (Bell) Baker 寄生而形成。按外形不同，分为"肚倍"和"角倍"。

知识链接

五倍子形成与五倍子蚜生活史

早春五倍子蚜虫的春季迁移蚜（性母）从过冬寄主提灯藓属（*Mnium*）植物飞至盐肤木类植物上，胎生无翅性蚜，交配后，雌性"性蚜"只产1卵，卵立即孵化为无翅雌虫（干母），无翅雌虫在嫩叶上吸取汁液生活，并刺激叶片细胞增生，逐渐形成外壁绿色的内部中空的囊状瘿，即五倍子。虫瘿初呈绿色小球形，逐渐增大，8月间增大较快，同时，囊中雌虫反复进行单性生殖并由无翅蚜虫发育成有翅蚜虫，不再摄取植物汁液。虫瘿外壁此时即渐转为红色，鞣质含量达到最高。若不及时采收，则虫瘿完全成熟，受阳光暴晒，逐渐萎缩以至破裂。有翅蚜虫（秋季迁移蚜）飞出，在过冬寄主提灯藓属植物上进行单性生殖，胎生无翅蚜虫，并分泌白蜡状物覆盖虫体，进入越冬状态，至次年春季发育成有翅胎生雌虫，再飞到盐肤木类植物上产生雌雄无翅性蚜。

由于五倍子蚜虫种类的不同及其营瘿部位习性的不同，形成的五倍子外形各异。

【产地】　主产于河南、四川、安徽、贵州、湖南、湖北、陕西等地。

【采收加工】　秋季采摘，置沸水中略煮或蒸至外表面呈灰色，杀死蚜虫，取出，晒干。

【性状】　肚倍　呈长圆形或纺锤形囊状，长2.5～9cm，直径1.5～4cm。表面灰褐色或淡棕色，微有柔毛。质硬而脆，易破碎，断面角质样，有光泽，壁厚0.2～0.3cm，内壁平滑，内有黑褐色死蚜虫及灰色粉末状排泄物。气特异，味涩（图14-1）。

角倍　呈菱形，具不规则的钝角状分枝，柔毛较明显，壁较薄（图14-1）。

均以个大、完整、色灰褐、壁厚者为佳。

【化学成分】　含五倍子鞣质50%～70%，另含没食子酸（2%～4%）、树脂、脂肪及蜡质等。

【炮制】　敲开，除去杂质。

【功效与应用】　性寒，味酸、涩。敛肺降火，涩肠止泻，敛汗，止血，收湿敛疮。用于肺虚久咳，肺热痰嗽，久泻久痢，自汗盗汗，消渴，便血痔血，外伤出血，痈肿疮毒，皮肤湿烂。用量3～6g。外用适量。

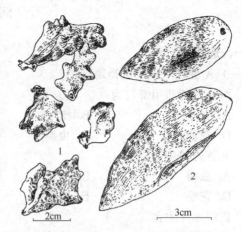

图14-1　五倍子
1—角倍；2—肚倍

附　其他常用植物类天然药物简表（表14-1）

表14-1　其他常用植物类天然药物简表

药名	来源	主要性状特征	功效
苏合香	金缕梅科植物苏合香树 *iquidambar orientalis* Mill. 的树干渗出的香树脂加工精制而成	为半流动性的浓稠液体，棕黄色或暗棕色，半透明。质黏稠。气芳香	开窍，辟秽，止痛
安息香	安息香科植物白花树 *Styrax tonkinensis*(Pierre)Craib ex Hart. 的干燥树脂	为不规则的小块，稍扁平，常黏结成团块，表面橙黄色，具蜡样光泽（自然出脂）；或为不规则的圆柱状、扁平块状，表面灰白色至淡黄白色（人工割脂）。质脆，易碎，断面平坦，白色，放置后逐渐变为淡黄棕色至红棕色。加热则软化熔融。气芳香，味微辛，嚼之有沙粒感	开窍醒神，行气活血，止痛
海金沙	海金沙科植物海金沙 *Lygodium japoicum*(Thunb.)Sw. 的干燥成熟孢子	呈粉末状，棕黄色或浅棕黄色。体轻，手捻有光滑感，置手中易从指缝滑落。气微，味淡。取本品少量，撒于火上，即发出轻微爆鸣及明亮的火焰	清利湿热，通淋止痛
儿茶	豆科植物儿茶 *Acaciacatechu*(L.f.)Willd. 的去皮枝、干的干燥煎膏	呈方形或不规则块状。表面棕褐色或黑褐色，光滑而稍有光泽。质硬，易碎。断面不整齐，有光泽，有细孔。遇潮有黏性。气微，味涩、苦，略回甜	活血止痛，止血生肌，收湿敛疮，清肺化痰
芦荟	百合科植物库拉索芦荟 *Aloe barbadensis* Miller 等同属近缘植物叶的汁液浓缩干燥物。习称"老芦荟"	呈不规则块状，常破裂为多角形，大小不一，表面暗红褐色或深褐色，无光泽。体轻，质硬，不易破碎，断面粗糙或显麻纹。富吸湿性。有特殊臭气，味极苦	泻下通便，清肝热泻火，杀虫疗癣

同步训练

一、选择题

(一) A 型题（单项选择题）

1. 海金沙的药用部位为（　　）。
   A. 种子　　　　　　　B. 孢子　　　　　　　C. 菌丝
   D. 花粉　　　　　　　E. 虫瘿

2. 儿茶的药用部位为（　　）。
   A. 虫瘿　　　　　　　B. 菌丝　　　　　　　C. 去皮枝、干的煎膏
   D. 花粉　　　　　　　E. 树脂

3. 机制冰片主含（　　）。
   A. 樟脑　　　　　　　B. 消旋龙脑　　　　　C. 左旋龙脑　　　　D. 右旋龙脑

4. 撒在火上，发出爆鸣声且有闪光的天然药物是（　　）。
   A. 海金沙　　　　　　B. 冰片　　　　　　　C. 青黛
   D. 血竭　　　　　　　E. 乳香

5. 五倍子主要化学成分为（　　）。
   A. 五倍子鞣质　　　　B. 没食子酸　　　　　C. 脂肪
   D. 蜡质　　　　　　　E. 树脂

(二) X 型题（多项选择题）

1. 有关五倍子说法中，正确的是（　　）。
   A. 按外形不同，分为"肚倍"和"角倍"
   B. 质硬而脆，易破碎
   C. 断面角质样，有光泽
   D. 内有黑褐色死蚜虫及灰色粉末状排泄物
   E. 气特异，味涩

2. 冰片（合成龙脑）为（　　）。
   A. 无色透明或白色半透明的片状松脆结晶　　　B. 气清香，味辛、凉
   C. 点燃产生浓烟　　　　　　　　　　　　　　D. 水中可溶
   E. 主产江西、湖南等地

3. 主要成分为树脂、树胶和挥发油的天然药物是（　　）。
   A. 冰片　　　　　　　B. 血竭　　　　　　　C. 乳香
   D. 没药　　　　　　　E. 儿茶

4. 青黛的功效是（　　）。
   A. 清热解毒　　　　　B. 凉血消斑　　　　　C. 泻火定惊
   D. 开窍醒神　　　　　E. 清热止痛

5. 血竭的功效是（　　）。
   A. 活血定痛　　　　　B. 凉血消斑　　　　　C. 化瘀止血
   D. 开窍醒神　　　　　E. 生肌敛疮

二、填空题

1. 乳香呈长卵形＿＿＿＿＿、类圆形＿＿＿＿＿或黏合成大小不等的不规则块状物。

2. 血竭在_____中不溶，在_____中软化。以外色_____、研粉_____、火燃呛鼻、有苯甲酸样香气者为佳。

3. 青黛主含_____、_____。以_____色均匀、体轻能_____、火烧产生_____烟雾时间长者为佳。

4. 五倍子的功效为_____，_____，_____，_____，_____。

5. 冰片的功效为_____，_____。

三、问答题

1. 试述青黛的来源、性状。

2. 冰片商品的种类有哪些？试述它们的来源。

（李建民）

同步训练参考答案

一、选择题

二、填空题

第十五章 动物类天然药物

第一节　概　　述

　　动物类天然药物是指药用部位为动物的整体或动物体的某一部分、动物体的生理或病理产物、动物体的加工品等一类天然药物。

　　动物类天然药物在我国的应用历史悠久，远在战国时期《山海经》的"五藏山经"中就有关于麝、鹿、犀、熊、牛等药用动物的记载。动物类天然药物在历代本草中均有记载，据统计，历代本草记载的动物药约有 600 余种。2007 年出版的《中国动物药资源》收载我国现有药用动物 2215 种。《中国药典》（2010 年版）收载动物类天然药物 47 种。

一、动物的分类简介

　　动物界分类和植物界一样，也划分为若干等级，即门、纲、目、科、属、种，而以种为分类的基本单位。与药用动物有关的有 10 个门，由低等到高等依次为：

原生动物门　Protozoa；

海绵动物门　Spongia（又称多孔动物门，Porifera）；

肠腔动物门　Coelenterata；

扁形动物门　Platyhelminthes；

线形动物门　Nemathelminthes；

环节动物门　Annelida；

软体动物门　Mollusca；

节肢动物门　Arthropoda；

棘皮动物门　Echinodermata；

脊索动物门　Chordata。

本章收载的药用动物分属于其中四门。

1. 环节动物门

体圆柱形或扁平形，身体分节，多数具运动器官刚毛或疣足，如参环毛蚓、水蛭等。

2. 软体动物门

身体通常柔软，不分体节，一般可分为头部、足部、躯干部，身体外面有外套膜及由其分泌出的贝壳，如杂色鲍、乌贼等。

3. 节肢动物门

身体可分为头、胸、腹三部，体被甲壳质外骨骼，生长发育过程需蜕皮，身体与附肢都分节，如东亚钳蝎、南方大斑蝥等。

4. 脊索动物门

有脊索，为位于背部的一条支持身体纵轴的棒状结构。低等脊索动物终生存在，而高等种类只在胚胎期间有脊索。成长时即由分节的脊柱取代。中枢神经系统呈管状，位于脊索的背面，在高等种类中分化为脑和脊髓。可分为尾索动物亚门、头索动物亚门和脊椎动物亚门。其中与药用关系密切的是脊椎动物亚门，本亚门是动物界中最高级的类群，如刺海马、中华大蟾蜍、乌龟、家鸡、梅花鹿等。

二、动物的命名

动物的命名与植物命名基本相同，也采用林奈的双名法，即由属名和"种加词"组成，其后附命名人姓氏，属名和命名人姓氏的第 1 个字母大写，如梅花鹿 *Cervus nippon* Temminck。但与植物命名不同的是：①动物种以下的分类等级只用亚种，如果种内有不同的亚种时，则采用三名法，即是将亚种名写在种本名之后，再写亚种定名人，如中华大蟾蜍 *Bufo bufu gargarizans* Cantor；②如有亚属，则亚属名放在属名与种加词之间，并加括号，如乌龟 *Chinemys*（*Geoclemys*）*reevesii*（Gray）；③若属名有改变，原定名人加括号，重新定名人，一般不写出，如拟海龙 *Syngathoides biaculeatus*（Bloch）。

三、动物类天然药物的分类

动物类天然药物的分类可按分类系统、药用部位、化学成分、药理及功效等进行分类。按药用部位分类如下。

（1）动物的干燥全体　如蜈蚣、全蝎、斑蝥、土鳖虫、海马等。

（2）除去内脏的动物体　如地龙、蛤蚧、蕲蛇、金钱白花蛇等。

（3）动物体的一部分　角类如鹿茸、鹿角、羚羊角、水牛角等；鳞甲类如穿山甲、鳖甲、龟甲等；贝壳类如牡蛎、石决明、珍珠母等；脏器类如鸡内金、紫河车、水獭肝等。

（4）动物的生理产物　分泌物如蟾酥、麝香等，排泄物如五灵脂、夜明砂等，其他生理产物如蝉蜕、蛇蜕、蜂蜜等。

（5）动物的病理产物　如牛黄、马宝、珍珠、僵蚕等。

（6）动物体某一部分的加工品　如阿胶、鹿角胶、鹿角霜、水牛角浓缩粉、血余炭等。

四、动物类天然药物的鉴定

动物类天然药物的鉴定，其方法与植物药一样。在鉴定时，应根据具体情况选用一种或多种方法配合进行。

1. 来源鉴定

对动物类天然药物进行来源鉴定，应具有动物分类学知识及解剖学知识。以完整动物入药的，可根据其形态及解剖特征进行动物分类学鉴定，确定其品种。

2. 性状鉴定

性状鉴定是目前使用最多的方法。因动物类天然药物具有不同于其他类别天然药物的特殊性，特别要注意观察其专属性的特征，如形状、表面特征、颜色、质地及特殊的气、味等。此外，一些传统经验鉴定方法仍是鉴别动物类天然药物有效而重要的手段。手试法：如毛壳麝香手捏有弹性；麝香仁以水润湿，手搓能成团，轻揉即散，不应粘手、染手、顶指或结块。水试法：牛黄水液可使指甲染黄，习称"挂甲"。火试法：如麝香仁撒于炽热坩埚中灼烧，初则迸裂，随即熔化膨胀起泡，油点似珠，香气浓烈，灰化后呈白色灰烬，无毛、肉焦臭，无火焰或火星。

3. 显微鉴定

对于动物类天然药物，尤其是贵重（如羚羊角、牛黄、麝香、珍珠等）或破碎的药材，除进行性状鉴定外，常应用显微鉴定方法鉴别其真伪。在进行显微鉴定时，常需根据不同的鉴定对象，制作合适的显微片，包括粉末片、组织切片和磨片（贝壳类、角类、骨类、珍珠类）等。

4. 理化鉴定

随着科学技术的发展，光谱法、色谱法、差热分析技术、X 射线衍射法及 DNA 分子标记技术等已成为鉴别动物药真伪的重要手段，使得动物药的鉴定更具科学性和准确性。

第二节　常用动物类天然药物

一、珍珠　Margarita

【来源】　本品为珍珠贝科动物马氏珍珠贝 *Pteria martensii*（Dunker）、蚌科动物三角帆蚌 *Hyriopsis cumingii*（Lea）或褶纹冠蚌 *Cristaria plicata*（Leach）等双壳类动物受刺激形成的珍珠。

【产地】　马氏珍珠贝所产珍珠称海水珍珠，天然和人工养殖均有，主产于广西、广东、海南及台湾。三角帆蚌和褶纹冠蚌所产的珍珠称淡水珍珠，多为人工养殖；主产于浙江、江苏、江西、安徽、湖南等地。

知识链接

养殖珍珠的生成

根据珍珠形成的原理，用人工的方法，从育珠贝体外套膜剪下活的上皮细胞小片（简称细胞小片），与贝壳制备的人工核、一起植入贝体的外套膜结缔组织中，植入的细胞小片，依靠结缔组织提供的营养，围绕人工核迅速增殖，形成珍珠囊，分泌珍珠质，从而生成人工有核珍珠。人工无核珍珠，是对外套膜施术时，仅植入细胞小片，经细胞增殖形成珍珠囊，并向囊内分泌珍珠质，生成的珍珠。

【采收加工】　自动物体内取出珍珠，洗净，干燥。

【性状】　呈类球形、长圆形、卵圆形或棒形，直径 1.5～8mm。表面类白色、浅粉红色、浅黄绿色或浅蓝色，半透明，平滑或微有凹凸，具特有的彩色光泽。质坚硬，破碎面显层纹。气微，味淡。

以纯净、质坚、有彩色光泽者为佳。

【化学成分】　主要含碳酸钙、壳角蛋白，壳角蛋白水解后得甘氨酸等 17 种以上氨基酸。尚含有少量铜、铁、镁、锰、钠、锌、硅、锶等元素。

【炮制】　珍珠　洗净，晾干。

珍珠粉　取净珍珠，碾细，照水飞法制成最细粉。

【功效与应用】 性寒，味甘、咸。安神定惊，明目消翳，解毒生肌，润肤祛斑。用于惊悸失眠，惊风癫痫，目赤翳障，疮疡不敛，皮肤色斑。用量 0.1～0.3g，多入丸、散用。外用适量。

【附注】

（1）珍珠母 为蚌科动物三角帆蚌、褶纹冠蚌或珍珠贝科动物马氏珍珠贝的贝壳。平肝潜阳，安神定惊，明目退翳。用于头痛眩晕，惊悸失眠，目赤翳障，视物昏花。用量 10～25g，先煎。

（2）伪品珍珠 曾发现用珍珠母或矿石打碎后磨圆加工制成的伪品珍珠。其外形与珍珠相似，珠光层为有毒的铅类化合物，珠核系用贝壳粉碎后打磨而成。伪品用丙酮可洗脱光泽（正品不能洗脱），破碎面不显层纹。

二、全蝎 Scorpio

【来源】 本品为钳蝎科动物东亚钳蝎 *Buthus martensii* Karsch 的干燥体。

【产地】 主产于河南、山东、陕西、山西、甘肃、河北、宁夏、辽宁、安徽、湖北等地亦产。

【采收加工】 春末至秋初捕捉，除去泥沙，置沸水或沸盐水中，煮至全身僵硬，捞出，置通风处，阴干。

【性状】 头胸部与前腹部呈扁平长椭圆形，后腹部呈尾状，皱缩弯曲，完整者体长约 6cm。头胸部呈绿褐色，前面有 1 对短小的螯肢及 1 对较长大的钳状脚须，形似蟹螯，背面覆有梯形背甲，腹面有足 4 对，均为 7 节，末端各具 2 爪钩；前腹部由 7 节组成，第 7 节色深，背甲上有 5 条隆脊线，背面绿褐色；后腹部棕黄色，6 节，节上均有纵沟，末节有锐钩状毒刺，毒刺下方无距。气微腥，味咸（图 15-1）。

以身干、完整、色绿褐、腹中少杂质者为佳。

【化学成分】 含蝎毒素，为毒性蛋白，与蛇的神经毒素类似，但含硫量较高。另含三甲胺、牛磺酸、甜菜碱、卵磷脂等。

【炮制】 除去杂质，洗净，干燥。

【功效与应用】 性平，味辛；有毒。息风镇痉，攻毒散结，通络止痛。用于肝风内动，痉挛抽搐，小儿惊风，中风口㖞，半身不遂，破伤风，风湿顽痹，偏正头痛，疮疡，瘰疬。用量 3～6g。孕妇禁用。

三、蜂蜜 Mel

【来源】 本品为蜜蜂科昆虫中华蜜蜂 *Apis cerana* Fabricius 或意大利蜂 *A. mellifera* Linnaeus 所酿的蜜。

【产地】 各地均产，以广东、云南、福建、江苏等地产量较大。

【采收加工】 春至秋季采收，滤过。

【性状】 为半透明、带光泽、浓稠的液体，白色至淡黄色或橘黄色至黄褐色。放久或遇

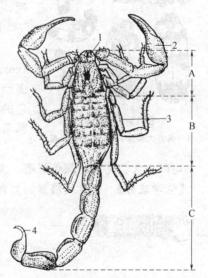

图 15-1 全蝎

A—头胸部；B—前腹部；C—后腹部

1—螯肢；2—钳状脚须；3—步足；4—毒刺

冷渐有白色颗粒状结晶析出。气芳香，味极甜。

以稠如凝脂、气芳香、味甜而纯正、无异臭杂质者为佳。

【化学成分】 主含葡萄糖和果糖约70％。另含少量蔗糖、有机酸、挥发油、维生素类、酶类及多种无机元素。

【功效与应用】 性平，味甘。补中，润燥，止痛，解毒；外用生肌敛疮。用于脘腹虚痛，肺燥干咳，肠燥便秘，解乌头类药毒；外治疮疡不敛，水火烫伤。用量15～30g。

【附注】

（1）蜂乳 又称"蜂王浆"，系5～15日龄工蜂咽腺分泌的乳白色或浅黄色浆状物。具特殊香气，微甜，有酸涩、辛辣味。含蛋白质45％，转化糖约20％，脂肪约14％，以及B族维生素、多种氨基酸、多种酶、促性腺样物质和抗生素类物质等。为滋补剂，能作为神经官能症、心血管功能不全、更年期综合征、关节炎等慢性疾病的辅助治疗剂。

（2）蜂胶 为蜜蜂科昆虫意大利蜂的干燥分泌物。气味芳香，味微苦，略带辛辣味。含树脂50～55％、蜂蜡30％、挥发油8～10％，以及少量的维生素、黄酮类化合物及多种微量元素。有软化及溶解角质、促进伤口愈合及杀菌、止痛作用。

（3）蜂蜡 为蜜蜂科昆虫中华蜜蜂或意大利蜂分泌的蜡。解毒，敛疮，生肌，止痛。外用于溃疡不敛，臁疮糜烂，外伤破溃，烧烫伤。

四、斑蝥 Mylabris

【来源】 本品为芫青科昆虫南方大斑蝥 *Mylabris phalerata* Pallas 或黄黑小斑蝥 *M. cichorii* L. 的干燥体。

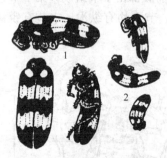

图15-2 斑蝥
1—南方大斑蝥；2—黄黑小斑蝥

【产地】 主产于河南、广西、安徽等地。

【采收加工】 夏、秋季在露水未干时捕捉，闷死或烫死，晒干。

【性状】

（1）南方大斑蝥 呈长圆形，长1.5～2.5cm，宽0.5～1cm。头及口器向下垂，有较大的复眼及触角各1对，触角多已脱落。背部具革质鞘翅1对，黑色，有3条黄色或棕黄色的横纹；鞘翅下面有棕褐色薄膜状透明的内翅2片。胸腹部乌黑色，胸部有足3对。有特殊的臭气（图15-2）。

（2）黄黑小斑蝥 体型较小，长1～1.5cm。

均以个大、完整、颜色鲜明、无败油气者为佳。

【化学成分】 主含斑蝥素。另含羟基斑蝥素、脂肪、树脂、甲酸及色素等。

👆 **知识链接**

斑蝥素的抗癌作用

斑蝥素抗癌活性显著，主要通过抑制癌细胞的蛋白质合成而影响RNA和DNA的合成，从而抑制癌细胞的生长、分裂、侵袭和转移。主要用于肝癌、乳腺癌、肺癌、食管癌、结肠癌等的治疗，但其毒性大，已有斑蝥酸钠、羟基斑蝥胺、甲基斑蝥胺和去甲基斑蝥素等半合成的衍生物用于临床，疗效较好，毒性却只有斑蝥素的1/500。

【炮制】

（1）生斑蝥　除去杂质。

（2）米斑蝥　取净斑蝥与米拌炒，至米呈黄棕色，取出，除去头、翅、足。每100kg斑蝥，用米20kg。

南方大斑蝥　体型较大，头、足、翅偶有残留。色乌黑发亮，头部去除后的断面不整齐，边缘黑色，中心灰黄色。质脆易碎。有焦香气。

黄黑小斑蝥　体型较小。

【功效与应用】　性热，味辛；有大毒。破血逐瘀，散结消癥，攻毒蚀疮。用于癥瘕，经闭，瘰疬，赘疣，痈疽不溃，恶疮死肌。用量0.03～0.06g。炮制后多入丸、散用。外用适量，研末或浸酒醋，或制油膏涂敷患处，不宜大面积应用。本品有大毒，内服慎用；孕妇禁用。

【附注】

（1）青娘子　为芫青科昆虫绿芫青 *Lytta caraganae* 的干燥体。功效与斑蝥相似。

（2）红娘子　为蝉科昆虫黑翅红娘子 *Huechys sanguinea* 或褐翅红娘子 *H. philaemata* 的干燥体。功效与斑蝥类似。

五、蟾酥　Bufonis Venenum

【来源】　本品为蟾蜍科动物中华大蟾蜍 *Bufo bufo gargarizans* Cantor 或黑眶蟾蜍 *B. melanostictus* Schneider 的干燥分泌物。

【产地】　主产于山东、河北、江苏、四川、湖南、浙江等地。

【采收加工】　多于夏、秋两季捕捉，洗净，用铜或铝制盒式夹钳挤取耳后腺及皮肤腺分泌液，使白色浆液流于陶瓷或玻璃器皿中，滤去杂质，取纯浆放入圆模型中干燥，即为"团蟾酥"；如将鲜浆均匀涂于箬竹叶或玻璃板上，干燥，即为"片蟾酥"。

【性状】　呈扁圆形团块状或片状。棕褐色或红棕色。团块状者质坚，不易折断，断面棕褐色，角质状，微有光泽；片状者质脆，易碎，断面红棕色，半透明。气微腥，味初甜而后有持久的麻辣感，粉末嗅之作嚏（图15-3）。

本品断面沾水，即呈乳白色隆起。

以色红棕、断面角质状、半透明、有光泽者为佳。

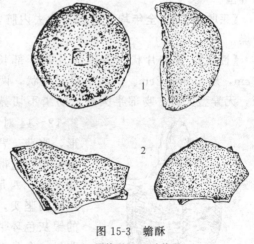

图 15-3　蟾酥
1—团蟾酥；2—片蟾酥

【化学成分】　含强心甾类化合物，如华蟾酥毒基、脂蟾毒配基等；还含有吲哚类生物碱，如蟾酥碱、蟾酥甲碱等。此外，尚含肾上腺素、甾醇类、氨基酸等。

【炮制】　蟾酥粉　取蟾酥，捣碎，加白酒浸渍，时常搅动至呈稠膏状，干燥，粉碎。每10kg蟾酥，用白酒20kg。

【功效与应用】　性温，味辛；有毒。解毒，止痛，开窍醒神。用于痈疽疔疮，咽喉肿痛，中暑神昏，痧胀腹痛吐泻。用量0.015～0.03g，多入丸、散用。外用适量。孕妇慎用。

蟾酥的毒性与中毒解救

　　大剂量服用蟾酥及其制剂（六神丸、喉症丸、六应丸）等，一般服后 0.5～1 小时出现中毒症状，开始时，上腹不适，继而出现剧烈呕吐、腹痛、腹泻等消化道症状，神经系统症状有头痛、头昏、嗜睡、口唇及四肢麻木，并可出现各种心律失常，严重的可表现烦躁不安、抽搐、昏迷、面色苍白、四肢厥冷、体温不升、出汗、脉搏细弱、口唇发绀、血压下降，最后呼吸循环衰竭，休克死亡。

　　中毒解救：清除毒物，如洗胃、灌肠、导泻、静脉输液、吸氧、口服蛋清、大量饮水及浓茶。使用阿托品、氯化钾对症治疗。或辅助甘草、绿豆煎汤饮用，中医对症治疗。

　　蟾蜍浆汁溅入眼内可致眼损伤，立即感到剧痛难忍、流泪不止、眼睑肿胀、羞明、结膜充血，并可致角膜溃疡。蟾酥误入眼中，应先用大量冷开水冲洗，可以用生理盐水或 3% 硼酸水冲洗，并酌情滴用可的松类眼药水。

六、蛤蚧　Gecko

　　【来源】　本品为壁虎科动物蛤蚧 *Gekko gecko* Linnaeus 的干燥体。

　　【产地】　主产于广西，广东、云南亦产。进口蛤蚧产于泰国、印度尼西亚、柬埔寨、越南等国。

　　【采收加工】　全年均可捕捉，除去内脏，拭净，用竹片撑开，使全体扁平顺直，低温干燥。

　　【性状】　呈扁片状，头颈部及躯干部长 9～18cm，头颈部约占 1/3，腹背部宽 6～11cm，尾长 6～12cm。头略呈扁三角状，两眼多凹陷成窟窿，口内有细齿，生于颚的边缘，无异型大齿。吻部半圆形，吻鳞不切鼻孔，与鼻鳞相连，上鼻鳞左右各 1 片，上唇鳞 12～14 对，下唇鳞（包括颏鳞）21 片。腹背部呈椭圆形，腹薄。背部呈灰黑色或银灰色，有黄白色或灰绿色或橙红色斑点散在或密集成不显著的斑纹，脊椎骨及两侧肋骨突起。四足均有 5 趾；趾间仅具蹼迹，足趾底有吸盘。尾细而坚实，微现骨节，与背部颜色相同，有 6～7 个明显的银灰色环带。有的再生尾较原生尾短，且银灰色环带不明显。全身密被圆形或多角形微有光泽的细鳞。气腥，味微咸（图 15-4）。

　　以体大、肥壮、尾粗而长、无虫蛀者为佳。

　　【化学成分】　含肌肽、胆碱、肉毒碱、鸟嘌呤、蛋白质等。

　　【炮制】

　　（1）蛤蚧　除去鳞片及头足，切成小块。

　　本品呈不规则的片状小块。表面灰黑色或银灰色，有棕

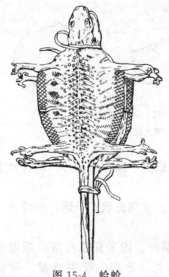

图 15-4　蛤蚧

黄色的斑点及鳞甲脱落的痕迹。切面黄白色或灰黄色。脊椎骨和肋骨突起。气腥，味微咸。

（2）酒蛤蚧 取蛤蚧块，用黄酒浸润后，烘干。

本品形如蛤蚧块，微有酒香气，味微咸。

【功效与应用】 性平，味咸。补肺益肾，纳气定喘，助阳益精。用于肺肾不足，虚喘气促，劳嗽咯血，阳痿，遗精。用量 3～6g，多入丸、散或酒剂。

【附注】 商品中发现有他种动物体充蛤蚧入药，应注意鉴别。主要有以下几种。

（1）小蛤蚧 为壁虎科动物多疣壁虎 *Gekko japonicus* Dumeril et Bibron 去内脏的干燥体。全长 20cm 以下，无眼睑，吻鳞切鼻孔，体背有多数不规则疣鳞。生活时尾易断。

（2）西藏蛤蚧 为鬣蜥科动物喜山鬣蜥 *Agama himalayana*（Steindachner）去内脏的干燥体。全长 34～36cm，尾长超过体长，有眼睑，吻鳞不切鼻孔，脊背有几行大鳞。生活时尾不易断。

（3）红点蛤蚧 为鬣蜥科动物蜡皮蜥 *Leiolepis belliana rubritaeniata* Mertens 去内脏的干燥体。全长约 40cm，尾长近体长的两倍，有眼睑，无疣鳞。体背灰黑色，密布橘红色圆形斑点，体两侧有条形横向的橘红色斑纹。生活时尾不易断。

七、金钱白花蛇 *Bungarus Parvus*

【来源】 本品为眼镜蛇科动物银环蛇 *Bungarus multicinctus* Blyth 的幼蛇干燥体。

【产地】 主产于广东、广西、江西等地。

【采收加工】 夏、秋两季捕捉，剖开腹部，除去内脏，擦净血迹，用乙醇浸泡处理后，盘成圆形，用竹签固定，干燥。

【性状】 呈圆盘状，盘径 3～6cm，蛇体直径 0.2～0.4cm，头盘在中间，尾细，常纳口内。口腔内上颌骨前端有毒沟牙 1 对，鼻间鳞 2 片，无颊鳞，上下唇鳞通常各为 7 片。背部黑色或灰黑色，有白色环纹 45～58 个，黑白相间，白环纹在背部宽 1～2 行鳞片，向腹面渐增宽，黑环纹宽 3～5 行鳞片，背正中明显突起一条脊棱，脊鳞扩大成六角形，背鳞细密，通身 15 行，尾下鳞单行。气微腥，味微咸（图 15-5）。

以头尾齐全、色泽明亮、盘径小者为佳。

【化学成分】 蛇体含蛋白质、脂肪及鸟嘌呤核苷。头部蛇毒含三磷酸腺苷酶、磷脂酶、α-环蛇毒、β-环蛇毒、γ-环蛇毒（为强烈的神经性毒）及神经生长因子等。

【功效与应用】 性温，味甘、咸；有毒。祛风，通络，止痉。用于风湿顽痹，麻木拘挛，中风口眼㖞斜，半身不遂，抽搐痉挛，破伤风，麻风，疥癣。用量 2～5g，研粉吞服 1～1.5g。

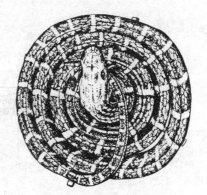

图 15-5 金钱白花蛇药材外形

【附注】 近年来，发现有用眼镜蛇科金环蛇 *Bungarus fasctatus*（Schneider）和游蛇科水赤链游蛇 *Natrix annularis* Hallowell、赤链蛇 *Dinodon rufozonatum*（Cantor）的幼蛇或用银环蛇的成体加工品伪充金钱白花蛇，应注意鉴别。

（1）金环蛇 全体有横环纹 23～33 个，黑黄纹相间，两者的密度相近，占 3～5 个鳞片。

（2）赤链蛇 全体有黑红相间的窄环纹，黑纹略宽于红色纹，腹侧有黑褐色斑点，有一条显著突起的脊棱，脊鳞不扩大成六角形，尾下鳞双行。

（3）水赤链游蛇　全体有环纹 60 条以上，灰褐色与淡黄色纹相间，淡黄纹略宽于灰褐纹，有一条显著突起的脊棱，脊鳞不扩大成六角形，肛鳞两分；尾下鳞双行。

（4）银环蛇成体加工品　盘径 2～5cm，头在中央（为其他蛇头拼接而成），体脊黑棕色，白色环纹较宽，多 10 个左右，无蛇尾。

八、麝香* Moschus

【来源】　本品为鹿科动物林麝 *Moschus berezovskii* Flerov、马麝 *M. sifanicus* Przewalski 或原麝 *M. moschiferus* Linnaeus 成熟雄体香囊中的干燥分泌物。

【动物形态】

（1）林麝　身长 70～80cm，肩高小于 50cm。雌雄均无角，耳长直立，吻短，雄麝上颌犬齿特别发达，长而尖，露出唇外，向下弯曲；四肢细长，后肢长于前肢，尾短。全体橄榄褐色，并有橘红色光泽，幼麝背部有斑点，成体背部无斑点。雄麝腹部在脐部和生殖器之间有麝香腺，呈囊状，外部略隆起，习称"香囊"，生成的麝香贮存于香囊内（图 15-6、图 15-7）。

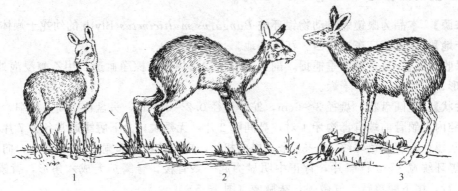

图 15-6　麝香原动物
1—林麝；2—马麝；3—原麝

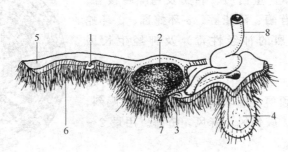

图 15-7　雄麝的香囊着生部位
1—肚脐；2—香囊；3—尿道口；4—阴囊；5—腹皮；6—麝毛；7—香囊开口；8—阴茎

（2）马麝　体型似林麝而稍大，全身沙黄褐色，颈背有栗色块斑，上有少量黄点，额、颈下黄白色（图 15-6）。

（3）原麝　体型似林麝而稍大，全身暗深棕色，背部有 6 列肉桂黄色斑点，下颌白色（图 15-6）。

【产地】　主产于四川、西藏、云南、青海、陕西等地，贵州、甘肃、新疆、内蒙古及东北等地也产。

【采收加工】　野麝多在冬季至次春猎取，猎获后，割取香囊，阴干，习称"毛壳麝香"（整麝香）；剖开香囊，除去囊壳，习称"麝香仁"。家养麝直接从其香囊中取出麝香仁，阴干或用干燥器密闭干燥。

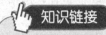 知识链接

家养麝活体取香

目前多采用快速取香法，即将麝固定在操作者的腿上，略剪去覆盖着香囊口的毛，酒精消毒，用挖勺伸入囊内徐徐转动，挖出麝香。取香后除去杂质，放干燥器内，干后置棕色密闭玻璃容器内保存。活体取香后不影响麝的饲养繁殖，并能再生麝香仁，且产量比野生者高。

【性状】

(1) 毛壳麝香　为扁圆形或类椭圆形的囊状体，直径 3~7cm，厚 2~4cm。开口面的皮革质，棕褐色，略平，密生白色或灰棕色短毛，从两侧围绕中心排列，中间有 1 小囊孔。另一面为棕褐色略带紫色的皮膜，微皱缩，偶显肌肉纤维，略有弹性，剖开后可见中层皮膜呈棕褐色或灰褐色，半透明，内层皮膜呈棕色，内含颗粒状、粉末状的麝香仁和少量细毛及脱落的内层皮膜（习称"银皮"）（图 15-8）（彩图 52）。

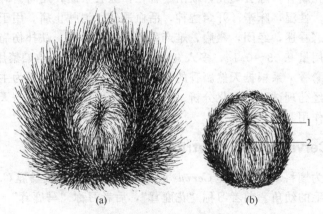

图 15-8　麝香（毛壳麝香）

(a) 未修边剪毛；(b) 已修边剪毛

1—囊孔；2—尿道口

以饱满、皮薄、仁多、捏之有弹性、香气浓烈者为佳。

(2) 麝香仁　野生者质软，油润，疏松；其中不规则圆球形或颗粒状者习称"当门子"，表面多呈紫黑色，油润光亮，微有麻纹，断面深棕色或黄棕色；粉末状者多呈棕褐色或黄棕色，并有少量脱落的内层皮膜和细毛。饲养者呈颗粒状、短条形或不规则的团块；表面不平，紫黑色或深棕色，显油性，微有光泽，并有少量毛和脱落的内层皮膜。气香浓烈而特异，味微辣、微苦带咸（彩图 53）。

以当门子多、颗粒色紫黑、粉末色棕褐、质柔润、香气浓烈者为佳。

【显微特征】　麝香仁粉末　棕褐色或黄棕色。为无数无定形颗粒物集成的半透明或透

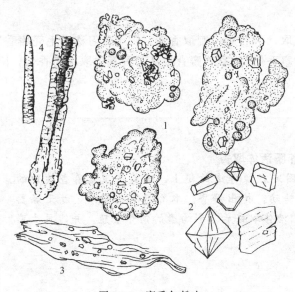

图 15-9 麝香仁粉末

1—分泌物团块；2—晶体；3—表皮组织碎片；4—麝毛

明团块，淡黄色或淡棕色；团块中包埋或散在有方形、柱状、八面体或不规则形的晶体；并可见圆形油滴，偶见毛和内皮层膜组织（图 15-9）。

【理化鉴别】 ①取整麝香，用槽针从囊口插入，旋转槽针，撮取香仁，立即检视，槽内的香仁应逐渐膨胀高出槽面，习称"冒槽"。麝香仁油润，颗粒疏松，无锐角，香气浓烈，不应有纤维等异物或异常气味。②取麝香仁少量，置掌中，加水湿润，手搓之能成团，压之即散，不应粘手、染手、顶指或结块。③取麝香仁少量，撒于炽热的坩埚中灼烧，初则迸裂，随即融化膨胀起泡似珠，香气浓烈四溢，灰化后呈白色或灰白色残渣，无毛、肉焦臭，无火焰或火星出现。④取麝香少许，加五氯化锑共研，香气消失，再加氨水少许共研，香气恢复。

【化学成分】 主含麝香酮 0.9%～3%，为无色液体，具特殊香气。另含麝香吡啶、11 种雄甾烷类衍生物、多肽（有抗炎作用）及蛋白质等。

【炮制】 取毛壳麝香，除去囊壳，取出麝香仁，除去杂质，用时研碎。

【功效与应用】 性温，味辛。开窍醒神，活血通经，消肿止痛。用于热病神昏，中风痰厥，气郁暴厥，中恶昏迷，经闭，癥瘕，难产死胎，心腹暴痛，跌扑伤痛，痹痛麻木，痈肿瘰疬，咽喉肿痛。用量 0.03～0.1g，多入丸、散用。外用适量。孕妇禁用。

【附注】 人工麝香 系根据天然麝香的分析结果，以合成麝香酮为主，按一定比例与其他物质配制而成。经药理试验、理化分析、临床试用证明，人工麝香与天然麝香近似，并对心绞痛有显著缓解作用。

九、鹿茸 Cervi Cornu Pantotrichum

【来源】 本品为鹿科动物梅花鹿 *Cervus nippon* Temminck 或马鹿 *C. elaphus* Linnaeus 雄鹿未骨化密生茸毛的幼角。前者习称"花鹿茸"，后者习称"马鹿茸"。

【动物形态】

(1) 梅花鹿 中型兽，体长约 1.5m，肩高约 0.9m。雄鹿有角，雌鹿无角。角实心，由皮肤下层（真皮）变成，初为瘤状，呈紫褐色，密布毛茸，第二年延长生长为初角茸，不分叉，第三年生角呈叉状，其后年增 1 枝叉，至 4 叉止。眼耳皆大，四肢细长，前 2 趾有蹄，尾短。夏季毛赤褐色，有淡白色斑，臀部白斑更明显，冬季毛厚，赤褐色，白花斑不明显（图 15-10）。

(2) 马鹿 体型较大，长 2m 余，身高 1.2m 以上。鹿角粗大，角叉多至 6～8 枝叉。毛棕灰色，粗而疏，无白色斑，臀部有一黄赭色大斑（图 15-10）。

【产地】 花鹿茸主产东北，河北、四川等地也产。马鹿茸主产于东北、内蒙古、新疆、青海等地。东北产者习称"东马鹿茸"，品质较优；西北产者习称"西马鹿茸"，品质较次。

【采收加工】 鹿茸采收分锯茸、砍茸两种。

(1) 锯茸 一般从第三年开始锯取，二杠（具一分枝）茸每年采收两次。第一次在清明后 45～50 天锯头茬茸，锯后 50～60 天锯二茬茸；三岔茸（具二分枝）每年采一次，在 7 月下旬。锯下的茸沸水烫炸（锯口朝上），使茸内血液排除，晾干或烘干。

（2）砍茸　仅用于老鹿和病鹿，砍下鹿头，再将茸连脑盖骨锯下，除尽残肉，绷紧脑皮，进行烫炸加工，阴干。

【性状】

（1）花鹿茸　呈圆柱状分枝，具 1 个分枝者习称"二杠"，主枝习称"大挺"，长 17～20cm，锯口直径 4～5cm，离锯口约 1cm 处分出侧枝，习称"门庄"，长 9～15cm，直径较大挺略细。外皮红棕色或棕色，多光润，表面密生红黄色或棕黄色细茸毛，上端较密，下端较疏；分岔间具一条灰黑色筋脉，皮茸紧贴。锯口黄白色，外围无骨质，中部密布细孔。具两个分枝者习称"三岔"，大挺长 23～33cm，直径较二杠细，略呈弓形，微扁，枝端略尖，下部多有纵棱筋及突起疙瘩；皮红黄色，茸毛较稀而粗。体轻。气微腥，味微咸（图 15-11）（彩图 54、彩图 55）。

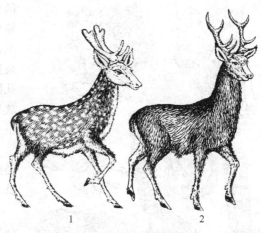

图 15-10　鹿茸原动物
1—梅花鹿；2—马鹿

二茬茸与头茬茸相似，但大挺长而不圆或下粗上细，下部有纵棱筋。皮灰黄色，茸毛较粗糙，锯口外围多已骨化。体较重。无腥气。

（2）马鹿茸　较花鹿茸粗大，分枝较多，侧枝一个者习称"单门"，两个者习称"莲花"，三个者习称"三岔"，四个者习称"四岔"或更多（图 15-11）。

东马鹿茸"单门"大挺长 25～27cm，直径约 3cm，外皮灰黑色，茸毛灰褐色或灰黄色，锯口面外皮较厚，灰黑色，中部密布细孔，质嫩；"莲花"大挺长可达 33cm，下部有棱筋，锯口面蜂窝状小孔稍大；"三岔"皮色深，质较老；"四岔"茸毛粗而稀，大挺下部具棱筋及疙瘩，分枝顶端多无毛，习称"捻头"（彩图 56）。

西马鹿茸大挺多不圆，顶端圆扁不一，长 30～100cm。表面有棱，多抽缩干瘪，分枝较长且弯曲，茸毛粗长，灰色或黑灰色，锯口色较深，常见骨质。气腥臭，味咸。

均以茸形粗壮、饱满、皮毛完整、质嫩、油润、无骨棱、无钉者为佳。

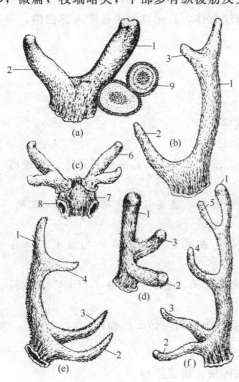

图 15-11　鹿茸
（a）花鹿茸（二杠）和鹿茸片；（b）花鹿茸（三岔）；
（c）梅花鹿砍茸；（d）马鹿茸（莲花）；
（e）马鹿茸（三岔）；（f）马鹿茸（四岔）
1—主枝（大挺）；2—第一侧枝（门庄）；
3—第二侧枝；4—第三侧枝；5—第四侧枝；
6—鹿茸；7—脑盖骨；8—眉棱骨；9—鹿茸片

【显微特征】花鹿茸粉末　淡黄色。①表皮角质层表面颗粒状，茸毛脱落后的毛窝呈圆洞状。②毛茸多碎断，毛干中部直径 13～50μm，表面由扁平细胞（鳞片）呈覆瓦状排列

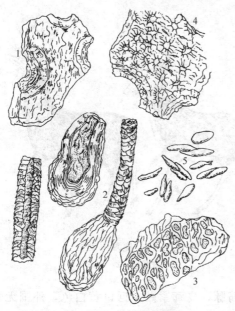

图 15-12　花鹿茸粉末
1—表皮角质层；2—毛茸；3—未骨化骨组织碎片；
4—骨碎片；5—角化梭形细胞

的毛小皮包围，细胞的游离缘指向毛尖，皮质有棕色色素；髓质断续或无；毛根常与毛囊相连，基部膨大作撕裂状。③未骨化组织表面具多数不规则的块状突起物。④骨碎片表面有纵纹及点状孔隙；骨陷窝呈类圆形或类梭形，边缘骨小管呈放射状沟纹。横断面可见大的圆孔洞，边缘凸凹不平。⑤角化梭形细胞多散在（图 15-12）。

【化学成分】　含甘氨酸等 17 种氨基酸、神经酰胺（脑素）、多胺类、雌酮、多种前列腺素及 26 种微量元素。

【理化鉴别】　取本品粉末 0.1g 加水 5ml，加热 15 分钟放冷，滤过。取滤液 1ml，加茚三酮试液 3 滴，摇匀，加热煮沸数分钟，显蓝紫色；另取滤液 1ml，加 10% 氢氧化钠溶液 2 滴，摇匀，滴加 0.5% 硫酸铜溶液，显蓝紫色。

【炮制】

（1）鹿茸片　取鹿茸，燎去茸毛，刮净，以布带缠绕茸体，自锯口面小孔灌入热白酒，并不断添酒，至润透或灌酒稍蒸，横切薄片，压平，干燥。

知识链接

鹿茸切片规格

花鹿茸切片

（1）蜡片（血片）　茸之顶端弯头处切制而成，茸皮较厚，具有蜡样光泽，半透明状。体较重。

（2）粉片　茸之上段切制而成，粉白色或黄白色，显粉性，密布海绵样细孔隙，茸皮较厚，体轻松。

（3）粗砂片　茸之中下段切制而成，黄白色或淡棕色，海绵样孔隙大，体亦轻松。

（4）骨砂片　茸之最下段切制而成，黄棕色或带血污色，海绵样孔隙大，呈砂网样，已显骨质化，茸皮薄，棕红色，质较硬。

马鹿茸片大致与花鹿茸片类似，唯外围皮层色泽较黑，切面红褐色。

（2）鹿茸粉　取鹿茸，燎去茸毛，刮净，劈成碎块，研成细粉。

【功效与应用】　性温，味甘、咸。壮肾阳，益精血，强筋骨，调冲任，托疮毒。用于肾阳不足，精血亏虚，阳痿滑精，宫冷不孕，羸瘦，神疲，畏寒，眩晕，耳鸣，耳聋，腰脊冷痛，筋骨痿软，崩漏带下，阴疽不敛。用量 1~2g，研末冲服。

【附注】

（1）鹿角　为马鹿或梅花鹿已长成骨化的角或锯茸后翌年春季脱落的角基。分别习称"马鹿角"、"梅花鹿角"、"鹿角脱盘"。具有温肾阳、强筋骨、行血消肿的功能。

（2）鹿角胶　为鹿角加水煎熬浓缩制成的固体胶块。具有温补肝肾、益精血的功能。

（3）鹿角霜　为鹿角熬去胶质后剩余的角块。具有补肾助阳、收敛止血的功能。

（4）鹿茸伪品　常用塑料胶膜制成鹿茸的骨架形状，外用老鼠皮包裹鹿角粉、猪血粉、蛋清、锯末等物质，加胶黏合捏成商品鹿茸"二杠"模型；亦有用鹿角粘贴动物皮毛，再切成薄片，伪充鹿茸片出售。以上伪品加热水浸泡，胶黏部位自然脱落，皮"骨"易分离，塑料变软，水溶液染色；骨架烧之冒烟，有塑料气味，只要仔细观察，不难鉴别。

十、牛黄　Bovis Calculus

【来源】　本品为牛科动物牛 *Bos taurus domesticus* Gmelin 的干燥胆结石。

【产地】　全国均产，主产于西北（西牛黄）、东北（东牛黄）、华北（京牛黄）及西南等地区。

【采收加工】　宰牛时，如发现有牛黄，即滤去胆汁，将牛黄取出，除去外部薄膜，阴干。

【性状】　多呈卵形、类球形、三角形或四方形，大小不一，直径 0.6～3（4.5）cm，少数呈管状或碎片。表面黄红色至棕黄色，有的表面挂有一层黑色光亮的薄膜，习称"乌金衣"，有的粗糙，具疣状突起，有的具龟裂纹。体轻，质酥脆，易分层剥落，断面金黄色，可见细密的同心层纹，有的夹有白心。气清香，味苦而后甘，有清凉感，嚼之易碎，不粘牙（彩图 57）。

取本品少量，加清水调和，涂在指甲上，能将指甲染成黄色，习称"挂甲"，指甲盖下有清凉感，习称"透甲"。

以完整、色棕黄、质酥脆、断面层纹清晰而细腻者为佳。

【显微特征】　取本品少许，用水合氯醛试液装片，不加热，置显微镜下观察：不规则团块由多数黄棕色或棕红色小颗粒集成，稍放置，色素迅速溶解，并显鲜明金黄色，久置后变绿色（图 15-13）。

【化学成分】　含胆色素 72％～76％，以胆红素为主，还有少量胆绿素。胆汁酸类 7％～10％，包括胆酸、去氧胆酸、鹅去氧胆酸及其盐类。另含甾醇类、氨基酸等。

【理化鉴别】　取粉末少许置试管内，分别加下列试剂 3ml，微热，有如下显色反应：加冰醋酸显绿色，冷后沿试管壁小心滴加等容积的硫酸，下层无色，上层绿色，两层相接处显红色环；加硫酸显绿色；加硝酸显红色；加氨水显黄褐色（检查胆红素和甾体类）。

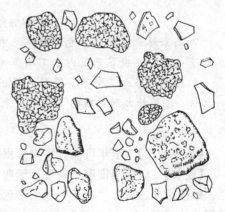

图 15-13　牛黄粉末

【功效与应用】　性凉，味甘。清心，豁痰，开窍，凉肝，息风，解毒。用于热病神昏，中风痰迷，惊痫抽搐，癫痫发狂，咽喉肿痛，口舌生疮，痈肿疔疮。用量 0.15～0.35g，多入丸、散用。外用适量，研末敷患处。孕妇慎用。

【附注】

（1）人工牛黄　由牛胆粉、胆酸、猪去氧胆酸、牛磺酸、胆红素、胆固醇、微量元素等制成。为黄色疏松粉末。味苦，微甘。用水调和亦可"挂甲"，但无"透甲"现象。性凉，味甘。清热解毒，化痰定惊。用于痰热谵狂，神昏不语，小儿急惊风，咽喉肿痛，口舌生疮，痈肿疔疮。用量 0.15～0.35g，多作配方用。外用适量敷患处。孕妇慎用。

（2）体外培育牛黄 以牛的新鲜胆汁作母液，加入去氧胆酸、胆酸、复合胆红素钙等制成。呈球形或类球形，直径 0.5～3cm。表面光滑，呈黄红色至棕黄色。体轻，质松脆，断面有同心层纹。气香，味苦而后甘，有清凉感，嚼之易碎，不粘牙。用水调和亦可"挂甲"，功能主治、用法用量同牛黄。孕妇慎用；偶有轻度消化道不适。

（3）牛黄伪品 由于牛黄产量稀少，商品中曾发现伪品牛黄，是用黄连、黄柏、大黄、姜黄、海金沙及黄泥土等粉末，加蛋黄、蛋清、牛胆汁或皮胶、树脂等伪制而成。显微镜下可见植物性粉末特征，故可区别。

十一、羚羊角* Saigae Tataricae Cornu

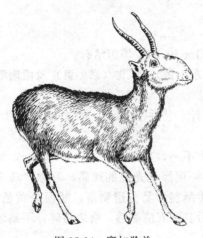

图 15-14　赛加羚羊

【来源】 本品为牛科动物赛加羚羊 *Saiga tatarica* Linnaeus 的角。

【动物形态】 身长 1～1.4m，鼻吻膨大，有"高鼻羚羊"之称。鼻孔亦大，且能灵活伸缩和左右摇摆。额前部分较隆起，眼大，耳短。雌兽较矮小，无角。雄兽有 1 对角，长于眼眶之上，向后微倾。四肢细短。蹄低而长。尾细短，下垂。夏毛短而密，暗黄色或棕黄色；冬毛粗长而厚，色较浅为淡灰黄色（图 15-14）。

【产地】 主产于哈萨克斯坦、俄罗斯等国。我国新疆西北部曾有少量出产，现赛加羚羊在我国野外已绝迹。

> ### 知识链接
>
> **赛加羚羊的人工驯养状况**
>
> 国家林业局甘肃濒危动物保护中心 1988 年从国外引进赛加羚羊，进行人工保护、繁育研究，在世界范围内人工驯养失败的情况下，取得了突破性进展，目前是国内唯一的赛加羚羊人工驯养、繁殖、保护及研究基地。种群数量由引进初期的 11 只（6 雄5 雌）发展壮大到目前的 170 只，未来将实现其野外种群恢复。

【采收加工】 全年可捕，猎取后锯取其角，晒干。以 8～9 月间捕捉锯下的角色泽最好。

【性状】 呈长圆锥形，略呈弓形弯曲，长 15～33cm；类白色或黄白色，基部稍呈青灰色。嫩枝对光透视有"血丝"或紫黑色斑纹，光润如玉，无裂纹，老枝则有细纵裂纹。除尖端部分外，有 10～16 个隆起环脊（习称"水波纹"），间距约 2cm，用手握之，四指正好嵌入凹处（习称"合把"）。角的基部横截面圆形，直径 3～4cm，内有坚硬质重的角柱，习称"骨塞"，骨塞长约占全角的 1/2 或 1/3，表面有突起的纵棱与其外面角鞘内的凹沟紧密嵌合，从横断面观，其结合部呈锯齿状。除去"骨塞"后，角的下半段成空洞，全角呈半透明，对光透视，上半段中央有一条隐约可辨的细孔道直通角尖，习称"通天眼"。质坚硬，气微，味淡（彩图 58）。

以质嫩、色白、光润、内含红色斑纹、无裂纹者为佳。

【显微特征】

(1) 横切面　可见组织构造多少呈波浪状起伏。角顶部组织波浪起伏最为明显，在峰部往往有束存在，束多呈三角形；角中部稍呈波浪状，束多呈双凸透镜形；角基部波浪形不明显，束呈椭圆形至类圆形。髓腔大小不一，长径 $10\sim50(80)\mu m$，以角基部的髓腔最大。束的皮层细胞呈扁梭形，3～5 层。束间距离较宽广，充满近等径性多边形、长菱形或狭长形的基本角质细胞。皮层细胞或基本角质细胞均显无色透明，其中不含或仅含少量细小浅灰色色素颗粒，细胞中央往往可见一个折光性强的圆粒或线状物（图 15-15）。

(2) 粉末　灰白色。不规则碎块近无色、淡灰白色或淡黄白色，微透明，稍有光泽。①横断面碎片，髓腔呈双凸透镜形、椭圆形、类圆形或类三角形，长径 $10\sim15(80)\mu m$，周围有 3～5 层窄梭形同心性排列的皮层细胞，外侧为基本角质细胞，呈菱形、长方形或多角形，这两种细胞均不含或仅含少数灰色色素颗粒，细胞中央常有一个发亮的圆粒或线状物。②纵断面碎片，髓呈长管形，基本角质细胞为长菱形（图 15-16）。

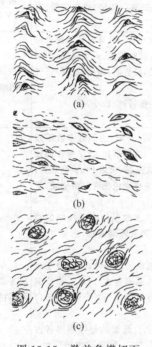

图 15-15　羚羊角横切面

(a) 角上部；(b) 角中部；(c) 角基部

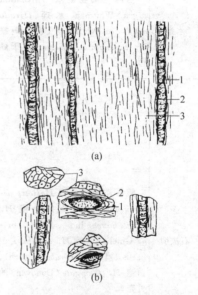

图 15-16　赛加羚羊角纵切面和粉末

(a) 中部纵切面；(b) 粉末

1—髓；2—皮层组织；3—角质组织

【化学成分】　含角蛋白、磷酸钙、磷脂类、甾醇类等。

【理化鉴别】　取羚羊角粗粉的三氯甲烷提取液，水浴蒸干溶剂，残渣用少量冰醋酸溶解，再加入醋酐-浓硫酸（20：1）试液 5 滴，显红色，渐变为蓝色至墨绿色。

【炮制】

(1) 羚羊角镑片　取羚羊角，置温水中浸泡，捞出，镑片，干燥。

(2) 羚羊角粉　取羚羊角，砸碎，粉碎成细粉。

【功效与应用】　性寒，味咸。平肝息风，清肝明目，散血解毒。用于肝风内动，惊痫抽搐，妊娠子痫，高热痉厥，癫痫发狂，头痛眩晕，目赤翳障，温毒发斑，痈肿疮毒。用量 1～3g，宜另煎 2 小时以上；磨汁或研粉服，每次 0.3～0.6g。

【附注】 羚羊角主要靠进口,因价格昂贵,常见伪品和掺伪品。

(1) 伪品 有同科动物鹅喉羚羊 *Gazella subgutturosa* Guldenstaedt、藏羚羊 *Phntholops hodgsoni*(Abel.)、黄羊 *Procapra gutturosa* Pallas 等的角冒充,有的经过人工雕刻环纹,钻出"通天眼"。其表面淡灰棕色至黑色,环脊的形态数目、环节间距及环上细纹均与正品不同。人工雕刻的环纹形态不自然。伪品均没有通天眼,或有圆形的通天眼(人工钻出)。

(2) 掺伪品 将正品羚羊角的角塞拔出,向通天眼内灌铅等重金属以增重量。其角特重,角塞不能恢复原来与角鞘紧密嵌合的状态。

附 其他动物类天然药物简表(表 15-1)

表 15-1 其他动物类天然药物简表

药名	来源	主要性状特征	功效
地龙	钜蚓科动物参环毛蚓 *Pheretina aspergilhum*(E,Perrier)等的干燥体	广地龙 呈长条状薄片,弯曲。全体具环节,第 14~16 环节为生殖带,习称"白颈",较光亮。体轻,略呈革质,不易折断,气腥,味微咸	清热定惊,通络,平喘,利尿
水蛭	水蛭科动物蚂蟥 *Whitmania pigra* Whitman、水蛭 *Hirudo nipponica* Whitman 或柳叶蚂蟥 *W. acranulata* Whitman 的干燥体	蚂蟥 呈扁平纺锤形,有多数环节。背部黑褐色或黑棕色,稍隆起,腹面平坦,棕黄色。前端稍尖,后端钝圆,两端各具一吸盘,后吸盘较大。质脆,易折断,断面胶质样。气微腥 水蛭 扁长圆柱形,体多弯曲扭转,个较小 柳叶蚂蟥 狭长而扁	破血通经,逐瘀消癥
石决明	鲍科动物杂色鲍 *Haliotis diversicolor* Reeve、皱纹盘鲍 *H. discus hannai* Ino.、羊鲍 *H. ovina* Gmelin、耳鲍 *H. asinina* Linnaeus、澳洲鲍 *H. ruber*(Leach)、白鲍 *H. laevigate*(Donovan)的贝壳	杂色鲍 长卵圆形,内面观略呈耳形,表面有多数不规则螺肋和细密生长线,螺旋部小,体螺部较大,从螺旋部顶处开始向右排列有 20 余个疣状突起,末端 6~9 个开孔,孔口与壳面平;内面光滑,具珍珠样彩色光泽。质坚硬,无臭,味微咸 皱纹盘鲍 长椭圆形,表面有多数粗糙而不规则的皱纹,生长线明显,常有苔藓或石灰虫等附着物,末端 4~5 个开孔,孔口突出孔面 羊鲍 椭圆形,表面浅灰绿色或浅灰褐色,壳顶位于近中部且稍高于壳面,螺旋部与体螺部各占 1/2,从螺旋部边缘向右有 2 行整齐的突起,末端具 4~5 个开孔,孔口呈管状 澳洲鲍 卵圆形,表面红棕色。螺旋部与体螺部各占 1/2,生长线呈波状隆起,具开孔 7~9 个,孔口突出壳面 耳鲍 狭长,呈耳状。表面光滑,具翠绿色、紫色及褐色等多种色泽组成的斑纹,螺旋部小,体螺部大,有开孔 5~7 个,孔口与壳平,壳薄,质较脆 白鲍 卵圆形,表面砖红色,光滑,壳顶高于壳面,生长线颇为明显,螺旋部约为壳面的 1/3,有开孔 9 个,孔口与壳平	平胆潜阳,清肝明目
牡蛎	牡蛎科动物长牡蛎 *Ostrea gigas* Thunberg、大连湾牡蛎 *O. talienwhanensis* Crosse 或近江牡蛎 *O. rivularis* Gould 的贝壳	长牡蛎 长片状,背腹缘几平行,右壳较小,鳞片坚厚,层状或层纹状排列。壳外面平坦或具数个凹陷,质硬,断面层状,洁白。无臭,味微咸 大连湾牡蛎 类三角形,背腹缘呈"八"字形。右壳外面淡黄色,具疏松的同心鳞片,鳞片起伏或波浪状 近江牡蛎 圆形、卵圆形或三角形等。幼体者鳞片薄而脆,多年生长的鳞片层层相叠,内面白色,边缘有的淡紫色	重镇安神,潜阳补阴,软坚散结

续表

药名	来源	主要性状特征	功效
蜈蚣	蜈蚣科动物少棘巨蜈蚣 *Scolopendra subspinipes mutilans* L. Koch 的干燥体	扁平长条形,全体共 22 个环节。头部暗红色或红褐色,近圆形,前端两侧有触角一对。躯干背部棕绿色或墨绿色,具光泽,有两条纵沟线;腹部棕黄色,两侧有步足 21 对;最末一对步足尾状。气微腥,有特殊刺鼻的臭气,味辛、微咸	息风镇痉,通络止痛,攻毒散结
土鳖虫	鳖蠊科昆虫地鳖 *Eupolyphaga sinensis* Walker 或冀地鳖 *Steleophaga plancyi*(Boleny)的雌虫干燥体	地鳖 扁平卵形,前端较窄,后端较宽,背部紫褐色,具光泽,无翅。前胸背板较发达,盖住头部;腹背板 9 节,胸部有足 3 对,具细毛和刺。气腥臭,味微咸 冀地鳖 长椭圆形,背部黑棕色,边缘带有淡黄褐色斑块及黑色小点	破血逐瘀,续筋接骨
僵蚕	蚕蛾科昆虫家蚕 *Bombyx mori* Linnaeus 4～5 龄幼虫因感染(或人工接种)白僵菌 *Beauveria bassiana*(Bals.)Vuillant 而致死的干燥体	略呈圆柱形,多弯曲皱缩。表面灰黄色,被有白色粉霜状的气生菌丝和分生孢子。头部较圆,有足 8 对,体节明显,尾部略呈二分歧状。质硬而脆,易折断,断面平坦,外层白色,中间有亮棕色或亮黑色的丝腺环 4 个。气微腥,味微咸	息风止痉,祛风止痛,化痰散结
海马	海龙科动物线纹海马 *Hippocampus kelloggi* Jordan et Snyder、刺海马 *H. histrix* Kaup、大海马 *H. kuda* Bleeker、三斑海马 *H. trimaculatus* Leach 或小海马(海蛆)*H. japonicus* Kaup 的干燥体	线纹海马 扁长形而弯曲,表面黄白色。头略似马头,有冠状突起,具管状长吻,口小,无牙,两眼深陷。躯干部七棱形,尾部四棱形,渐细卷曲,体上有瓦楞形的节纹并具短棘。体轻,骨质。气微腥,味微咸 刺海马 头部及体上环节间的棘细而尖 大海马 黑褐色 三斑海马 体侧背部第 1、第 4、第 7 节的短棘基部各有 1 黑斑 小海马(海蛆) 体型小,黑褐色,节纹及短棘均较细小	温肾壮阳,散结消肿
龟甲	龟科动物乌龟 *Chinemys reevesii*(Gray)的背甲及腹甲	背甲及腹甲由甲桥相连。背甲呈长椭圆形拱状,外表面棕褐色或黑褐色;腹甲呈板片状,椭圆形,外表面淡黄棕色至棕黑色,盾片 12 块,每块常具紫褐色放射状纹理,内表面黄白色至灰白色。骨板 9 块,锯齿状嵌接;两侧残存呈翼状向斜上方弯曲的甲桥。质坚硬。气微腥,味微咸	滋阴潜阳,益肾强骨,养血补心,固经止崩
鳖甲	鳖科动物鳖 *Trionyx sinensis* Wiegmann 的背甲	呈椭圆形或卵圆形,背面隆起,外表面黑褐色或墨绿色。有细网状皱纹及灰黄色或灰白色斑点,两侧各有对称的横凹纹 8 条,外皮脱落后,可见锯齿状嵌接缝。内表面类白色,中部有突起的脊椎骨,两侧各有肋骨 8 条,伸出边缘。质坚硬	滋阴潜阳,退热除蒸,软坚散结
蕲蛇	蝰科动物五步蛇 *Agkistrodon acutus*(Güenther)的干燥体	圆盘状,头呈三角形而扁平,吻端向上,习称"翘鼻头"。背部两侧各有黑褐色与浅棕色组成的"V"形斑纹 17～25 个,其"V"形的两端在背中线上相接,习称"方胜纹",腹部灰白色,有黑色类圆形的斑点,习称"连珠斑",尾部骤细,末端有 1 枚长三角形的角质鳞片,习称"佛指甲"。气腥,味微咸	祛风,通络,止痉
乌梢蛇	游蛇科动物乌梢蛇 *Zaocys dhumnades*(Cantor)的干燥体	圆盘状。表面黑褐色或绿黑色,密被菱形鳞片;背鳞行数成双,背中央 2～4 行鳞片强烈起棱,形成两条纵贯全体的黑线。脊部高耸成屋脊状,俗称"剑脊"。尾部渐细而长。气腥,味淡	祛风,通络,止痉
鸡内金	雉科动物家鸡 *Gallus gallus domesticus* Brisson 的干燥沙囊内壁	不规则卷片,表面黄色、黄绿色或黄褐色,半透明,具明显的条状皱纹。质薄而脆,易碎,断面角质样,有光泽。气微腥,味微苦	健胃消食,涩精止遗,通淋化石

续表

药名	来　源	主要性状特征	功　效
穿山甲	鲮鲤科动物穿山甲 *Manis pentadactyla* Linnaeus 的鳞甲	扇面形、三角形、菱形或盾形的扁平片状或半折合状,中厚边薄。外表面黑褐色或黄褐色,有光泽,宽端有数十条排列整齐的纵纹及数条横线纹;窄端光滑。内表面色浅,中部有一条明显突起的弓形横向棱线,角质,半透明,坚韧而有弹性。气微腥,味淡	活血消癥,通经下乳,消肿排脓,搜风通络
阿胶	马科动物驴 *Equus asinus* L. 的干燥皮或鲜皮经煎煮、浓缩制成的固体胶	呈长方形块、方形块或丁状。棕黑至黑褐色,有光泽。质硬而脆,断面光亮,碎片对光照视呈棕色半透明状。气微,味微甘	补血滋阴,润燥,止血

同步训练

一、选择题

（一）A 型题（单项选择题）

1. 以动物全体入药的是（　　　）。
   A. 全蝎　　　　　　　　B. 龟甲　　　　　　　　C. 牛黄
   D. 蟾酥　　　　　　　　E. 阿胶

2. 有大毒，能攻毒蚀疮的天然药物是（　　　）。
   A. 阿胶　　　　　　　　B. 牛黄　　　　　　　　C. 麝香
   D. 羚羊角　　　　　　　E. 斑蝥

3. 断面沾水，即呈乳白色隆起的天然药物是（　　　）。
   A. 金钱白花蛇　　　　　B. 蟾酥　　　　　　　　C. 穿山甲
   D. 牛黄　　　　　　　　E. 珍珠

4. 尾部有 6～7 个明显的银灰色环带的天然药物是（　　　）。
   A. 穿山甲　　　　　　　B. 鹿茸　　　　　　　　C. 羚羊角
   D. 蛤蚧　　　　　　　　E. 蕲蛇

5. 功能祛风、通络、止痉的天然药物是（　　　）。
   A. 金钱白花蛇　　　　　B. 鹿茸　　　　　　　　C. 阿胶
   D. 蛤蚧　　　　　　　　E. 蟾酥

6. 花鹿茸中具 1 个侧枝的习称为（　　　）。
   A. 大挺　　　　　　　　B. 莲花　　　　　　　　C. 单门
   D. 二杠　　　　　　　　E. 三岔

7. 具有"挂甲"现象的天然药物是（　　　）。
   A. 鹿茸　　　　　　　　B. 麝香　　　　　　　　C. 牛黄
   D. 阿胶　　　　　　　　E. 羚羊角

8. 马鹿茸中具 1 个侧枝的习称为（　　　）。
   A. 大挺　　　　　　　　B. 莲花　　　　　　　　C. 单门
   D. 二杠　　　　　　　　E. 三岔

9. 断面有同心层纹的天然药物是（　　　）。
   A. 鹿茸　　　　　　　　B. 牛黄　　　　　　　　C. 麝香
   D. 阿胶　　　　　　　　E. 鸡内金

10. 具有"通天眼"的天然药物是（　　）。
    A. 鹿茸　　　　　　　　B. 麝香　　　　　　　　C. 羚羊角
    D. 牛黄　　　　　　　　E. 阿胶
11. 石决明的药用部位是（　　）。
    A. 内骨　　　　　　　　B. 背甲　　　　　　　　C. 腹甲
    D. 内壳　　　　　　　　E. 贝壳
12. 为动物的背甲入药的是（　　）。
    A. 阿胶　　　　　　　　B. 穿山甲　　　　　　　C. 鳖甲
    D. 斑蝥　　　　　　　　E. 牛黄

（二）X型题（多项选择题）

1. 珍珠的功效有（　　）。
    A. 清热泻火　　　　　　B. 安神定惊　　　　　　C. 明目消翳
    D. 解毒生肌　　　　　　E. 润肤祛斑
2. 以动物的全体（不去内脏）入药的是（　　）。
    A. 金钱白花蛇　　　　　B. 牛黄　　　　　　　　C. 斑蝥
    D. 蛤蚧　　　　　　　　E. 全蝎
3. 属于补阳药的是（　　）。
    A. 蛤蚧　　　　　　　　B. 阿胶　　　　　　　　C. 鹿茸
    D. 海马　　　　　　　　E. 牛黄
4. 描述羚羊角性状特征的术语有（　　）。
    A. 挂甲　　　　　　　　B. 水波纹　　　　　　　C. 通天眼
    D. 单门　　　　　　　　E. 骨塞
5. 根据采制方法不同，鹿茸有（　　）。
    A. 花鹿茸　　　　　　　B. 锯茸　　　　　　　　C. 马鹿茸
    D. 砍茸　　　　　　　　E. 鹿角
6. 马鹿茸的商品有（　　）。
    A. 单门　　　　　　　　B. 莲花　　　　　　　　C. 三岔
    D. 四岔　　　　　　　　E. 二杠
7. 麝香在临床上常用于（　　）。
    A. 热病神昏　　　　　　B. 中风痰厥　　　　　　C. 难产死胎
    D. 跌扑伤痛　　　　　　E. 痈肿瘰疬
8. 蜂蜜的功效有（　　）。
    A. 补中　　　　　　　　B. 润燥　　　　　　　　C. 止痛
    D. 解毒　　　　　　　　E. 外用生肌敛疮

二、填空题

1. 斑蝥的主要有效成分为_____，具有_____作用，但因其毒性大，临床用其半合成品羟基斑蝥胺，其毒性只有斑蝥素的_____。
2. 蟾酥口尝味初甜后有_____，_____嗅之作嚏。
3. 鹿茸为鹿科梅花鹿或马鹿的雄鹿_____的幼角；前者习称_____，后者习称_____。
4. 牛黄用清水调合，涂在指甲上，可使指甲_____，习称_____；指甲盖下有_____感，习称_____；人工牛黄水溶液也可_____，但无_____现象。

5. 取牛黄少许，用_____装片，不加热，显微镜下观察：不规则团块由多数黄棕色或棕红色小颗粒集成，稍放置，色素溶解呈鲜明_____色，久置后变_____色。

6. 羚羊角性_____，味_____，具有_____、_____、_____作用，用时宜单煎 2 小时以上；磨汁或_____服。

7. 麝香为_____科动物林麝、马麝或原麝的_____香囊中的干燥分泌物，其主要有效成分是_____，具有_____作用。

8. 牛黄为牛科动物牛的_____。

三、名词解释

1. 二杠　2. 通天眼　3. 大挺　4. 挂甲　5. 乌金衣　6. 当门子

四、问答题

1. 牛黄的性状特征有哪些？有何功效？
2. 羚羊角有哪些主要性状特征？其功效如何？
3. 花鹿茸与马鹿茸在来源、性状方面有何区别？

（李建民）

同步训练参考答案

一、选择题

二、填空题

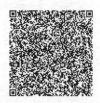

第十六章　矿物类天然药物

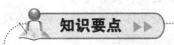

知识要点 ▶▶

　　矿物类天然药物的鉴定方法；各药物的来源、主要性状特征和功效；朱砂和石膏的主产地、采收加工、理化鉴定要点、主要化学成分、应用。

第一节　概　　述

　　矿物是由地质作用而形成的天然单质或化合物。矿物类天然药物是指可供药用的天然矿物（朱砂、赭石等），矿物的加工品（芒硝、轻粉等），动物或动物骨骼的化石（石燕、龙骨等）。

　　利用矿物作为药物在我国有着悠久的历史。《神农本草经》中载有玉石类药物 41 种，《本草纲目》的金石部载有矿物药 161 种。据第三次全国中药资源普查统计，我国现在药用的矿物约有 80 种。

一、矿物的性质

　　矿物大多数是固体，少数是液体（如水银）或气体（如硫化氢）。每一种固体矿物都有一定的物理和化学性质，这些性质取决于它们的化学成分和结晶构造，利用这些性质的不同，来鉴别不同种类的矿物。

1. 结晶形状

　　由结晶质（晶体）组成的矿物都具有固定的结晶形状，凡是质点呈规律排列者为晶体，而且无论其形态、大小是否相同，在同一温度时，同一物质的最小单位晶胞三维空间的棱长和晶面夹角都是相同的，一般称其为晶体常数。根据晶体常数的特点，可将晶体分为七大晶系：等轴晶系、三方晶系、四方晶系、六方晶系、斜方晶系、单斜晶系及三斜晶系。所以，通过结晶形状及 X 射线衍射手段，可以准确地辨认不同的晶体。

　　矿物中除了少数单晶体以外，常常是以许多单晶体聚集成为集合体的形式存在。集合体的形态多种多样，如粒状、晶簇状、放射状、结核体状等。

2. 结晶习性

　　一般是指晶体的外部形态。含水矿物中，水在矿物中存在的形式直接影响到矿物的性质。矿物中的水，按其存在形式，可分为两大类：一是不加入晶格的吸附水或自由水；一是加入晶格组成的，包括以水分子（H_2O）形式存在的结晶水，如石膏（$CaSO_4 \cdot 2H_2O$），和以 H^+、OH^- 等离子形式存在的结晶水，如滑石 $[Mg_3(Si_4O_{10})(OH)_2]$。各种含水的固体矿物的失水温度，因水存在的形式不同而不同，这种性质可用来鉴定矿物。

3. 透明度

　　矿物透光能力的大小称为透明度。将矿物磨成 0.03mm 标准厚度后，比较其透明度，可分为三类：透明矿物、半透明度矿物和不透明矿物。

4. 颜色

矿物的颜色,一般分为三种。

(1)本色 是由矿物的成分和内部构造所决定的颜色,如辰砂的朱红色。

(2)外色 由混入的有色物质染成的颜色,与矿物本身的成分和构造无关。外色的深浅,除与带色杂质的量有关外,还与杂质分散的程度有关,如紫石英、大青盐等。

(3)假色 某些矿物中,有时可见变彩现象,这是由投射光受晶体内部裂缝、解理面及表面氧化膜的反射所引起光波的干涉作用而产生的颜色,如云母、方解石。

矿物粉末的颜色,在矿物学上称为"条痕"。即矿物在白色毛瓷板上划过后,留下的颜色线条,条痕比矿物表面的颜色更为固定,因而具有鉴定意义。有的矿物表面的颜色与粉末颜色相同,如朱砂,也有的是不相同的,如自然铜,表面为铜黄色而粉末则为黑色。

5. 光泽

矿物表面对投射光的反射能力称为光泽。反射能力的强弱,就是光泽的强度。矿物的光泽由强至弱分为:金属光泽(如自然铜)、金刚光泽(如朱砂)、玻璃光泽(如硼砂)等。

6. 硬度

矿物抵抗某种外来机械作用的能力,特别是刻划作用的程度,称为硬度。分为 10 个等级(表 16-1)。它是以一种矿物与另一种矿物相互刻划,比较矿物硬度相对高低的方法。实际工作中常用四级法比较:指甲相当于 2.5 级、铜钥匙约 3 级、小刀约 5.5 级、钢锉约 7 级。矿物药材中最大的硬度不超过 7。

表 16-1 矿物的硬度

硬度	1	2	3	4	5	6	7	8	9	10
矿物	滑石	石膏	方解石	萤石	磷灰石	正长石	石英	黄玉石	刚玉石	金刚石

7. 脆性、延展性和弹性

脆性是指矿物容易被击破或压碎的性质,如自然铜等。延展性是指矿物能被压成薄片或拉伸成细丝的性质,如各种金属。弹性是指矿物在外力作用下而变形,除去外力后,能恢复原状的性质,如云母等。

8. 磁性

磁性指矿物本身可以被磁铁或电磁铁吸引或其本身能吸引铁物质的性质,有极少数矿物具有显著的磁性,如磁石等。

9. 相对密度

相对密度在温度 4℃时,矿物与同体积的水的重量比。各种矿物的相对密度在一定条件下为一常数,如石膏的相对密度为 2.3,辰砂为 8.09~8.20。

10. 解理、断口

矿物受力后沿一定结晶方向裂开成光滑平面的性能称为解理,所裂成的平面称为解理面。解理是结晶物质特有的性质,其形成和晶体构造的类型有关,所以是矿物的主要鉴定特征。如云母、方解石等完全解理,石英没有解理。矿物受力后不是沿一定结晶方向断裂,断裂面是不规则和不平整的,这种断裂面称为断口。断口形状有锯齿状、平坦状、贝壳状、参差状等。

11. 气味

有的矿物具有特殊的气味，尤其是矿物受到锤击、加热或湿润时较为明显，如雄黄灼烧有砷的蒜臭、胆矾具涩味、芒硝具咸味等。

二、矿物类天然药物的分类

矿物在矿物学上的分类，通常是以阴离子为依据而进行分类，即氧化物类（磁铁矿、赤铁矿、砷化矿等）、硫化物类（雄黄、辰砂、黄铁矿等）、卤化物类（大青盐等）、硫酸盐类（石膏、明矾、芒硝等）、碳酸盐类（菱锌矿、钟乳石等）、硅酸盐类（滑石等）。

矿物类天然药物从现代医学观点看，阳离子通常对药效起重要作用。故常以矿物中的主要阳离子进行分类。常见的矿物天然药物分为以下几类。

（1）汞化合物类　朱砂、轻粉、红粉。

（2）铁化合物类　赭石、磁石、自然铜。

（3）铅化合物类　铅丹、密陀僧。

（4）铜化合物类　胆矾、铜绿。

（5）铝化合物类　明矾、赤石脂。

（6）砷化合物类　雄黄、雌黄、信石。

（7）钙化合物类　石膏、寒水石、龙骨、钟乳石。

（8）钠化合物类　芒硝、硼砂、大青盐。

（9）镁化合物类　滑石。

（10）锌化合物类　炉甘石。

（11）其他类　硫黄、琥珀。

本书与《中国药典》（2010年版）一致，采用阴离子分类。

三、矿物类天然药物的鉴定

矿物类天然药物的鉴定，一般采用以下方法。

1. 性状鉴定

外形明显的中药，首先应根据矿物的一般性质进行鉴定，除了外形、颜色、条痕、质地、气味等检查外，还应注意其硬度、解理、断口、透明度、密度等。

2. 显微鉴定

对于外观不易鉴别的矿物，可用偏光显微镜进行鉴定。对于透明和半透明矿物，可用偏光显微镜观察；对于不透明的矿物可用反射偏光显微镜观察。但这两种方法都要求矿物磨片后才能观察。

3. 理化鉴定

根据矿物中所含成分的物理性质及化学性质进行分析。常见的方法有一般的物理、化学分析方法，热分析法，X射线衍射分析法，光谱分析法，荧光分析法等。

第二节　常用矿物类天然药物

一、朱砂* Cinnabaris

【来源】　本品为硫化物类矿物辰砂族辰砂。

【产地】　主产于贵州、湖南、四川、云南、广西等地。

【采收加工】 挖出矿石后，选取纯净者，用磁铁吸净含铁的杂质，再用水淘出杂石和泥沙，晒干。

【性状】 粒状或块状集合体，呈颗粒状或块片状。鲜红色或暗红色，条痕红色至褐红色，具光泽。体重，质脆，片状者易破碎，粉末状者有闪烁的光泽。气微，味淡（彩图59）。

其中呈细小颗粒或粉末状，色红明亮，触之不染手者，习称"朱宝砂"；呈不规则板片状、斜方形或长条形，大小厚薄不一，边缘不整齐，色红鲜艳，光亮如镜者，习称"镜面砂"；呈较大块状，颜色发暗或呈灰褐色，质重不易碎者，习称"豆瓣砂"。

以色鲜红、有光泽、质脆者为佳。

【化学成分】 主含硫化汞（HgS）。

【理化鉴别】 ①取本品细末，用盐酸湿润后，在光洁的铜片上摩擦，铜片表面显银白色光泽，加热烘烤后，银白色即消失。②取粉末加少许铁粉混合，置潘菲试管中，酒精灯上加热，则管壁有汞珠或汞镜生成。

【炮制】 朱砂粉 取朱砂，用磁铁吸去铁屑，或照水飞法水飞，晾干或40℃以下干燥。本品为朱红色极细粉末，体轻，以手指撮之无粒状物，以磁铁吸之，无铁末。气微，味淡。

👆 **知识链接**

朱砂忌用火制

朱砂，又称丹砂，其主要成分为硫化汞，忌用火制和煎煮，因为硫化汞在高温下分解为汞和硫，而汞的毒性极强，故有"丹砂入火，则烈毒能杀人"之说。

【功效与应用】 性微寒，味甘；有毒。清心镇惊，安神，明目，解毒。用于心悸易惊，失眠多梦，癫痫发狂，小儿惊风，视物昏花，口疮，喉痹，疮疡肿毒。用量0.1～0.5g，多入丸、散服，不宜入煎剂。外用适量。本品有毒，不宜大量服用，也不宜少量久服；孕妇及肝肾功能不全者禁服。

【附注】 目前商品药材中称为辰砂的，系指人工合成的朱砂，由硫黄和水银为原料经加热升炼而成。含硫化汞99％以上。商品多为大小不等碎块，全体暗红色，断面呈纤维柱状，习称"马牙柱"，具有宝石样或金属光泽，质松脆，易破碎。无臭，味淡。功效同天然朱砂。

二、赭石 Haematitum

【来源】 本品为氧化物类矿物刚玉族赤铁矿。

【采收加工】 采挖后，除去杂石。

【产地】 主产于山西、河北、河南、山东等地。

【性状鉴定】 为鲕状、豆状、肾状集合体，多呈不规则扁平块状。暗棕红色或灰黑色，条痕樱红色或红棕色，有的具金属光泽。一面多有圆形乳头状的突起，习称"钉头"，另一面与突起的相对应处有同样大小的凹窝。体重，质硬，砸碎后断面显层叠状。气微，味淡。

以色棕红、断面层次明显、有"钉头"、无杂石者为佳（有钉头的煅后乌黑色，层层脱落，无钉者则为灰黑色）。

知识链接

鲕状集合体

鲕（ér），即鱼卵。鲕状集合体是某种物质的胶体以其他物质颗粒（矿物、生物碎屑或气泡等）为核心，逐层凝聚而形成呈鱼子状的一系列球体（称鲕状体）所组成的矿物集合体。鲕状体的大小一般小于2mm，具同心层状构造。各鲕状体通常彼此间都胶结在一起，如鲕状赤铁矿等。

【化学成分】　主含三氧化二铁（Fe_2O_3）。

【炮制】

（1）赭石　除去杂质，砸碎。

（2）煅赭石　取净赭石，砸成碎块，照煅淬法煅至红透，醋淬，碾成粗粉。

每100kg赭石，用醋30kg。

【功效与应用】　性寒，味苦。平肝潜阳，重镇降逆，凉血止血。用于眩晕耳鸣，呕吐，噫气，呃逆，喘息，吐血，衄血，崩漏下血。用量9～30g，先煎。孕妇慎用。

三、雄黄　Realgar

【来源】　本品为硫化物类矿物雄黄族雄黄。

【产地】　主产于湖南、贵州、广西、云南等地。

【采收加工】　挖出矿石后，除去杂质石块、泥土。

【性状】　块状或粒状集合体，呈不规则块状。深红色或橙红色，条痕淡橘红色，晶面有金刚石样光泽。质脆，易碎，断面具树脂样光泽。微有特异的臭气，味淡。精矿粉为粉末状或粉末集合体，质松脆，手捏即成粉，橙黄色，无光泽。

以色红、块大、质松脆、有光泽者为佳。

【化学成分】　主含二硫化二砷（As_2S_2）。

【炮制】　雄黄粉　取雄黄照水飞法水飞，晾干。

【功效与应用】　性温，味辛；有毒。解毒杀虫，燥湿祛痰，截疟。用于痈肿疔疮，蛇虫咬伤，虫积腹痛，惊痫，疟疾。用量0.05～0.1g，入丸、散用。外用适量，熏涂患处。内服宜慎；不可久用；孕妇禁用。

知识链接

雄黄的毒性

雄黄入酒在端午节饮用，是我国古代民间的一种风俗，以此来辟邪、解毒、杀虫。但雄黄主要成分是二硫化二砷，受热后可分解氧化为剧毒的三氧化二砷。所以，端午节大量饮用雄黄酒或将其烫温热后再饮用的做法是不科学的，因为它会造成急性砷中毒。关键是正确掌握其内服、外用的方法和剂量。内服用量应控制在0.1g以内，外用适量。因雄黄能被皮肤直接吸收，故不能局部反复涂擦或大面积涂搽，更不宜长期持续使用。

【附注】

(1) 雄黄遇热易分解产生剧毒的三氧化二砷，所以忌用火煅，用时应先检验有无含砷的氧化物存在。

(2) 雌黄　多与雄黄共生，形状与雄黄相似，有时集合体呈片状或板状，颜色显柠檬黄，条痕鲜黄色，硬度1～2。主含三硫化二砷（As_2S_3）。功效与雄黄类同。

四、石膏　Gypsum Fibrosum

【来源】　本品为硫酸盐类矿物硬石膏族石膏。

【产地】　主产于湖北、安徽、河南、西藏等地，以湖北应城石膏最为有名。

【采收加工】　挖出矿石后，除去泥沙及杂石。

【性状】　为纤维状的集合体，呈长块状、板块状或不规则块状。白色、灰白色或淡黄色，有的半透明。体重，质软，纵断面具绢丝样光泽。气微，味淡（彩图60）。

以色白、块大、质松脆、纵断面如丝、无夹层、无杂石者为佳。

【化学成分】　主含含水硫酸钙（$CaSO_4 \cdot 2H_2O$）。

【理化鉴别】①取本品一小块约2g，置具有小孔软木塞的试管中，灼烧，管壁有水生成，小块变为不透明体。②以铂丝蘸取粉末，用盐酸湿润，燃烧时显砖红色火焰。

【炮制】

(1) 生石膏　打碎，除去杂石，粉碎成粗粉。

(2) 煅石膏　取石膏，照明煅法煅至酥松。

本品为白色的粉末或酥松块状物，表面透出微红色的光泽，不透明。体较轻，质软，易碎，捏之成粉。气微，味淡。

【功效与应用】

(1) 生石膏　性大寒，味甘、辛。清热泻火，除烦止渴。用于外感热病，高热烦渴，肺热喘咳，胃火亢盛，头痛，牙痛。用量15～60g，先煎。

(2) 煅石膏　性寒，味甘、辛、涩。收湿，生肌，敛疮，止血。外治溃疡不敛，湿疹瘙痒，水火烫伤，外伤出血。外用适量，研末撒敷患处。

五、芒硝　Natrii Sulfas

【来源】　本品为硫酸盐类矿物芒硝族矿物芒硝，经加工精制而成的结晶体。

【产地】　全国大部分地区均有生产。多产于海边碱土地区，矿泉、盐场附近及潮湿的山洞中。

【采收加工】　取天然产的芒硝（俗称"土硝"），加水溶解，放置，沉淀，滤过，滤液加热浓缩，放冷后析出结晶，习称"朴硝"或"皮硝"。再将朴硝重新结晶即为芒硝。

【性状】　棱柱状、长方形或不规则块状及粒状。无色透明或类白色半透明。质脆，易碎，断面呈玻璃样光泽。气微，味咸。

以无色、透明、呈长条棱柱结晶者为佳。

【化学成分】　主含含水硫酸钠（$Na_2SO_4 \cdot 10H_2O$）。

【功效与应用】　性寒，味咸、苦。泻下通便，润燥软坚，清火消肿。用于实热积滞，腹满胀痛，大便燥结，肠痈肿痛；外治乳痈，痔疮肿痛。用量6～12g，一般不入煎剂，待汤剂煎得后，溶入汤剂中服用。外用适量。孕妇慎用；不宜与硫黄、三棱同用。

【附注】　玄明粉　为芒硝经风化干燥制得。主含硫酸钠（Na_2SO_4）。为白色粉末。气微，味咸，有引湿性。功效同芒硝。用于实热积滞，大便燥结，腹满胀痛；外治咽喉肿痛，口舌生疮，牙龈肿痛，目赤，痈肿，丹毒。用量 3～9g，溶入汤剂中服用。外用适量。禁忌同芒硝。

附 **其他矿物类天然药物简表**（表 16-2）

表 16-2 其他矿物类天然药物简表

药名	来源	性状	功效
自然铜	硫化物类矿物黄铁矿族黄铁矿	晶形多为立方体，集合体呈致密块状。表面亮淡黄色，有金属光泽；有的黄棕色或棕褐色，无金属光泽。具条纹，条痕绿黑色或棕红色。体重，质坚硬或稍脆，易砸碎，断面黄白色，有金属光泽；或断面棕褐色，可见银白色亮星	散瘀止痛，续筋接骨
信石	氧化物类矿物砷华矿石或由毒砂（硫砷铁矿）、雄黄加工制成	有红信石和白信石两种，药用以红信石为主。不规则块状。淡黄色、淡红色或红、黄相间；略透明或不透明。具玻璃样光泽或无光泽。质脆，易砸碎，断面凹凸不平或呈层状。无臭，稍加热，有蒜臭气和硫黄臭气。本品极毒，不宜口尝	蚀疮去腐，平喘化痰，截疟
炉甘石	碳酸盐类矿物方解石族菱锌矿	不规则的块状。灰白色或淡红色，表面粉性，无光泽，凹凸不平，多孔，似蜂窝状。体轻，易碎。气微，味微涩	解毒明目退翳，收湿止痒敛疮
滑石	硅酸盐类矿物滑石族滑石	不规则的块状。白色、黄白色或淡蓝灰色，有蜡样光泽。质软，细腻，手摸有滑润感，无吸湿性，置水中不崩散。气微，无味	利尿通淋，清热解暑；外用祛湿敛疮
硫黄	自然元素类矿物硫族自然硫或用含硫矿物经加工而制得	不规则块状。黄色或略呈绿黄色。表面不平坦，呈脂肪状光泽，常有多数小孔。用手握紧置于耳旁，可闻轻微的爆裂声。体轻，质松，易碎，断面常呈针状结晶形。有特异的臭气，味淡	外用解毒杀虫疗疮；内服补火助阳通便

同步训练

一、选择题

（一）A 型题（单项选择题）

1. 朱砂的主要化学成分是（ ）。
   A. As_2S_3 B. HgS C. Fe_2O_3
   D. As_2S_2 E. FeS_2
2. 体重而具有清心镇惊、安神作用的天然药物是（ ）。
   A. 石膏 B. 芒硝 C. 朱砂
   D. 炉甘石 E. 自然铜
3. 石膏的主要化学成分是（ ）。
   A. $CaCO_3$ B. Na_2SO_4 C. $CaSO_4 \cdot 2H_2O$
   D. $ZnCO_3$ E. FeS_2
4. 芒硝的主要化学成分是（ ）。
   A. $CaCO_3$ B. $Na_2SO_4 \cdot 10H_2O$ C. $CaSO_4 \cdot 2H_2O$

    D. $ZnCO_3$ E. FeS_2

5. 体重、质软、纵断面具绢丝样光泽的天然药物是（　　）。

    A. 滑石   B. 芒硝   C. 自然铜

    D. 炉甘石   E. 石膏

6. 具泻下通便、润燥软坚、清火消肿作用的天然药物是（　　）。

    A. 芒硝   B. 雄黄   C. 石膏

    D. 炉甘石   E. 滑石

7. 具"钉头"的矿物药是（　　）。

    A. 磁石   B. 赭石   C. 石膏

    D. 芒硝   E. 明矾

8. 暴露于空气中易风化，使表面覆盖一层白色粉末的中药是（　　）。

    A. 炉甘石   B. 芒硝   C. 自然铜

    D. 石膏   E. 赭石

（二）X 型题（多项选择题）

1. 属于铁化合物的天然药物是（　　）。

    A. 朱砂   B. 自然铜   C. 玄明粉

    D. 芒硝   E. 赭石

2. 有毒的天然药物是（　　）。

    A. 朱砂   B. 石膏   C. 雄黄

    D. 芒硝   E. 信石

3. 石膏的特征有（　　）。

    A. 纵断面具纤维状纹理   B. 白色、灰白色或淡黄色   C. 含 HgS

    D. 体重，质软   E. 质坚硬

4. 雄黄应具有的鉴别特征为（　　）。

    A. 块状或粒状集合体   B. 晶面有金刚石样光泽   C. 质脆

    D. 断面具树脂样光泽   E. 条痕淡橘红色

5. 赭石的功效是（　　）。

    A. 平肝潜阳   B. 重镇降逆   C. 凉血止血

    D. 清心镇惊   E. 安神

二、填空题

1. 人工合成的朱砂系由＿＿＿＿和＿＿＿＿为原料经加热升炼而成，断面呈纤维柱状，习称"＿＿＿＿"。

2. 赭石的来源是＿＿＿＿类矿物＿＿＿＿族＿＿＿＿，主含＿＿＿＿。

3. 用＿＿＿＿丝蘸取石膏粉末，用＿＿＿＿湿润，燃烧时呈＿＿＿＿色火焰。

4. 芒硝主含＿＿＿＿，断面呈＿＿＿＿光泽。其风化失去结晶称为＿＿＿＿。

三、名词解释

1. 条痕　2. 朱宝砂　3. 镜面砂

四、问答题

1. 朱砂的主要性状特征有哪些？如何用理化鉴定方法鉴别？

2. 试述石膏的性状特征，说出生石膏与煅石膏的功效区别。

（李建民）

同步训练参考答案

一、选择题

二、填空题

实　践　指　导

本实践指导是依据《天然药物学基础》教学大纲编写的。在实践过程中教师应充分调动学生的积极性和主动性，指导学生正确操作、细致观察、认真记录和周密思考。教育学生爱护仪器、设备、标本，注意节约。培养学生实事求是的科学态度，养成良好的科学作风。

实践一　植物细胞结构及后含物

【实践目的】

1. 辨认和述说植物细胞的基本结构。
2. 辨认淀粉粒和草酸钙结晶的显微特征和类型。
3. 学会撕取表皮制作临时标本片的方法。
4. 学会粉末临时标本片的制作方法。

【实践器材】

1. 仪器、用品

光学显微镜，镊子，刀片，解剖针，载玻片，盖玻片，培养皿，吸水纸，擦镜纸。

2. 材料、试剂

洋葱鳞茎、马铃薯块茎、半夏粉末、大黄粉末、黄柏粉末；蒸馏水、水合氯醛试液、稀甘油、碘-碘化钾试液、稀碘液。

【实践指导】

1. 观察洋葱鳞叶的表皮细胞

观察叶片、鳞叶、萼片、花瓣等的表皮组织，通常采用撕取表皮的方法制作成临时标本片。

（1）操作　准备擦净的载玻片和盖玻片各一片，取蒸馏水一滴置于载玻片中央备用。用刀将洋葱鳞茎纵切数份。取一小片鳞叶，用镊子撕取 3～5mm 的上表皮，置于载玻片的水滴中，用镊子将其展平，然后将盖玻片沿水滴一侧慢慢盖下，防止产生气泡，用吸水纸沿盖玻片一侧吸掉多余的水。

（2）观察　在阅读有关显微镜的结构和使用方法后，将临时装片放在低倍镜下观察，注意洋葱鳞叶的表皮为一层细胞，细胞为长方形，排列整齐，无细胞间隙。表皮细胞的结构如下。

① 细胞壁　每个长方形细胞的四周壁即为细胞壁。细胞壁可分辨出胞间层和初生壁。

② 细胞质和液泡　细胞质为细胞壁内无色透明的胶状物，其中存在着液泡。液泡位于细胞中央，占细胞体积的大部分。为了便于观察，可在盖玻片的一侧滴加一滴稀碘液，几分钟后观察细胞质被染成浅黄色，细胞核被染成较深的黄色，未染色的为液泡。

③ 细胞核　位于细胞中央，呈球形；有的位于细胞边缘或紧贴细胞壁，形状发生变化，如呈扁球形、半球形等。若不易观察，也可加碘-碘化钾试液一滴染色，可见细胞核染成黄褐色，核中有 1～2 颜色较深的圆球形颗粒即是核仁。

2. 观察马铃薯块茎和半夏粉末的淀粉粒

（1）操作

① 准备擦净的载玻片和盖玻片各一片，切取马铃薯块茎，用刀片轻轻刮取少许混浊液，

置于载玻片上,加蒸馏水一滴,盖上盖玻片。

② 准备擦净的载玻片和盖玻片各一片,用牙签挑取少许半夏粉末置于载玻片中央,加一滴蒸馏水,拌匀,加盖玻片。

(2) 观察　将马铃薯标本片先在低倍镜下观察淀粉粒,注意其形状。再转到高倍镜观察,注意其脐点和层纹,分辨出单粒、复粒和半复粒,马铃薯淀粉粒中多为单粒,少为复粒,半复粒极少。单粒多呈大小不等的卵形颗粒,较小的单粒则呈圆形。单粒有一个明亮的脐点,脐点常偏于较小的一端,并由明暗交替的层纹所环绕。复粒由两个或几个单粒组成,即有两个或几个脐点,脐点周围只有自己的层纹而无共同的层纹。然后再观察半夏粉末,注意其和马铃薯淀粉粒有何不同?再由盖玻片一侧加一滴稀碘液,观察有何变化。绘图和记录两者淀粉粒的异同。

3. 观察半夏粉末、大黄粉末、黄柏粉末的草酸钙结晶

观察药材粉末,通常用水合氯醛透化法制成临时标本片,制片的粉末一般要求过 40 目或 60 目筛。

(1) 操作

① 草酸钙针晶　准备擦净的载玻片和盖玻片各一片,取半夏粉末少许,置载玻片上,滴加水合氯醛试液 1 滴。在酒精灯上慢慢加热进行透化,注意不要蒸干,可在剩余物上滴加水合氯醛试液,按上法再处理 1～2 次,至材料颜色变浅而透明为止。放冷后,滴加稀甘油,盖上盖玻片。

② 草酸钙簇晶　取大黄粉末少许,如上法透化,镜检。(示教)

③ 草酸钙方晶　取黄柏粉末少许,如上法透化,镜检。(示教)

(2) 观察

① 草酸钙针晶　将半夏粉末标本片置于显微镜下观察,可见散在或成束的针状草酸钙针晶,半夏的针晶束常呈浅黄色或深灰色,散在的针晶则无色透明,有较强的折光性。

② 草酸钙簇晶　将大黄粉末标本片置于显微镜下观察,可见多数大型、星状的草酸钙簇晶,大黄的簇晶常呈浅灰色,形似一个小小的重瓣花,其中央向四周有一些或隐或现、或长或短的辐射纹,有较强的折光性。

③ 草酸钙方晶　将黄柏粉末标本片置于显微镜下观察,可见在细长的纤维周围的薄壁细胞内,含有方形或长方形的草酸钙方晶。这种结构称为晶鞘纤维或晶纤维。

【实践报告】

1. 绘洋葱表皮细胞结构图。

2. 绘马铃薯的单粒淀粉和半夏的复粒淀粉。

3. 绘半夏的草酸钙针晶。

实践二　保护组织和分泌组织

【实践目的】

1. 辨认气孔、毛茸和木栓组织的显微特征。

2. 辨认油细胞、油室和乳汁管的显微特征。

3. 学会徒手切片制作临时标本片的方法。

【实践器材】

1. 仪器、用品

光学显微镜、镊子、刀片、解剖针、载玻片、盖玻片、培养皿、吸水纸、擦镜纸。

2. 材料、试剂

薄荷叶、菊叶、石韦叶、姜根状茎、橘皮、椴树茎横切片、松茎横切片（或小茴香果实横切片）、蒲公英茎纵切片；蒸馏水、水合氯醛试液、稀甘油。

【实践指导】

1. 观察薄荷叶的气孔和毛茸

（1）操作　用镊子撕取薄荷叶下表皮一小片（撕下的表皮应是极薄而呈无色半透明状，不应带有叶片的绿色部分），使其外表皮朝上，置于载玻片上的蒸馏水中，展平，加盖玻片。

（2）观察　将标本片置显微镜下观察，可见表皮细胞是由一层扁平的薄壁细胞镶嵌连接而成，细胞壁呈波状弯曲，细胞内不含叶绿体。表皮细胞之间有些小孔，是由两个肾形保卫细胞对合而成，此孔即是气孔，保卫细胞中含叶绿体，与保卫细胞相连的表皮细胞是副卫细胞。薄荷叶的气孔轴式为直轴式。

薄荷叶表皮上的毛茸有三种。

① 腺毛　腺毛较小，由单细胞的腺头和单细胞的腺柄构成。腺头细胞常含有黄色挥发油。

② 腺鳞　腺鳞较多，腺头大而明显，扁圆形，常由4～8个细胞组成，内含有黄色的挥发油。单细胞腺柄极短。

③ 非腺毛　非腺毛较大，顶端尖锐，多由3～8个细胞单列而成，也有单细胞的，细胞壁较厚。

唇形科植物的叶都可用作上述内容的观察。

2. 观察菊叶和石韦叶粉末的毛茸

（1）操作

① 用镊子撕取菊叶的上表皮一小片，将外表面向上，置于载玻片上的蒸馏水中，展平，加盖玻片。

② 用小刀片刮取石韦叶下表皮粉末少许，置于载玻片中央，加一滴蒸馏水，加盖玻片。

（2）观察

① 将菊叶的标本片置于显微镜下观察，可见毛茸呈"丁"字形。

② 将石韦叶的标本片置于显微镜下观察，可见毛茸呈星状。

3. 观察椴树茎的木栓组织

取椴树茎的横切切片置于显微镜下，由外向内观察其木栓组织，可见以下部分。

（1）木栓层　细胞多层、长方形、无色、中空，细胞壁略厚，常被染成红色。逐层向内观察，可看到细胞逐渐变得更加扁平，细胞壁逐渐变薄。有时木栓层细胞的外层，还有表皮细胞残留。

（2）木栓形成层　紧邻木栓层的内侧，是一层同样扁平的细胞，常被染成较深的蓝绿色，其中充满细胞质且常见细胞核。

（3）栓内层　位于木栓形成层内侧的1～3层细胞。细胞壁薄，细胞近椭圆形，常被染成蓝绿色，细胞间有时可见胞间隙。

4. 观察鲜姜根状茎的油细胞

观察根、茎、叶等新鲜材料的内部结构，通常采用徒手切片法制成临时标本片。此法操作简便迅速，能保持细胞及其含有物的原有形态。

（1）操作　将姜的根状茎切成宽0.5cm、高1～2cm的长方条，以左手的拇指和食指捏紧，拇指略低于食指，长方条上端露出1～2mm，以中指托住底部。用右手拇指和食指捏紧刀片的右下角，刀片沾水后，两臂夹紧，刀口放平，刀口朝向怀内，从材料的左前方向右后方作水平方向的连续拉切。切拉速度宜快，要用臂力。选择其中最薄的用蒸馏水装片。

（2）观察 将标本片置于显微镜下观察，可见薄壁组织中，有许多充满淡黄色油滴的细胞散在或成群，即油细胞。

5. 观察橘皮的油室（示教）

（1）操作 将橘皮切成 2～3cm 长方条，用徒手切片的方法切取橘皮的外表皮，选取最薄的用蒸馏水装片观察。也可将标本片的盖玻片取下，吸去蒸馏水，加水合氯醛试液，加热透化，用稀甘油装片观察。

（2）观察 将标本片置于显微镜下观察，可见果皮薄壁细胞中有一些略呈卵圆形的腔穴，其中散布着一些油状物及细胞碎片，腔穴周边的细胞多有破碎，为溶生式分泌腔。由于腔内贮藏的分泌物是挥发油类，又称为油室。

6. 观察松茎横切片的分泌道（示教）

取松茎横切面永久制片，置显微镜下观察，可见在被番红染成红色的木质部中，有许多排列整齐的分泌细胞围绕成的大圆腔，即分泌道，因其内贮藏树脂而称树脂道。

小茴香果实的横切制片也可观察油管。

7. 观察蒲公英茎纵切片的乳汁管（示教）

显微镜下观察蒲公英茎纵切制片，可见分枝状的乳汁管。

【实践报告】

1. 绘薄荷叶的气孔、腺毛和非腺毛。
2. 绘菊叶、石韦叶的非腺毛。
3. 记录木栓组织的组成。
4. 绘姜的油细胞。

实践三　机械组织和输导组织

【实践目的】

1. 识别厚角组织的显微特征。
2. 辨认韧皮纤维、石细胞和导管的显微特征。
3. 辨认管胞和筛管的显微特征。

【实践器材】

1. 仪器、用品

光学显微镜，镊子，刀片，解剖针，载玻片，盖玻片，培养皿，吸水纸，擦镜纸。

2. 材料、试剂

肉桂粉末、黄豆芽、梨果肉、薄荷茎横切片、松茎横切片、南瓜茎纵切片；蒸馏水、水合氯醛试液、稀甘油。

【实践指导】

1. 观察薄荷茎横切片的厚角组织

取薄荷茎横切片，置显微镜下观察，在茎的 4 个棱角处的表皮下方，有数层细胞，其细胞只在角隅处增厚，增厚的部分较暗，并因相邻细胞数目不同而呈三角形或多边形，为厚角组织。

2. 观察肉桂粉末的韧皮纤维和石细胞（示教）

取肉桂粉末制成临时玻片，置显微镜下观察。韧皮纤维较多，梭形，单个或多个成束、完整或折断；细胞壁增厚较明显，具纹孔沟。石细胞类方形、类长方形或类圆形，成团或散在；有的三边厚一边薄，孔沟明显，胞腔较大。

3. 观察梨果实的石细胞

用镊子挑取梨果肉少许，置于载玻片的中央，用镊子柄轻轻下压至其粉碎，滴加水合氯醛加热透化制成甘油装片的临时玻片，置显微镜下观察，可见石细胞成团或散在，大小不一，形状为椭圆形、类圆形、类方形等，细胞壁增厚明显，可见层纹，纹孔道分支或不分支，两相邻石细胞纹孔对明显。

4. 观察黄豆芽的导管

切取黄豆芽胚轴长 0.5～1cm，用镊子将其固定在载玻片上，用刀片纵切，取中央的薄片置于载玻片上，加水合氯醛试液一滴，用镊子柄碾压，使其薄而平展，再补充少许水合氯醛试液装片，显微镜下观察，可见较多的环纹导管、螺纹导管、梯纹导管和网纹导管（南瓜茎纵切永久切片也可以观察此类导管）。

5. 观察松茎横切片的管胞（示教）

取松茎纵切制片，在显微镜下观察，可见管胞呈长管状，两端常偏斜，两相邻管胞侧壁上的纹孔相通，为具缘纹孔。管胞的次生壁增厚也常形成环纹、螺纹、梯纹和孔纹等类型。

6. 观察南瓜茎纵切片的筛管（示教）

观察南瓜茎纵切片，可见筛管是由许多长管状的细胞，即筛管分子连接而成，两细胞连接的横壁上有筛板和筛孔。筛管分子旁呈梭形的细胞即为伴胞。

【实践报告】

1. 绘梨果肉的石细胞。

2. 绘黄豆芽的导管。

实践四　植物器官——根

【实践目的】

1. 识别根的形态特征和变态根类型。

2. 辨认双子叶植物根的初生结构、次生结构及单子叶植物根的结构。

3. 辨认根的异常结构。

【实践器材】

1. 仪器、用品

光学显微镜，擦镜纸。

2. 材料、试剂

蒲公英、桔梗、小麦、葱、吊兰、菟丝子、常春藤、何首乌、麦冬、石斛等植物的标本或药材；毛茛根、花生根、直立百部根横切片。

【实践指导】

1. 观察根的形态特征

（1）直根系　观察桔梗或蒲公英的外形特征及根系，分辨出主根、侧根和纤维根。

（2）须根系　观察小麦或葱的外形特征及根系，注意有无主根和侧根的区别。

2. 观察变态根的类型

（1）块根　观察何首乌、麦冬等植物的根，何首乌的主根、侧根的一部分膨大成块根，麦冬的不定根形成纺锤形的块根。

（2）寄生根 观察菟丝子伸入寄主植物体茎内形成的根。

（3）气生根 观察吊兰或石斛在空气中形成的不定根。

（4）攀缘根 观察常春藤的茎上产生的能攀附其他物体的不定根。

3. 观察双子叶植物根的初生结构及次生结构、单子叶植物根的结构

（1）取毛茛根的初生结构横切片，置显微镜下由外向内观察，可见下列结构。

① 表皮 为幼根最外层的一层细胞，细胞排列整齐而紧密，细胞外壁不角质化，有时可见根毛。

② 皮层 在表皮以内，占根的大部分，由多层排列疏松的薄壁细胞组成。紧靠表皮下方的一层细胞较小、排列整齐、紧密的为外皮层；皮层最内的一层细胞为内皮层，细胞较小，排列整齐紧密，细胞壁径向壁和横向壁有带状增厚，径向壁增厚的部分呈点状，常染成红色。

③ 维管柱 内皮层以内的所有组织。维管束为辐射型，包括以下几部分。a. 维管柱鞘：紧贴着内皮层，为维管柱最外方的组织，常由一层薄壁细胞构成，排列整齐而紧密，细胞呈类圆形或多角形。b. 初生木质部：在根的中央成星状排列，常为4束，木质部导管常染成红色，中央的导管较大，为后生木质部；而外方导管较小，为原生木质部。c. 初生韧皮部：两束木质部之间成束或成团的细胞群，韧皮部的筛管常染成蓝绿色，细胞多角形，由筛管、伴胞和韧皮薄壁细胞组成。

（2）取花生根的次生结构横切片，置显微镜下由外向内观察，可见下列部分。

① 周皮 周皮是由木栓层、木栓形成层、栓内层组成。木栓层在最外面，为数层扁平的排列整齐的木栓化死细胞，被染成红色；木栓形成层为一层扁平的薄壁细胞，切片中不易区分，栓内层在木栓形成层的内方，为2～3层径向延长的大型薄壁细胞。

② 维管柱 周皮以内部分，维管束为无限外韧型。包括次生韧皮部、形成层、次生木质部。次生韧皮部常染成绿色，由筛管、伴胞、韧皮薄壁细胞和韧皮纤维组成，筛管较小、不规则形；形成层成环状排列，为数层扁平的薄壁细胞；次生木质部在形成层的内侧，常染成红色，由导管、管胞、木薄壁细胞和木纤维组成，导管大型有成群的厚壁组织。

另外，在维管束中间有一些径向伸长的薄壁细胞呈放射状排列，称维管射线。

（3）取直立百部根横切片，置显微镜下由外向内观察，可见下列部分：①根被细胞数列，具细密的条纹；②皮层宽，内皮层明显；③中柱维管束辐射型，偶有导管深入髓部；④髓部宽广，有时可见髓部纤维。

【实践报告】

1. 记录根的外形特征及变态根的类型。

2. 绘毛茛根初生结构简图和花生根次生构造简图。

3. 绘直立百部根结构简图。

实践五 植物器官——茎

【实践目的】

1. 识别茎的形态特征和变态茎的类型。

2. 辨认双子叶植物茎的初生结构和次生结构。

3. 比较单子叶植物茎和双子叶植物茎的内部结构不同点。

【实践器材】

1. 仪器、用品

光学显微镜，擦镜纸。

2. 材料、试剂

桑枝、姜、荸荠、天冬、栀子、薄荷、马齿苋、忍冬、常春藤、爬山虎、栝楼、蛇莓、马铃薯、大蒜、皂荚等植物标本或药材；椴树茎横切片、薄荷茎横切片、玉米茎横切片。

【实践指导】

1. 观察茎的形态特征

（1）茎的外形特征　取桑枝观察节、节间、托叶痕、皮孔等部分。

（2）茎的类型

① 观察栀子、薄荷、马齿苋等植物茎的质地。

② 观察薄荷、忍冬、常春藤、爬山虎、栝楼、蛇莓、马齿苋等植物茎的生长习性。

（3）变态茎的类型

① 观察天冬、皂荚、栝楼等植物地上变态茎的特征。

② 观察姜、马铃薯、荸荠、大蒜等植物地下变态茎的特征。

2. 观察茎的内部构造

（1）取椴树茎横切片，置显微镜下由外向内观察，可见下列部分。

① 周皮　木栓层为数层排列整齐而紧密的木栓化细胞，木栓形成层常为一层扁平的薄壁细胞，栓内层细胞常为多层较大的薄壁细胞。

② 皮层　由数层薄壁细胞组成，细胞较大且排列疏松，有时可见草酸钙簇晶。

③ 维管柱　皮层以内部分，为无限外韧型维管束。包括以下几部分。

a. 维管束　韧皮部呈梯状，韧皮纤维束明显，细胞排列整齐而紧密，多角形，常为红色，筛管、伴胞和韧皮薄壁细胞与之相间排列；形成层为 4～5 层扁平的排列整齐的薄壁细胞组成；木质部所占范围较大，导管大且明显常被染成红色，可见木质部导管和其他细胞由小而紧密到大而疏松排列，重复变化，形成同心环状的结构，称年轮。

b. 髓　茎中央的薄壁细胞，常有簇晶和分泌腔存在，髓周围有一圈排列紧密、较小而细胞壁较厚的细胞，称环髓带。

c. 髓射线和维管射线　髓射线是内通髓外达皮层的径向排列的薄壁细胞，在韧皮部外展成喇叭状，此处细胞常为方形或长方形，内含草酸钙晶体；维管射线是维管束内径向排列的薄壁细胞，在木质部的称木射线，在韧皮部的称韧皮射线。

（2）取薄荷茎横切片，置显微镜下由外向内观察，可见下列部分（示教）。

① 表皮　为一层长方形的细胞组成，外被角质层，有时具毛。

② 皮层　较窄，为数列排列疏松的薄壁细胞组成。在四角处有角隅增厚的细胞群为厚角组织，内皮层明显，径向壁上可见染红的凯氏点。

③ 维管柱　在四角处有四个大的维管束，其间有较小的维管束环列。韧皮部较窄在外，形成层呈圆环。木质部在棱角处较发达，导管单列、数行，导管间的薄壁细胞为维管射线。髓发达，由许多薄壁细胞组成，髓射线为维管束间的薄壁细胞，宽窄不一。

（3）取玉米茎横切片，置显微镜下由外向内观察，可见下列部分。

① 表皮　为一层排列整齐的外壁角质化的细胞。

② 基本组织　占茎的大部分，靠近表皮的几层细胞较小、排列紧密，细胞壁常增厚而木质化，形成厚壁组织，其内多为薄壁细胞，较大，类圆形，排列疏松，是基本组织系统的

主要部分。

③ 维管束　维管束为有限外韧型，分散排列于基本组织内，外侧的维管束较小、分布较密，内侧的维管束较大、分布疏松。韧皮部位于维管束外侧，由筛管和伴胞组成；木质部位于维管束的内侧，导管在横切面上排成"V"字形，上半部有一对并列的大导管，下半部有 1～2 个纵向排列的小导管、少量薄壁细胞和一个大空腔（气腔）。维管束外有纤维束包围成鞘状。

【实践报告】

1. 记录茎的外形特征及变态茎的类型。

2. 绘椴树茎、薄荷茎的构造简图，注明各部分名称。

3. 比较玉米茎与椴树茎的内部构造。

实践六　植物器官——叶

【实践目的】

1. 识别叶的形态和变态叶类型。

2. 比较单叶与复叶的区别。

3. 辨认叶的内部构造。

【实践器材】

1. 仪器、用品

光学显微镜，擦镜纸，刀片，载玻片，盖玻片，镊子，培养皿。

2. 材料、试剂

棉花、杨、无花果、蚕豆、百合、刺五加、酸橙、大豆、半夏、女贞、枸杞、珊瑚树、大蒜、仙人掌、小麦、夹竹桃、枸杞、酸枣、槐、洋槐、豌豆及合欢等植物标本或带叶枝条；薄荷叶、水稻（或玉米）叶的横切片；新鲜苦楝枝条、南天竺枝条。

【实践指导】

1. 观察叶的形态

(1) 叶的组成　取棉花叶，基部为托叶，叶片与枝之间有叶柄相连，叶片呈掌状深裂，是完全叶。

(2) 叶脉种类　取珊瑚树叶片，中间有一条明显的主脉，两侧有错综复杂的网状脉，为羽状网脉。观察棉花叶片，发现叶片基部即分出数条侧脉，直达叶片顶端，为掌状网脉。观察小麦叶片，它的中间有一条主脉，两侧有多条与主脉平行的侧脉，侧脉之间又有平行的细脉相连，为平行脉。观察百合等植物叶片，其特点是叶脉呈弧状，为弧形脉。

(3) 单叶和复叶　观察女贞叶、无花果叶，一个叶柄上只生一片叶为单叶。大豆叶，叶轴上着生三片小叶，其顶生小叶有叶柄，为羽状三出复叶；半夏叶，顶生小叶无叶柄，为掌状三出复叶。刺五加掌状复叶，小叶 5 枚；槐树叶，羽状复叶的叶轴顶端有一片小叶，为奇数羽状复叶；蚕豆叶，羽状复叶的顶端有两片小叶，为偶数羽状复叶；合欢叶为二回羽状复叶；苦楝叶为三回羽状复叶；南天竺叶为多回羽状复叶。酸橙的叶轴上只有顶生小叶发育正常，两侧小叶退化成翼状，顶生小叶与叶轴连接处有一明显关节，为单身复叶。

(4) 叶序类型　取杨树枝条，观察叶着生特点，可见它是作螺旋状排列的，每个节上只生一片叶，为互生叶。观察女贞叶在枝条上的着生情况，每个节上有两片叶相对着生，为对生叶。观察夹竹桃新枝或标本，可看到在枝条的每个节上，有三片叶着生，为轮生叶。观察枸杞叶，单叶互生或 2～4 枚簇生。

(5) 叶的变态　注意观察酸枣、洋槐的托叶刺，豌豆的叶卷须，大蒜的鳞叶，仙人掌的针状叶等。

2. 观察叶的内部结构

取薄荷叶横切片置显微镜下观察，可见如下结构。

① 表皮　上表皮细胞较大、长方形，下表皮细胞较小、扁平，均有角质层、有气孔，表皮外有腺鳞、腺毛和非腺毛。

② 叶肉　栅栏组织由一层柱状薄壁细胞组成，与上表皮相连，海绵组织由 4～5 层排列疏松的薄壁细胞组成，与下表皮相连。

③ 叶脉　无限外韧型维管束，木质部在上，靠近上表皮，由 2～5 个导管纵列，韧皮部在木质部下方，细胞较小，为多角形，形成层明显，主脉上下表皮的内侧，有厚角组织存在。

3. 禾本科植物叶片结构（示教）

取水稻（或玉米）叶片置低倍镜下观察以下组织结构。

(1) 上表皮　由一层细胞组成，其细胞有三种类型：①长方形细胞；②在维管束上方的小型细胞；③在大小维管束之间有数个大型薄壁的运动细胞。表面细胞的外壁硅质化，部分表面细胞具有刺毛和乳头状的硅质突起，下表皮由一层长方形细胞组成，外壁也具硅质突起，气孔分布于上下表皮。

(2) 叶肉　与双子叶植物叶结构不同，无栅栏组织和海绵组织之分，统称为叶肉细胞，内含大量叶绿体。

(3) 维管束　平行排列，其上下方往往有厚壁组织。

【实践报告】

1. 记录叶的外形特征及变态叶的类型。

2. 区别单叶和复叶，并举例。

3. 绘薄荷叶横切面结构简图。

实践七　植物器官——花、果实、种子

【实践目的】

1. 识别花的组成和花序的类型。

2. 识别果实的类型。

3. 了解种子的结构。

【实践器材】

1. 仪器、用品

光学显微镜，擦镜纸，刀片，解剖针，载玻片，盖玻片，镊子，培养皿。

2. 材料、试剂

油菜、槐、泡桐、月季、木槿、百合、蒲公英、菊、栝楼等植物的花；芥菜、油菜、车前、杨或柳、柴胡、薄荷、绣线菊、向日葵、天南星、五加、无花果、地黄、紫草、菖蒲、石竹、大戟等植物的花序；番茄、乌梅、枳壳、栝楼、山楂、八角茴香、槐、独行菜、油菜、马兜铃、百合、曼陀罗、车前、向日葵、麦、板栗、榆、小茴香等植物的果实；蓖麻的种子。蒸馏水、水合氯醛试液、稀甘油。

【实践指导】

1. 观察花的组成、形态和类型

（1）花的形态和类型　取月季花置于装有少许水的表面皿内，用解剖针由外向内逐层剥离，可见下列部分。

① 花梗　圆柱形，较短，绿色。

② 花托　花梗顶端膨大的部分。

③ 花被　包括花萼和花冠两部分。萼片5枚离生、绿色、排成一轮，花瓣5枚、离生、排成一轮，颜色鲜艳。

④ 雄蕊群　由许多离生雄蕊组成，花丝近等长。

⑤ 雌蕊群　位于花的中央，子房为膨大的囊状体，花柱为子房上部较细的柱状体，柱头为花柱顶端膨大的部分，柱头5裂。依此方法再观察5～7种不同类型的花。注意花梗、花托、花被、雄蕊群、雌蕊群的组成和排列记录所观察的结果。

（2）观察芥菜、油菜、车前、杨或柳、柴胡、薄荷、绣线菊、向日葵、天南星、五加、无花果、地黄、紫草、菖蒲、石竹、大戟等植物的花序，判断花序的类型。

2. 观察果实的类型和种子的结构及种皮特征

（1）观察番茄、乌梅、枳壳、栝楼、山楂、八角茴香、槐、独行菜、油菜、马兜铃、百合、曼陀罗、车前、向日葵、麦、板栗、榆、小茴香等植物的果实，判断并记录果实的类型。

（2）取蓖麻种子观察，可见：种子呈扁平的广卵圆形，一面平、一面略隆起，种皮坚硬，表面具黑褐色花纹。种子表面观察，在种子窄的一侧，有一浅色的海绵状突起，即种阜；种子腹面种阜内侧的小突起，即种脐；种阜和种脐的下方有一条纵向的隆起为种脊。小心剥去种皮，可见乳白色的胚乳占种子的绝大部分；将胚乳纵切分为两半，用放大镜观察能看到叶脉清晰的子叶，同时可看到胚根、极小的胚芽和很短的胚轴。

【实践报告】

1. 绘出月季（或油菜）花的外形图，注明其组成部分。

2. 分析6～7种花的组成，写出花程式，并将所观察的花序类型填入附表1。

3. 说明所观察的果实类型和主要特征，填入附表2。

4. 绘出蓖麻种子的外形图和解剖图。

附表1　花的组成及花序类型

植物名称	雄蕊类型	花冠类型	花程式	花序类型

附表 2　果实的类型及特征

果实类型			植物名称	主要特征
单果	肉果	浆果		
		核果		
		柑果		
		瓠果		
		梨果		
	干果	裂果	蓇葖果	
			荚果	
			角果	
			蒴果	
		不裂果	瘦果	
			坚果	
			颖果	
			翅果	
			双悬果	
聚合果		瘦果		
		蓇葖果		
		核果		
聚花果				

实践八　大黄的鉴定

【实践目的】

1. 掌握大黄的性状特征，识别其药材、饮片。

2. 掌握大黄的显微特征。

3. 掌握大黄的理化鉴定方法。

【实践器材】 紫外灯、显微镜、临时制片用具（包括镊子、解剖针、载玻片、盖玻片、吸水纸）、微量升华装置；大黄药材及饮片标本、大黄根茎组织切片、大黄粉末；乙醇、水合氯醛试液、蒸馏水、稀甘油。

【实践内容与步骤】

1. 性状鉴定

观察大黄的药材、饮片标本。

2. 显微鉴定

（1）根茎横切面　①根木栓层和栓内层大多已除去。②韧皮部筛管群明显；薄壁组织发达。③形成层成环。④木质部射线较密，宽 2～4 列细胞，内含棕色物；导管非木化，常 1 至数个相聚，稀疏排列。⑤薄壁细胞含草酸钙簇晶，并含多数淀粉粒。⑥髓部宽广，其中常见黏液腔，内有红棕色物；异型维管束散在，形成层成环，木质部位于形成层外方，韧皮部位于形成层内方，射线呈星状射出。

（2）粉末　黄棕色。①草酸钙簇晶直径 20～160μm，有的至 190μm。②具缘纹孔导管、网纹导管、螺纹导管及环纹导管非木化。③淀粉粒甚多，单粒类球形或多角形，直径 3～45μm，脐点星状；复粒由 2～8 分粒组成。

3. 理化鉴定

（1）取大黄粉末少量，进行微量升华，可见菱状针晶或羽状结晶。

（2）大黄新鲜断面或粉末或稀乙醇浸出液点于滤纸上，在紫外光下观察，可见棕色荧光。不得显亮蓝紫色荧光（检查土大黄苷）。

【实践报告】

1. 描述大黄的性状特征。

2. 绘大黄根茎横切面简图及粉末图。

3. 记录大黄理化鉴定结果。

实践九　黄连的鉴定

【实践目的】

1. 掌握黄连的性状特征，识别其药材、饮片。

2. 掌握黄连的显微特征。

3. 掌握黄连的理化鉴定方法。

【实践器材】　显微镜、临时制片用具（包括镊子、解剖针、载玻片、盖玻片、吸水纸）；黄连药材及饮片标本、味连根茎组织切片、味连粉末；蒸馏水、稀甘油、稀盐酸、30％硝酸、水合氯醛试液。

【实践内容与步骤】

1. 性状鉴定

观察黄连的药材、饮片标本。

2. 显微鉴定

（1）味连根茎横切面　①木栓层为数列细胞，其外有表皮，常脱落。②皮层较宽，石细胞单个或成群散在。③中柱鞘纤维成束或伴有少数石细胞，均显黄色。维管束外韧型，环列。④木质部黄色，均木化，木纤维较发达。⑤髓部均为薄壁细胞，无石细胞。

（2）味连粉末　棕黄色。①石细胞鲜黄色，类圆形、类方形、类多角形或稍延长。②韧皮纤维鲜黄色，成束，纺锤形或长梭形，壁较厚，壁上可见点状、裂缝状纹孔。③木纤维鲜黄色，成束，壁上可见裂隙状纹孔。④导管多为孔纹导管，少数为具缘纹孔导管、网纹导管、螺纹导管。⑤鳞叶表皮细胞绿黄色或黄棕色，略呈长方形，壁微波状弯曲。此外，可见淀粉粒、木薄壁细胞及细小草酸钙方晶等。

3. 理化鉴定

（1）黄连根茎断面在紫外光（365nm）下显金黄色荧光，木质部处尤其显著。

（2）取黄连粉末或切片，加稀盐酸或 30％硝酸 1 滴，片刻后在显微镜下观察，可见黄色针状结晶簇，加热结晶显红色并溶解。

【实践报告】

1. 描述黄连的性状特征。

2. 绘味连根茎横切面简图及粉末图。

3. 记录黄连理化鉴定结果。

实践十　甘草的鉴定

【实践目的】

1. 掌握甘草的性状特征，识别其药材、饮片。

2. 掌握甘草的显微特征。

3. 掌握甘草的理化鉴定方法。

【实践器材】 显微镜、临时制片用具（包括镊子、解剖针、载玻片、盖玻片、吸水纸）；甘草药材及饮片标本、甘草根组织切片、甘草粉末；蒸馏水、稀甘油、水合氯醛试液。

【实践内容与步骤】

1. 性状鉴定

观察甘草的药材、饮片标本。

2. 显微鉴定

（1）甘草根横切面　①木栓层为数列棕色细胞。②栓内层较窄。③韧皮部射线宽广，多弯曲，常现裂隙；纤维多成束，非木化或微木化，周围薄壁细胞常含草酸钙方晶；筛管群常因压缩而变形。束内形成层明显。④木质部射线宽 3～5 列细胞；导管较多，直径约至 $160\mu m$；木纤维成束，周围薄壁细胞亦含草酸钙方晶。

（2）甘草粉末　淡棕黄色。①纤维成束，直径 8～14μm，壁厚，微木化，周围薄壁细胞含草酸钙方晶，形成晶纤维。②草酸钙方晶多见。③具缘纹孔导管较大，稀有网纹导管。④木栓细胞红棕色，多角形，微木化。⑤淀粉粒多为单粒，卵圆形或椭圆形，脐点点状。⑥棕色块状物，形状不一。

3. 理化鉴定

取本品粉末少许，置于试管中，加蒸馏水 3～5ml，用力振摇，可产生泡沫，且持久不消失。

【实践报告】

1. 描述甘草的性状特征。

2. 绘甘草根横切面简图及粉末图。

实践十一　人参的鉴定

【实践目的】

1. 掌握人参的性状特征，识别其药材、饮片。

2. 掌握人参的显微特征。

3. 掌握人参的理化鉴定方法。

【实践器材】 显微镜、蒸发皿、白瓷板、临时制片用具（包括镊子、解剖针、载玻片、盖玻片、吸水纸）；人参药材及饮片标本、人参根组织切片、人参粉末；蒸馏水、稀甘油、乙醇、三氯化锑三氯甲烷饱和溶液、浓硫酸、水合氯醛试液。

【实践内容与步骤】

1. 性状鉴定

观察人参的药材、饮片标本。

2. 显微鉴定

（1）人参根横切面　①木栓层为数列细胞。②栓内层窄。③韧皮部外侧有裂隙，内侧薄壁细胞排列较紧密，有树脂道散在，内含黄色分泌物。④形成层成环。⑤木质部射线宽广，导管单个散在或数个相聚，断续排列成放射状，导管旁偶有非木化的纤维。⑥薄壁细胞含草酸钙簇晶。

（2）人参粉末　淡黄白色。①树脂道碎片易见，含黄色块状分泌物。②草酸钙簇晶直径20～68μm，棱角锐尖。③木栓细胞表面观类方形或多角形，壁细波状弯曲。④网纹导管和梯纹导管直径10～56μm。⑤淀粉粒甚多，单粒类球形、半圆形或不规则多角形，直径4～20μm，脐点点状或裂缝状；复粒由2～6分粒组成

3. 理化鉴定

取本品粉末约0.5g，加乙醇5ml，振摇5分钟，滤过。取少量滤液置蒸发皿中蒸干，滴加三氯化锑三氯甲烷饱和溶液，蒸干后显紫色。

【实践报告】

1. 描述人参的性状特征。

2. 绘人参根横切面简图及粉末图。

3. 记录人参理化鉴定结果。

实践十二　麦冬与半夏的鉴定

【实践目的】

1. 掌握麦冬与半夏的性状特征，识别其药材、饮片。

2. 掌握麦冬横切面及半夏粉末的显微特征。

【实践器材】　显微镜、临时制片用具（包括镊子、解剖针、载玻片、盖玻片、吸水纸）；麦冬与半夏药材及饮片标本、麦冬组织切片、半夏粉末；蒸馏水、稀甘油、水合氯醛试液。

【实践内容与步骤】

1. 性状鉴定

观察麦冬、半夏药材、饮片标本。

2. 显微鉴定

（1）麦冬横切面　①表皮细胞1列或脱落，根被为3～5列木化细胞。②皮层宽广，散有含草酸钙针晶束的黏液细胞，有的针晶直径至10μm；内层皮细胞壁均匀增厚，木化，有通道细胞，外侧为1列石细胞，其内壁和侧壁增厚，纹孔细密。③中柱较小，韧皮部束16～22个，木质部由导管、管胞、木纤维以及内侧的木化细胞连接成环层。④髓小，薄壁细胞类圆形。

（2）半夏粉末　类白色。①淀粉粒甚多，单粒类圆形、半圆形或圆多角形，直径2～20μm，脐点裂缝状、"人"字形或星状；复粒由2～6分粒组成。②草酸钙针晶束存在于椭圆形黏液细胞中，或随处散在，针晶长20～144μm。③螺纹导管直径10～24μm。

【实践报告】

1. 描述麦冬与半夏的性状特征。

2. 绘麦冬横切面简图和半夏粉末图。

实践十三　肉桂与黄柏的鉴定

【实践目的】

1. 掌握肉桂与黄柏的性状特征，识别其药材、饮片。

2. 掌握肉桂与黄柏的显微特征。

3. 掌握肉桂与黄柏的理化鉴定方法。

【实践器材】 显微镜、临时制片用具（包括镊子、解剖针、载玻片、盖玻片、吸水纸）；肉桂与黄柏的药材及饮片标本、肉桂与黄柏组织切片、肉桂与黄柏粉末；蒸馏水、水合氯醛、稀甘油、三氯甲烷、乙醚、盐酸苯肼试液、冰醋酸、浓硫酸。

【实践内容与步骤】

1. 性状鉴定

观察肉桂与黄柏的药材、饮片标本。

2. 显微鉴定

（1）肉桂横切面 ①木栓细胞数列，最内层细胞外壁增厚，木化。②皮层散有石细胞和分泌细胞。③中柱鞘部位有石细胞群，断续排列成环，外侧伴有纤维束，石细胞通常外壁较薄。④韧皮部射线宽 1～2 列细胞，含细小草酸钙针晶；纤维常 2～3 个成束；油细胞随处可见。⑤薄壁细胞含淀粉粒。

（2）肉桂粉末 红棕色。①纤维大多单个散在，长梭形，长 195～920μm，直径约至 50μm，壁厚，木化，纹孔不明显。②石细胞类方形或类圆形，直径 32～88μm，壁厚，有的一面菲薄。③油细胞类圆形或长圆形，直径 45～108μm。④草酸钙针晶细小，散在于射线细胞中。⑤木栓细胞多角形，含红棕色物。还有淀粉粒、草酸钙片状结晶。

（3）黄柏横切面 ①栓皮未除尽者，木栓层为数列长方形细胞组成，内含棕色物。②皮层散有多数石细胞及纤维束。③韧皮部占较大部分，外侧有少数石细胞，纤维束切向排列呈断续的层带（硬韧部）与筛管群和韧皮部薄壁细胞（软韧部）相间隔，纤维束周围细胞中常含草酸钙方晶；射线宽 2～4 列细胞，稍弯而细长。④薄壁细胞中含有细小的淀粉粒和草酸钙方晶，黏液细胞多见。

（4）黄柏粉末 鲜黄色。①纤维鲜黄色，直径 16～38μm，常成束，周围细胞含草酸钙方晶，形成晶纤维；含晶细胞壁木化增厚。②石细胞鲜黄色，类圆形或纺锤形，直径 35～128μm，有的呈分枝状，枝端锐尖，壁厚，层纹明显；有的可见大型纤维状的石细胞，长可达 900μm。③草酸钙方晶众多。还有淀粉粒、黏液细胞、木栓细胞等。

3. 理化鉴定

（1）取肉桂粉末 0.1g，加三氯甲烷 1ml 浸渍，吸取三氯甲烷浸渍液 2 滴于载玻片上，待干，滴加 10％的盐酸苯肼试液 1 滴，加盖玻片置显微镜下观察，可见杆状晶体（桂皮醛苯腙）。

（2）取黄柏粉末 1g，加乙醚 10ml 冷浸，振摇，过滤，待干，残渣加冰醋酸 1ml 使其溶解，再加浓硫酸 1 滴，放置，溶液呈紫棕色（黄柏酮反应）。

【实践报告】

1. 描述肉桂与黄柏的性状特征。

2. 绘肉桂与黄柏的横切面简图。

3. 绘肉桂与黄柏的粉末特征图。

4. 记录肉桂与黄柏的理化鉴定结果。

实践十四　番泻叶的鉴定

【实践目的】

1. 掌握番泻叶的性状特征，识别其药材、饮片。

2. 掌握番泻叶的显微特征。

【实践器材】 显微镜、临时制片用具（包括镊子、解剖针、载玻片、盖玻片、吸水纸）；番泻叶药材及饮片标本、番泻叶组织切片、番泻叶粉末；蒸馏水、水合氯醛、稀甘油、水合氯醛试液。

【实践内容与步骤】

1. 性状鉴定

观察番泻叶的药材、饮片标本。

2. 显微鉴定

（1）横切面 ①表皮细胞类长方形，内含黏液质，外被角质膜；上下表皮均有气孔和非腺毛。②等面叶，上下表皮内侧均有 1 列栅栏组织；上表皮栅栏组织细胞长柱状，通过中脉；下表皮栅栏组织细胞较短；海绵组织细胞中常含有草酸钙簇晶。③中脉维管束外韧型，上下两侧均有微木化的纤维束，其外的薄壁细胞含草酸钙方晶，形成晶纤维。

（2）粉末 淡绿色或黄绿色。①晶纤维多，草酸钙方晶直径 $12\sim15\mu m$。②非腺毛单细胞，长 $100\sim350\mu m$，直径 $12\sim25\mu m$，壁厚，有疣状突起。③草酸钙簇晶存在于叶肉薄壁细胞中，直径 $9\sim20\mu m$。④上下表皮细胞表面观呈多角形，垂周壁平直；上下表皮均有气孔，主为平轴式，副卫细胞大多为 2 个，也有 3 个的。

【实践报告】

1. 描述番泻叶的性状特征。

2. 绘番泻叶横切面简图。

3. 绘番泻叶粉末特征图。

实践十五　金银花与红花的鉴定

【实践目的】

1. 掌握金银花与红花的性状特征，识别其药材、饮片。

2. 掌握金银花与红花的显微特征。

3. 掌握红花的理化鉴定方法。

【实践器材】 显微镜、临时制片用具（包括镊子、解剖针、载玻片、盖玻片、吸水纸）；金银花与红花的药材及饮片标本、金银花与红花的粉末；蒸馏水、水合氯醛试液、稀甘油。

【实践内容与步骤】

1. 性状鉴定

观察金银花与红花的药材、饮片标本。

2. 显微鉴定

（1）金银花粉末 浅黄色。①腺毛有两种：一种头部类圆形或略扁圆形，6～20 细胞，柄部 2～4 细胞；另一种头部倒圆锥形，顶端平坦，侧面观 10～33 细胞，柄 1～5 细胞。两者腺头的细胞中均含黄棕色分泌物。②非腺毛大多为单细胞；一种壁薄，长而弯曲，壁疣明显；另一种壁厚，壁疣少或光滑，偶见角质螺纹。③花粉粒类球形，外壁表面有细密短刺及圆形颗粒状雕纹，具 3 个萌发孔。④薄壁细胞中含细小草酸钙簇晶。⑤柱头顶端的表皮细胞呈绒毛状。

（2）红花粉末 橙黄色。①花冠、花丝、柱头碎片多见，有长管状分泌细胞常位于导管旁，直径约至 $66\mu m$，含黄棕色至红棕色分泌物。②花冠裂片顶端表皮细胞外壁突起呈短绒毛状。③柱头和花柱上部表皮细胞分化成圆锥形单细胞毛，先端尖或稍钝。④花粉粒类圆形、椭圆形或橄榄形，直径约至 $60\mu m$，具 3 个萌发孔，外壁有齿状突起。⑤草酸钙方晶存在于薄壁细胞中，直径 $2\sim6\mu m$。

3. 理化鉴定

取红花粉末 1g，加稀乙醇 10ml，浸渍。取浸出液，于浸出液内悬挂一滤纸条，5 分钟后将滤纸条放在水中，随即取出，滤纸条上部显淡黄色，下部显淡红色。

【实践报告】

1. 描述金银花与红花的性状特征。

2. 绘金银花与红花的粉末特征图。

3. 记录红花理化鉴定结果。

实践十六　小茴香与五味子的鉴定

【实践目的】

1. 掌握小茴香与五味子的性状特征，识别其药材、饮片。

2. 掌握小茴香与五味子的显微特征。

【实践器材】　显微镜、临时制片用具（包括镊子、解剖针、载玻片、盖玻片、吸水纸）；小茴香与五味子的药材及饮片标本、五味子粉末、小茴香分果横切片；蒸馏水、稀甘油、水合氯醛试液。

【实践内容与步骤】

1. 性状鉴定

观察小茴香与五味子的药材、饮片标本。

2. 显微鉴定

（1）小茴香分果横切面　①外果皮为 1 列扁平细胞，外被角质层。②中果皮纵棱处有维管束，其周围有多数木化网纹细胞，背面纵棱间各有大的椭圆形棕色油管 1 个，接合面有油管 2 个，共 6 个。③内果皮为 1 列扁平薄壁细胞，细胞长短不一。④种皮细胞扁长，含棕色物。胚乳细胞多角形，含多数糊粉粒，每个糊粉粒中含有细小草酸钙簇晶。

（2）五味子粉末　暗紫色。①种皮表皮石细胞表面观呈多角形或长多角形，直径 $18\sim50\mu m$，壁厚，孔沟极细密，胞腔内含深棕色物。②种皮内层石细胞呈多角形、类圆形或不规则形，直径约至 $83\mu m$，壁稍厚，纹孔较大。③果皮表皮细胞表面观类多角形，垂周壁略呈连珠状增厚，表面有角质线纹；表皮中散有油细胞。④中果皮细胞皱缩，含暗棕色物，并含淀粉粒。⑤胚乳细胞多角形，壁薄，内含脂肪油和糊粉粒。

【实践报告】

1. 描述小茴香、五味子的性状特征。

2. 绘小茴香分果的横切面简图、五味子粉末特征图。

实践十七　麻黄与薄荷的鉴定

【实践目的】

1. 掌握麻黄与薄荷的性状特征，识别其药材、饮片。

2. 掌握麻黄与薄荷的显微特征。

3. 掌握麻黄与薄荷的理化鉴定方法。

【实践器材】 显微镜、临时制片用具（包括镊子、解剖针、载玻片、盖玻片、吸水纸）、微量升华装置；麻黄与薄荷药材及饮片标本、草麻黄与薄荷叶粉末、草麻黄茎与薄荷茎组织横切片；蒸馏水、稀甘油、水合氯醛试液、硫酸试液、香草醛。

【实践内容与步骤】

1. 性状鉴定

观察麻黄与薄荷的药材、饮片标本。

2. 显微鉴定

（1）草麻黄茎横切面 ①表皮细胞外被厚的角质层；脊线较密，有蜡质疣状突起，两脊线间有下陷气孔。下皮纤维束位于脊线处，壁厚，非木化。②皮层较宽，纤维成束散在。中柱鞘纤维束新月形。③维管束外韧型，8～10个。形成层环类圆形。木质部呈三角状。④髓部薄壁细胞含棕色块；偶有环髓纤维。⑤表皮细胞外壁、皮层薄壁细胞及纤维均有多数微小草酸钙砂晶或方晶。

（2）草麻黄粉末 黄棕色或黄绿色。①表皮细胞类长方形，外壁布满草酸钙砂晶，气孔特异内陷，保卫细胞侧面观呈电话听筒状或哑铃形。②角质层呈不规则条状或类球形突起。③皮层纤维细长，壁极厚，壁上布满砂晶，形成嵌晶纤维。④螺纹导管、具缘纹孔导管直径 $10～15\mu m$，导管分子斜面相接，接合面有多数穿孔，称麻黄式穿孔板。⑤薄壁细胞中常见红棕色块状物。

（3）薄荷茎横切面 ①表皮细胞1列，长方形，外被角质层，有腺鳞、腺毛和非腺毛。②皮层为数列薄壁细胞，排列疏松，薄壁细胞中常含黄绿色油滴，可见簇针状橙皮苷结晶；四棱角处有厚角细胞。③内皮层明显；韧皮部狭，形成层成环；木质部于四棱处发达，导管类多角形，木纤维多角形，射线宽窄不一。④髓薄壁细胞大，中心常有空洞。

（4）薄荷叶粉末 绿色。①腺鳞头部顶面观圆形，侧面观扁球形，8个细胞，直径约至 $90\mu m$，内含淡黄色分泌物，柄单细胞，极短，基部四周表皮细胞10余个，放射状排列。②表皮细胞垂周壁波状弯曲，下表皮气孔众多，为直轴式。③小腺毛头部及柄部均为单细胞。④非腺毛1～8细胞，常弯曲，壁厚，微具疣状突起。

3. 理化鉴定

（1）取麻黄粉末进行微量升华，可见细小针状或颗粒状的结晶。

（2）取薄荷粉末少量，经微量升华得油状物，加硫酸2滴及香草醛结晶少许，经初显黄色至橙黄色，再加水1滴，即变为紫红色。

【实践报告】

1. 描述麻黄、薄荷的性状特征。

2. 绘草麻黄粉末特征图和薄荷茎横切面简图。

3. 记录麻黄、薄荷理化鉴定结果。

实践十八 茯苓的鉴定

【实践目的】

1. 掌握茯苓的性状特征，识别其药材、饮片。

2. 掌握茯苓的显微特征。

3. 掌握茯苓的理化鉴定方法。

【实践器材】 显微镜、临时制片用具（包括镊子、解剖针、载玻片、盖玻片、吸水纸）；茯苓药材及饮片标本、茯苓粉末；蒸馏水、稀甘油、水合氯醛试液、碘化钾碘试液。

【实践内容与步骤】

1. 性状鉴定

观察茯苓的药材、饮片标本。

2. 显微鉴定

粉末灰白色。①不规则颗粒状团块及分枝状团块无色，遇水合氯醛试液渐溶化；②菌丝无色或淡棕色，细长，稍弯曲，有分枝，直径 $3\sim8\mu m$，少数至 $16\mu m$ 观察颗粒状团块、分枝状团块及细长菌丝。

3. 理化鉴定

取茯苓粉末少许，加碘化钾碘试液 1 滴，显深红色（多糖类的显色反应）。

【实践报告】

1. 描述茯苓的性状特征。

2. 绘茯苓粉末特征图

3. 记录茯苓理化鉴定结果。

实践十九　动物类和矿物类天然药物的性状鉴定

【实践目的】

1. 掌握麝香、鹿茸、羚羊角、牛黄、朱砂、石膏的性状特征。

2. 熟悉珍珠、全蝎、蜂蜜、斑蝥、蟾酥、蛤蚧、金钱白花蛇、赭石、雄黄、芒硝的性状特征。

3. 了解地龙、水蛭、石决明、牡蛎、蜈蚣、土鳖虫、僵蚕、海马、龟甲、鳖甲、蕲蛇、乌梢蛇、鸡内金、穿山甲、阿胶、自然铜、炉甘石、滑石、硫黄的性状特征。

4. 识别上述药材、饮片。

【实践器材】 地龙、水蛭、珍珠、石决明、牡蛎、全蝎、蜈蚣、蜂蜜、土鳖虫、僵蚕、斑蝥、海马、蟾酥、龟甲、鳖甲、蛤蚧、金钱白花蛇、蕲蛇、乌梢蛇、鸡内金、穿山甲、阿胶、麝香、鹿茸、鹿角、鹿角胶、鹿角霜、牛黄、人工牛黄、体外培育牛黄、羚羊角、朱砂、雄黄、自然铜、赭石、炉甘石、滑石、硫黄、石膏、芒硝、玄明粉的药材、饮片标本。

【实践指导】

注意观察上述药材、饮片标本的形状、大小、颜色、表面特征、质地、断面、气味等特征。

【实践报告】

描述麝香、鹿茸、羚羊角、牛黄、朱砂、石膏的主要性状特征。

（李建民　张志义　余卫强　马　春　申海进）

被子植物门分科检索表

1. 子叶 2 个，极稀可为 1 个或较多；茎具中央髓部；是多年生的木本植物且有年轮；叶片常具网状脉；花常为五出或四出数（次 1 项见 368 页）… 双子叶植物纲 Dicotyledoneae
2. 花无真正的花冠（花被片逐渐变化，呈覆瓦状排列成 2 至数层的，也可在此检查）；有或无花萼，有时且可类似花冠。（次 2 项见 342 页）
3. 花单性，雌雄同株或异株，其中雄花，或雌花和雄花均可成荑黄花序或类似荑黄状的花序。（次 3 项见 332 页）
4. 无花萼，或在雄花中存在。
5. 雌花以花梗着生于椭圆形膜质苞片的中脉上；心皮 1 …… 漆树科 Anacardiaceae

（九子不离母属 Dodinea）

5. 雌花情形非如上述；心皮 2 或更多数。
6. 多为木质藤本；叶为全缘单叶，具掌状脉；果实为浆果

………………………………………………………………… 胡椒科 Piperaceae

6. 乔木或灌木；叶可呈各种型式，但常为羽状脉；果实不为浆果
7. 旱生性植物，有具节的分枝，和极退化的叶片，后者在每节上且连合成为具齿的鞘状物 ………………… 木麻黄科 Casuannaceae

（木麻黄属 Casuarina）

7. 植物体为其他情形者。
8. 果实为具多数种子的蒴果；种子有丝状毛茸 ………… 杨柳科 Salicace
8. 果实为仅具 1 种子的小坚果、核果或核果状的坚果。
9. 叶为羽状复叶；雄花有花被 ………………… 胡桃科 Juglandaceae
9. 叶为单叶（有时在杨梅科中可为羽状分裂）。
10. 果实为肉质核果；雄花无花被 ……………… 杨梅科 Myricaceae
10. 果实为小坚果；雄花有花被 ……………… 桦木科 Betulacae
4. 有花萼，或在雄花中不存在。
11. 子房下位。
12. 叶对生，叶柄基部互相连合 ………………… 金粟兰科 Chloranthaceae
12. 叶互生。
13. 叶为羽状复叶…………………………………… 胡桃科 Juglandaceae
13. 叶为单叶。
14. 果实为蒴果 ………………… 金缕梅科 Hamamelidaceae
14. 果实为坚果。
15. 坚果封藏于一变大呈叶状的总苞中…………… 桦木科 Betulaceae
15. 坚果有一壳斗下托，或封藏在一多刺的果壳中 … 壳斗科 Fagaceae
11. 子房上位。
16. 植物体中具白色乳汁。
17. 子房 1 室；桑椹果 …………………………………… 桑科 Moraceae
17. 子房 2～3 室；蒴果 ………………… 大戟科 Euphorbiaceae

16. 植物体中无乳汁，或在大戟科的重阳木属 *Bischofia* 中具红色汁液。

    18. 子房为单心皮所成；雄蕊的花丝在花蕾中向内屈曲

            ··· 荨麻科 Urticaceae

    18. 子房为 2 枚以上的连合心皮所组成；雄蕊的花丝在花蕾中常直立（大戟科的重阳木属 *Bischofia* 及巴豆属 *Croton* 中则向前屈曲）。

        19. 果实为 3 个（稀可 2～4 个）离果所成的蒴果；雄蕊 10 至多数，有时少于 10 ······························ 大戟科 Euphorbiaceae

        19. 果实为其他情形；雄蕊少数至数个（大戟科的黄桐树属 *Endospermum* 为 6～10），或和花萼裂片同数且对生。

           20. 雌雄同株的乔木或灌木。

             21. 子房 2 室；蒴果 ·········· 金缕梅科 Hammelidaceae

             21. 子房 1 室；坚果或核果 ············ 榆科 Ulmaceae

           20. 雌雄异株的植物。

             22. 草本或草质藤本；叶为掌状分裂或为掌状复叶 ··· 桑科 Moaceae

             22. 乔木或灌木；叶全缘，或在重阳木属为 3 小叶所成的复叶

                 ··· 大戟科 Euphorbiaceae

3. 花两性或单性，但并不成为柔荑花序。

    23. 子房或子房室内有数个至多数胚珠。（次 23 项见 334 页）

      24. 寄生性草本，无绿色叶片 ····························· 大花草科 Rafflesiaceae

      24. 非寄生性植物，有正常绿叶，或叶退化而以绿色茎代行叶的功用。

        25. 子房下位或部分下位。

          26. 雌雄同株或异株，如为两性花时，则成肉质穗状花序。

            27. 草本。

              28. 植物体含多量液汁；单叶常不对称 ··········· 秋海棠科 Begoniaceae

                      （秋海棠属 *Begonia*）

              28. 植物体不含多量液汁；羽状复叶 ·············· 四数木科 Datiscaceae

                      （野麻属 *Datisca*）

            27. 木本。

              29. 花两性，成肉质穗状花序；叶全缘 ······ 金缕梅科 Hamamelidaceae

                      （假马蹄荷属 *Chunia*）

              29. 花单性，成穗状、总状或头状花序；叶缘有锯齿或具裂片。

                30. 花成穗状或总状花序；子房 1 室 ········· 四数木科 Datiscaceae

                      （四数木属 *Tetrameles*）

                30. 花成头状花序；子房 2 室 ·········· 金缕梅科 Hamamelidaceae

                    （枫香树亚科 Liquidambaroideae）

          26. 花两性，但不成肉质穗状花序。

            31. 子房 1 室。

              32. 无花被；雄蕊着生在子房上 ····················· 三白草科 Saururaceae

              32. 有花被；雄蕊着生在花被上。

                33. 茎肥厚，绿色，常具棘针；叶常退化，花被片和雄蕊都多数；浆果 ····················· 仙人掌科 Cactaceae

                33. 茎不成上述形状；叶正常；花被片和雄蕊皆为五出或四出数，或

雄蕊数为前者的 2 倍；蒴果 ……………… 虎儿草科 Saxifagaceae

31. 子房 4 室或更多室。

34. 乔木，雄蕊为不定数 ……………………… 海桑科 Sornneratiaceae

34. 草本或灌木。

35. 雄蕊 4 ………………………………… 柳叶菜科 Onagraceae

（丁香蓼属 *Ludwigia*）

35. 雄蕊 6 或 12 ……………………… 马兜铃科 Aristolochiaceae

25. 子房上位。

36. 雌蕊或子房 2 个，或更多数。

37. 草本。

38. 复叶或多少有些分裂，稀可为单叶（如驴蹄草属 *Caltha*），全缘或具齿裂；

心皮多数至少数 ………………………… 毛茛科 Ranunculaceae

38. 单叶，叶缘有锯齿心皮和花萼裂片同数 ………… 虎耳草科 Saxifragaceae

（扯根菜属 *Penthorum*）

37. 木本。

39. 花的各部为整齐的三出数 ……………… 木通科 Lardizabalaceae

39. 花为其他情形。

40. 雄蕊数个至多数，连合成单体 ……………… 梧桐科 Sterculiaceae

（苹婆族 Sterculieae）

40. 雄蕊数，离生。

41. 花两性；无花被 ………………… 昆栏树科 Trochodendraceae

（昆栏树属 *Trochodendron*）

41. 花雌雄异株，具 4 个小形萼片 ………… 连香树科 Cercidiphyllaceae

（连香树属 *Cercidiphyllum*）

36. 雌蕊或子房单独 1 个。

42. 雄蕊周位，即着生于萼筒或杯状花托上。

43. 有不育雄蕊，且和 8～12 能育雄蕊互生 ………… 大风子科 Flacourtiacae

（山羊角树属 *Cascaria*）

43. 无不育雄蕊。

44. 多汁草本植物；花萼裂片呈覆瓦状排列，成花瓣状，宿存蒴果盖裂

…………………………………………… 番杏科 Aizoaceae

（海马齿属 *Sesuvium*）

44. 植物体为其他情形；花萼裂片不成花瓣状。

45. 叶为双数羽状复叶，互生；花萼裂片呈覆瓦状排列，果实为荚果；

常绿乔木 ………………………………… 豆科 Leguminosae

（云实亚科 Caesalpinoideae）

45. 叶为对生或轮生单叶；花萼裂片呈镊合状排列；非荚果。

46. 雄蕊为不定数；子房 10 室或更多室，果实浆果状

…………………………………………… 海桑科 Sonneratiaceae

46. 雄蕊 4～12（不超过花萼裂片的 2 倍）；子房 1 室至数室；果实蒴

果状。

47. 花杂性或雌雄异株，微小，成穗状花序，再成总状或圆锥状

排列 ·· 隐翼科 Crypteroniaceae

（隐翼属 Crypteronia）

47. 花两性，中型，单生至排列成圆锥花序

·· 千屈菜科 Lythraceae

42. 雄蕊下位，即着生于扁平或凸起的花托上。

48. 木本；叶为单叶。

49. 乔木或灌木；雄蕊常多数，离生胚珠生于侧膜胎座或隔膜上

·· 大风子科 Flacourtiaceae

49. 木质藤本；雄蕊 4 或 5，基部连合成杯状或环状；胚珠基生（即位于子
房室的基底）·· 苋科 Amaranthaceae

（浆果苋属 Deeringia）

48. 草本或亚灌木。

50. 植物体沉没水中，常为一具背腹面呈原叶体状的构造，像苔藓

·· 河苔草科 Podostemaceae

50. 植物体非如上述情形。

51. 子房 3～5 室。

52. 食虫植物；叶互生；雌雄异株 ············· 猪笼草科 Nepenthaceae

（猪笼草属 Nepenthes）

52. 非为食虫植物；叶对生或轮生；花两性 ·········· 番杏科 Aizoaceae

（粟米草属 Mollugo）

51. 子房 1～2 室。

53. 叶为复叶或多少有些分裂 ····················· 毛茛科 Ranunculaceae

53. 叶为单叶。

54. 侧膜胎座。

55. 花无花被 ··················· 三白草科 Saururaceae

55. 花具 4 离生萼片 ·············· 十字花科 Cruciferae

54. 特立中央胎座。

56. 花序呈穗状、头状或圆锥状；萼片多少为干膜质

·· 苋科 Amaranthahaceae

56. 花序呈聚伞状；萼片草质 ·············· 石竹科 Caryphllaceae

23. 子房或其子房室内仅有 1 至数个胚珠。

57. 叶片中常有透明微点。

58. 叶为羽状复叶 ······························ 芸香科 Rutaceae

58. 叶为单叶，全缘或有锯齿。

59. 草本植物或有时在金粟兰科为木本植物；花无花被，常成简单或复合的
穗状花序，但在胡椒科齐头绒属 Zippelia 则成疏松总状花序。

60. 子房下位，仅 1 室有 1 胚珠；叶对生，叶柄在基部连合

·· 金粟兰科 Chloranthaceae

60. 子房上位；叶如为对生时，叶柄也不在基部连合。

61. 雌蕊由 3～6 近于离生心皮组成，每心皮各有 2～4 胚珠

·· 三白草科 Saururaceae

（三白草属 Saururus）

61. 雌蕊由 1～4 合生心皮组成，仅 1 室，有 1 胚珠

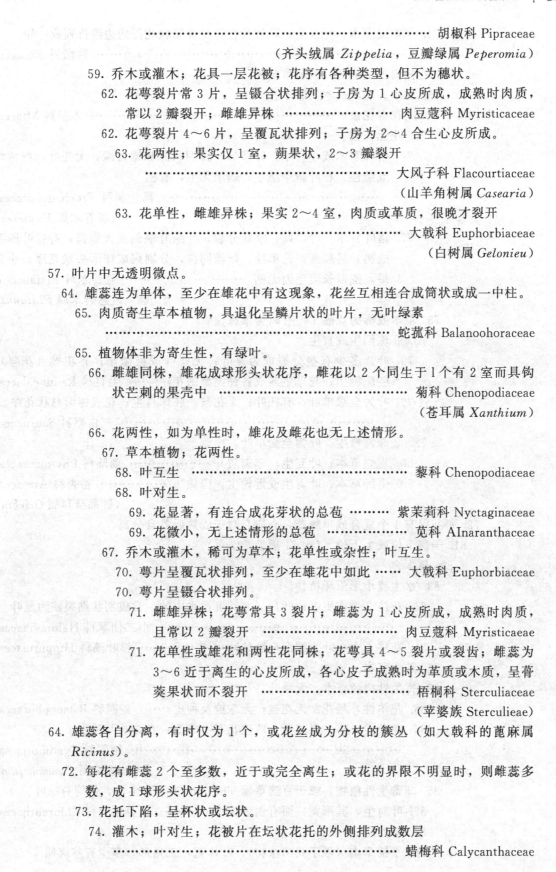

　　　　　　　　　　　　　　　　　　……………………………… 胡椒科 Pipraceae

　　　　　　　　　　（齐头绒属 *Zippelia*，豆瓣绿属 *Peperomia*）

　　59. 乔木或灌木；花具一层花被；花序有各种类型，但不为穗状。

　　　　62. 花萼裂片常 3 片，呈镊合状排列；子房为 1 心皮所成，成熟时肉质，常以 2 瓣裂开；雌雄异株 ……………………… 肉豆蔻科 Myristicaceae

　　　　62. 花萼裂片 4～6 片，呈覆瓦状排列；子房为 2～4 合生心皮所成。

　　　　　　63. 花两性；果实仅 1 室，蒴果状，2～3 瓣裂开

　　　　　　　　…………………………………… 大风子科 Flacourtiaceae

　　　　　　　　　　　　　（山羊角树属 *Casearia*）

　　　　　　63. 花单性，雌雄异株；果实 2～4 室，肉质或革质，很晚才裂开

　　　　　　　　………………………………………… 大戟科 Euphorbiaceae

　　　　　　　　　　　　　　　（白树属 *Gelonieu*）

　57. 叶片中无透明微点。

　　64. 雄蕊连为单体，至少在雄花中有这现象，花丝互相连合成筒状或成一中柱。

　　　　65. 肉质寄生草本植物，具退化呈鳞片状的叶片，无叶绿素

　　　　　　　　　　　　　　………………… 蛇菰科 Balanoohoraceae

　　　　65. 植物体非为寄生性，有绿叶。

　　　　　　66. 雌雄同株，雄花成球形头状花序，雌花以 2 个同生于 1 个有 2 室而具钩状芒刺的果壳中 …………………… 菊科 Chenopodiaceae

　　　　　　　　　　　　　　　（苍耳属 *Xanthium*）

　　　　　　66. 花两性，如为单性时，雄花及雌花也无上述情形。

　　　　　　　67. 草本植物；花两性。

　　　　　　　　68. 叶互生 ………………………………… 藜科 Chenopodiaceae

　　　　　　　　68. 叶对生。

　　　　　　　　　69. 花显著，有连合成花芽状的总苞 ……… 紫茉莉科 Nyctaginaceae

　　　　　　　　　69. 花微小，无上述情形的总苞 ……… 苋科 AInaranthaceae

　　　　　　　67. 乔木或灌木，稀可为草本；花单性或杂性；叶互生。

　　　　　　　　70. 萼片呈覆瓦状排列，至少在雄花中如此 …… 大戟科 Euphorbiaceae

　　　　　　　　70. 萼片呈镊合状排列。

　　　　　　　　　71. 雌雄异株；花萼常具 3 裂片；雌蕊为 1 心皮所成，成熟时肉质，且常以 2 瓣裂开 …………………… 肉豆蔻科 Myristicaeae

　　　　　　　　　71. 花单性或雄花和两性花同株；花萼具 4～5 裂片或裂齿；雌蕊为 3～6 近于离生的心皮所成，各心皮子成熟时为革质或木质，呈蓇葖果状而不裂开 …………………… 梧桐科 Sterculiaceae

　　　　　　　　　　　　　　　（苹婆族 Sterculieae）

　64. 雄蕊各自分离，有时仅为 1 个，或花丝成为分枝的簇丛（如大戟科的蓖麻属 *Ricinus*）。

　　72. 每花有雌蕊 2 个至多数，近于或完全离生；或花的界限不明显时，则雌蕊多数，成 1 球形头状花序。

　　　　73. 花托下陷，呈杯状或坛状。

　　　　　　74. 灌木；叶对生；花被片在坛状花托的外侧排列成数层

　　　　　　　　………………………………………… 蜡梅科 Calycanthaceae

74. 草本或灌木；叶互生；花被片在杯状或坛状花托的边缘排列成一轮 ·· 蔷薇科 Rosaceae

73. 花托扁平或隆起，有时可延长。

  75. 乔木、灌木或木质藤本。

    76. 花有花被 ··· 木兰科 Mtaceae

    76. 花无花被。

      77. 落叶灌木或小乔木；叶卵形，具羽状脉和锯齿缘；无托叶；花两性或杂性，在叶腋中丛生；翅果无毛，有柄 ·· 昆栏树科 Trochodendraceae （领春木属 *Euptelea*）

      77. 落叶乔木；叶广阔，掌状分裂，叶缘有缺刻或大锯齿；有托叶围茎成鞘，易脱落；花单性，雌雄同株，分别聚成球形头状花序；小坚果，围以长柔毛而无柄 ·········· 悬铃木科 Platanaceae （悬铃木属 *Platanus*）

  75. 草本或稀为亚灌木，有时为攀缘性。

    78. 胚珠倒生或直生。

      79. 叶片多少有些分裂或为复叶；无托叶或极微小；有花被（花萼）；胚珠倒生；花单生或成各种类型的花序 ······ 毛茛科 Ranunculaceae

      79. 叶为全缘单叶；有托叶；无花被；胚珠直生；花成穗形总状花序 ·· 三白草科 Sauruaceae

    78. 胚珠常弯生；叶为全缘单叶。

      80. 直立草本；叶互生，非肉质 ················· 商陆科 Phytolaccaceae

      80. 平卧草本；叶对生或近轮生，肉质 ················· 番杏科 Aizoaceae （针晶粟草属 *Gisekia*）

72. 每花仅有 1 个复合或单雌蕊，心应有时于成熟后各自分离。

  81. 子房下位或半下位。（次 81 项见 337 页）

    82. 草本。

      83. 水生或小形沼泽植物。

      84. 花柱 2 个或更多；叶片（尤其沉没水中的）常成羽状细裂或为复叶 ·· 小二仙草科 Haloragidaceae

      84. 花柱 1 个；叶为线形全缘单叶 ················· 杉叶藻科 Hippuridaceae

      83. 陆生草本。

      85. 寄生性肉质草本，无绿叶。

      86. 花单性，雌花常无花被；无珠被及种皮 ······ 蛇菰科 Balanophoraceae

      86. 花杂性，有一层花被，两性花有 1 雄蕊；有珠被及种皮 ·· 锁阳科 Cynomoriaceae （锁阳属 *Cynomorium*）

      85. 非寄生性植物，或于百蕊草属 Thesium 为半寄生性，但均有绿叶。

      87. 叶对生，其形宽广而有锯齿缘 ············· 金粟兰科 Chloranthaceae

      87. 叶互生。

      88. 平铺草本（限于我国植物），叶片宽，三角形，多少有些肉质

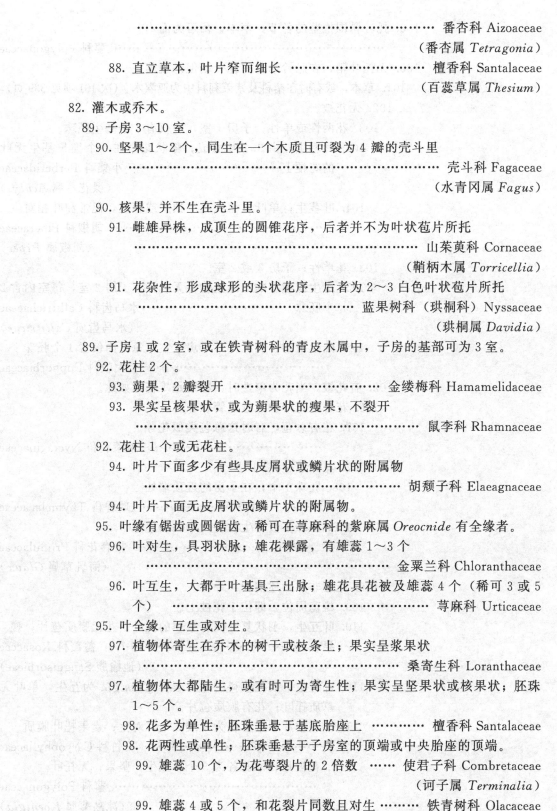

·· 番杏科 Aizoaceae

（番杏属 *Tetragonia*）

88. 直立草本，叶片窄而细长 ····························· 檀香科 Santalaceae

（百蕊草属 *Thesium*）

82. 灌木或乔木。

　89. 子房 3～10 室。

　　90. 坚果 1～2 个，同生在一个木质且可裂为 4 瓣的壳斗里

　　　　··· 壳斗科 Fagaceae

（水青冈属 *Fagus*）

　　90. 核果，并不生在壳斗里。

　　　91. 雌雄异株，成顶生的圆锥花序，后者并不为叶状苞片所托

　　　　　··· 山茱萸科 Cornaceae

（鞘柄木属 *Torricellia*）

　　　91. 花杂性，形成球形的头状花序，后者为 2～3 白色叶状苞片所托

　　　　　··· 蓝果树科（珙桐科）Nyssaceae

（珙桐属 *Davidia*）

　89. 子房 1 或 2 室，或在铁青树科的青皮木属中，子房的基部可为 3 室。

　　92. 花柱 2 个。

　　　93. 蒴果，2 瓣裂开 ························· 金缕梅科 Hamamelidaceae

　　　93. 果实呈核果状，或为蒴果状的瘦果，不裂开

　　　　　·· 鼠李科 Rhamnaceae

　　92. 花柱 1 个或无花柱。

　　　94. 叶片下面多少有些具皮屑状或鳞片状的附属物

　　　　　·· 胡颓子科 Elaeagnaceae

　　　94. 叶片下面无皮屑状或鳞片状的附属物。

　　　　95. 叶缘有锯齿或圆锯齿，稀可在荨麻科的紫麻属 *Oreocnide* 有全缘者。

　　　　　96. 叶对生，具羽状脉；雄花裸露，有雄蕊 1～3 个

　　　　　　··· 金粟兰科 Chloranthaceae

　　　　　96. 叶互生，大都于叶基具三出脉；雄花具花被及雄蕊 4 个（稀可 3 或 5

　　　　　　个） ··· 荨麻科 Urticaceae

　　　　95. 叶全缘，互生或对生。

　　　　　97. 植物体寄生在乔木的树干或枝条上；果实呈浆果状

　　　　　　·· 桑寄生科 Loranthaceae

　　　　　97. 植物体大都陆生，或有时可为寄生性；果实呈坚果状或核果状；胚珠

　　　　　　1～5 个。

　　　　　　98. 花多为单性；胚珠垂悬于基底胎座上 ··········· 檀香科 Santalaceae

　　　　　　98. 花两性或单性；胚珠垂悬于子房室的顶端或中央胎座的顶端。

　　　　　　　99. 雄蕊 10 个，为花萼裂片的 2 倍数 ····· 使君子科 Combretaceae

（诃子属 *Terminalia*）

　　　　　　　99. 雄蕊 4 或 5 个，和花裂片同数且对生 ········ 铁青树科 Olacaceae

81. 子房上位，如有花萼时，和它相分离，或在紫茉莉科及胡颓子科中，

当果实成熟时，子房为宿存萼筒所包围。

100. 托叶鞘围抱茎的各节；草本，稀可为灌木
    ·················· 蓼科 Polygonaceae

100. 无托叶鞘，在悬铃木科有托叶鞘但易脱落。

  101. 草本，或有时在藜科及紫茉莉科中为亚灌木。(次 101 项见 339 页)

    102. 无花被。

      103. 花两性或单性；子房 1 室，内仅有 1 个基生胚珠。

        104. 叶基生，由 3 小叶而成；穗状花序在一个细长基生无叶
        的花梗上 ····················· 小檗科 Berberidaceae
                        (裸花草属 Achlys)

        104. 叶茎生；单叶，穗状花序顶生或腋生，但常和叶相对生
        ··················· 胡椒科 Piperaceae
                        (胡椒属 Piper)

      103. 花单性；子房 3 或 2 室。

        105. 水生或微小的沼泽植物，无乳汁；子房 2 室，每室内含 2
        个胚珠 ·············· 水马齿科 Callitrichaceae
                      (水马齿属 Callitriche)

        105. 陆生植物；有乳汁；子房 3 室，每室内仅含 1 个胚珠
        ····················· 大戟科 Euphorbiaceae

    102. 有花被，当花为单性时，特别是雄花是如此。

      106. 花萼呈花瓣状，且呈管状。

        107. 花有总苞，有时这总苞类似花萼
        ···················· 紫茉莉科 Nyctaginaceae

        107. 花无总苞。

          108. 胚珠 1 个，在子房的近顶端处
          ···················· 瑞香科 Thymelaeaceae

          108. 胚珠多数，生在特立中央胎座上
          ···················· 报春花科 Primulaceae
                       (海乳草属 Glaux)

      106. 花萼非如上述情形。

        109. 雄蕊周位，即位于花被上。

          110. 叶互生，羽状复叶而有草质的托叶；花无膜质苞片；瘦
          果 ····················· 蔷薇科 Rosaceae
                    (地榆族 Sanguisorbieae)

          110. 叶对生，或在蓼科的冰岛蓼属 Koenigia 为互生，单叶无
          草质托叶；花有膜质苞片。

            111. 花被片和雄蕊各为 5 或 4 个，对生；囊果托叶膜质
            ··············· 石竹科 Caryophyllaceae

            111. 花被片和雄蕊各为 3 个，互生；坚果；无托叶
            ··················· 蓼科 Polygonaceae
                     (冰岛蓼属 Koenigia)

        109. 雄蕊下位，即位于子房下。

          112. 花柱或其分枝为 2 或数个，内侧常为柱头面。

113. 子房常为数个至多数心皮连合而成

·· 商陆科 Phytolaccaceae

113. 子房常为 2 或 3（或 5）心应连合而成。

　114. 子房 3 室，稀可 2 或 4 室 ········· 大戟科 Euphorbiacea

　114. 子房 1 或 2 室。

　　115. 叶为掌状复叶或具掌状脉而有宿存托叶

·· 桑科 Moraceae

（大麻亚科 Cannaboideae）

　　115. 叶具羽状脉，或稀可为掌状脉而无托叶，也可在藜

　　　　科中叶退化成鳞片或为肉质而形如圆筒。

　　　116. 花有草质而带绿色或灰绿色的花被及苞片

·· 藜科 Chenopodiaceae

　　　116. 花有干膜质而常有色泽的花被及苞片

·· 苋科 Amaranthaceae

112. 花柱 1 个，常顶端有柱头，也可无花柱。

　117. 花两性。

　　118. 雄蕊为单心皮；花萼由 2～3 膜质且宿存的萼片而成；

　　　　雄蕊 2～3 个 ······················· 毛茛科 Ranunculaceae

（星叶草属 *Circaeaster*）

　　118. 雌蕊由 2 合生心皮而成。

　　　119. 萼片 2 片；雄蕊多数 ··········· 罂粟科 Papaveraceae

（博落回属 *Macleaya*）

　　　119. 萼片 4 片；雄蕊 2 或 4 ········· 十字花科 Cruciferae

（独行菜属 *Lepidium*）

　117. 花单性。

　　120. 沉没于淡水中的水生植物；叶细裂成丝状

·· 金鱼藻科 Ceratophyllaceae

（金鱼藻属 *Ceratophyllum*）

　　120. 陆生植物；叶为其他情形。

　　　121. 叶含多量水分；托叶连接叶柄的基部；雄花的花被 2

　　　　　片；雄蕊多数 ············ 假牛繁缕科 Theligonaceae

（假牛繁缕属 *Theligonum*）

　　　121. 叶不含多量水分；如有托叶时，也不连接叶柄的基

　　　　　部；雄花的花被片和雄蕊均各为 4 或 5 个，两者相

　　　　　对生 ································· 荨麻科 Urticaceae

101. 木本植物或亚灌木。

　122. 耐寒旱性的灌木，或在藜科的梭梭属 *Haloxylon* 为乔木；叶微小，细长或

　　　呈鳞片状，也可有时（如藜科）为肉质而成圆筒形或半圆筒形。

　　123. 雌雄异株或花杂性；花萼为三出数，萼片微呈花瓣状，和雄蕊同数且互

　　　　生；花柱 1，极短，常有 6～9 放射状且有齿裂的柱头；核果；胚体直；

　　　　常绿而基部偃卧的灌木；叶互生，无托叶 ········ 岩高兰科 Empetraceae

（岩高兰属 *Empetrum*）

123. 花两性或单性，花萼为五出数，稀可三出或四出数，萼片或花萼裂片草质或革质。和雄蕊同数且对生，或在藜科中雄蕊由于退化而数较少，甚或 1 个；花柱或花柱分枝 2 或 3 个，内侧常为柱头面；胞果或坚果；胚体弯曲如环或弯曲成螺旋形。

  124. 花无膜质苞片；雄蕊下位；叶互生或对生；无托叶；枝条常具关节
      ·························· 藜科 Chenopodiaceae

  124. 花有膜质苞片；雄蕊周位；叶对生，基部常互相连合；有膜质托叶；枝条不具关节 ···················· 石竹科 Caryophyllaceae

122. 不是上述的植物；叶片矩圆形或披针形，或宽广至圆形。

  125. 果实及子房均为 2 至数室，或在大风子科中为不完全的 2 至数室。

    126. 花常为两性。

      127. 萼片 4 或 5 片，稀可 3 片，呈覆瓦状排列。

        128. 雄蕊 4 个；4 室的蒴果 ·············· 木兰科 Magnoliaceae
                （水青树属 *Tetracentron*）

        128. 雄蕊多数；浆果状的核果 ············· 大戟科 Euphorbiaceae

      127. 萼片多 5 片，呈镊合状排列。

        129. 雄蕊为多数；具刺的蒴果 ··············· 杜英科 Elaeocarpaceae
                （猴欢喜属 *Sloanea*）

        129. 雄蕊和萼片同数；核果或坚果。

          130. 雄蕊和萼片对生，各为 3～6 ·············· 铁青树科 Olacaceae
          130. 雄蕊和萼片互生，各为 4 或 5 ··········· 鼠李科 Rhamnaceae

    126. 花单性（雌雄同株或异株）或杂性。

      131. 果实各种；种子无胚乳或有少量胚乳。

        132. 雄蕊常 8 个；果实坚果状或为有翅的蒴果；羽状复叶或单叶
           ·························· 无患子科 Sapindaceae

        132. 雄蕊 5 或 4 个，且和萼片互生；核果有 2～4 个小核；单叶
           ·························· 鼠李科 Rhamnaceae
                （鼠李属 *Rhamnus*）

      131. 果实多呈蒴果状，无翅；种子常有胚乳。

        133. 果实为具 2 室的蒴果，有木质或革质的外种皮及角质的内果皮
           ·························· 金缕梅科 Hamamelidaceae

        133. 果实纵为蒴果时，也不像上述情形。

          134. 胚珠具腹脊；果实有各种类型，但多为胞间裂开的蒴果
            ·························· 大戟科 Euphorbiaceae

          134. 胚珠具背脊；果实为胞背裂开的蒴果，或有时呈核果状
            ·························· 黄杨科 Buxaceae

  125. 果实及子房均为 1 或 2 室，稀可在无患子科的荔枝属 *Lichi* 及韶子属 *Nephelium* 中为 3 室，或在卫矛科的十齿花属 *Dipentodon* 及铁青树科的铁青树属 *Olax* 中，子房的下部为 3 室，而上部为 1 室。

    135. 花萼具显著的萼筒，且常呈花瓣状。

      136. 叶无毛或下面有柔毛；萼筒整个脱落 ········ 瑞香科 Thymelaeaceae

      136. 叶下面具银白色或棕色的鳞片；萼筒或其下部永久宿存，当果实成

熟时，变为肉质而紧密包着子房 ⋯⋯⋯⋯⋯ 胡颓子科 Elaeagnaceae
135. 花萼不是像上述情形，或无花被。
　137. 花药以 2 或 4 舌瓣裂开 ⋯⋯⋯⋯⋯⋯⋯⋯⋯⋯⋯⋯ 樟科 Lauraceae
　137. 花药不以舌瓣裂开。
　　138. 叶对生。
　　　139. 果实为有双翅或呈圆形的翅果 ⋯⋯⋯⋯⋯⋯ 槭树科 Aceraceae
　　　139. 果实为有单翅而呈细长形兼矩圆形的翅果 ⋯⋯⋯ 木犀科 Oleaceae
　　138. 叶互生。
　　　140. 叶为单叶。
　　　140. 叶为羽状复叶。
　　　　141. 叶为二回羽状复叶，或退化仅具叶状柄（特称为叶状叶柄
　　　　　　 phyllodia）⋯⋯⋯⋯⋯⋯⋯⋯⋯⋯⋯⋯⋯⋯ 豆科 Leguminosae
　　　　　　　　　　　　　　　　　　　　　　（金合欢属 *Acacia*）
　　　　141. 叶为一回羽状复叶。
　　　　　142. 小叶边缘有锯齿；果实有翅 ⋯⋯ 马尾树科 Rhoipteleaceae
　　　　　　　　　　　　　　　　　　　　（马尾树属 *Rhoiptelea*）
　　　　　142. 小叶全缘；果实无翅。
　　　　　　143. 花两性或杂性 ⋯⋯⋯⋯⋯⋯⋯⋯⋯ 无患子科 Sapindaceae
　　　　　　143. 雌雄异株 ⋯⋯⋯⋯⋯⋯⋯⋯⋯ 漆树科 Anacardiaceae
　　　　　　　　　　　　　　　　　　　　（黄连木属 *Pistacia*）
　　　　　　　144. 花均无花被。
　　　　　　　　145. 多为木质藤本；叶全缘；花两性或杂性，成紧密的
　　　　　　　　　　 穗状花序 ⋯⋯⋯⋯⋯⋯⋯⋯⋯⋯ 胡椒科 Piperaceae
　　　　　　　　　　　　　　　　　　　　　　（胡椒属 *Piper*）
　　　　　　　　145. 乔木；叶缘有锯齿或缺刻；花单性。
　　　　　　　　　146. 叶宽广，具掌状脉及掌状分裂，叶缘具缺刻或大
　　　　　　　　　　　锯齿；有托叶，围茎成鞘，但易脱落；雌雄同株，
　　　　　　　　　　　雌花和雄花分别成球形的头状花序；雌蕊为单心
　　　　　　　　　　　皮而成；小坚果为倒圆锥形而有棱角，无翅也无
　　　　　　　　　　　梗，但围以长柔毛⋯⋯⋯⋯⋯ 悬铃木科 Platanaceae
　　　　　　　　　　　　　　　　　　　　　（悬铃木属 *Platanus*）
　　　　　　　　　146. 叶椭圆形至卵形，具羽状脉及锯齿缘；无托叶；雌
　　　　　　　　　　　雄异株，雄花聚成疏松有苞片的簇丛，雌花单生于
　　　　　　　　　　　苞片的腋内；雌蕊为 2 心皮而成；小坚果扁平，具
　　　　　　　　　　　翅且有柄，但无毛 ⋯⋯⋯ 杜仲科 Eucommiaceae
　　　　　　　　　　　　　　　　　　　　　（杜仲属 *Eucommia*）
　　　　　　　144. 花常有花萼，尤其在雄花。
　　　　　　　　147. 植物体内有乳汁 ⋯⋯⋯⋯⋯⋯⋯⋯ 桑科 Moraceae
　　　　　　　　147. 植物体内无乳汁。
　　　　　　　　　148. 花柱或其分枝 2 或数个，但在大戟科的核实树属
　　　　　　　　　　　Drypetes 中则柱头几无柄，呈盾状或肾形。
　　　　　　　　　　149. 雌雄异株或有时为同株；叶全缘或具波状齿。

150. 矮小灌木或亚灌木；果实干燥，包藏于具有长柔毛而互相连合成双角状的 2 苞片中；胚体弯曲如环 ·············· 藜科 Chenopodiaceae

（优若藜属 *Eurotia*）

150. 乔木或灌木；果实呈核果状，常为 1 室含 1 种子，不包藏于苞片内；胚体直
·················· 大戟科 Euphorbiaceae

149. 花两性或单性；叶缘多有锯齿或具齿裂，稀可全缘。

151. 雄蕊多数 ············ 大风子科 Flacourtiaceae

151. 雄蕊 10 个或较少。

152. 子房 2 室，每室有 1 个至数个胚珠；果实为木质蒴果 ··· 金缕梅科 Hamamelidaceae

152. 子房 1 室，仅含 1 胚珠；果实不是木质蒴果 ························· 榆科 Ulmaceae

148. 花柱 1 个，也可有时（如荨麻属）不存在，而柱头呈画笔状。

153. 叶缘有锯齿；子房为 1 心皮而成。

154. 花两性 ···················· 山龙眼科 Proteaceae

154. 雌雄异株或同株。

155. 花生于当年新枝上；雄蕊多数 ······················· 蔷薇科 Rosaceae

（臭樱属 *Maddenia*）

155. 花生于老枝上；雄蕊和萼片同数 ···················· 荨麻科 Urticaceae

153. 叶全缘或边缘有锯齿；子房为 2 个以上连合心皮所成。

156. 果实呈核果状或坚果状，内有 1 种子；无托叶。

157. 子房具 2 或 2 个胚珠；果实于成熟后由萼筒包围
················· 铁青树科 Olacaceae

157. 子房仅具 1 个胚珠；果实和花萼相分离，或仅果实基部由花萼衬托之 ·············· 山柚子科 Opiliaceae

156. 果实呈蒴果状或浆果状，内含数个至 1 个种子。

158. 花下位，雌雄异株，稀可杂性；雄蕊多数；果实呈浆果状；无托叶
················· 大风子科 Flacourtiaceae

（柞木属 *Xylosma*）

158. 花周位，两性；雄蕊 5～12 个；果实呈蒴果状；有托叶，但易脱落。

159. 花为腋生的簇丛或头状花序；萼片 4～6 片
················· 大风子科 Ftacourtiaceae

（山羊角树属 *Casearia*）

159. 花为腋生的伞形花序；萼片 10～14 片 ········ 卫矛科 Celastraceae

（十齿花属 *Dipentodon*）

2. 花具花萼也具花冠，或有两层以上的花被片，有时花冠可为蜜腺叶所代替。

160. 花冠常为离生的花瓣所组成（次 160 项见 361 页）。

161. 成熟雄蕊（或单体雄蕊的花药）多在 10 个以上，通常多数，或其数超过花瓣的 2 倍。（次 161 项见 349 页）

162. 花萼和 1 个或更多的雌蕊多少有些互相愈合，即子房下位或半下位。（次
  162 项见 344 页）
  163. 水生草本植物；子房多室 ·················· 睡莲科 Nymphaeaceae
  163. 陆生植物；子房 1 至数室，也可心皮为 1 至数个，或在海桑科中为多室。
    164. 植物体具肥厚的肉质茎，多有刺，常无真正叶片
    ··················· 仙人掌科 Cactaceae
    164. 植物体为普通形态，不呈仙人掌状，有真正的叶片。
      165. 草本植物或稀可为亚灌木。
        166. 花单性。
          167. 雌雄同株；花鲜艳，多成腋生聚伞花序；子房 2～4 室
          ··················· 秋海棠科 Begoniaceae
          （秋海棠属 *Begonia*）
          167. 雌雄异株；花小而不显著，成腋生穗状或总状花序
          ··················· 四数木科 Datiscaceae
        166. 花常两性。
          168. 叶基生或茎生，呈心形，或在阿柏麻属 *Apama* 为长形，不为肉
          质；花为三出数 ·················· 马兜铃科 Aristolohiaceae
          （细辛族 Asareae）
          168. 叶茎生，不呈心形，多少有些肉质，或为圆柱形；花不是三
          出数。
            169. 花萼裂片常为 5，叶状；蒴果 5 室或更多室，在顶端呈放射
            状裂
            开 ··················· 番杏科 Aizoaceae
            169. 花萼裂片 2；蒴果 1 室，盖裂 ········ 马齿苋科 Portulacaceae
            （马齿苋属 *Portulaca*）
      165. 乔木或灌木（但在虎耳草科的银梅草属 *Deinanthe* 及草绣球属 *Card-*
      iandra 为亚灌木，黄山梅属为多年生高大草本），有时以气生小根而
      攀缘。
        170. 叶通常对生（虎耳草科的草绣球属 *Cardiandra* 为例外），或在石
        榴科的石榴属中有时可互生。
          171. 叶缘常有锯齿或全缘；花序（除山梅花族 Philadelpheae 外）常
          有不孕的边缘花 ·················· 虎耳草科 Saxifragaceae
          171. 叶全缘；花序无不孕花。
            172. 叶为脱落性；花萼呈朱红色 ················ 石榴科 Punicaceae
            （石榴属 *Punica*）
            172. 叶为常绿性；花萼不呈朱红色。
              173. 叶片中有腺体微点；胚珠常多数 ····· 桃金娘科 Myrtaceae
              173. 叶片中无微点。
                174. 胚珠在每子房室中为多数 ········ 海桑科 Sonneratiaceae
                174. 胚珠在每子房室中仅 2 个，稀可较多
                ··················· 红树科 Rhiophoraceae
        170. 叶互生。

175. 花瓣细长形兼长方形，最后向外翻转 ……… 八角枫科 Alangiaceae
（八角枫属 Alangium）

175. 花瓣不成细长形，或纵为细长形时，也不向外翻转。

176. 叶无托叶。

177. 叶全缘；果实肉质或木质……………… 玉蕊科 Lecythidaceae
（玉蕊属 Barringtonia）

177. 叶缘多少有些锯齿或齿裂；果实呈核果状，其形歪斜
…………………………………… 山矾科 Symplocaceae
（山矾属 Symplocos）

176. 叶有托叶。

178. 花瓣呈旋转状排列；花药隔向上延伸；花萼裂片中 2 个或更多
个在果实上变大而呈翅状 ………… 龙脑香科 Dipterocarpaceae

178. 花瓣呈覆瓦状或旋转状排列（如蔷薇科的火棘属 Pyracantha）；
花药隔并不向上延伸；花萼裂片也无上述变大情形。

179. 子房 1 室，内具 2～6 侧膜胎座，各有 1 个至多数胚珠；果实
为革质蒴果，自顶端以 2～6 片裂开
…………………………………… 大风子科 Flacourtiaceae
（天料木属 Homalium）

179. 子房 2～5 室，内具中轴胎座，或其心皮在腹面互相分离而具边缘
胎座。

180. 花成伞房、圆锥、伞形或总状等花序，稀可单生；子房 2～5
室，或心皮 2～5 个，下位，每室或每心皮有胚珠 1～2 个，稀
可有时为 3～10 个或为多数；果实为肉质或木质假果；种子无翅
…………………………………… 蔷薇科 Rosaceae
（梨亚科 Pomoideae）

180. 花成头状或肉穗花序；子房 2 室，半下位，每室有胚珠 2～6
个；果为木质蒴果；种子有或无翅 …………………………………
…………………………………… 金缕梅科 Hamamelidaceae
（马蹄荷亚科 Bucklandioideae）

162. 花萼和 1 个或更多的雌蕊互相分离，即子房上位。

181. 花为周位花。

182. 萼片和花瓣相似，覆瓦状排列成数层，着生于坛状花托的外侧
…………………………………… 蜡梅科 Calycanthaceae
（洋蜡梅属 Calycanthus）

182. 萼片和花瓣有分化，在萼筒或花托的边缘排列成 2 层。

183. 叶对生或轮生，有时上部者可互生，但均为全缘单叶；花瓣常于蕾中
呈皱褶状。

184. 花瓣无爪，形小，或细长；浆果 ……………… 海桑科 Sonneratiaceae

184. 花瓣有细爪，边缘具腐蚀状的波纹或具流苏；蒴果
…………………………………… 千屈菜科 Lythraceae

183. 叶互生，单叶或复叶；花瓣不呈皱褶状。

185. 花瓣宿存；雄蕊的下部连成一管 ……………… 亚麻科 Linaceae

（粘木属 *Ixonanthes*）

185. 花瓣脱落性；雄蕊互相分离。

186. 草本植物，具二出数的花朵；萼片 2 片，早落性；花瓣 4 个 ……………………………………………… 罂粟科 Papaveraceae

（花菱草属 *Eschscholzia*）

186. 木本或草本植物，具五出或四出数的花朵。

187. 花瓣镊合状排列；果实为荚果；叶多为二回羽状复叶，有时叶片退化，而叶柄发育为叶状柄；心皮 1 个 …………………… ……………………………………………… 豆科 Leguminosae

（含羞草亚科 *Mimosldeae*）

187. 花瓣覆瓦状排列；果实为核果、蓇葖果或瘦果；叶为单叶或复叶；心皮 1 个至多数 ……………… 蔷薇科 Rosaceae

181. 花为下位花，或至少在果实时花托扁平或隆起。

188. 雄蕊少数至多数，互相分离或微有连合。

189. 水生植物。

190. 叶片呈盾状，全缘 ……………………… 睡莲科 Nymphaeaceae

190. 叶片不呈盾状，多少有些分裂或为复叶 ………… 毛茛科 Ranunculaceae

189. 陆生植物。

191. 茎为攀缘性。

192. 草质藤本。

193. 花显著，为两性花 ………………………… 毛茛科 Ranunculaceae

193. 花小形，为单性，雌雄异株 …………………… 防己科 Menispermaceae

192. 木质藤本或为蔓生灌木。

194. 叶对生，复叶由 3 小叶所成，或顶端小叶形成卷须 ……………………………………………… 毛茛科 Ranunculaceae

（锡兰莲属 *Naravelia*）

194. 叶互生，单叶。

195. 花单性。

196. 心皮多数，结果时聚生成一球状的肉质体或散布于极延长的花托上 ……………………………………………… 木兰科 Magnoliaceae

（五味子亚科 *Schisandroideae*）

196. 心皮 3～6，果为核果或核果状 ………………… 防己科 Menispermaceae

195. 花两性或杂性；心皮数个，果为蓇葖果 ………… 五桠果科 Dilleniaceae

（锡叶藤属 *Tetracera*）

191. 茎直立，不为攀缘性。

197. 雄蕊的花丝连成单体 ……………………………… 锦葵科 Malvaceae

197. 雄蕊的花丝互相分离。

198. 草本植物，稀可为亚灌木；叶片多少有些分裂或为复叶。

199. 叶无托叶；种子有胚乳 ……………… 毛茛科 Ranunculaceae

199. 叶多有托叶；种子无胚乳 ……………… 蔷薇科 Rosaceae

198. 木本植物；叶片全缘或边缘有锯齿，也稀有分裂者。

200. 萼片及花瓣均为镊合状排列；胚乳具嚼痕

　　　　　　　　　　　　　　　　　·· 番荔枝科 Annonaceae
　　200. 萼片及花瓣均为覆瓦状排列，胚乳无嚼痕。
　　　　201. 萼片及花瓣相同，三出数，排列成 3 层或多层，均可脱落
　　　　　　　·· 木兰科 Magnoliaceae
　　　　201. 萼片及花瓣甚有分化，多为五出数，排列成 2 层，萼片宿存。
　　　　　　202. 心皮 3 个至多数；花柱互相分离；胚珠为不定数
　　　　　　　·· 五桠果科 Dilleniaceae
　　　　　　202. 心皮 3～10 个；花柱完全合生；胚珠单生
　　　　　　　·· 金莲木科 Ochnaceae
　　　　　　　　　　　　　　　　　　　　　　　　　　　（金莲木属 Ochna）
　　188. 雌蕊 1 个，但花柱或柱头为 1 至多数。
　　　　203. 叶片中具透明微点。
　　　　　　204. 叶互生，羽状复叶或退化为仅有 1 顶生小叶 ················ 芸香科 Rutaceae
　　　　　　204. 叶对生，单叶 ·· 藤黄科 Guttiferae
　　　　203. 叶中无透明微点。
　　　　　　205. 子房单纯，具 1 子房室。
　　　　　　　　206. 乔木或灌木；花瓣呈镊合状排列；果实变荚果 ········· 豆科 Leguminosae
　　　　　　　　　　　　　　　　　　　　　　　　　（含羞草亚科 Mimosoidacae）
　　　　　　　　206. 草本植物；花瓣呈覆瓦状排列；果实不是荚果。
　　　　　　　　　207. 花为五出数；蓇葖果 ································· 毛茛科 Ranunculaceae
　　　　　　　　　207. 花为三出数；浆果 ································· 小檗科 Berberidaceae
　　　　　　205. 子房为复合性。
　　　　　　　　208. 子房 1 室，或在马齿苋科的土人参属 Talinum 中子房基部为 3 室。
　　　　　　　　　209. 特立中央胎座。
　　　　　　　　　　210. 草本；叶互生或对生；子房的基部 3 室，有多数胚珠
　　　　　　　　　　　·· 马齿苋科 Portulacaceae
　　　　　　　　　　　　　　　　　　　　　　　　（土人参属 Talinum）
　　　　　　　　　　210. 灌木；叶对生；子房 1 室，内有成为 3 对的 6 个胚珠
　　　　　　　　　　　·· 红树科 Rhizophoraceae
　　　　　　　　　　　　　　　　　　　　　　　　（秋茄树属 Kandelia）
　　　　　　　　　209. 侧膜胎座。
　　　　　　　　　　211. 灌木或小乔木（在半日花科中常为亚灌木或草本植物）；子房柄不
　　　　　　　　　　　　存在或极短；果实为蒴果或浆果。
　　　　　　　　　　　212. 叶对生；萼片不相等，外面 2 片较小，或有时退化，内面 3 片
　　　　　　　　　　　　　呈旋转状排列 ································· 半日花科 Costaceae
　　　　　　　　　　　　　　　　　　　　　　　　（半日花属 Helianthemum）
　　　　　　　　　　　212. 叶常互生，萼片相等，呈覆瓦状或镊合状排列。
　　　　　　　　　　　　213. 植物体内含有色泽的汁液；叶具掌状脉，全缘；萼片 5 片，
　　　　　　　　　　　　　　互相分离，基部有腺体；种皮肉质，红色 ······················
　　　　　　　　　　　　　　·· 红木科 Bixaceae
　　　　　　　　　　　　　　　　　　　　　　　　（红木属 Bixa）
　　　　　　　　　　　　213. 植物体内不含有色泽的汁液；叶具羽状脉或掌状脉；叶缘有

锯齿或全缘；萼片 3～8 片，离生或合生；种皮坚硬，干燥
·················· 大风子科 Flacourtiaceae

211. 草本植物，如为木本植物时，则具有显著的子房柄；果实为浆果或核果。

214. 植物体内含乳汁；萼片 2～3
·················· 罂粟科 Paopaveraceae

214. 植物体内不含乳汁；萼片 4～8。

215. 叶为单叶或掌状复叶；花瓣完整；长角果
·················· 白花菜科 Capparidaceae

215. 叶为单叶，或为羽状复叶或分裂；花瓣具缺刻或细裂；蒴果仅于顶端裂开 ·················· 木犀草科 Resdaceae

208. 子房 2 室至多室，或为不完全的 2 至多室。

216. 草本植物，具多少有些呈花瓣状的萼片。

217. 水生植物；花瓣为多数雄蕊或鳞片状的蜜腺叶所代替
·················· 睡莲科 Nymphaeaceae
（萍蓬草属 *Nuphar*）

217. 陆生植物；花瓣不为蜜腺叶所代替。

218. 一年生草本植物；叶呈羽状细裂；花两性
·················· 毛茛科 Ranunculaceae
（黑种草属 *Nigella*）

218. 多年生草本植物；叶全缘而呈掌状分裂；雌雄同株
·················· 大戟科 Euphorbiaceae
（麻风树属 *Jatrorha*）

216. 木本植物，或陆生草本植物，常不具呈花瓣状的萼片。

219. 萼片于蕾内呈镊合状排列。

220. 雌蕊互相分离或连成数束。

221. 花药 1 室或数室；叶为掌状复叶或单叶，全缘，具羽状脉
·················· 木棉科 Bombacaceae

221. 花药 2 室；叶为单叶，叶缘有锯齿或全缘。

222. 花药以顶端 2 孔裂开 ············ 杜英科 Elaeocarpaceae

222. 花药纵长裂开 ············ 椴树科 Tiliaceae

220. 雄蕊连为单体，至少内层者如此，并且多少有些连成管状。

223. 花单性；萼片 2 或 3 片 ············ 大戟科 Euphorbiaceae
（油桐属 *Aleurites*）

223. 花常两性；萼片多 5 片，稀可较少。

224. 花药 2 室或更多室。

225. 无副萼；多有不育雄蕊；花药 2 室；叶为单叶或掌状分裂 ············ 梧桐科 Sterculiaceae

225. 有副萼；无不育雄蕊；花药数室；叶为单叶，全缘且具羽状脉 ············ 木棉科 Bombacaceae
（榴莲属 *Durio*）

224. 花药 1 室。

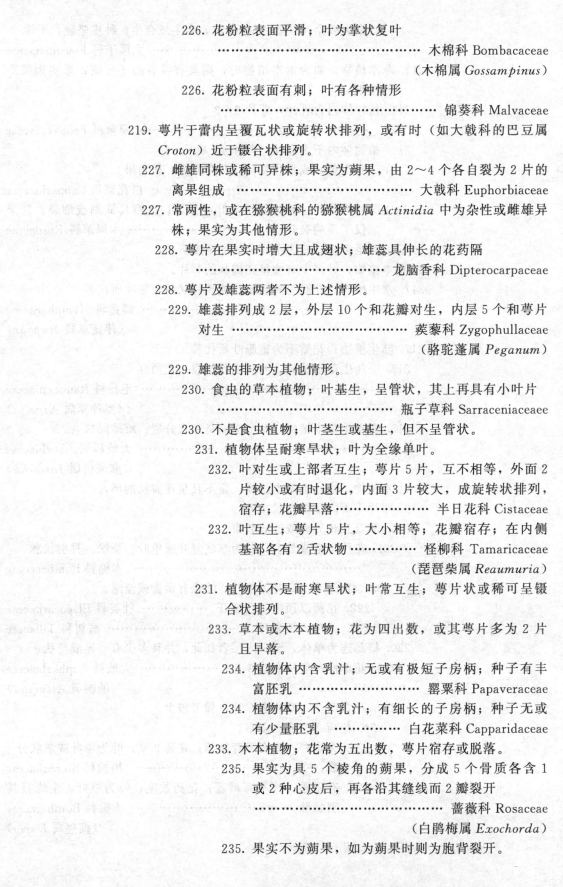

226. 花粉粒表面平滑；叶为掌状复叶

······················· 木棉科 Bombacaceae

（木棉属 *Gossampinus*）

226. 花粉粒表面有刺；叶有各种情形

···························· 锦葵科 Malvaceae

219. 萼片于蕾内呈覆瓦状或旋转状排列，或有时（如大戟科的巴豆属 *Croton*）近于镊合状排列。

227. 雌雄同株或稀可异株；果实为蒴果，由 2～4 个各自裂为 2 片的离果组成 ···························· 大戟科 Euphorbiaceae

227. 常两性，或在猕猴桃科的猕猴桃属 *Actinidia* 中为杂性或雌雄异株；果实为其他情形。

228. 萼片在果实时增大且成翅状；雄蕊具伸长的花药隔

······················· 龙脑香科 Dipterocarpaceae

228. 萼片及雄蕊两者不为上述情形。

229. 雄蕊排列成 2 层，外层 10 个和花瓣对生，内层 5 个和萼片对生 ·············· 蒺藜科 Zygophullaceae

（骆驼蓬属 *Peganum*）

229. 雄蕊的排列为其他情形。

230. 食虫的草本植物；叶基生，呈管状，其上再具有小叶片

······················· 瓶子草科 Sarraceniaceaee

230. 不是食虫植物；叶茎生或基生，但不呈管状。

231. 植物体呈耐寒旱状；叶为全缘单叶。

232. 叶对生或上部者互生；萼片 5 片，互不相等，外面 2 片较小或有时退化，内面 3 片较大，成旋转状排列，宿存；花瓣早落·············· 半日花科 Cistaceae

232. 叶互生；萼片 5 片，大小相等；花瓣宿存；在内侧基部各有 2 舌状物·············· 柽柳科 Tamaricaceae

（琵琶柴属 *Reaumuria*）

231. 植物体不是耐寒旱状；叶常互生；萼片状或稀可呈镊合状排列。

233. 草本或木本植物；花为四出数，或其萼片多为 2 片且早落。

234. 植物体内含乳汁；无或有极短子房柄；种子有丰富胚乳 ···························· 罂粟科 Papaveraceae

234. 植物体内不含乳汁；有细长的子房柄；种子无或有少量胚乳 ·············· 白花菜科 Capparidaceae

233. 木本植物；花常为五出数，萼片宿存或脱落。

235. 果实为具 5 个棱角的蒴果，分成 5 个骨质各含 1 或 2 种心皮后，再各沿其缝线而 2 瓣裂开

······················· 蔷薇科 Rosaceae

（白鹃梅属 *Exochorda*）

235. 果实不为蒴果，如为蒴果时则为胞背裂开。

236. 蔓生或攀缘的灌木；雄蕊互相分离；子房 5 室或更多果，常可食 …… 猕猴桃科 Actinidiaceae

236. 直立乔木或灌木；雄蕊至少在外层者连为单体，或连成 3～5 束而着生于花瓣的基部；子房 5～3 室。

237. 花药能转动，以顶端孔裂开；浆果；胚乳颇丰富 ………………… 猕猴桃科 Actinidiaceae
（水东哥属 *Saurauia*）

237. 花药能或不能转动，常纵长裂开；果实有各种情形；胚乳通常量微小
………………………… 山茶科 Theaceae

161. 成熟雄蕊 10 个或较少，如多于 10 个时，其数并不超过花瓣的 2 倍。

238. 成熟雄蕊和花瓣同数，且和它对生。

239. 雌蕊 3 个至多数，离生。

240. 直立草本或亚灌木；花两性，五出数 ………………………… 蔷薇科 Rosaceae
（地蔷薇属 *Chamaerhodos*）

240. 木质或草质藤本；花单性，常为三出数。

241. 叶常为单叶；花小型；核果；心皮 3～6 个，呈星状排列，各含 1 胚珠
………………………………… 防己科 Menispermaceae

241. 叶为掌状复叶或由 3 小叶组成；花中型；浆果；心皮 3 个至多数，轮状或螺旋状排列，各含 1 个或多数胚珠 ………………… 木通科 Lardizabalaceae

239. 雌蕊 1 个。

242. 子房 2 至数室。

243. 花萼裂齿不明显或微小；以卷须缠绕他物的灌木或草本植物
………………………………………… 葡萄科 Vitaceae

243. 花萼具 4～5 裂片；乔木、灌木或草本植物，有时虽也可为缠绕性，但无卷须。

244. 雄蕊合生成单体。

245. 叶为单叶；每子房室内含胚珠 2～6 个（或在可可树亚族 Theobrominee 中为多数） ………… 梧桐科 Sterculiaceae

245. 叶为掌状复叶；每子房室内含胚珠多数 ………… 木棉科 Bombacaceae
（爪哇木棉属 *Ceiba*）

244. 雄蕊互相分离，或稀可在其下部连成一管。

246. 叶无托叶；萼片各不相等，呈覆瓦状排列；花瓣不相等，在内层的 2 片常很小 ………………… 清风藤科 Sabiaceae

246. 叶常有托叶；萼片同大，呈镊合状排列；花瓣均大小同形。

247. 叶为单叶 ……………………………… 鼠李科 Rhamnaceae

247. 叶为一回羽状复叶 ……………………… 葡萄科 Vitaceae
（火筒树属 *Leea*）

242. 子房 1 室（在马齿苋科的土人参属 *Talinum* 及铁青树科的铁青树属 *Olax* 中则子房的下部多少有些成为 3 室）。

248. 子房下位或半下位。

249. 叶互生，边缘常有锯齿；蒴果 ················· 大风子科 Flacourtiaceae
（天料木属 *Homalium*）

249. 叶多对生或轮生，全缘；浆果或核果 ············· 桑寄生科 Loranthaceae

248. 子房上位

250. 花药以舌瓣裂开 ······························· 小檗科 Berberidaceae

250. 花药不以舌瓣裂开。

251. 缠绕草本；胚珠 1 个；叶肥厚，肉质 ············· 落葵科 Basellaceae
（落葵属 *Basella*）

251. 直立草本，或有时为木本；胚珠 1 个至多数。

252. 雄蕊连成单体，胚珠 2 个 ······················ 梧桐科 Sterculiaceae
（蛇婆子属 *Waltheria*）

252. 雄蕊互相分离；胚珠 1 个至多数。

253. 花瓣 6～9 片；雌蕊单纯 ··················· 小檗科 Berberidaceae

253. 花瓣 4～8 片；雌蕊复合。

254. 常为草本；花萼有 2 个分离萼片。

255. 花瓣 4 片；侧膜胎座 ················ 罂粟科 Papaveraceae
（角茴香属 *Hypecoum*）

255. 花瓣常 5 片；基底胎座 ············· 马齿苋科 Portulacaceae

254. 乔木或灌木，常蔓生；花萼呈倒圆锥形或杯状。

256. 通常雌雄同株；花萼裂片 4～5；花瓣呈覆瓦状排列；无不育
雄蕊；胚珠有 2 层珠被 ··············· 紫金牛科 Myrsinaceae
（信筒子属 *Embelia*）

256. 花两性；花萼于开花时微小，而具不明显的齿裂；花瓣多为
镊合状排列有不育雄蕊（有时代以蜜腺）；胚珠无珠被。

257. 花萼于果时增大；子房的下部为 3 室，上部为 1 室，内含 3
个胚珠 ······························· 铁青树科 Olacaceae
（铁青树属 *Olax*）

257. 花萼于果时不增大；子房 1 室，内仅含 1 个胚珠
······························· 山柚子科 Opliaceae

238. 成熟雄蕊和花瓣不同数，如同数时则雄蕊和它互生。

258. 雌雄异株；雄蕊 8 个，不相同，其中 5 个较长，有伸出花外的花丝，且和花瓣相
互生，另 3 个则较短而藏于花内；灌木或灌本状草本；互生或对生单叶；心皮单
生；雌花无花被，无梗，贴生于宽圆形的叶状苞片上 ······ 漆树科 Anacardiaceae
（九子不离母属 *Dobinea*）

258. 花两性或单性，纵为雌雄异株时，其雄花中也无上述情形的雄蕊。

259. 花萼或其筒部和子房多少有些相连合。（次 259 项见 352 页）

260. 每子房室内含胚珠或种子 2 个至多数。

261. 花药以顶端孔裂开；草本或木本植物；叶对生或轮生，大都于叶片基部
具 3～9 脉·························· 野牡丹科 Melastomaceae

261. 花药纵长裂开。

262. 草本或亚灌木，有时为攀缘性。

263. 具卷须的攀缘草本；花单性·············· 葫芦科 Cucurbitaceae

263. 无卷须的植物；花常两性。

  264. 萼片或花萼裂片 2 片；植物体多少肉质而多水分
      ·· 马齿苋科 Portulcaceae
                                （马齿苋属 *Portulaca*）

  264. 萼片或花萼裂片 4～5 片；植物体常不为肉质。

    265. 花萼裂片呈覆瓦状或镊合状排列；花柱 2 个或更多；种子具胚乳 ··· 虎耳草科 Saxifragaceae

    265. 花萼裂片呈镊合状排列；花柱 1 个，具 2～4 裂，或为 1 呈头状的柱头；种子无胚乳 ·················· 柳叶菜科 Onagraceaee

  262. 乔木或灌木，有时为攀缘性。

    266. 叶互生。

      267. 花数朵至多数成头状花序；常绿乔木；叶革质，全缘或具浅裂 ························· 金缕梅科 Hamamelidaceae

      267. 花成总状或圆锥花序。

        268. 灌木；叶为掌状分裂，基部具 3～5 脉；子房 1 室，有多数胚珠；浆果 ··············· 虎耳草科 Saxifragaceae
                                    （茶藨子属 *Ribes*）

        268. 乔木或灌木；叶缘有锯齿或细锯齿，有时全缘，具羽状脉；子房 3～5 室，每室内含 2 至数个胚珠，或在山茉莉属 *Huodendron* 为多数；干燥或木质核果，或蒴果，有时具棱角或有翅·········· 野茉莉科 Styracaceae

    266. 叶常对生（使君子科的榄李树属 *Lumnitzera* 例外，同科的风车子属 *Combretum* 也可有时为互生，或互生和对生共存于一枝上）。

      269. 胚珠多数，除冠盖藤属 *Pileostegia* 自子房室顶端垂悬外，均位于侧膜或中轴胎座上；浆果或蒴果，叶缘有锯齿或为全缘，但均无托叶；种子含胚乳
                    ·· 虎耳草科 Saxifragaceae

      269. 胚珠 2 个至数个，近于自房室顶端垂悬；叶全缘或有圆锯齿；果实多不裂开，内有种子 1 至数个。

        270. 乔木或灌木，常为蔓生，无托叶，不为形成海岸林的组成分子（榄李树属 *Lumnitzera* 例外）；种子无胚乳，落地后始萌芽····················· 使君子科 Combertaceae

        270. 常绿灌木或小乔木，具托叶；多为形成海岸林的主要组成分子；种子常有胚乳，在落地前即萌芽（胎生）
                  ·························· 红树科 Rhizophoraceae

260. 每子房室内仅含胚珠或种子 1 个。

  271. 果实裂开为 2 个干燥的离果，并共同悬于一果梗上；花序常为伞形花序（在变豆菜属 *Sanicula* 及鸭儿芹属 *Cyptotaenia* 中为不规则的花序，在刺芫荽属 *Eryngium* 中，则为头状花序）·················· 伞形科 Umbelliferae

  271. 果实不裂开或裂开而不是上述情形的；花序可为各种型式。

    272. 草本植物。

273. 花柱或柱头 2～4 个；种子具胚乳；果实为小坚果或核果，具棱角或有翅
·· 小二仙草科 Haloragidaceae

273. 花柱 1 个，具有 1 头状或呈 2 裂的柱头；种子无胚乳。

274. 陆生草本植物，具对生叶；花为二出数；果实为一具钩状刺毛的坚果
·· 柳叶菜科 Onagraceae
（露珠草属 *Circaea*）

274. 水生草本植物，有聚生而漂浮水面的叶片；花为四出数；果实为具 2～4
刺的坚果（栽培种果实可无显著的刺）················ 菱科 Trapaceae
（菱属 *Trapa*）

272. 木本植物。

275. 果实干燥或为蒴果状。

276. 子房 2 室；花柱 2 个·············· 金缕梅科 Hamanmelidaceae

276. 子房 1 室；花柱 1 个。

277. 花序伞房状或圆锥状 ················ 莲叶桐科 Hernandiaceae

277. 花序头状 ·············· 蓝果树科（珙桐科）Nyssaceae
（旱莲木属 *Camptotheca*）

275. 果实核果状或浆果状。

278. 叶互生或对生；花瓣呈镊合状排列；花序有各种型式，但稀为伞形或头
状，有时且可生于叶片上。

279. 花瓣 3～5 片，卵形至披针形；花药短 ·········· 山茱萸科 Cornaceae

279. 花瓣 4～10 片，狭窄形并向外翻转；花药细长
·· 八角枫科 Alangiaceae
（八角枫属 *Alangium*）

278. 叶互生，花瓣呈覆瓦状或镊合状排列；花序常为伞形或呈头状。

280. 子房 1 室；花柱 1 个；花杂性兼雌雄异株，雌花单生或以少数朵至数
朵聚生，雌花多数，腋生为有花梗的簇丛 ·········· 珙桐科 Nyssaceae
（蓝果树属 *Nyssa*）

280. 子房 2 室或更多室；花柱 2～5 个；如子房为 1 室而具 1 花柱时（例如
马蹄参属 *Diplopanax*），则花两性，形成顶生类似穗状的花序
·· 五加科 Araliaceae

259. 花萼和子房相分离。

281. 叶片中有透明微点。

282. 花整齐，稀可两侧对称；果实不为荚果 ·············· 芸香科 Rutaceae

282. 花整齐或不整齐；果实为荚果 ················ 豆科 Leguminosae

281. 叶片中无透明微点。

283. 雌蕊 2 个或更多，互相分离或仅有局部的连合；也可子房分离而花柱连合成 1
个。（次 283 项见 354 页）

284. 多水分的草本，具肉质的茎及叶 ·············· 景天科 Grassulaceae

284. 植物体为其他情形。

285. 花为周位花。

286. 花的各部分呈螺旋状排列，萼片逐渐变为花瓣；雄蕊 5 或 6 个；雌蕊
多数 ·· 蜡梅科 Calycanthaceae

(蜡梅属 *Chimonanthus*)

286. 花的各部分呈轮状排列，萼片和花瓣甚有分化。

287. 雌蕊 2~4 个，各有多数胚珠；种子有胚乳；无托叶
·· 虎耳草科 Saxifragaceae

287. 雌蕊 2 个至多数，各有 1 至数个胚珠；种子无胚乳；有或无托叶
··· 蔷薇科 Rosaceae

285. 花为下位花，或在悬铃木科中微呈周位。

288. 草本或亚灌木。

289. 各子房的花柱互相分离。

290. 叶常互生或基生，多少有些分裂；花瓣脱落性，较萼片为大，或于天葵属 *Semiaquilegia* 稍小于成花瓣状的萼片
··· 毛茛科 Rmnunculaceae

290. 叶对生或轮生，为全缘单叶；花瓣宿存性，较萼片小
··· 马桑科 Coriariaceae

(马桑属 *Coriaria*)

289. 各子房合具 1 共同的花柱或柱头；叶为羽状复叶；花为五出数；花萼宿存；花中有和花瓣互生的腺体；雄蕊 10 个
··· 牻牛儿苗科 Geraniaceae

(熏倒牛属 *Biebersteinia*)

288. 乔木、灌木或木本的攀缘植物。

291. 叶为单叶。

292. 叶对生或轮生 ·· 马桑科 Coriariaceae

(马桑属 *Coriaria*)

292. 叶互生。

293. 叶为脱落性，具掌状脉；叶柄基部扩张成帽状以覆盖腋芽
··· 悬铃木科 Platanaceae

(悬铃木属 *Platanus*)

293. 叶为常绿性或脱落性，具羽状脉。

294. 雌蕊 7 个至多数（稀可少至 5 个）；直立或缠绕性灌木；花两性或单性 ·· 木兰科 Magnoliaceae

294. 雌蕊 4~6 个；乔木或灌木；花两性。

295. 子房 5 或 6 个，以 1 共同的花柱而连合，各子房均可成熟为核果 ·· 金莲木科 Ochnaceae

(赛金莲木属 *Ouratia*)

295. 子房 4~6 个，各具 1 花柱，仅有 1 子房可成熟为核果
··· 漆树科 Anacardiaceae

(山檨仔属 *Buchanania*)

291. 叶为复叶。

296. 叶对生·· 省沽油科 Staphyleaceae

296. 叶互生。

297. 木质藤本；叶为掌状复叶或三出复叶
··· 木通科 Lardizabalaceae

297. 乔木或灌木（有时在牛栓藤科中有缠绕性者）；叶为羽状复叶。

    298. 果实为 1 含多数种子的浆果，状似猫屎

                                  ·········· 木通科 Lardizabalaceae

                                   （猫儿屎属 *Decaisnea*）

    298. 果实为其他情形。

        299. 果实为蓇葖果 ·········· 牛栓藤科 Connaraceae

        299. 果实为离果，或在臭椿属 *Ailanthus* 中为翅果

               ·········· 苦木科 Simaroubaceae

283. 雌蕊 1 个，或至少其子房为 1 个。

300. 雌蕊或子房确是单纯的，仅 1 室。

  301. 果实为核果或浆果。

    302. 花为三出数，稀可二出数；花药以舌瓣裂开 ·········· 樟科 Lauraceae

    302. 花为五出或四出数；花药纵长裂开。

      303. 落叶具刺灌木；雄蕊 10 个，周位，均可发育 ·········· 蔷薇科 Rosaceae

                              （扁核木属 *Prinsepia*）

      303. 常绿乔木；雄蕊 1～5 个，下位，常仅其中 1 或 2 个可发育

           ·········· 漆树科 Anacardiaceae

                              （芒果属 *Mangifera*）

  301. 果实为蓇葖果或荚果。

    304. 果实为蓇葖果。

      305. 落叶灌木；叶为单叶；蓇葖果内含 2 至数个种子 ·········· 蔷薇科 Rosaceae

                           （绣线菊亚科 *Spiraeoideae*）

      305. 常为木质藤本；叶多为单数复叶或具 3 小叶；有时因退化而只有 1 小叶；蓇葖果内仅含 1 个种子 ·········· 牛栓藤科 Connaraceae

    304. 果实为荚果 ·········· 豆科 Leguminosae

300. 雌蕊或子房并非单纯者，有 1 个以上的子房室或花柱、柱头、胎座等部分。

  306. 子房 1 室或因有 1 假隔膜的发育而成 2 室，有时下部 2～5 室，上部 1 室。（次 306 项见 356 页）

    307. 花下位，花瓣 4 片，稀可更多。

      308. 萼片 2 片 ·········· 罂粟科 Papaveraceae

      308. 萼片 4～8 片。

        309. 子房柄常细长，呈线状 ·········· 白花菜科 Capparidaceae

        309. 子房柄极短或不存在。

          310. 子房为 2 个心皮连合组成，常具 2 子房室及 1 假隔膜

              ·········· 十字花科 Cruciferae

          310. 子房 3～6 个心皮连合组成，仅 1 子房室。

            311. 叶对生，微小，为耐寒旱性；花为辐射对称；花瓣完整，具瓣爪，其内侧有舌状的鳞片附属物 ·········· 瓣鳞花科 Frankeniaceae

                                     （瓣鳞花属 *Frankenia*）

            311. 叶互生，显著，非为耐寒旱性；花为两侧对称；花瓣常分裂，但其内侧并无鳞片状的附属物 ·········· 木犀草科 Resedaceae

    307. 花周位或下位，花瓣 3～5 片，稀可 2 片或更多。

312. 每子房室内仅有胚珠 1 个。

 313. 乔木，或稀为灌木；叶常为羽状复叶。

  314. 叶常为羽状复叶，具托叶及小托叶 ·············· 省沽油科 Stsphyleaceae

   （银鹊树属 *Tapiscia*）

  314. 叶为羽状复叶或单叶，无托叶及小托叶 ······ 漆树科 Anacardiaceae

 313. 木本或草本；叶为单叶。

  315. 通常均为木本，稀可在樟科的无根藤属 *Cassytha* 则为缠绕性寄生草本；叶常互生，无膜质托叶。

   316. 乔木或灌木；无托叶；花为三出或二出数，萼片和花瓣同形，稀可花瓣较大；花药以舌瓣裂开；浆果或核果 ······ 樟科 Lauraceae

   316. 蔓生性的灌木，茎为合轴型，具钩状的分枝；托叶小而早落；花为五出数，萼片和花瓣不同形，前者且于结实时增大成翅状；花药纵长裂开；坚果 ················ 钩枝藤科 Ancistrocladaceae)

   （钩枝藤属 *Ancistrocladus*）

  315. 草本或亚灌木；叶互生或对生，具膜质托叶 ······ 蓼科 Polygonaceae

312. 每子房室内有胚珠 2 个至多数。

 317. 乔木、灌木或木质藤本。

  318. 花瓣及雄蕊均着生于花萼上 ················ 千屈菜科 Lythraceae

  318. 花瓣及雄蕊均着生于花托上（或于西番莲科中雄蕊着生于子房柄上）。

   319. 核果或翅果，仅有 1 种子。

    320. 花萼具显著的 4 或 5 裂片或裂齿，微小而不能长大

     茶茱萸科 Icacinaceae

    320. 花萼呈截平头或具不明显的萼齿，微小，但能在果实上增大

     ················ 铁青树科 Olacaceae

     （铁青树属 *Olax*）

   319. 蒴果或浆果，内有 2 个至多数种子。

    321. 花两侧对称。

     322. 叶为二回至三回羽状复叶；雄蕊 5 个 ··· 辣木科 Moringaceae

     （辣木属 *Moringa*）

     322. 叶为全缘的单叶；雄蕊 8 个 ·············· 远志科 Polygalaceae

    321. 花辐射对称；叶为单叶或掌状分裂。

     323. 花瓣具有直立而常彼此衔接的瓣爪

     ················ 海桐花科 Pittosporaceae

     （海桐花属 *Pittosporum*）

     323. 花瓣不具细长的瓣爪。

      324. 植物体为耐寒旱性，有鳞片状或细长形的叶片花无小苞片

      ················ 柽柳科 Tamaricaceae

      324. 植物体非为耐寒旱性，具有较宽大的叶片。

       325. 花两性。

        326. 花萼和花瓣不甚分化，且前者较大

        ················ 大风子科 Flacourtiaceae

（红子木属 *Erythrospermum*）

        326. 花萼和花瓣有分化，前者有小 ······ 堇菜科 Violaceae

（雷诺木属 *Rinorea*）

     325. 雌雄异株或花杂性。

       327. 乔木；花的每一花瓣基部各具位于内方的一鳞片；无子房柄

·· 大风子科 Flacourtiaceae

（大风子属 *Hydnocarpus*）

       327. 多为具卷须而攀缘的灌木；花常具一为 5 鳞片所成的副冠，各鳞片和萼片相对生；有子房柄

·· 西番莲科 Pasifloraceae

（蒴莲属 *Adenia*）

317. 草本或亚灌木。

  328. 胎座位于子房室的中央或基底。

    329. 花瓣着生于花等的喉部 ································ 千屈菜科 Lythraceae

    329. 花瓣着生于花托上。

     330. 萼片 2 片；叶互生，稀可对生 ·············· 马齿苋科 Portulacaceae

     330. 萼片 5 或 4 片；叶对生 ··············· 石竹科 Caryophyllaceae

  328. 胎座为侧膜胎座。

    331. 食虫植物，具生有腺体刚毛的叶片 ···················· 茅膏菜科 Droseraceae

    331. 非为食虫植物，也无生有腺体毛茸的叶片。

     332. 花两侧对称。

      333. 花有一位于前方的距状物：蒴果 3 瓣裂开 ·············· 堇菜科 Violaceae

      333. 花有一位于后方的大型花盘；蒴果仅于顶端裂开

·· 木犀草科 Resedaceae

     332. 花整齐或近于整齐。

      334. 植物体为耐寒旱性；花瓣内侧各有 1 舌状的鳞片

·· 瓣鳞花科 Frankeniaceae

（瓣鳞花属 *Frankenia*）

      334. 植物体非为耐寒旱性；花瓣内侧无鳞片的舌状附属物。

       335. 花中有副冠及子房柄·············· 西番莲科 Passifloraceae

（西番莲属 *Passiflora*）

       335. 花中无副冠及子房柄 ·············· 虎耳草科 Saxifragaceae

306. 子房 2 室或更多室。

  336. 花瓣形状彼此极不相等。

    337. 每子房室内有数个至多数胚珠。

     338. 子房 2 室 ································ 虎耳草科 Saxifragaceae

     338. 子房 5 室 ································ 凤仙花科 Balsaminaceae

    337. 每子房室内仅有 1 个胚珠。

     339. 子房 3 室；雄蕊离生；叶盾状，叶缘具棱角或波纹

·· 旱金莲科 Tropaeolaceae

（旱金莲属 *Tropaeolum*）

339. 子房 2 室（稀可 1 或 3 室）；雄蕊连合为一单体；叶不呈盾状，全缘
　　　………………………………………………… 远志科 Polygalaceae
336. 花瓣状彼此相等或微有不等，且有时花也可为两侧对称。
　340. 雄蕊数和花瓣数既不相等，也不是它的倍数。
　　341. 叶对生。
　　　342. 雄蕊 4～10 个，常 8 个。
　　　　343. 蒴果 …………………………………… 七叶树科 Hippocastanaceae
　　　　343. 翅果 …………………………………… 槭树科 Aceraceae
　　　342. 雄蕊 2 或 3 个，也稀可 4 或 5 个。
　　　　344. 萼片及花瓣均为五出数；雄蕊多为 3 个…… 翅子藤科 Hippocrateaceae
　　　　344. 萼片及花瓣常均为四出数；雄蕊 2 个，稀可 3 个 …… 木犀科 Oleaceae
　　341. 叶互生。
　　　345. 叶为单叶，多全缘，或在油桐属 *Vernicia* 中可具 3～7 裂片；花单性
　　　　………………………………………………… 大戟科 Euphorbiaceae
　　　345. 叶为单叶或复叶；花两性或杂性。
　　　　346. 萼片为镊合状排列；雄蕊连成单体 ……………… 梧桐科 Sterculiaceae
　　　　346. 萼片为覆瓦状排列；雄蕊离生。
　　　　　347. 子房 4 或 5 室，每子房室内有 8～12 胚珠；种子具翅
　　　　　　………………………………………………… 楝科 Meliaceae
　　　　　　　　　　　　　　　　　　　　　　（香椿属 *Toona*）
　　　　　347. 子房常 3 室，每子房室内有 1 至数个胚珠；种子无翅。
　　　　　　348. 花小型或中型，下位，萼片互相分离或微有合生
　　　　　　　………………………………………………… 无患子科 Sapindaceae
　　　　　　348. 花大型，美丽，周位，萼片互相合生成一钟形的花萼
　　　　　　　……………………………………… 钟萼木科 Bretschneideraceae
　　　　　　　　　　　　　　　　　　　（钟萼木属 *Bretschneidera*）
340. 雄蕊数和花瓣数相等，或是它的倍数。
　349. 每子房室内有胚珠或种子 3 个至多数。（次 349 项见 358 页）
　　350. 叶为复叶。
　　　351. 雄蕊合生成为单体 ………………………… 酢浆草科 *Oxalidaceae*
　　　351. 雄蕊彼此相互分离。
　　　　352. 叶互生。
　　　　　353. 叶为 2～3 回的三出叶，或为掌状叶 ……… 虎耳草科 *Saxifragaceae*
　　　　　　　　　　　　　　　　　　　（红升麻亚族 *Astilbinae*）
　　　　　353. 叶为一回羽状复叶 …………………………… 楝科 *Meliaceae*
　　　　　　　　　　　　　　　　　　　（香椿属 *Toona*）
　　　　352. 叶对生。
　　　　　354. 叶为双数羽状复叶 ………………………… 蒺藜科 *Zygophyllaceae*
　　　　　354. 叶为单数羽状复叶 …………………………… 省沽油科 *Staphyllaaceae*
350. 叶为单叶。
　355. 草本或亚灌木。
　　356. 花周位；花托多少有些中空。

357. 雄蕊着生于杯状花托的边缘 ·············· 虎耳草科 *Saxifrasaceae*

357. 雄蕊着生于杯状或管状花萼（或即花托）的内侧 ··· 千屈菜科 *Lythraceae*

356. 花下位；花托常扁平。

358. 叶对生或轮生，常全缘。

359. 水生或沼泽草本，有时（例如田繁缕属 *Bergia*）为亚灌木；有托叶

·· 沟繁缕科 *Elatinaceae*

359. 陆生草本；无托叶 ························· 石竹科 Caryophyllaceae

358. 叶互生或基生；稀可对生，边缘有锯齿，或叶退化为无绿色组织的鳞片。

360. 草本或亚灌木；有托叶；萼片呈镊合状排列，脱落性

··· 椴树科 Tiliaceae

（黄麻属 *Corchorus*，田麻属 *Corchoropsis*）

360. 多年生常绿草本，或为死物寄生植物而无绿色组织；无托叶；萼片呈覆

瓦状排列，宿存性 ···················· 鹿蹄草科 Pyrolaceae

355. 木本植物。

361. 花瓣常有彼此衔接或其边缘互相依附的柄状瓣爪

··· 海桐花科 Pittosporaceae

（海桐花属 *Pittosporum*）

361. 花瓣无瓣爪，或仅具互相分离的细长柄状瓣爪。

362. 花托空凹；萼片呈镊合状或覆瓦状排列。

363. 叶互生，边缘有锯齿，常绿性 ············ 虎耳草科 Saxifrasaceae

（鼠刺属 *Itea*）

363. 叶对生或互生，全缘，脱落性。

364. 子房 2～6 室，仅具 1 花柱；胚珠多数，着生于中轴胎座上

··· 千屈菜科 Lythraceae

364. 子房 2 室，具 2 花柱；胚珠数个，垂悬于中轴胎座上

····································· 金缕梅科 Hamamclidaceae

（双花木属 *Disanthus*）

362. 花托扁平或微凸起；萼片呈覆瓦状或于杜英科中呈镊合状排列。

365. 花为四出数；果实呈浆果状或核果状；花药纵长裂开或顶端舌瓣

裂开。

366. 穗状花序腋生于当年新枝上；花瓣先端具齿裂

·· 杜英科 Elaeocarpaceae

（杜英属 *Elaeocarpus*）

366. 穗状花序腋生于昔年老枝上；花瓣完整

旌节花科 Stachyuraceae

（旌节花属 *Stachyurus*）

365. 花为五出数；果实呈蒴果状；花药顶端孔裂。

367. 花粉粒单纯；子房 3 室 ·········· 桤叶树科（山柳科）Clethraceae

（桤叶树属 *Clethra*）

367. 花粉粒复合，成为四合体；子房 5 室

·· 杜鹃花科 Ericaceae

349. 每子房室内有胚珠或种子 1 或 2 个。

368. 草本植物，有时基部呈灌木状。
　369. 花单性，杂性，或雌雄异株。
　　370. 具卷须的藤本；叶为二回三出复叶
　　　　　　　　　　　　　　　 无患子科 Sapindaceae
　　　　　　　　　　　　　　　（倒地铃属 *Cardiopermum*）
　　370. 直立草本或亚灌木；叶为单叶 ………………… 大戟科 Euphorbiaceae
　369. 花两性。
　　371. 萼片呈镊合状并列；果实有刺 ………………………… 椴树科 Tiliaceae
　　　　　　　　　　　　　　　（刺蒴麻属 *Triumfetta*）
　　371. 萼片呈覆瓦状排列；果实无刺。
　　　372. 雄蕊彼此分离；花柱互相合生 ………………… 牻牛儿苗科 Geraniaceae
　　　372. 雄蕊互相连合；花柱彼此分离 ………………… 亚麻科 Linaceae
368. 木本植物。
　373. 叶肉质，通常仅为 1 对小叶所组成的复叶 ………… 蒺藜科 Zygophyllaceae
　373. 叶为其他情形。
　　374. 叶对生；果实为 1 上或 3 个翅果所组成。
　　　375. 花瓣细裂或具齿裂；每果实有 3 个翅果 ……… 金虎尾科 Malpighiaceae
　　　375. 花瓣全缘；每果实具 2 个或连合为 1 个的翅果 ……… 槭树科 Aceraceae
　　374. 叶互生，如为对生时，则果实不为翅果。
　　　376. 叶为复叶，或稀可为单叶面有具翅的果实。
　　　　377. 雄蕊合生为单体。
　　　　　378. 萼片及花瓣均为三出数；花药 6 个，花丝生于雄蕊管的口部
　　　　　　　　　　　　　　　　　　　　　　　 橄榄科 Burseraceae
　　　　　378. 萼片及花瓣均为四出至六出数；花药 8～12 个，无花丝，直接着生
　　　　　　　 于雄蕊管的喉部或裂齿之间 ………………… 楝科 Meliaceae
　　　　377. 雄蕊各自分离。
　　　　　379. 叶为单叶；果实为一具 3 翅而其内仅有 1 个种子的小坚果
　　　　　　　　　　　　　　　　　　　　　　　 卫矛科 Celastraceae
　　　　　　　　　　　　　　　（雷公藤属 *Tripterygium*）
　　　　　379. 叶为复叶；果实无翅。
　　　　　　380. 花枝 3～5 个；叶常互生，脱落性 ……… 漆树科 Anacardiaceae
　　　　　　380. 花柱 1 个；叶互生或对生。
　　　　　　　381. 叶为羽状复叶，互生，常绿性或脱落性；果实有各种类型
　　　　　　　　　　　　　　　　　　　　　　　 无患子科 Sapindaceae
　　　　　　　381. 叶为掌状复叶，对生，脱落性；果实为蒴果
　　　　　　　　　　　　　　　　　　　　 七叶树科 Hippocastamaceae
　　　376. 叶为单叶；果实无翅。
　　　　382. 雄蕊连成单体，或如为 2 轮时，至少其内轮者如此，有时其花药无花
　　　　　　 丝［例如大戟科的三宝木属（*Trigonastemon*）］。
　　　　　383. 花单性；萼片或花萼裂片 2～6 片，呈镊合状或覆瓦状排列
　　　　　　　　　　　　　　　　　　　　　　　 大戟科 Euphorbiaceae
　　　　　383. 花两性；萼片 5 片，呈覆瓦状排列。

384. 果实呈蒴果状；子房 3～5 室，各室均可成熟 ⋯ 亚麻科 Linaceae
384. 果实呈核果状；子房 3 室，大都其中的 2 室为不孕性，仅另 1 室可成熟，而有 1 或 2 个胚珠⋯⋯⋯⋯⋯ 古柯科 Erythroxylaceae
(古柯属 *Erythroxylum*)
382. 雄蕊各自分离，有时在毒鼠子科中可和花瓣相连合而形成 1 管状物。
385. 果呈蒴果状。
386. 叶互生或稀可对生；花下位。
387. 叶脱落性或常绿性；花单性或两性；子房 3 室，稀可 2 或 4 室，有时可多至 15 室（例如算盘子属 *Glochidion*）
⋯⋯⋯⋯⋯⋯⋯⋯⋯⋯⋯⋯ 大戟科 Euphorbiaceae
387. 叶常绿性；花两性；子房 5 室 ⋯⋯ 五列木科 Pentaphylacaceae
(五列木属 *Pentaphylax*)
386. 叶对生或互生；花周位 ⋯⋯⋯⋯⋯⋯ 卫矛科 Celastraceae
385. 果呈核果状，有时木质化，或呈浆果状。
388. 种子无胚乳，胚体肥大而多肉质。
389. 雄蕊 10 个 ⋯⋯⋯⋯⋯⋯⋯⋯ 蒺藜科 Zygophyllaceae
389. 雄蕊 4 或 5 个。
390. 叶互生；花瓣 5 片，各 2 裂或分成 2 部分
⋯⋯⋯⋯⋯⋯⋯⋯⋯⋯⋯ 毒鼠子科 Dichapetalaceae
(毒鼠子属 *Dichapetalum*)
390. 叶对生；花瓣 4 片，均完整⋯⋯⋯⋯ 刺茉莉科 Salvadoraceae
(刺茉莉属 *Azima*)
388. 种子有胚乳，胚体有时很小。
391. 植物体为耐寒旱性；花单性，三出或二出数
⋯⋯⋯⋯⋯⋯⋯⋯⋯⋯⋯⋯⋯ 岩高兰科 Empetraceae
(岩高兰属 *Empetrum*)
391. 植物体为普通形状；花两性或单性，五出或四出数。
392. 花瓣呈镊合状排列。
393. 雄蕊和花瓣同数 ⋯⋯⋯⋯⋯⋯⋯ 茶茱萸科 Icacinaceae
393. 雄蕊为花瓣的倍数。
394. 枝条无刺，而有对生的叶片 ⋯⋯ 红树科 Rhizophoraceae
(红树族 *Gynotrocheae*)
394. 枝条有刺，而有互生的叶片 ⋯⋯⋯ 铁青树科 Olacaceae
(海檀木属 *Ximenia*)
392. 花瓣呈覆瓦状排列，或在大戟科的小束花属 *Microdesmis* 中为扭转兼覆瓦状排列。
395. 花单性，雌雄异株；花瓣较小于萼片
⋯⋯⋯⋯⋯⋯⋯⋯⋯⋯⋯⋯⋯ 大戟科 Euphorbiaceae
(小盘木属 *Microdesmis*)
395. 花两性或单性；花瓣常较大于萼片。
396. 落叶攀缘灌木；雄蕊 10 个；子房 5 室，每室内有胚珠 2 个 ⋯⋯⋯⋯⋯⋯⋯⋯⋯⋯⋯⋯⋯ 猕猴桃科 Actinidiacee

（藤山柳属 *Clematoletha*）

396. 多为常绿乔木或灌木；雄蕊 4 或 5 个。

397. 花下位，雌雄异株或杂性；无花盘

······ 冬青科 Aquifoliaceae

（冬青属 *Ilex*）

397. 花周位，两性或杂性；有花盘 ··· 卫矛科 Celastraceae

（异卫矛亚科 *Cassinioideae*）

160. 花瓣多少有些合生。

398. 成熟雄蕊或单体雄蕊的花药数多于花冠裂片。（次 398 项见　　页）

399. 心皮 2 个至数个，互相分离或大致分离。

400. 叶为单叶或有时可为羽状分裂，对生，肉质 ············ 景天科 Crassulaceae

400. 叶为二回羽状复叶，互生，不呈肉质 ··············· 豆科 Leguminosae

（含羞草亚科 Mimosoideae）

399. 心皮 2 个或更多，合生成一复合性子房。

401. 雌雄同株或异株，有时为杂性。

402. 子房 1 室；无分枝而呈棕榈状的小乔木 ··············· 番木瓜科 Caricaceae

（番木瓜属 *Carica*）

402. 子房 2 室至多室；具分枝的乔木或灌木。

403. 雄蕊合生成单体，或至少内层者如此；蒴果 ··· 大戟科 Euphorbiaceae

（麻疯树属 *Jatropha*）

403. 雄蕊各自分离；浆果 ························· 柿树科 Ebenaceae

401. 花两性。

404. 花瓣合生成一盖状物，或花萼裂片及花瓣均可合成为 1 或 2 层的盖状物。

405. 叶为单叶，具有透明微点 ················· 桃金娘科 Myrtaceae

405. 叶为掌状复叶，无透明微点 ················· 五加科 Araliaceae

（多蕊木属 *Tupidanthus*）

404. 花瓣及花萼裂片均不连成盖状物。

406. 每子房室中有 3 个至多数胚珠。

407. 雄蕊 5～10 个或其数不超过花冠裂片的 2 倍，稀可在野茉莉科的银钟花属 *Halesiala* 其数可达 16 个，而为花冠裂片的 4 倍。

408. 雄蕊合生成单体或其花丝于基部互相合生；花药纵裂；花粉粒单生。

409. 叶为复叶；子房上位；花柱 5 个 ········ 酢浆草科 Oxalidaceae

409. 叶为单叶；子房下位或半下位；花柱 1 个；乔木或灌木，常有星状毛 ························· 野茉莉科 Styacaceae

408. 雄蕊各自分离；花药顶端孔裂；花粉粒为四合型

···························· 杜鹃花科 Ericaceae

407. 雄蕊多数。

410. 萼片和花瓣常备为多数，而无显著的区分；子房下位；植物体肉质，绿色，常具棘针，而其叶退化 ············ 仙人掌科 Cactaceae

410. 萼片和花瓣常各为 5 片，而有显著的区分；子房上位。

411. 萼片呈镊合状排列；雄蕊连成单体 ············ 锦葵科 Malvaceae

411. 萼片是显著的覆瓦状排列。
 412. 雄蕊合生成 5 束，且每束着生于 1 花瓣的基部；花药顶端孔裂开；浆果 ················· 猕猴桃科 Actinidiaceae
（水冬哥属 *Saurauia*）
 412. 雄蕊的基部合生成单体；花药纵长裂开；蒴果
·· 山茶科 Theaceae
（紫茎木属 *Stewartia*）
406. 每子房室中常仅有 1 或 2 个胚珠。
 413. 花萼中的 2 片或更多片于结实时能长大成翅状
·· 龙脑香科 Dipterocarpaceae
 413. 花萼裂片无上述变大的情形。
 414. 植物体常有星状毛茸 ··················· 野茉莉科 Styacaceae
 414. 植物体无星状毛茸。
 415. 子房下位或半下位；果实歪斜 ·········· 山矾科 Symplocaceae
（山矾属 *Symplocos*）
 415. 子房上位。
 416. 雄蕊相互合生为单体；果实成熟时分裂为离果
·· 锦葵科 Malvaceae
 416. 雄蕊各自分离；果实不是离果。
 417. 子房 2 室；蒴果 ·················· 瑞香科 Thymelaeaceae
（沉香属 *Aquilaria*）
 417. 子房 6~8 室；浆果 ··············· 山榄科 Sapotaceae
（紫荆木属 *Madhuca*）
398. 成熟雄蕊并不多于花冠裂片或有时因花丝的分裂则可过之。
 418. 雄蕊和花冠裂片为同数且对生。
 419. 植物体内有乳汁 ························· 山榄科 Sapotaceae
 419. 植物体内不含乳汁。
 420. 果实内有数个至多数种子。
 421. 乔木或灌木；果实呈浆果状或核果状 ········· 紫金牛科 Myrsinaceae
 421. 草本；果实呈蒴果状 ·············· 报春花科 Primulaceae
 420. 果实内仅有 1 个种子。
 422. 子房下位或半下位。
 423. 乔木或攀缘性灌木；叶互生 ············ 铁青树科 Olacaceae
 423. 常为半寄生性灌木；叶对生 ·········· 桑寄生科 Loranthaceae
 422. 子房上位。
 424. 花两性。
 425. 攀缘性草本；萼片 2；果为肉质宿存花等所包围
··· 落葵科 Basellaceae
（落葵属 *Basella*）
 425. 直立草本或亚灌木，有时为攀缘性；萼片或萼裂片 5；果为蒴果或瘦果，不为花萼所包围 ········· 白花丹科（蓝雪科）Plumbaginaceae
 424. 花单性，雌雄异株；攀缘性灌木。

426. 雄蕊连合成单体；雌蕊单纯性 ············· 防己科 Menispermaceae
(锡生藤亚族 Cissampelinae)

426. 雄蕊各自分离；雌蕊复合性 ······················ 茶茱萸科 Icacinaceae
(微花藤属 *Iodes*)

418. 雄蕊和花冠裂片为同数且互生，或雄蕊数较花冠裂片为少。

427. 子房下位。(次 427 项见 364 页)

428. 植物体常以卷须而攀缘或蔓生；胚珠及种子皆为水平生长于侧膜胎座上
·· 葫芦科 Cucurbitaceae

428. 植物体直立，如为攀缘时也无卷须；胚珠及种子并不为水平生长。

429. 雄蕊互相连合。

430. 花整齐或两侧对称，成头状花序，或在苍耳属 *Xanthium* 中，雌花序为
一仅含 2 花的果壳，其外生有钩状刺毛；子房 1 室，内仅有 1 个胚珠 ···
····································· 菊科 Compositae

430. 花多两侧对称，单生或成总状或伞房花序；子房 2 或 3 室，内有多数
胚珠。

431. 花冠裂片呈镊合状排列；雄蕊 5 个，具分离的花丝及合生的花药
···························· 桔梗科 Campanulaceae
(半边莲亚科 Lobelioideae)

431. 花冠裂片呈覆瓦状排列；雄蕊 2 个，具合生的花丝及分离的花药
···························· 花柱草科 Stylidiaceae
(花柱草属 *Stylidium*)

429. 雄蕊各自分离。

432. 雄蕊和花冠相分离或近于分离。

433. 花药顶端孔裂开；花粉粒连合成四合体；灌木或亚灌木
···························· 杜鹃花科 Ericaceae
(乌饭树亚科 Vaccinioideae)

433. 花药纵长裂开；花粉粒单纯；多为草本。

434. 花冠整齐；子房 2～5 室，内有多数胚珠 ··· 桔梗科 Campanulaceae

434. 花冠不整齐；子房 1～2 室，每子房室内仅有 1 或 2 个胚珠
···························· 草海桐科 Goodeniaceae

432. 雄蕊着生于花冠上。

435. 雄蕊 4 或 5 个，和花冠裂片同数。

436. 叶互生；每子房室内有多数胚珠 ············· 桔梗科 Campanulaceae

436. 叶对生或轮生；每子房室内有 1 个至多数胚珠。

437. 叶轮生，如为对生时，则有托叶存在 ··········· 茜草科 Rubiaceae

437. 叶对生，无托叶或稀可有明显的托叶。

438. 花序多为聚伞花序 ····················· 忍冬科 Caprifoliaceae

438. 花序为头状花序 ····················· 川续断科 Dipsacaceae

435. 雄蕊 1～4 个，其数较花冠裂片为少。

439. 子房 1 室。

440. 胚珠多数，生于侧膜胎座上 ············· 苦苣苔科 Gesneriaceae

440. 胚珠 1 个，垂悬于子房的顶端 ············· 川续断科 Dipsacaceae

439. 子房2室或更多室，具中轴胎座。
  441. 子房2~4室，所有的子房室均可成熟；水生草本
        ······································· 胡麻科 Pedaliaceae
        （茶菱属 *Trapella*）
  441. 子房3或4室，仅其中1或2室可成熟。
    442. 落叶或常绿的灌木；叶片常全缘或边缘有锯齿
        ······································· 忍冬科 Caprifoliaceae
    442. 陆生草本；叶片常有很多的分裂 ·········· 败酱科 Valerianaceae
427. 子房上位。
  443. 子房深裂为2~4部分；花柱或数花柱均自子房裂片之间伸出。
    444. 花冠两侧对称或稀可整齐；叶对生 ············· 唇形科 Labiatae
    444. 花冠整齐；叶互生。
      445. 花柱2个；多年生匍匐性小草本；叶片呈圆肾形
        ······································· 旋花科 Convovulaceae
        （马蹄金属 *Dichondra*）
      445. 花柱1个 ······························· 紫草科 Boraginaceae
  443. 子房完整或微有分割，或为2个分离的心皮所组成；花柱自子房的顶端伸出。
    446. 雄蕊的花丝分裂。
      447. 雄蕊2个，各分为3裂 ·················· 罂粟科 Papaveraceae
        （紫堇亚科 Fumarioideae）
      447. 雄蕊5个，各分为2裂 ·················· 五福花科 Adoxaceae
        （五福花属 *Adoxa*）
    446. 雄蕊的花丝单纯。
      448. 花冠不整齐，常多少有些呈二唇状。
        449. 成熟雄蕊5个。
          450. 雄蕊和花冠离生············ 杜鹃花科 Ericaceae
          450. 雄蕊着生于花冠上 ········ 紫草科 Boraginaceae
        449. 成熟雄蕊2或4个，退化雄蕊有时也可存在。
          451. 每子房室内仅含1或2个胚珠（如为后一情形时，也可在次451项检索之）。
            452. 叶对生或轮生；雄蕊4个，稀可2个；胚珠直立，稀可垂悬。
              453. 子房2~4室，共有2个或更多的胚珠
                ····························· 马鞭草科 Verbenaceae
              453. 子房1室，仅含1个胚珠············ 透骨草科 Phrymataceae
                （透骨草属 *Phryma*）
            452. 叶互生或基生；雄蕊2或4个，胚珠垂悬；子房2室，每子房室内仅有1个胚珠 ········· 玄参科 Scrophulariaceae
          451. 每子房室内有2个至多数胚珠。
            454. 子房1室，具侧膜胎座或中央胎座（有时可因侧膜胎座的深入而为2室）。
              455. 草本或木本植物，不为寄生性；也非食虫性。
                456. 多为乔木或木质藤本；叶为单叶或复叶，对生或轮生，稀可

互生；种子有翅，但无胚乳 ……………… 紫葳科 Bignoniaceae

456. 多为草本；叶为单叶，基生或对生；种子无翅，有或无胚乳。

…………………………………………… 苦苣苔科 Gesneriaceae

455. 草本植物，为寄生性或食虫性。

457. 植物体寄生于其他植物的根部，而无绿叶存在；雄蕊 4 个；

侧膜胎座 …………………………… 列当科 Orobanchaceae

457. 植物体为食虫性，有绿叶存在；雄蕊 2 个；特立中央胎座；

多为水生或沼泽植物且有具距的花冠

…………………………………… 狸藻科 Lentibulariaceae

454. 子房 2~4 室，具中轴胎座，或于角胡麻科中为子房 1 室而具侧膜

胎座。

458. 植物体常具分泌黏液的腺体毛茸；种子无胚乳或具一薄层胚乳。

459. 子房最后成为 4 室；蒴果的果皮质薄而不延伸为长喙；油料

植物 …………………………………… 胡麻科 Pedaliaceae

（胡麻属 *Sesamum*）

459. 子房 1 室；蒴果的内皮坚硬而呈木质，延伸为钩状长喙；栽

培花卉 ………………………………… 角胡麻科 Martyniaceae

（角胡麻属 *Pooboscidea*）

458. 植物体不具上述的毛茸；子房 2 室。

460. 叶对生；种子无胚乳，位于胎座的钩状突起上

…………………………………………… 爵床科 Acanthaceae

460. 叶互生或对生；种子有胚乳，位于中轴胎座上。

461. 花冠裂片具深缺刻；成熟雄蕊 2 个 ……… 茄科 Solanaceae

（蝴蝶花属 *Schizanthus*）

461. 花冠裂片全缘或仅其先端具一凹陷；成熟雄蕊 2 或 4 个

…………………………………… 玄参科 Scrophulariaceae

448. 花冠整齐，或近于整齐。

462. 雄蕊数较花冠裂片为少。

463. 子房 2~4 室，每室内仅含 1 或 2 个胚珠。

464. 雄蕊 2 个 ……………………………………… 木犀科 Oleaceae

464. 雄蕊 4 个。

465. 叶互生，有透明腺体微点存在 ……………… 苦槛蓝科 Myoporaceae

465. 叶对生，无透明微点 ……………………… 马鞭草科 Verbenaceae

463. 子房 1 或 2 室，每室内有数个至多数胚珠。

466. 雄蕊 2 个；每子房室内有 4~10 个胚珠垂悬于室的顶端

……………………………………………………… 木犀科 Oleaceae

（连翘属 *Forsythia*）

466. 雄蕊 4 或 2 个；每子房室内有多数胚珠着生于中轴或侧膜胎座上。

467. 子房 1 室，内具分歧的侧膜胎座，或因胎座深入而使子房成 2 室

……………………………………………………… 苦苣苔科 Gesneriaceae

467. 子房为完全的 2 室，内具中轴胎座。

468. 花冠于蕾中常折叠；子房 2 心皮的位置偏斜 ………… 茄科 Solanaceae

468. 花冠于蕾中不折叠，而呈覆瓦状排列；子房的 2 心皮位于前后方
　　　　　……………………………………………………… 玄参科 Scrophulariaceae

462. 雄蕊和花冠裂片同数。

　469. 子房 2 个，或为 1 个而成熟后呈双角状。

　　470. 雄蕊各自分离；花粉粒也彼此分离 ………………… 夹竹桃科 Apocynaceae
　　470. 雄蕊互相连合；花粉粒连成花粉块 ………………… 萝藦科 Asclepiadaceae

　469. 子房 1 个，不呈双角状。

　　471. 子房 1 室或因 2 侧膜胎座的深入而成 2 室。

　　　472. 子房为 1 心皮所成。

　　　　473. 花显著，呈漏斗形而簇生；果实为 1 瘦果，有棱或有翅
　　　　　　………………………………………………… 紫茉莉科 Nyctaginaceae
　　　　　　　　　　　　　　　　　　　　　　　（紫茉莉属 *Mirabilis*）

　　　　473. 花小型而形成球形的头状花序；果实为 1 荚果，成熟后则裂为仅含 1
　　　　　　种子的节荚 …………………………………………… 豆科 Leguminosae
　　　　　　　　　　　　　　　　　　　　　　　（含羞草属 *Mimosa*）

　　　472. 子房为 2 个以上连合心皮所成。

　　　　474. 乔木或攀缘性灌木，稀可为一攀缘性草本，而体内具有乳汁（例如心
　　　　　　翼果属 *Cardiopteris*）；果实呈核果状（但心翼果属则为干燥的翅果），
　　　　　　内有 1 个种子 ……………………………………… 茶茱萸科 Icacinaceae

　　　　474. 草本或亚灌木，或于旋花科的麻辣仔藤属 *Erycibe* 中为攀缘灌木；果
　　　　　　实呈蒴果状（或于麻辣仔藤属中呈浆果状），内有 2 个或更多的种子。

　　　　　475. 花冠裂片呈覆瓦状排列。

　　　　　　476. 叶茎生，羽状分裂或为羽状复叶（限于我国植物如此）
　　　　　　　　………………………………………… 田基麻科 Hydrophyllaceae
　　　　　　　　　　　　　　　　　　　　　　（水叶族 Hydrophylleae）

　　　　　　476. 叶基生，单叶，边缘具齿裂 ………………… 苦苣苔科 Gesneriaceae
　　　　　　　　　　　　　　（苦苣苔属 *Conandron*，黔苣苔属 *Tengta*）

　　　　　475. 花冠裂片常呈旋转状或内折的镊合状排列。

　　　　　　477. 攀缘性灌木；果实呈浆果状，内有少数种子
　　　　　　　　………………………………………………… 旋花科 Convolvulaceae
　　　　　　　　　　　　　　　　　　　　　　（麻辣仔藤属 *Erycibe*）

　　　　　　477. 直立陆生或漂浮水面的草本；果实呈蒴果状，内有少数至多数
　　　　　　　　种子 …………………………………………… 龙胆科 Gentianaceae

　471. 子房 2～10 室。

　　478. 无绿叶而为缠绕性的寄生植物 ……………………… 旋花科 Convolvulaceae
　　　　　　　　　　　　　　　　　　　　　　（菟丝子亚科 Cuscutoideae）

　　478. 不是上述的无叶寄生植物。

　　　479. 叶常对生；且多在两叶之间具有托叶所成的连接线或附属物
　　　　　………………………………………………………… 马钱科 Loganiaceae

　　　479. 叶常互生，或有时基生，如为对生时，其两叶之间也无托叶所成的连系物，
　　　　　有时其叶也可轮生。

　　　　480. 雄蕊和花冠离生或近于离生。

481. 灌木或亚灌木；花药顶端孔裂；花粉粒为四合体；子房常 5 室
　　 ·· 杜鹃花科 Ericaceae

481. 一年或多年生草本，常为缠绕性；花药纵长裂开；花粉粒单纯；子房常
　　 3～5 室 ······································ 桔梗科 Campanulaceae

480. 雄蕊着生于花冠的筒部。

482. 雄蕊 4 个，稀可在冬青科为 5 个或更多。

483. 无主茎的草本，具由少数至多数花朵所形成的穗状花序生于一基生花
　　 萼上 ······································ 车前科 Plantaginaceae
　　　　　　　　　　　　　　　　　　　　　　　　（车前属 *Plantago*）

483. 乔木、灌木，或具有主茎的草本。

484. 叶互生，多常绿 ···························· 冬青科 Aquifoliaceae
　　　　　　　　　　　　　　　　　　　　　　　　（冬青属 *Ilex*）

484. 叶对生或轮生。

485. 子房 2 室，每室内有多数胚珠 ··········· 玄参科 Scrophulariaceae

485. 子房 2 室至多室，每室内有 1 或 2 个胚珠
　　 ·· 马鞭草科 Verbenaceae

482. 雄蕊常 5 个，稀可更多。

486. 每子房室内仅有 1 或 2 个胚珠。

487. 子房 2 或 3 室；胚珠自子房室近顶端垂悬；木本植物；叶全缘。

488. 每花瓣 2 裂或 2 分；花柱 1 个；子房无柄 2 或 3 室，每室内各有 2
　　 个胚珠；核果；有托叶 ·············· 毒鼠子科 Dichapetalaceae
　　　　　　　　　　　　　　　　　　　　　（毒鼠子属 *Dichapetalum*）

488. 每花瓣均完整；花柱 2 个；子房具柄，2 室，每室内仅有 1 个胚
　　 珠；翅果；无托叶 ···················· 茶茱萸科 Icacinaceae

487. 子房 1～4 室；胚珠在子房室基底或中轴的基部直立或上举；无托
　　 叶；花柱 1 个，稀可 2 个，有时在紫草科的破布木属 *Cordia* 中其先
　　 端可成两次的 2 分。

489. 果实为核果；花冠有明显的裂片，并在蕾中呈覆瓦状或旋转状排
　　 列；叶全缘或有锯齿；通常均为直立木本或草本，多粗壮或具刺毛
　　 ·· 紫草科 Boraginaceae

489. 果实为蒴果；花瓣完整或具裂片；叶全缘或具裂片，但无锯齿缘。

490. 通常为缠绕性稀可为直立草本，或为半木质的攀缘植物至大型
　　 木质藤本（例如盾苞藤属 *Neuropeltis*）；萼片多互相分离；花
　　 冠常完整而几无裂片，于蕾中呈旋转状排列，也可有时深裂而
　　 其裂片成内折的镊合状排列（例如盾苞藤属）·············
　　 ·· 旋花科 Convolvulaceae

490. 通常均为直立草本；萼片合生成钟形或筒状；花冠有明显的裂
　　 片，唯于蕾中也成旋转状排列 ··········· 花荵科 Polemoniaceae

486. 每子房室内有多数胚珠，或在花荵科中有时为 1 至数个；多无托叶。

491. 高山区生长的耐寒旱性低矮多年生草本或丛生亚灌木；叶多小型，
　　 常绿，紧密排列成覆瓦状或莲座式；花无花盘；花单生至聚集成几
　　 为头状花序；花冠裂片成覆瓦状排列；子房 3 室；花柱 1 个；柱头 3

裂；蒴果室背开裂 ·· 岩梅科 Diapensiaceae

  491. 草本或木本；不为耐寒旱性；叶常为大型或中型，脱落性，疏松排
       列而各自展开；花多有位于子房下方的花盘。

    492. 花冠不于蕾中折叠，其裂片呈旋转状排列，或在田基麻科中为覆
         瓦状排列。

      493. 叶为单叶，或在花荵属 *Polemonium* 为羽状分裂或为羽状复叶；
            子房 3 室（稀可 2 室），花柱 1 个；柱头 3 裂；蒴果多室背开裂
               ·· 花荵科 Polemoniaceae

      493. 叶为单叶，且在田基麻属 *Hydrolea* 为全缘；子房 2 室；花柱 2
            个；柱头呈头状；蒴果室间开裂 ··· 田基麻科 Hydrophyllaceae
                           （田基麻族 Hydroleeae）

    492. 花冠裂片呈镊合状或覆瓦状排列，或其花冠于蕾中折叠，且成旋
         转状排列；花萼常宿存；子房 2 室；或在茄科中为假 3 室至假 5
         室；花柱 1 个；柱头完整或 2 裂。

      494. 花冠多于蕾中折叠，其裂片呈覆瓦状排列；或在曼陀罗属
            Datura 成旋转状排列，稀可在枸杞属 *Lycium* 和颠茄属 *Atropa*
            等属中，并不于蕾中折叠，而呈覆瓦状排列；雄蕊的花丝无毛；
            浆果，或为纵裂或横裂的蒴果 ····················· 茄科 Solanaceae

      494. 花冠不于蕾中折叠，其裂片呈覆瓦状排列；雄蕊的花丝具毛茸
            （尤以后方的 3 个如此）。

        495. 室间开裂的蒴果 ························· 玄参科 Scrophulariaceae
                            （毛蕊花属 *Verbascum*）

        495. 浆果，有刺灌木 ································· 茄科 Solanaceae
                            （枸杞属 *Lycium*）

1. 子叶 1 个；茎无中央髓部，也无呈年轮状的生长；叶多具平行叶脉；花为三出数，有
  时为四出数，但极少为五出数 ···················· 单子叶植物纲 Monocotyledoneae
  496. 木本植物，或其叶于芽中呈折叠状。

    497. 灌木或乔木；叶细长或呈剑状，在芽中不呈折叠状 ··· 露兜树科 Pandanaceae
    497. 木本或草本；叶甚宽，常为羽状或扇形的分裂，在芽中是折叠状而有强韧的
       平行脉或射出脉。

      498. 植物体多甚高大，呈棕榈状，具简单或分枝少的主干；花为圆锥或穗状花
         序，托以佛焰状苞片 ······························· 棕榈科 Palmae
      498. 植物体常为无主茎的多年生草本，具常深裂为 2 片的叶片；花为紧密的穗
         状花序 ······································ 环花科 Cyclanthaceae
                        （巴拿马草属 *Chrludovica*）

  496. 草本植物或稀可为木质茎，但其叶于芽中从不呈折叠状。

    499. 无花被或在眼子菜科中很小。（次 499 项见 370 页）

      500. 花包藏于或附托以呈覆瓦状排列的壳状鳞片（特称为颖）中，由多花至 1
         花形成小穗（自形态学观点而言，此小穗实即简单的穗状花序）。

        501. 秆多少有些呈三棱形，实心；茎生叶呈三行排列；叶鞘封闭；花药以基
           底附着花丝；果实为瘦果或囊果 ·················· 莎草科 Cyperaceae
        501. 秆常呈圆筒形；中空；茎生叶呈二行排列；叶鞘常在一侧纵裂开；花药

以其中部附着花丝；果实通常为颖果 ······················· 禾本科 Gralmineae

500. 花虽有时排列为具总苞的头状花序，但并不包藏于呈壳状的鳞片中。

　502. 植物体微小，无真正的叶片，仅具无茎而漂浮水面或沉没水中的叶状体
　　　　··· 浮萍科 Lemnaceae

　502. 植物体常具茎；也具叶，其叶有时可呈鳞片状。

　　503. 水生植物，具沉没水中或漂浮水面的叶片。

　　　504. 花单性，不排列成穗状花序。

　　　　505. 叶互生；花成球形的头状花序 ··············· 黑三棱科 Sparganiaceae
　　　　　　　　　　　　　　　　　　　　　　　　　（黑三棱属 *Sparganium*）

　　　　505. 叶多对生或轮生；花单生，或在叶腋间形成聚伞花序。

　　　　　506. 多年生草本；雌蕊为 1 个或更多而互相分离的心皮所成；胚珠
　　　　　　　 自子房室顶端垂悬 ··············· 眼子菜科 Potamogetonaceae
　　　　　　　　　　　　　　　　　　　　　　　　（角果藻族 Zannichellieae）

　　　　　506. 一年生草本；雌蕊 1 个，具 2～4 柱头；胚珠直立于子房室的基
　　　　　　　 底 ··· 茨藻科 Najadaceae
　　　　　　　　　　　　　　　　　　　　　　　　　（茨藻属 *Najas*）

　　　504. 花两性或单性，排列成简单或分歧的穗状花序。

　　　　507. 花排列于 1 扁平穗轴的一侧。

　　　　　508. 海水植物；穗状花序不分歧，但具雌雄同株或异株的单性花；
　　　　　　　 雄蕊 1 个，具无花丝而为 1 室的花药；雌蕊 1 个，具 2 柱头；
　　　　　　　 胚珠 1 个，垂悬于子房室的顶端
　　　　　　　 ··· 眼子菜科 Potamogetonaceae
　　　　　　　　　　　　　　　　　　　　　　　　　（大叶藻属 *Zostera*）

　　　　　508. 淡水植物；穗状花序常分为二歧而具两性花；雄蕊 6 个或更多，
　　　　　　　 具极细长的花丝和 2 室的花药；雌蕊 3～6 个离生心皮所成；胚
　　　　　　　 珠在每室内 2 个或更多，基生 ········· 水蕹科 Aponogetonaceae
　　　　　　　　　　　　　　　　　　　　　　　　　（水蕹属 *Aponogeton*）

　　　　507. 花排列于穗轴的周围，多为两性花；胚珠常仅 1 个
　　　　　　 ··· 眼子菜科 Potamogetonaceae

　　503. 陆生或沼泽植物，常有位于空气中的叶片。

　　　509. 叶有柄，全缘或有各种形状的分裂，具网状脉；花形成一肉穗花序，
　　　　　 后者常有一大型而常具色彩的佛焰苞片 ············ 天南星科 Araceae

　　　509. 叶无柄，细长形、剑形，或退化为鳞片状，其叶片常具平行脉。

　　　　510. 花形成紧密的穗状花序，或在帚灯草科为疏松的圆锥花序。

　　　　　511. 陆生或沼泽植物，花序为由位于苞腋间的小穗所组成的疏散圆
　　　　　　　 锥花序；雌雄异株；叶多退化呈鞘状 ··· 帚灯草科 Restionaceae
　　　　　　　　　　　　　　　　　　　　　　　　　（薄果草属 *Leptocarpus*）

　　　　　511. 水生或沼泽植物；花序为紧密的穗状花序。

　　　　　　512. 穗状花序位于一呈二棱形的基生花葶的一侧，而另一侧则延
　　　　　　　　 伸为叶状的佛焰苞片；花两性 ············· 天南星科 Araceae
　　　　　　　　　　　　　　　　　　　　　　　　　（石菖蒲属 *Acorus*）

　　　　　　512. 穗状花序位于一圆柱形花梗的顶端，形如蜡烛而无佛焰苞；

　　　　　　　　　　雌雄同株 ································· 香蒲科 Typhaceae
　　　　510. 花序有各种型式。
　　　　　　513. 花单性，成头状花序。
　　　　　　　　514. 头状花序单生于基生无叶的花葶顶端；叶狭窄，呈禾草状，
　　　　　　　　　　有时叶为膜质 ··················· 谷精草科 Eriocaulaceae
　　　　　　　　　　　　　　　　　　　　　　　　　（谷精草属 *Eriocaulon*）
　　　　　　　　514. 头状花序散生于具叶的主茎或枝条的上部，雄性者在上，雌
　　　　　　　　　　性者在下；叶细长，呈扁三棱形，直立或漂浮水面，基部呈
　　　　　　　　　　鞘状 ··························· 黑三棱科 Sparganiaceae
　　　　　　　　　　　　　　　　　　　　　　　　　（黑三棱属 *Sparganium*）
　　　　　　513. 花常两性。
　　　　　　　　515. 花序呈穗状或头状，包藏于 2 个互生的叶状苞片中；无花被；
　　　　　　　　　　叶小，细长形或呈丝状；雄蕊 1 或 2 个；子房上位，1～3 室，
　　　　　　　　　　每子房室内仅有 1 个垂悬胚珠 ··· 刺鳞草科 Centrolepidaceae
　　　　　　　　515. 花序不包藏于叶状的苞片中，有花被。
　　　　　　　　　516. 子房 3～6 个，至少在成熟时互相分离
　　　　　　　　　　　　······························· 水麦冬科 Juncaginaceae
　　　　　　　　　　　　　　　　　　　　　　　　　（水麦冬属 *Triglochin*）
　　　　　　　　　516. 子房 1 个，由 3 心皮合生所组成 ······ 灯心草科 Juncaceae
　　499. 有花被，常显著，且呈花瓣状。
　　　517. 雌蕊 3 个至多数，互相分离。
　　　　518. 死物寄生性植物，具呈鳞片状而无绿色叶片。
　　　　　519. 花两性，具 2 层花被片；心皮 3 个，各有多数胚珠 ······ 百合科 Liliaceae
　　　　　　　　　　　　　　　　　　　　　　　　　（无叶莲属 *Petrosavia*）
　　　　　519. 花单性或稀可杂性，具 1 层花被片；心皮数个，各仅有 1 个胚珠
　　　　　　　　······························ 霉草科 Triuridaceae
　　　　　　　　　　　　　　　　　　　　　　　　　（喜阴草属 *Sciaphila*）
　　　　518. 不是死物寄生性植物，常为水生或沼泽植物，具有发育正常的绿叶。
　　　　　520. 花被裂片彼此相同；叶细长，基部具鞘············ 水麦冬科 Juncaginaceae
　　　　　　　　　　　　　　　　　　　　　　　　　（芝菜属 *Scheuchzeria*）
　　　　　520. 花被裂片分化为萼片和花瓣 2 轮。
　　　　　　521. 叶（限于我国植物）呈细长形，直立；花单生或成伞形花序；蓇葖果
　　　　　　　　·································· 花蔺科 Butomaceae
　　　　　　　　　　　　　　　　　　　　　　　　　（花蔺属 *Butomus*）
　　　　　　521. 叶呈细长兼披针形至卵圆形，常为箭镞状而具长柄；花常轮生，成总
　　　　　　　　状或圆锥花序；瘦果 ··············· 泽泻科 Alismataceae
　　517. 雌蕊 1 个，复合性或于百合科的岩菖蒲属 Tofieldia 中其心皮近于分离。
　　　522. 子房上位，或花被和子房分离。
　　　　523. 花两侧对称；雄蕊 1 个，位于前方，即着生于远轴的 1 个花被片的基部
　　　　　　································ 田葱科 Philydraceae
　　　　　　　　　　　　　　　　　　　　　　　　　（田葱属 *Philydrum*）
　　　　523. 花辐射对称，稀可两侧对称；雄蕊 3 个或更多。

524. 花被分化为花萼和花冠 2 轮，后者于百合科的重楼族中，有时为细长形或线形的花瓣所组成，稀可缺如。

  525. 花形成紧密而具鳞片的头状花序；雄蕊 3 个；子房 1 室
                                           ············· 黄眼草科 Xyridaceae
                                               （黄眼草属 *Xyris*）

  525. 花不形成头状花序；雄蕊数在 3 个以上。

    526. 叶互生，基部具鞘，平行脉；花为腋生或顶生的聚伞花序；雄蕊 6 个，或因退化而数较少 ············· 鸭跖草科 Commelinaceae

    526. 叶以 3 个或更多个生于茎的顶端而成一轮，网状脉而于基部具 3～5 脉；花单独顶生；雄蕊 6 个、8 个或 10 个 ··· 百合科 Linliaceae
                                               （重楼族 Parideae）

524. 花被裂片彼此相同或近于相同，或于百合科的白丝草属 *Chinographis* 中则极不相同；又在同科的油点草属 *Tricyrtis* 中其外层 3 个花被裂片的基部呈囊状。

  527. 花小型，花被裂片绿色或棕色。

    528. 花位于一穗形总状花序上；蒴果自一宿存的中轴上裂为 3～6 瓣，每果瓣内仅有 1 个种子·············· 水麦冬科 Juncaginaceae
                                            （水麦冬属 *Triglochin*）

    528. 花位于各种型式的花序上；蒴果室背开裂为 3 瓣，内有多数至 3 个种子·············· 灯心草科 Juncaginaceae

527. 花大型或中型，或有时为小型，花被裂片多少有些具鲜明的色彩。

  529. 叶（限于我国植物）的顶端变为卷须，并有闭合的叶鞘；胚珠在每室内仅为 1 个；花排列为顶生的圆锥花序 ·············
                 ············· 须叶藤科 Flagellariaceae
                                         （须叶藤属 *Flagellaria*）

  529. 叶的顶端不变为卷须；胚珠在每子房室内为多数，稀可仅为 1 个或 2 个。

    530. 直立或漂浮的水生植物；雄蕊 6 个，彼此不相同，或有不育者
                 ············· 雨久花科 Pontederiaceae

    530. 陆生植物；雄蕊 6 个、4 个或 2 个，彼此相同。

      531. 花为四出数，叶（限于我国植物）对生或轮生，具有显著纵脉及密生的横脉 ············· 百部科 Stemonaceae
                                         （百部属 *Stemona*）

      531. 花为三出或四出数；叶常基生或互生 ········· 百合科 Liliaceae

522. 子房下位，或花被多少有些和子房相愈合。

  532. 花两侧对称或为不对称形。

    533. 花被片均成花瓣状；雄蕊和花柱多少有些互相连合
                 ············· 兰科 Orcidaceae

    533. 花被片并不是均成花瓣状，其外层者形如萼片；雄蕊和花柱相分离。

      534. 后方的 1 个雄蕊常为不育性，其余 5 个则均发育而具有花药。

        535. 叶和苞片排列成螺旋状；花常因退化而为单性；浆果；花管呈管状，其一侧不久即裂开 ············· 芭蕉科 Musaceae

（芭蕉属 *Musa*）

535. 叶和苞片排列成 2 行；花两性，蒴果。

536. 萼片互相分离或至多可和花冠相连合；居中的 1 花瓣并不成为唇瓣 ………………………………………… 芭蕉科 Musaceae

（鹤望兰属 *Strelitzia*）

536. 萼片互相合生成管状；居中（位于远轴方向）的 1 花瓣为大型而成唇瓣 …………………………………… 芭蕉科 Musaceae

（兰花蕉属 *Orchidaniha*）

534. 后方的 1 个雄蕊发育而具有花药，其余 5 个则退化，或变形为花瓣状。

537. 花药 2 室；萼片互相合生为一萼筒，有时呈佛焰苞状 ……………………………………………………………… 姜科 Zingiberaceae

537. 花药 1 室；萼片互相分离或至多彼此相衔接。

538. 子房 3 室，每子房室内有多数胚珠位于中轴胎座上；各不育雄蕊呈花瓣状，互相于基部简短合生 ……… 美人蕉科 Cannaceae

（美人蕉属 *Canna*）

538. 子房 3 室或因退化而成 1 室，每子房室内仅含 1 个基生胚珠；各不育雄蕊也呈花瓣状，唯多少有些互相合生 …………………………………………………………… 竹芋科 Marantaceae

532. 花常辐射对称，也即花整齐或近于整齐。

539. 水生草本，植物体部分或全部沉没水中 …… 水鳖科 Hydrocharitaceae

539. 陆生草本。

540. 植物体为攀缘性；叶片宽广，具网状脉（还有数主脉）和叶柄 ……………………………………………………… 薯蓣科 Dioscoreaceae

540. 植物体不为攀缘性。叶具平行脉。

541. 雄蕊 3 个。

542. 叶 2 行排列，两侧扁平而无背腹面之分，由下向上重叠跨覆；雄蕊和花被的外层裂片相对生 ………… 鸢尾科 Iridaceae

542. 叶不为 2 行排列；茎生叶呈鳞片状；雄蕊和花被的内层裂片相对生 ………………………………… 水玉簪科 Burmanniaceae

541. 雄蕊 6 个。

543. 果实为浆果或蒴果，而花被残留物多少和它相合生，或果实为一聚花果；花被的内层裂片各于其基部有 2 舌状物；叶呈带形，边缘有刺齿或全缘 ………………………… 凤梨科 Bromeliaceae

543. 果实为蒴果或浆果，仅为 1 花所成；花被裂片无附属物。

544. 子房 1 室，内有多数胚珠位于侧膜胎座上；花序为伞形，具长丝状的总苞片 ………………………… 蒟蒻薯科 Tacceceae

544. 子房 3 室，内有多数至少数胚珠位于中轴胎座上。

545. 子房部分下位 ………………………… 百合科 Likiaceae

（肺筋草属 *Aletris*，沿阶草属 *Ophiopogon*，球子草属 *Peliosunthes*）

545. 子房完全下位 ………………………… 石蒜科 Amaryllidaceae

天然药物名索引

参 考 文 献

[1] 李建民. 天然药物学基础. 北京：中国中医药出版社，2013.

[2] 蔡少青. 生药学. 第6版. 北京：人民卫生出版社，2011.

[3] 康廷国. 中药鉴定学. 第3版. 北京：中国中医药出版社，2012.

[4] 金世元. 金世元中药材传统鉴别经验. 北京：中国中医药出版社，2010.

[5] 龙兴超，马逾英. 全国中药材购销指南. 北京：人民卫生出版社，2010.

重点天然药物彩图

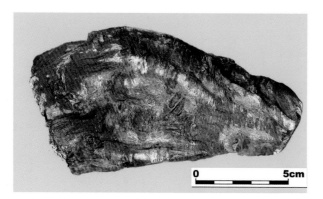

彩图1 大黄

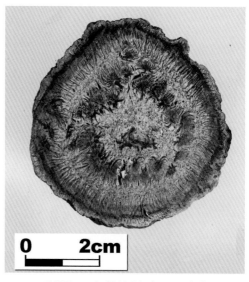

彩图2 大黄饮片（示星点）

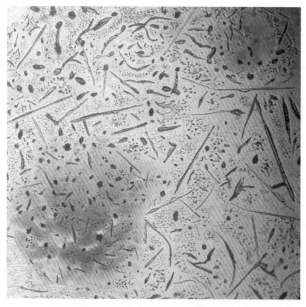

彩图3 大黄微量升华菱状针晶

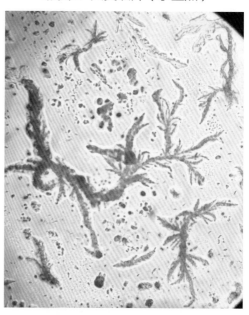

彩图4 大黄微量升华羽状结晶

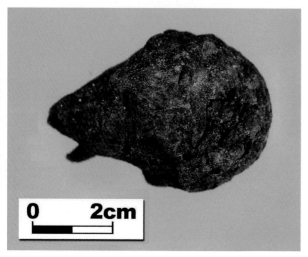

彩图5 盐附子

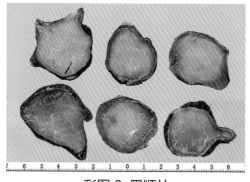

彩图6 黑顺片

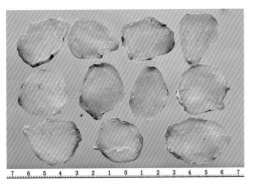

彩图 7 白附片

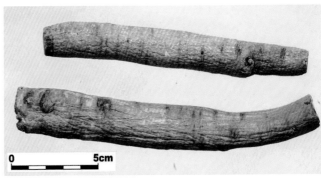

彩图 8 白芍

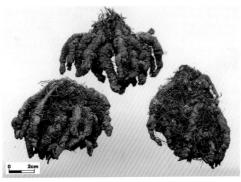

彩图 9 味连

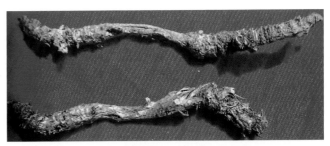

彩图 10 雅连

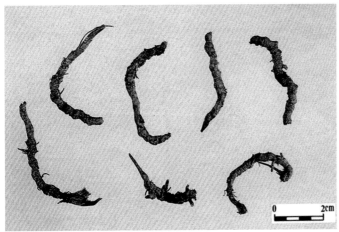

彩图 11 云连

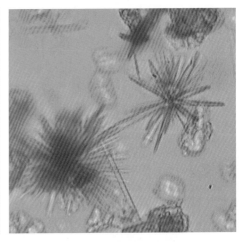

彩图 12 硝酸小檗碱结晶

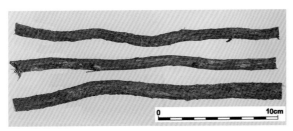

彩图 13 甘草

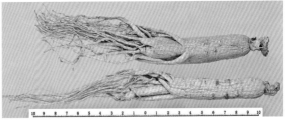

彩图 14 生晒参

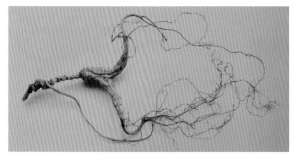

彩图 15 林下山参

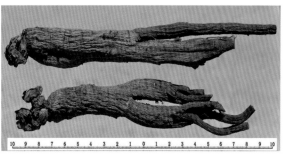

彩图 16 红参

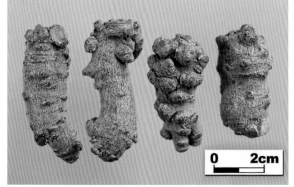

彩图 17 三七

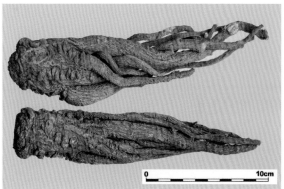

彩图 18 当归

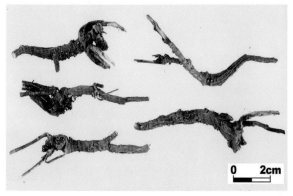

彩图 19 北柴胡

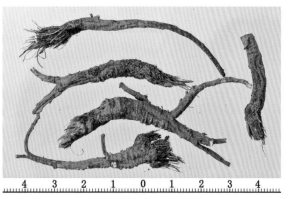

彩图 20 南柴胡

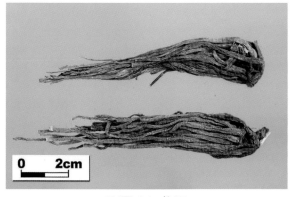

彩图 21 龙胆

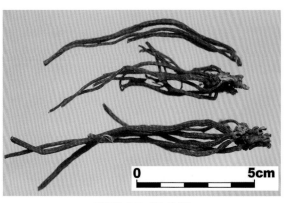

彩图 22 坚龙胆

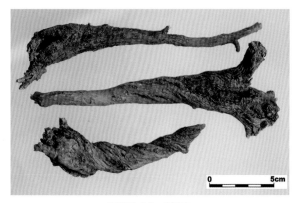

彩图 23 黄芩

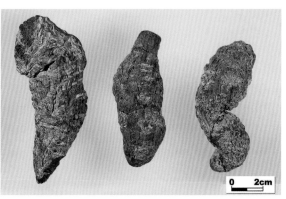

彩图 24 地黄

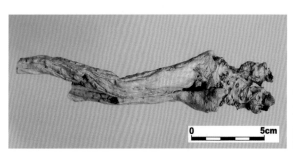

彩图 25 桔梗（野生品）

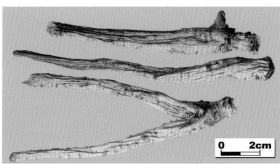

彩图 26 桔梗（栽培品）

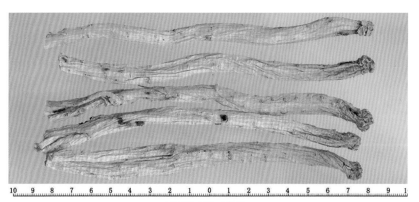

彩图 27 党参

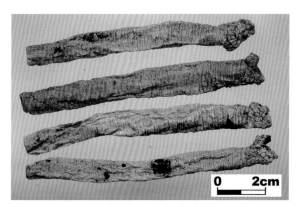

彩图 28 素花党参

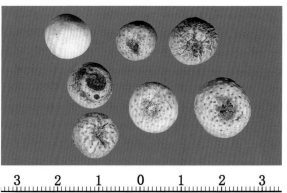

彩图 29 半夏

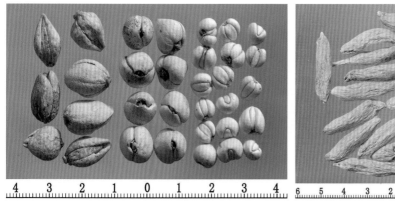

彩图 30 川贝母（左至右：炉贝、青贝、松贝）

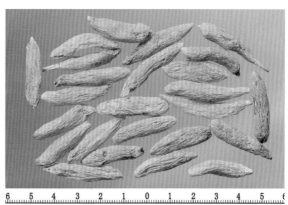

彩图 31 麦冬

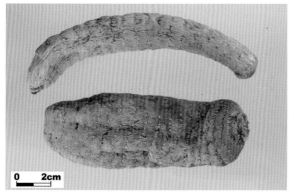

彩图 32 天麻

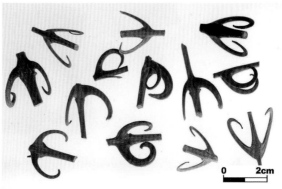

彩图 33 钩藤

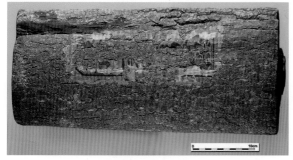

彩图 34 筒朴

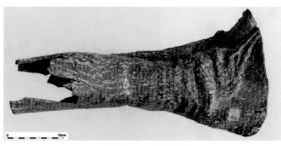

彩图 35 靴筒朴

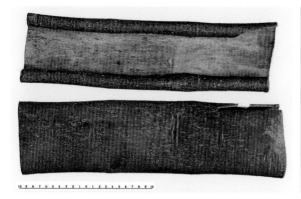

彩图 36 企边桂

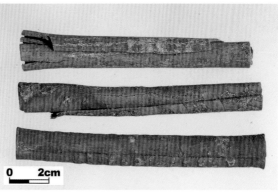

彩图 37 桂通

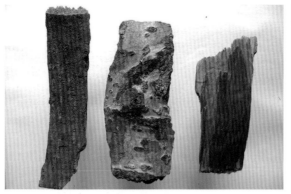

彩图 38 黄柏

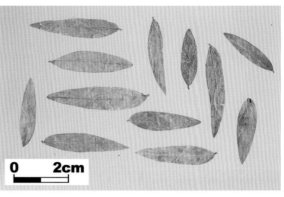

彩图 39 番泻叶

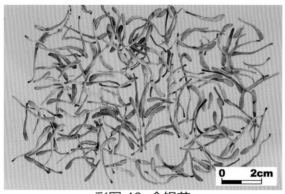

彩图 40 金银花

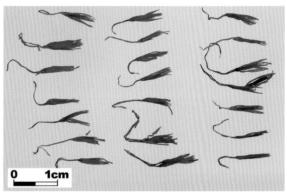

彩图 41 红花

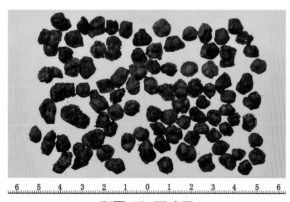

彩图 42 五味子

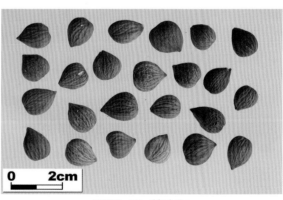

彩图 43 苦杏仁

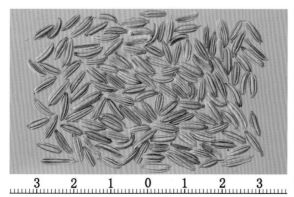

彩图 44 小茴香

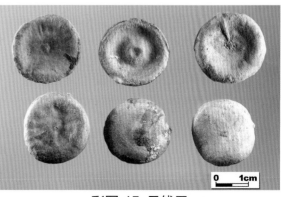

彩图 45 马钱子

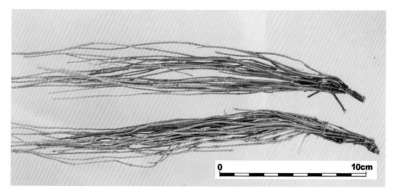

彩图 46 草麻黄

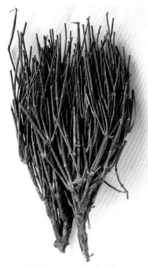

彩图 47 中麻黄

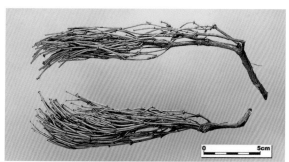

彩图 48 木贼麻黄

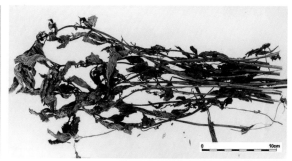

彩图 49 薄荷

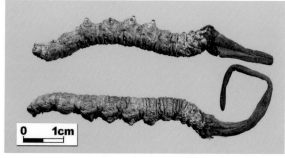

彩图 50 冬虫夏草

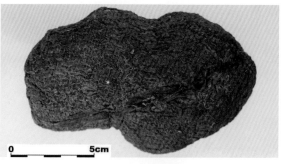

彩图 51 茯苓个

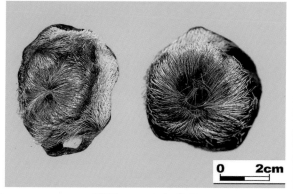

彩图 52 毛壳麝香

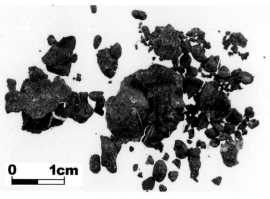

彩图 53 麝香仁

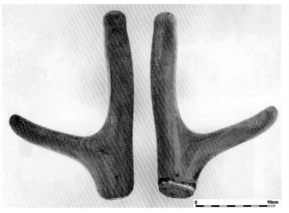

彩图 54 花鹿茸（二杠）

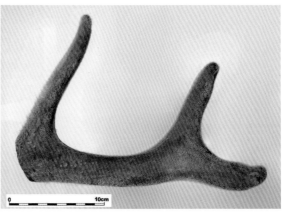

彩图 55 花鹿茸（三岔）

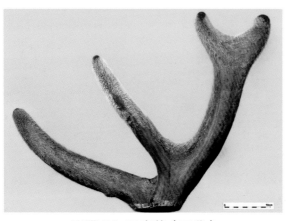

彩图 56 马鹿茸（三岔）

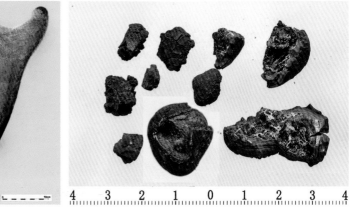

彩图 57 牛黄

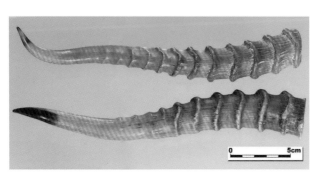

彩图 58 羚羊角

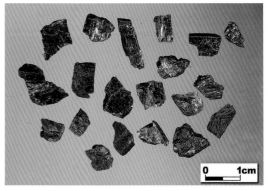

彩图 59 朱砂

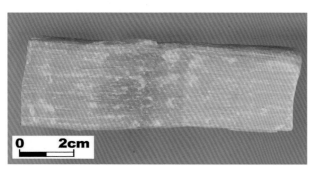

彩图 60 石膏